外来整形外科のための
運動器症候学の理学療法

小関博久 編

小関泰一
小関博久
財前知典
多米一矢
平田史哉
平山哲郎
藤田 仁
著
(五十音順)

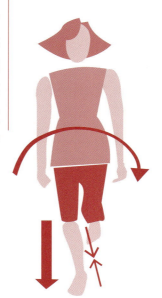

医歯薬出版株式会社

執筆者一覧

編者

小関博久（こせき ひろひさ） 専門学校東都リハビリテーション学院学院長 整形外科学
医)博聖会 広尾整形外科 理事長

執筆者
（五十音順）

小関泰一（こせき たいいち） 医)博聖会 広尾整形外科リハビリテーション科 理学療法士
小関博久 前掲
財前知典（ざいぜん とものり） 医)博聖会 広尾整形外科 顧問 理学療法士
多米一矢（ため かずや） 医)博聖会 広尾整形外科 副院長 理学療法士
平田史哉（ひらた ふみや） 東京明日佳病院リハビリテーション科 理学療法士
平山哲郎（ひらやま てつろう） 医)博聖会 広尾整形外科リハビリテーション科 理学療法士
藤田　仁（ふじた ひとし） 医)博聖会 広尾整形外科リハビリテーション科 理学療法士

執筆協力
（五十音順）

石飛泰一朗（いしとび たいいちろう） 医)博聖会 広尾整形外科リハビリテーション科 理学療法士
岩佐七海（いわさ ななみ） 医)博聖会 広尾整形外科リハビリテーション科 理学療法士
景山雅大（かげやま まさひろ） 医)博聖会 広尾整形外科リハビリテーション科 理学療法士
鴨下亮太（かもした りょうた） 医)博聖会 広尾整形外科リハビリテーション科 理学療法士
川﨑智子（かわさき ともこ） 医)博聖会 広尾整形外科リハビリテーション科 理学療法士
私市直人（きさいち なおと） 医)博聖会 広尾整形外科リハビリテーション科 理学療法士
佐藤友里子（さとう ゆりこ） 医)博聖会 広尾整形外科リハビリテーション科 理学療法士
鈴木貴博（すずき たかひろ） 医)博聖会 広尾整形外科リハビリテーション科 理学療法士
田﨑貴成（たさき たかなり） 医)博聖会 広尾整形外科リハビリテーション科 理学療法士
廣中　丈（ひろなか じょう） 医)博聖会 広尾整形外科リハビリテーション科 理学療法士
福田のぞみ（ふくだ のぞみ） 東京明日佳病院リハビリテーション科 理学療法士
古川　晴（ふるかわ はるる） 医)博聖会 広尾整形外科リハビリテーション科 理学療法士
増田稜輔（ますだ りょうすけ） 医)博聖会 広尾整形外科リハビリテーション科 理学療法士
松田俊彦（まつだ としひこ） 医)博聖会 広尾整形外科リハビリテーション科 理学療法士
山田果帆子（やまだ かほこ） 医)博聖会 広尾整形外科リハビリテーション科 理学療法士

This book was originally published in Japanese
under the title of :

GAIRAI SEIKEIGEKA NO TAMENO UNDŌKI SHŌKOUGAKU NO RIGAKU RYŌHŌ
（Physiotherapy of to Symptomatology for ambulatory orthopaedics）

Editor :
KOSEKI, Hirohisa

　Mayor of Academy and the Chief Director, Touto Rehabilitation Academy
　The Chief Director, Hiro-o Orthopedics Clinic

ⓒ 2019　1st ed.

ISHIYAKU PUBLISHERS, INC.
　7-10, Honkomagome 1 chome, Bunkyo-ku,
　Tokyo 113–8612, Japan

序

　本書は，整形外科の外来診療における診察あるいは評価でみられる症候から病態を推察し，具体的な治療の方針および方法を導き出すための技術書として執筆したものである．

　通常，医学書は病態・疫学的所見・症状・各種検査所見・治療方法が疾患別に並べて記載してあるものがほとんどであり，整形外科の外来における症候学的な治療技術書はあまりみかけない．しかし，外来診療現場においては，診察や評価の際にみられる症候から病態を推察し，その病態に対する治療方針を導き出すという具体的な技術論が必要となる．整形外科の外来診療におけるさまざまな治療の中でも，特に理学療法は主力治療となるため，本書では理学療法による治療方法について理学療法士が具体的に記載した．

　医師の診察方法と理学療法士の評価方法はかなり異なるものであるため，当然のことながら医師の診断結果と理学療法士の病態推察結果も異なることが多い．医師は患部における病理的変化をとらえて診断するが，理学療法士は患者の動作の異常や変化をみて，運動器の病態を推察する．したがって，診断名やリハビリテーション指示書をもとに理学療法治療を開始しても期待した効果が得られないことも少なくない．

　本書では，同じ症候に対する医師の診察所見と理学療法士の評価所見，医師の診断と理学療法士の病態推察方法を運動器別にそれぞれ記載し，さらに症候に潜むリスク，治療の方針および方法を医師と各担当理学療法士が記載した．

　外来整形外科における運動器疾患の多くは，動作の矯正により患部の病理的改善がもたらされることも多い．理学療法によって，全身の筋・筋膜や関節による四肢・体幹の連鎖をコントロールすることで立位姿勢や歩行・動作の改善が得られ，患部局所への負荷が著しく減少することもしばしば経験する．本書が外来整形外科診療に携わる医師や理学療法士の方々に少しでも役立ち，一人でも多くの患者さんの症状の改善や病理的改善に寄与することができれば幸いである．

　なお本書は，外来整形外科診療における主な症候について記載したもので，外傷性疾患については除外した．

　足部の症候と理学療法の項は当初，入谷誠先生にご執筆をお願いし，ご快諾いただいていたがご執筆が叶わないまま急逝されたため，代わって財前知典先生にご執筆いただいた．

　偉大な業績を残された入谷誠先生には深く敬意を表し，ご冥福をお祈りする．また，本書をご執筆いただいた先生方と，医歯薬出版の各位にも謝意を表する．

2019 年 2 月

小関博久

目　次

外来整形外科のための運動器症候学の理学療法

序　小関博久 .... *iii*

第1章　股関節

1. 股関節の痛み　小関博久 *1*
   1）下前腸骨棘付着部腱炎 *1*
   2）大腿骨大転子滑液包炎 *1*
   3）変形性股関節症 *1*
   4）臼蓋形成不全 *1*
   5）大腿骨頭壊死 *2*
   6）単純性股関節炎 *2*
   7）ペルテス病 *3*
   8）大腿骨頭すべり症 *3*
2. 股関節の機能解剖　小関博久 *3*
   1）股関節の特徴 *3*
   2）股関節の可動域 *5*
   3）股関節の構成体 *5*
   　大腿骨頭…*5*　寛骨臼…*6*　関節唇…*6*　関節包…*6*　靱帯…*6*
   4）下肢の筋の機能上の特徴 *6*
   　open kinetic chain（OKC）における運動…*6*　closed kinetic chain（CKC）における運動…*6*
   5）股関節と膝関節の双方へ作用する二関節筋と運動 *7*
   　大腿直筋…*7*　縫工筋…*7*　ハムストリングス…*7*　薄筋…*9*
   6）股関節の単関節筋と運動 *9*
   　腸腰筋…*9*　股関節外転筋群…*11*　大殿筋…*15*　股関節外旋筋群…*15*　股関節内転筋群…*15*
   7）股関節の指標 *15*

スカルパ（Scarpa）三角…*15*　ローザー–ネラトン（Roser–Nelaton）線…*15*
股関節各部の角度…*15*

3. 股関節痛を生じる疾患　財前知典 ……………………………………　*20*
4. 股関節の痛みの鑑別　財前知典 ………………………………………　*20*
　　1）病歴による予測 ………………………………………………………　*21*
　　2）疼痛の出現状況による予測 …………………………………………　*21*
　　3）疼痛部位による予測 …………………………………………………　*21*
　　股関節前面の疼痛…*22*　股関節外側の疼痛…*22*　殿部および大腿後面の疼
　　痛…*23*　股関節内側の疼痛…*23*
　　4）股関節由来の疼痛と腰椎由来の疼痛の鑑別評価 …………………　*23*
　　体幹前屈テスト…*23*　体幹後屈テスト…*23*　体幹側屈テスト…*23*　体幹回
　　旋テスト…*25*　関節可動域とエンドフィール…*25*　筋緊張評価…*26*　整形
　　外科テスト…*26*　歩行評価…*29*
5. 股関節の症候に対する理学療法　財前知典 …………………………　*31*
　　1）股関節に対する運動療法 ……………………………………………　*31*
　　股関節屈曲運動…*31*　股関節伸展運動…*33*　股関節外転運動…*33*　股関節
　　内転運動…*33*
　　2）体幹に対する運動療法 ………………………………………………　*33*
　　体幹並進運動…*33*　体幹回旋運動…*34*
　　3）足部に対するアプローチ ……………………………………………　*34*
　　入谷式足底板における大腿骨のコントロール…*34*　中足骨横アーチのコン
　　トロール…*34*
引用文献 ……………………………………………………………………　*36*

第2章　膝関節

37 page

1. 膝の痛み　小関博久 ……………………………………………………　*37*
　　1）膝蓋下脂肪体炎 ………………………………………………………　*37*
　　2）膝蓋腱炎 ………………………………………………………………　*38*
　　3）オスグッド–シュラッター病 ………………………………………　*38*
　　4）シンディング–ラーセン–ヨハンソン病 …………………………　*38*
　　5）鵞足炎 …………………………………………………………………　*38*
　　6）腸脛靱帯炎 ……………………………………………………………　*38*
　　7）変形性膝関節症 ………………………………………………………　*38*
　　8）半月板損傷 ……………………………………………………………　*39*
　　9）靱帯損傷 ………………………………………………………………　*39*
　　前十字靱帯損傷…*39*　後十字靱帯損傷…*39*　内側側副靱帯損傷…*40*　外側

v

側副靱帯損傷…40

2. 膝関節の機能解剖　小関博久 ……………………………………………… 40

1）膝関節の特徴 …………………………………………………………… 40

2）膝関節の可動域 ………………………………………………………… 40

3）膝関節の構成体 ………………………………………………………… 41

大腿骨顆部…41　脛骨顆部…41　膝蓋骨…41　半月板…41　十字靱帯…45
関節包…45　側副靱帯…46　腸脛靱帯…46

4）膝関節の運動 …………………………………………………………… 46

転がりすべり運動…46　スクリューホームムーブメント…46　PF（膝蓋大腿）関節の運動…47

5）下肢の筋の機能上の特徴 ……………………………………………… 47

open kinetic chain（OKC）における運動 …………………………………… 47

closed kinetic chain（CKC）における運動 ………………………………… 47

6）膝関節の伸筋──大腿四頭筋 ………………………………………… 47

大腿直筋…47　広筋群…47

7）膝関節の屈筋 …………………………………………………………… 47

縫工筋…52　ハムストリングス…52　薄筋…52

8）膝関節の単関節筋 ……………………………………………………… 52

膝窩筋…52　腓腹筋…52

9）膝関節各部の角度 ……………………………………………………… 53

FTA…53　Q角…53

3. 膝関節疾患と症候　藤田　仁 ……………………………………………… 57

4. 膝関節疾患に対する理学療法評価　藤田　仁 …………………………… 58

1）問　診 …………………………………………………………………… 58

主訴・hope…58　年齢…59　現病歴…59　日常生活活動・スポーツ活動…60　既往歴・服薬状況…60　随伴症状・他の関節症状…60　その他…60

2）画像診断・補助診断 …………………………………………………… 60

3）炎症所見 ………………………………………………………………… 61

4）姿勢・動作における症状誘発 ………………………………………… 61

臥位・座位・立位姿勢…61　立ち上がり…62　片脚立位…62　しゃがみ込み…62　歩行…62

5）症状誘発評価 …………………………………………………………… 64

6）疼　痛 …………………………………………………………………… 64

部位…64　強度・性質…64　膝関節運動時痛…64　メカニカルストレス…66　障害組織の鑑別…68

7）筋力低下，関節可動域制限 …………………………………………… 73

大腿周径…73　最大筋力…73　関節可動域…74

8）神経障害 ………………………………………………………………… 74

感覚検査…74　運動機能検査…74

9）膝関節機能評価 ………………………………………………………… 75

膝関節 alignment…75　筋緊張…76　膝関節可動性・膝関節運動…76　筋機能…78

10）膝関節と下肢・体幹機能評価 ……………………………………… 78

足部と膝関節ユニット評価…79　股関節と膝関節ユニット評価…79　股関節・体幹と膝関節ユニット評価…79　下肢・体幹ユニット評価…79　ユニット機能改善評価…81

11）姿勢・動作分析 ……………………………………………………… 82

臥位・座位・立位姿勢…82　立ち上がり…83　片脚立位…83　しゃがみ込み…84　歩行…84

12）検査結果の統合と解釈，目標設定 ………………………………… 85

5. 膝関節疾患に対する理学療法アプローチ 　藤田　仁　……………… 85

1）膝関節運動の再構築 …………………………………………………… 85

2）下肢機能軸の再構築 …………………………………………………… 87

3）広筋群・膝窩筋機能による膝関節安定化 ………………………… 87

4）膝関節に作用するマッスルインバランスの改善 ………………… 88

5）股関節と膝関節の二関節筋抑制・股関節単関節筋の促通 ……… 90

6）テーピング …………………………………………………………… 91

参考文献 ………………………………………………………………………… 91

第3章 足 部

95 page

1. 足の痛み 　小関博久　…………………………………………………… 95

1）腓骨筋腱炎 ……………………………………………………………… 95

2）アキレス腱周囲炎 ……………………………………………………… 97

3）シーバー病 ……………………………………………………………… 101

4）後脛骨筋腱炎 …………………………………………………………… 103

5）有痛性外脛骨 …………………………………………………………… 104

6）足底筋膜炎 ……………………………………………………………… 106

7）二分種子骨 ……………………………………………………………… 107

8）モートン病 ……………………………………………………………… 108

9）痛　風 …………………………………………………………………… 108

10）下肢の動脈閉塞性疾患 ……………………………………………… 112

閉塞性動脈硬化症…112　閉塞血栓性血管炎…112

11）足根管症候群 ………………………………………………………… 112

vii

2. 足関節と足の機能解剖 　小関博久 ・・・・・・・・・・・・・・・・・・・・・・・・・・・・・・112
　　1）足の骨構成 ・・・・・・・・・・・・・・・・・・・・・・・・・・・・・・112
　　2）足のアーチ ・・・・・・・・・・・・・・・・・・・・・・・・・・・・・・112
　　3）足関節（距腿関節）の構成要素 ・・・・・・・・・・・・・・・・・・112
　　4）足部の関節 ・・・・・・・・・・・・・・・・・・・・・・・・・・・・・・114
　　　足根間関節…114　　趾骨間関節…115
　　5）足関節・足の運動定義 ・・・・・・・・・・・・・・・・・・・・・・・・115
　　6）足関節・足の筋 ・・・・・・・・・・・・・・・・・・・・・・・・・・・・116
　　　前方筋群…116　　外側筋群…116　　後方筋群…118　　内側筋群…119　　内在筋
　　　…122
　　7）支帯と足根管 ・・・・・・・・・・・・・・・・・・・・・・・・・・・・・122
　　　伸筋支帯および屈筋支帯…122　　足根管…122
　　8）足関節の安定性 ・・・・・・・・・・・・・・・・・・・・・・・・・・・・123
　　　骨性の制動…123　　靱帯の制動…123　　筋性の制動…124

3. 足部痛を生じる疾患 　財前知典 ・・・・・・・・・・・・・・・・・・・・・・・・124
　　1）全身疾患による疼痛（血流障害含む） ・・・・・・・・・・・・・・・124
　　　痛風（高尿酸血症）…124　　関節リウマチ…124　　虚血性疾患…124
　　2）炎症性疾患 ・・・・・・・・・・・・・・・・・・・・・・・・・・・・・・125
　　　アキレス腱炎・アキレス腱周囲炎・踵骨後部滑液包炎・ハグランド病…126
　　　後脛骨筋腱炎（後方シンスプリント）…126　　腓骨筋腱炎…126　　前方コン
　　　パートメント症候群…126　　足底筋膜炎・踵骨骨棘…127　　足根洞症候群…
　　　128　　有痛性外脛骨…128　　種子骨障害…128
　　3）腫瘍性疾患 ・・・・・・・・・・・・・・・・・・・・・・・・・・・・・・128
　　4）変形性疾患 ・・・・・・・・・・・・・・・・・・・・・・・・・・・・・・128
　　　変形性足関節症…128　　足関節インピンジメント症候群…128　　外反母趾…
　　　129　　強剛母趾…129　　フライバーグ病…129
　　5）感染症性疾患 ・・・・・・・・・・・・・・・・・・・・・・・・・・・・・129
　　6）神経因性疾患 ・・・・・・・・・・・・・・・・・・・・・・・・・・・・・129
　　　モートン病…129　　足根管症候群…129

4. 足部の痛みの鑑別 　財前知典 ・・・・・・・・・・・・・・・・・・・・・・・・130
　　1）問　診 ・・・・・・・・・・・・・・・・・・・・・・・・・・・・・・・・130
　　　病歴による予測…130　　疼痛の出現状況による予測…130
　　2）視診・触診 ・・・・・・・・・・・・・・・・・・・・・・・・・・・・・・131
　　　下腿 alignment 評価…131　　後足部 alignment 評価…132　　前足部 alignment
　　　評価…133　　足趾 alignment 評価…133　　足根骨 alignment 評価…133　　筋緊
　　　張評価…133
　　3）機能評価 ・・・・・・・・・・・・・・・・・・・・・・・・・・・・・・・134

距骨化下関節回内外可動域…*134*　横足根関節可動域…*134*　1列可動域…*134*　足趾グリップ機能評価…*134*

　　4）動作分析 ……………………………………………………………… *134*

歩行分析…*134*　片脚立位…*134*　つま先立ち…*135*　クォータースクワット…*135*　ランジ動作…*135*　徒手誘導操作による動作の変化…*135*

5. 足部の症候に対する理学療法　財前知典 ………………………………… *137*

　　1）足底板 ………………………………………………………………… *137*

　　2）運動療法 ……………………………………………………………… *137*

足関節誘導と運動療法…*137*　足趾の運動療法…*138*　身体のバランスを考慮した運動療法…*138*

参考文献 ……………………………………………………………………… *138*

第4章　肩関節

139 page

1. 肩の痛みと肩こり　小関博久 ……………………………………………… *139*

　　1）上腕二頭筋長頭腱炎 …………………………………………………… *139*

　　2）肩峰下滑液包炎 ………………………………………………………… *139*

　　3）烏口突起炎 ……………………………………………………………… *140*

　　4）変性腱板炎 ……………………………………………………………… *140*

　　5）石灰沈着性腱板炎 ……………………………………………………… *141*

　　6）癒着性関節包炎 ………………………………………………………… *141*

　　7）肩手症候群 ……………………………………………………………… *141*

　　8）野球肩 …………………………………………………………………… *141*

2. 肩関節の機能解剖　小関博久 ……………………………………………… *143*

　　1）肩甲骨の形態 …………………………………………………………… *143*

　　2）肩関節の種類 …………………………………………………………… *143*

肩甲上腕関節…*143*　肩峰上腕関節…*143*　胸鎖関節…*143*　肩甲胸郭関節…*143*　肩鎖関節…*143*　肩関節の可動域…*143*

　　3）肩甲上腕関節の構成体 ………………………………………………… *143*

上腕骨頭…*143*　臼蓋…*143*　関節唇…*145*　関節包…*145*　靱帯…*145*

　　4）肩甲上腕関節の筋 ……………………………………………………… *145*

上腕二頭筋…*145*　回旋筋…*146*　三角筋…*146*　大胸筋…*146*　広背筋…*147*　大円筋…*147*　烏口腕筋…*147*

　　5）ゼロポジション ………………………………………………………… *147*

　　6）肩峰上腕関節（第二肩関節） ………………………………………… *148*

　　7）胸鎖関節 ………………………………………………………………… *148*

　　8）肩甲胸郭関節 …………………………………………………………… *148*

9）肩甲胸郭関節の運動筋 ……………………………………………………149
　　　　前鋸筋…149　僧帽筋…149　肩甲挙筋…149　菱形筋…149　小胸筋…150
　　　　鎖骨下筋…150
　　　10）肩鎖関節 ……………………………………………………………………150
　　　11）四辺形間隙（外側腋窩隙） ………………………………………………150
　3. 肩関節痛を生じる疾患　財前知典 ……………………………………………150
　　　1）肩関節の筋・骨格系の疾患 ………………………………………………151
　　　2）頸椎由来の疾患 ……………………………………………………………151
　　　3）腕神経叢を含む末梢神経と血管の疾患 …………………………………151
　　　4）内科疾患 ……………………………………………………………………151
　　　5）心因性 ………………………………………………………………………151
　4. 肩関節の痛みの鑑別　財前知典 ………………………………………………151
　　　1）問　診 ………………………………………………………………………151
　　　　受傷機転…151　疼痛出現状況…152　疼痛範囲…153　既往歴やスポーツ
　　　　歴…153
　　　2）視診・触診 …………………………………………………………………154
　　　3）理学療法評価 ………………………………………………………………154
　　　　肩関節に対する整形外科テスト…154　関連痛の鑑別…156　リーチ動作評
　　　　価…157　徒手誘導評価…159　上肢の運動連鎖を利用した筋膜誘導評価…
　　　　162　テーピングによる誘導評価…162　alignment 評価…166　姿勢評価…
　　　　167　歩行評価…167
　5. 肩関節の症候に対する理学療法　財前知典 …………………………………167
　　　1）鎖骨および肩甲骨徒手誘導評価に基づく運動療法 ……………………168
　　　　肩甲骨内転誘導が良好な場合…168　肩甲骨外転誘導が良好な場合…169
　　　2）筋膜誘導評価に基づく上肢運動療法 ……………………………………169
　　　　肩関節伸展運動連鎖の筋膜誘導…170　肩関節屈曲運動連鎖の筋膜誘導…
　　　　170　肩関節内外旋の筋膜誘導…171　肩関節内外転の筋膜誘導…171　前
　　　　腕回内外の筋膜誘導…171
　参考文献 ………………………………………………………………………………172

第5章　肘関節・手関節・手
173 page

　1. 肘・手の症候　小関博久 …………………………………………………………173
　　　1）上腕骨内側上顆炎 …………………………………………………………173
　　　2）上腕骨外側上顆炎 …………………………………………………………174
　　　3）肘部管症候群 ………………………………………………………………174
　　　4）回外筋症候群 ………………………………………………………………175

5）手根管症候群 ……………………………………………………175

6）TFCC 症候群 ……………………………………………………175

7）手指の腱鞘炎 ……………………………………………………176

8）変形性指関節症 …………………………………………………176

9）ギヨン管症候群 …………………………………………………176

2. 肘関節の機能解剖　小関博久 …………………………………176

　1）肘関節の構成体 …………………………………………………176

　　腕橈関節…176　肘関節の靱帯…176

　2）肘関節の指標 ……………………………………………………179

　3）肘関節の運動と可動域 …………………………………………179

　4）肘関節の運動筋 …………………………………………………179

3. 手と指の機能解剖　小関博久 …………………………………182

　1）手と指の骨構成 …………………………………………………182

　2）指の関節の構成 …………………………………………………182

　3）手のアーチと機能的肢位 ………………………………………182

　4）手関節の運動と可動域 …………………………………………184

　5）手関節の筋と運動 ………………………………………………184

　　手関節掌屈筋…184　手関節背屈筋…185　手関節回内筋…185

　6）指の関節の運動と可動域 ………………………………………185

　　母指の運動…185　示指〜小指の運動…187

　7）指の関節の筋と運動 ……………………………………………187

　　外来筋…187　内在筋…190

　8）手根管・腱鞘の機能と構造 ……………………………………192

　　手根管…192　腱鞘…192

4. 肘関節・手関節・手指の症候に対する理学療法　平田史哉 …………193

　1）病態評価と機能障害評価 ………………………………………193

　2）肘関節・手関節・手指の症候について ………………………193

　3）肘関節・手関節・手指の役割 …………………………………194

　　肘関節の機能…194　手関節の機能…194　手指の機能…194　肘関節・手
　　にみられるさまざまな症状と病態…194

　4）肘関節・手部における理学療法評価 …………………………194

　　機能障害を理解するためのポイント…194

　5）肘関節・手関節・手指障害に対する理学療法評価 …………196

　　問診…196　肘関節・手部の関節可動域検査…199　肘関節・手部における
　　筋力検査…200　肘関節・手部における感覚検査…200

　6）肘関節内側部障害の症候に対する理学療法 …………………201

　　肘関節内側部障害の症状と代表的な整形外科疾患…201　病態…201　病態

xi

評価…*202*

7）肘関節外側部障害の症候に対する理学療法 ……………………………*205*
肘関節外側部障害の症状と代表的な整形外科疾患…*205*　病態…*206*　病態評価…*206*

8）肘関節前方部障害の症候に対する理学療法 ……………………………*209*
肘関節前方部障害の症状と代表的な整形外科疾患…*209*　病態…*209*　病態評価…*209*

9）肘関節後方部障害の症候に対する理学療法 ……………………………*212*
肘関節後方部障害の症状と代表的な整形外科疾患…*212*　病態…*212*　病態評価…*213*

10）手関節尺側部障害の症候に対する理学療法 …………………………*214*
手関節尺側部障害の症状と代表的な整形外科疾患…*214*　病態…*215*　病態評価…*215*

11）手関節橈側部障害の症候に対する理学療法 …………………………*218*
手関節橈側部障害の症状と代表的な整形外科疾患…*218*　病態…*218*　病態評価…*219*

12）手関節掌側部障害の症候に対する理学療法 …………………………*220*
手関節掌側部障害の症状と代表的な整形外科疾患…*220*　病態…*221*　病態評価…*221*

13）手関節背側部障害の症候に対する理学療法 …………………………*223*
手関節背側部障害の症状と代表的な整形外科疾患…*223*　病態…*223*　病態評価…*223*

14）母指障害の症候に対する理学療法 …………………………………………*225*
母指障害の症状と代表的な整形外科疾患…*225*　病態…*226*　病態評価…*226*

15）手指障害の症候に対する理学療法 …………………………………………*228*
手指障害の症状と代表的な整形外科疾患…*228*　病態…*228*　病態評価…*229*

16）肘関節・手関節・手指の理学療法評価における機能障害評価例 …*232*
肘関節・手部の被動性…*232*　上肢 alignment 評価…*232*　肘関節・手部に着目した姿勢観察・評価…*234*　肘関節・手部における典型的な機能障害…*235*

17）肘関節・手部の治療アプローチ例 ……………………………………………*237*
前腕回内制限に対するアプローチ…*237*　手根骨アーチ挙上に対するアプローチ…*237*　遠位橈尺関節不安定に対するアプローチ…*237*　手指対立機能障害に対するアプローチ…*238*

参考文献 ……………………………………………………………………………………*238*

第6章 頸 部

1. 頸部の痛み，肩こり　小関博久 …………………………………243
   1) 頸椎椎間板ヘルニア ……………………………………………243
   　徒手テスト…244
   2) 変形性頸椎症 ……………………………………………………245
   3) 頸椎後縦靱帯骨化症 ……………………………………………245
   4) 胸郭出口症候群 …………………………………………………245
   　徒手テスト…245　病態分類…247
2. 頸椎の機能解剖　小関博久 ………………………………………247
3. 頸部痛について　小関泰一 ………………………………………252
   1) 頸部疾患の主な症候について …………………………………253
   　頸椎構成体による疼痛…253　頸部周囲筋の筋性疼痛…254　神経根症状…254　頭痛…254　上肢血行障害による疼痛…254　脊髄症状…254
   2) 頸椎由来以外の頭頸部痛を引き起こす代表的疾患について …………254
4. 頸部痛に対する病態把握および評価　小関泰一 …………………254
   1) 問　診 ……………………………………………………………255
   2) 疼痛評価 …………………………………………………………255
   　疼痛部位…255　疼痛の強さ…255　疼痛の性状…256　疼痛の増悪因子および軽減因子…256
   3) 既往歴の聴取，バイタルサイン，髄膜刺激徴候のチェック …………256
   　バイタルサイン（脈拍，呼吸，体温，血圧，意識レベル）…256　髄膜刺激徴候…256
   4) 画像所見 …………………………………………………………257
   　正面像…257　側面像…257　斜位像…258
   5) 整形外科テスト …………………………………………………258
   6) 再現痛テスト ……………………………………………………259
   7) 頸椎機能テスト（各症状にて施行）——頸椎椎間関節評価 …………260
   8) 顎関節機能評価 …………………………………………………260
   9) 下顎位の評価・アプローチ ……………………………………262
   10) 舌骨機能評価 ……………………………………………………263
5. 各症状に対する理学療法展開　小関泰一 …………………………265
   1) 頸椎 alignment 分類 ……………………………………………265
   2) 頸椎運動時痛に対する理学療法展開 …………………………265
   　頸椎過前弯タイプにおける椎間関節のメカニカルストレスの一例…266　頸椎後弯タイプにおける椎間関節のメカニカルストレスの一例…266　評価項目…268　理学療法の方向性…268
   3) 肩こりに対する理学療法展開 …………………………………268

頸椎alignment分類における特徴的な筋緊張分布…269 「肩こり」好発部位について…269 評価項目…269 理学療法の方向性…272

　　4）頭痛に対する理学療法展開 …………………………………………274
評価項目…274 理学療法の方向性…275

　　5）しびれに対する理学療法展開 ………………………………………275
頸椎症性神経根症について…275 胸郭出口症候群について（斜角筋症候群を中心に）…277 脊髄症について…277 評価項目…277 理学療法の方向性…278

6. 頸部痛に対する理学療法アプローチ　小関泰一 ………………………278
　　1）上位頸椎へのアプローチ ……………………………………………279
後頭下筋群のストレッチ…279 環椎後頭関節運動へのアプローチ…279 環軸関節へのアプローチ…279

　　2）中・下位頸椎へのアプローチ ………………………………………280
中・下位頸椎の屈曲アプローチ…280 中・下位頸椎の伸展アプローチ…282 中・下位頸椎の側屈・回旋アプローチ…282

　　3）肩甲骨へのアプローチ ………………………………………………282
頸椎過前弯タイプに対する肩甲骨アプローチ…282 頸椎後弯タイプに対する肩甲骨アプローチ…282

　　4）顎関節へのアプローチ ………………………………………………282
頸椎後弯タイプに対する下顎アプローチ…282 頸椎過前弯タイプに対する下顎アプローチ…282

　　5）舌骨へのアプローチ …………………………………………………285
舌骨が前上方に位置している例へのアプローチ…285 舌骨が後下方に位置している例へのアプローチ…285

　　6）前側方に分布する筋群へのアプローチ ……………………………286
参考文献 …………………………………………………………………………287

第7章　胸背部　平山哲郎　　289 page

1. 胸背部痛と診療の進め方 ………………………………………………289
　　1）医療面接 ………………………………………………………………289
　　2）身体診察のポイント …………………………………………………290
基本的検査…291 診断の流れ…292

2. 整形外科領域にみられる胸背部痛 ……………………………………293
　　1）胸郭前面の疼痛から考えられる疾患 ………………………………293
肋軟骨疾患…293 肋骨骨折…293 肋間神経痛…293

　　2）胸郭後面の疼痛から考えられる疾患 ………………………………294

棘上靱帯炎…294　胸椎圧迫骨折…294　胸椎椎間板ヘルニア…294　腰背
筋膜炎…295　その他の胸郭の痛み…295

3. 胸郭の機能解剖 ……………………………………………………………297
　1）骨 ………………………………………………………………………297
胸椎…297　胸骨…298　肋骨…298

　2）関節，靱帯 …………………………………………………………299
椎間関節…299　椎体間関節…299　脊柱の靱帯…300　肋椎関節…300　胸
肋関節…300

　3）運動学 ………………………………………………………………301
脊柱屈曲…301　脊柱伸展…301　脊柱側屈…301　脊柱回旋…302

　4）呼吸時の胸郭運動 …………………………………………………302
胸郭垂直方向への変化…302　胸郭前後，横方向への変化…302

　5）呼吸時の筋活動 ……………………………………………………304
安静時吸気筋…304　強制吸気筋…307　呼気筋…307

　6）呼吸機能 ……………………………………………………………308

　7）胸郭に作用，付着するその他の筋肉 …………………………309
脊椎深筋群…309　脊椎中間筋群…309　板状筋…310　後鋸筋…310　菱形
筋…311　広背筋…311　僧帽筋…311　前鋸筋…311　鎖骨下筋…312　小
胸筋…312　大胸筋…312　胸鎖乳突筋…312　肋骨挙筋…312　胸横筋…
312　大腰筋…312　腰方形筋…313　腹横筋…313　内腹斜筋…314　外腹
斜筋…314　腹直筋…315　胸腰筋膜…315

4. 整形外科領域における胸郭の理学療法評価…………………………315
　1）問　診 ………………………………………………………………315

　2）画像所見 ……………………………………………………………316
前後方向撮影…316　側方向撮影…316

　3）疼痛評価 ……………………………………………………………316
疼痛自体の程度や質…317　疼痛部位の触診…317　基本動作におけるメカ
ニカルストレス…318

　4）整形外科テスト ……………………………………………………319
ソート・ホールテスト…319　胸骨圧迫テスト…319　ビーバー徴候…319
シュペルマン徴候…319　胸郭拡張テスト…319

　5）姿勢 alignment 評価 ………………………………………………319
矢状面の観察…320　前額面の観察…320　水平面の観察…320

　6）脊椎 alignment 評価 ………………………………………………320
胸椎棘突起の alignment 評価…320　胸椎横突起の alignment 評価…321　脊
柱伸展の可動性評価…322

　7）胸郭の評価 …………………………………………………………322

胸郭表面の観察…322　肋骨リングの評価…323　呼吸機能評価…324　胸郭の可動性評価…325　胸郭運動の評価…326

　　8）体幹前面の機能評価 ……………………………………………………327

頸部回旋テスト…327　自動下肢伸展挙上テスト…328　外腹斜筋の機能評価…328　腹横筋の機能評価…330

　　9）体幹後面の機能評価 ……………………………………………………331

腰背部筋群の評価…331　広背筋の機能評価…332　股関節伸展テスト…332　座圧中心評価…333

5. 胸郭の理学療法アプローチ ………………………………………………334

　　1）胸椎後弯に対するアプローチ …………………………………………334

ハーフポールによる胸椎伸展…334　スリングを使用した胸椎伸展…335　頸部伸展運動に伴う胸椎伸展運動…335

　　2）前額面上での体幹偏位に対するアプローチ …………………………336

　　3）体幹偏位と座圧中心偏位に対するアプローチ ………………………336

　　4）肋骨に対するアプローチ ………………………………………………337

肋骨の下制運動が困難な場合に対するアプローチ…337　不規則な肋骨リングの配列に対するアプローチ…338

　　5）体幹不安定性に対するアプローチ ……………………………………338

骨盤前傾運動の低下に対するアプローチ…338　一側の腰方形筋の機能低下に対するアプローチ…339　一側の外腹斜筋の機能低下に対するアプローチ…340　一側の大殿筋と広背筋ラインの機能低下に対するアプローチ…340

参考文献 …………………………………………………………………………341

第8章　腰椎・骨盤帯
345 page

1. 腰　痛　小関博久 ………………………………………………………345

　　1）腰椎椎間板ヘルニア ……………………………………………………345

　　2）変形性腰椎症 ……………………………………………………………346

　　3）腰椎分離症 ………………………………………………………………347

　　4）腰椎すべり症 ……………………………………………………………347

両側分離すべり症…347　変性すべり症…347　先天性すべり症…347

　　5）腰部脊柱管狭窄症 ………………………………………………………347

　　6）腰椎圧迫骨折 ……………………………………………………………347

2. 腰仙部の機能解剖　小関博久 …………………………………………347

　　1）腰仙部の形状 ……………………………………………………………347

　　2）腰椎の運動 ………………………………………………………………348

　　3）腰椎の構成 ………………………………………………………………348

xvi

前柱（腰椎前方部分）…348　後柱（腰椎後方部分）…350　脊柱管…350

　　4）腰椎の動力筋 ……………………………………………………………351
腰椎の屈筋…351　腰椎の伸筋…351

　　5）腰仙部・骨盤帯の安定筋 ……………………………………………353
体幹インナーユニット…353

　　6）仙腸関節の運動 …………………………………………………………354

3. 腰部・骨盤帯疼痛と理学療法　多米一矢 …………………………………354

　　1）腰部・骨盤帯疼痛の概要 ……………………………………………355
安静時痛・動作時痛の分類…355　神経性症状，筋・筋膜性症状…356　腰
痛の原因部位…356

　　2）腰部・骨盤帯疼痛の病態把握 ………………………………………358
問診…358　視診…361　触診…361　脊柱所見…361　神経学的所見…361
評価…361　メカニカルストレス…372　病態…372

　　3）腰部・骨盤帯疼痛に対する理学療法の概念 ……………………373
腰部安定化の概念…373

　　4）腰部・骨盤帯疼痛に対する理学療法 ………………………………374
骨盤前傾運動…374　腰椎安定性改善…374　骨盤底筋群の促通…374　多
裂筋の促通…374　後斜走系の促通…375　外腹斜筋の促通…375　脊柱伸
展の促通…376　腸腰筋の促通…376

参考文献 …………………………………………………………………………376

索　引 ……………………………………………………………………………378

第1章
股関節

1. 股関節の痛み

　股関節は下肢と体幹を連結する関節であり，その可動筋も腰椎・骨盤帯や膝関節と連動するため，下肢や体幹の運動や alignment に影響を受ける．

　股関節の痛みを訴えて外来を受診する非外傷性疾患を以下に述べる．

1）下前腸骨棘付着部腱炎
（infra anterior iliac spina tendinitis）

　大腿直筋の緊張亢進が持続すると，起始部である下前腸骨棘に伸張負荷が持続して加わるため，炎症をきたし，疼痛を呈する．

　下前腸骨棘の圧痛がみられ，膝蓋下軟部組織の圧痛を伴うことが多い．

　骨盤後傾位の歩行では，制御作用により大腿直筋の緊張亢進が起こりやすい．

　大腿直筋の緊張亢進が持続すると放置してもなかなか改善しないことが多い．

　軽度のものは大腿直筋のストレッチで疼痛が軽減するが，疼痛が強いものはストレッチ不能の場合が多いため，大腿直筋の緊張が弛緩して，かつ安定するような体幹と下肢の alignment・歩行に是正することで治療する．

2）大腿骨大転子滑液包炎
（femur major trochanter bursaitis）

　股関節外転筋群の緊張亢進が持続すると，停止部である大腿骨大転子部に伸張負荷が持続して加

わるため，大腿骨大転子滑液包に炎症をきたし，疼痛を呈する．

　滑液包に石灰が沈着して急性炎症発作をきたすこともある（図 1-1）．このような場合は局所の拍動性疼痛を呈する．

　対側下肢に荷重を十分かけられないような状況が長期間続くことが原因となることが多い．このような場合は前額面方向への骨盤傾斜をきたし，代償性腰椎側弯を呈して腰痛を伴うことも少なくない．

　股関節外転筋群が弛緩するような下肢の alignment・歩行に是正することで治療する．

3）変形性股関節症（osteo arthrosis of the hip）

　股関節の malalignment をきたす疾患や外傷に続発して発症することが多い．

　先天性股関節脱臼や臼蓋形成不全などの発育性股関節形成不全，ペルテス病，大腿骨頭壊死などに続発して発症する．

　股関節の寛骨臼蓋と大腿骨頭の関節軟骨量が減少していき，関節の骨変形をもたらして下肢の荷重時や運動時に疼痛をきたす（図 1-2）．

　荷重運動時に残存関節軟骨へ荷重を逃がすような歩行へ改善できればよいが，日常生活において疼痛が著しい場合は人工関節置換術が行われる．

4）臼蓋形成不全（acetabula dysplasia）

　寛骨臼の大腿骨頭被覆率が小さいものは，患側下肢の荷重時や運動時に疼痛をきたし，股関節の

1

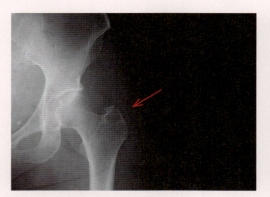

図 1-1　大腿骨大転子滑液包炎
石灰沈着により急性炎症発作をきたすこともある．

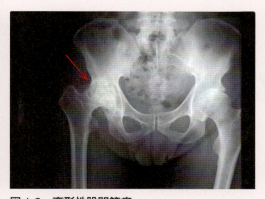

図 1-2　変形性股関節症
関節の骨変形により下肢の荷重時や運動時に疼痛をきたす．

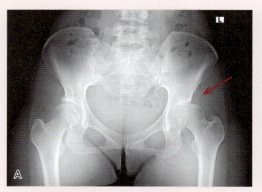

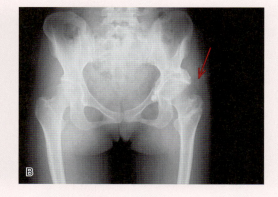

図 1-3　臼蓋形成不全
A：大腿骨頭の外上方偏位や変形をきたし，股関節の alignment を損なって変形性股関節症へ進行していく．
B：回転寛骨臼骨切り術 RAO により寛骨臼形成手術を行う．

運動制限をもたらす．特に外転運動が制限される．

先天性股関節脱臼から移行する寛骨臼の発育不全によるものが多い．

徐々に大腿骨頭の外上方偏位や変形をきたし，股関節の alignment を損なって変形性股関節症へ進行していく（図 1-3 A）

回転寛骨臼骨切り術 RAO（rotational acetabula osteotomy）などの寛骨臼形成手術を行う（図 1-3 B）

5）大腿骨頭壊死（femur head necrosis）

血行不全により大腿骨頭に無腐性骨壊死が生じ，患側下肢の荷重時に強い疼痛をきたす（図 1-4）．

大腿骨頸部骨折，外傷性股関節脱臼，減圧症（潜函病），ゴーシェ（Gaucher）病，鎌状赤血球症，放射線照射などに続発する症候性大腿骨頭壊死と，ステロイド薬長期投与，大量飲酒に続発して発症する特発性大腿骨頭壊死に分類される．

人工骨頭置換術あるいは大腿骨頭回転骨切り術などが行われる．

6）単純性股関節炎（coxitis symplex）

幼児に好発する原因不明の股関節痛である．疼痛発生前にウイルス感染などによる上気道炎など

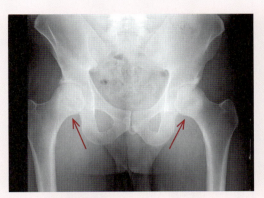
図1-4 大腿骨頭壊死
血行不全により大腿骨頭に無腐性骨壊死が生じ、患側下肢の荷重時に強い疼痛をきたす。

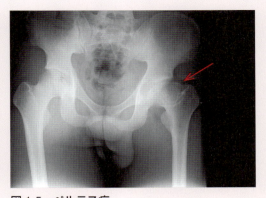
図1-5 ペルテス病
大腿骨頭が圧潰し扁平変形が生じるため、患肢短縮による脚長差をきたす。

の罹患歴があることが多い．

通常1〜4週で自然治癒する．

7) ペルテス病 (Legg-Calvé-Perthes disease)

小児の大腿骨頭の骨端核に原因不明の無腐性壊死が生じて骨頭変形をもたらし、疼痛をきたして患側下肢の短縮をきたす．

発症年齢は4〜10歳で、特に幼児に好発する．

骨端核壊死後の骨再形成期に不均等な荷重負荷が加わると、大腿骨頭が圧潰し扁平変形が生じるため、患肢短縮のよる脚長差をきたす（図1-5）．

骨成長発育が終了となる骨端線閉鎖まで期間のある低年齢発症児は、装具療法によく反応して治癒するが、年長発症児で装具療法に反応しないものがある．この場合は大腿骨減捻内反骨切り術などの手術が行われる．

8) 大腿骨頭すべり症
（slipped femur head epiphysis）

小児において、大腿骨頭の骨端線より近位が後下方にすべる疾患である．

内分泌疾患に伴うものと推察されているが、詳細な原因は不明である．

肥満児にみられ、股関節の疼痛と異常歩行を呈する．

股関節を屈曲していくと、外旋位になっていくドレーマン（Drehmann）徴候がみられる．大腿骨頭の矯正手術が行われる．

2. 股関節の機能解剖

股関節と膝関節は大腿骨を介して連結し、両関節に同時に作用する筋も多い．これらの関節運動やalignmentは相互に影響を与える．これらの関節は下肢軸として足部の上に立ち、荷重を受けながら運動するため、足部のalignmentや運動に影響を受ける．

また、股関節と膝関節の上に骨盤帯や腰椎・胸椎・体幹が載って運動するため、これらにも影響を与え、また影響も受ける（図1-6）．

1) 股関節の特徴

寛骨臼と大腿骨頭からなる球関節であり、広い可動性と強固な安定性を併せもつ（図1-7）．

第1章 股関節

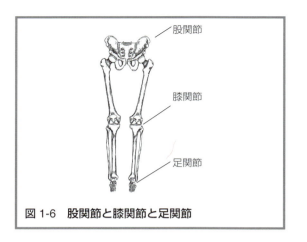

図 1-6 股関節と膝関節と足関節

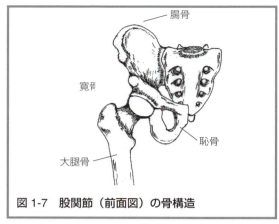

図 1-7 股関節（前面図）の骨構造

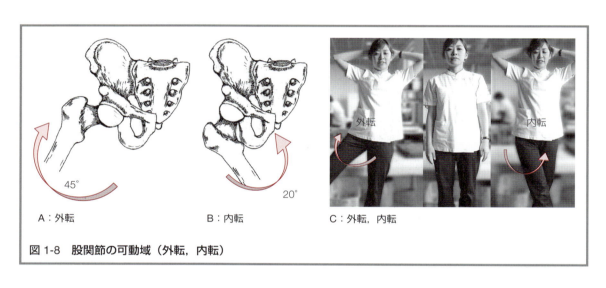

図 1-8 股関節の可動域（外転，内転）

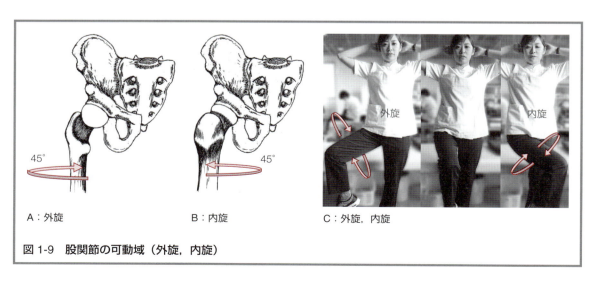

図 1-9 股関節の可動域（外旋，内旋）

2．股関節の機能解剖 —— 3）股関節の構成体

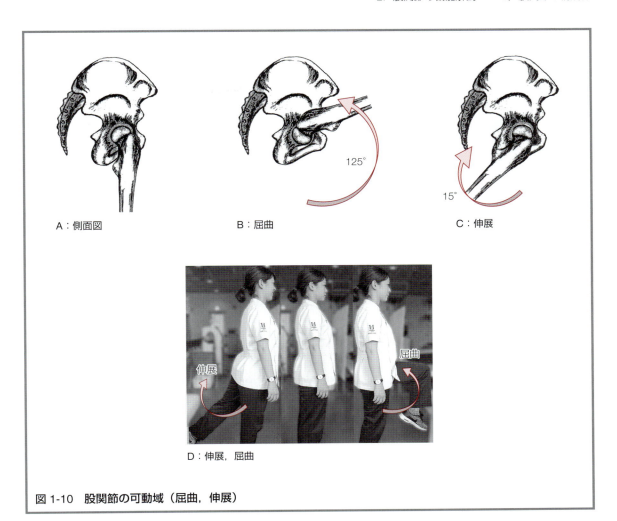

図 1-10　股関節の可動域（屈曲，伸展）

2）股関節の可動域

股関節の平均可動域は，外転 45°，内転 20°（図1-8），外旋 45°，内旋 45°（図 1-9），屈曲 125°，伸展 15°（図 1-10）である．

分回し運動は，股関節を中心に下肢が円錐状の軌跡を描く運動である．

3）股関節の構成体

大腿骨頭（femur head）（図 1-11）

球形を呈し，中央に円靱帯の付着する陥凹があ

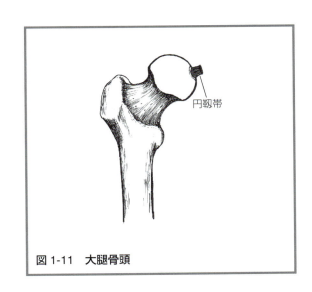

図 1-11　大腿骨頭

第 1 章　股関節

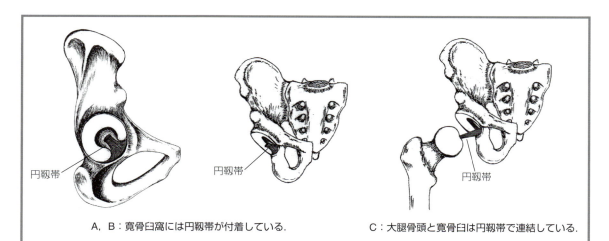

A，B：寛骨臼窩には円靱帯が付着している．
C：大腿骨頭と寛骨臼は円靱帯で連結している．

図 1-12　寛骨臼

る．表面は関節軟骨で覆われている．

寛骨臼（acetabula）

大腿骨頭に適合する受け皿の役割を有する関節面は馬蹄形を呈し，表面は関節軟骨で覆われている．関節面中央の寛骨臼窩は大腿骨頭と接触せず，円靱帯が付着している（図 1-12 A，B）．大腿骨頭と寛骨臼は円靱帯で連結している（図 1-12 C）．

関節唇（labrum）（図 1-13）

寛骨臼外縁に付着する線維軟骨で，大腿骨頭を包み込み安定させる．

関節包（capcele）（図 1-14）

砂時計状に大腿骨頭と頸部を閉鎖腔として包み込んでいる線維性の袋で，その内壁は滑膜で覆われ，内腔は滑液で潤っている．

靱帯（ligament）（図 1-15）

前方要素（図 1-15 A〜G）
腸骨大腿靱帯（iliofemoral ligament）
　股関節の伸展・外旋・内転を制御する．

恥骨大腿靱帯（pubofemoral ligament）
　股関節の伸展・外旋・外転を制御する．

後方要素（図 1-15 H，I）
坐骨大腿靱帯（ischiofemoral ligament）
　股関節の内旋と外転を制御する．

側方要素
腸脛靱帯（ilio tibial tract：ITT）（図 2-20 参照）
　上前腸骨棘・腸骨稜・大腿筋膜張筋停止部に起始し，脛骨 Gerdy 結節に停止する．靱帯状の強靱な筋膜で，膝関節内反を制御する．

股関節のどの靱帯にも屈曲制御作用はない（図 1-15 J）．人間は四足動物から起立して二足動物に進化し，股関節屈曲位が中間位であるため，股関節靱帯の緊張はない．

4）下肢の筋の機能上の特徴

open kinetic chain（OKC）における運動

非荷重時の関節運動における骨の動き．

closed kinetic chain（CKC）における運動

荷重時の関節運動における骨の動き．

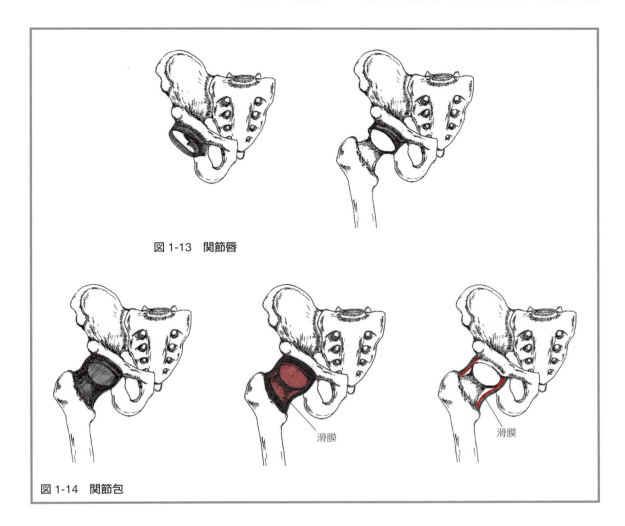

図 1-13　関節唇

図 1-14　関節包

5) 股関節と膝関節の双方へ作用する二関節筋と運動

大腿直筋 (rectus femoris) (図 1-16)

大腿神経に支配され,下前腸骨棘に起始し,膝蓋骨と膝蓋腱に停止する.股関節と膝関節をまたぐ二関節筋である.OKCとして股関節屈曲,膝関節伸展,膝蓋骨後傾に作用し,CKCとして骨盤前傾,膝蓋骨後傾に作用する.

縫工筋 (sartorius) (図 1-17)

大腿神経に支配され,上前腸骨棘に起始し,脛骨の鵞足部に停止する.股関節と膝関節をまたぐ二関節筋である.OKCとして,股関節の屈曲・外転・外旋,膝関節屈曲に作用し,CKCとして骨盤前傾に作用する.

ハムストリングス (hamstrings) (図 1-18)

OKCとして股関節伸展,膝関節屈曲に作用し,CKCとして骨盤後傾,体幹前傾制御に作用する.

大腿二頭筋 (biceps femoris) (図 1-18 B, C)

長頭は脛骨神経に支配され,坐骨結節に起始し腓骨頭に停止する二関節筋である.短頭は腓骨神経に支配され,大腿骨後面近位に起始し,腓骨頭に停止する単関節筋である.

第 1 章　股関節

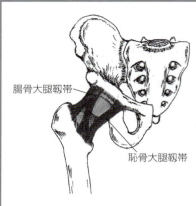

A：前面図（前方要素）

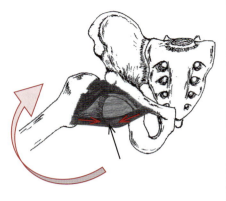

B：腸骨大腿靱帯は股関節の内転を制御（→）．

C：恥骨大腿靱帯は股関節の外転を制御（→）．

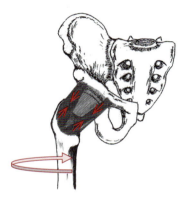

D：両靱帯はともに股関節の外旋を制御．

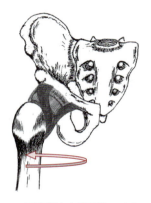

E：両靱帯とも股関節の内旋に対する制御力はない．

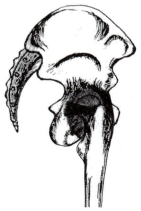

F：側面図

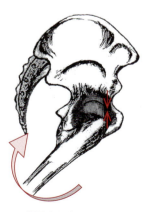

G：腸骨大腿靱帯と恥骨大腿靱帯は股関節の伸展を制御．

図 1-15　靱帯（前方要素）

8

2. 股関節の機能解剖 ── 6）股関節の単関節筋と運動

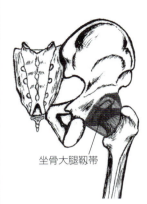

坐骨大腿靱帯

H：後面図

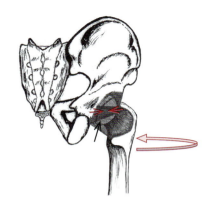
I：坐骨大腿靱帯は股関節内旋を制御（→）．

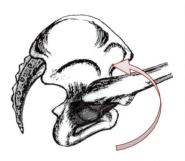
J：屈曲に対する制御作用は股関節のどの靱帯にもない．

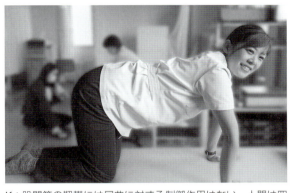
K：股関節の靱帯には屈曲に対する制御作用はない．人間は四足動物から起立して二足動物に進化し，股関節屈曲位が中間位であるため，股関節靱帯の緊張はない．

図 1-15　靱帯（つづき）（後方要素）

下腿外旋にも作用する．膝伸展位では股関節屈曲を制御する．半膜様筋は内側半月板後方移動にも作用する．

半腱様筋（semitendinosus）（図 1-18 D，E）

脛骨神経に支配され，坐骨結節に起始し，脛骨の鵞足部に停止する二関節筋である．

半膜様筋（semimenbranosus）（図 1-18 F，G）

脛骨神経に支配され，坐骨結節に起始し，脛骨内顆後方と内側半月板後方に停止する二関節筋である．

薄筋（gracilis）（図 1-19）

閉鎖神経に支配され，恥骨結合に起始し，脛骨の鵞足部に停止する二関節筋である．股関節内転と膝関節屈曲に作用する．

6）股関節の単関節筋と運動

腸腰筋（iliopsoas）（図 1-20）

大腿神経に支配され，大腰筋，小腰筋，腸骨筋

第1章 股関節

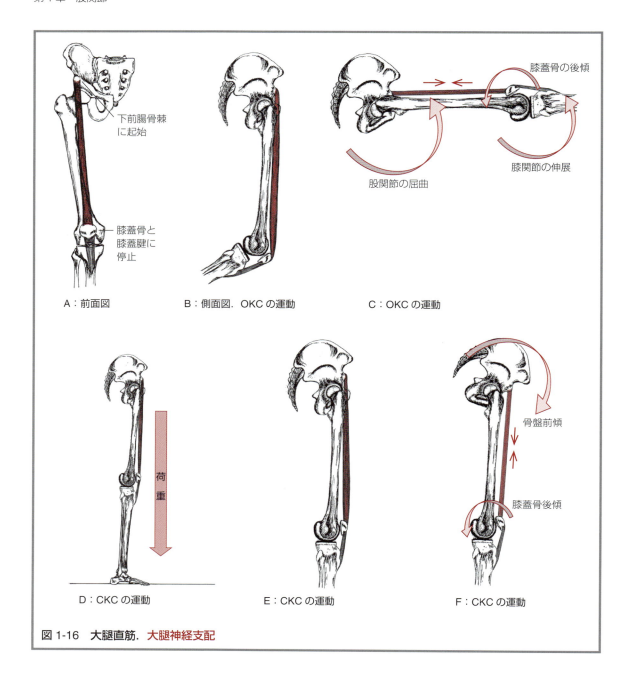

図1-16 大腿直筋．大腿神経支配

に分けることができる．

大腰筋（psoas major）
　第12胸椎から第4腰椎の椎体と横突起に起始し，大腿骨の小転子に停止する椎間関節と股関節をまたぐ二関節筋である．

小腰筋（psoas minor）
　第12胸椎から第1腰椎の椎体と横突起に起始し，鼠径靭帯に停止する．

腸骨筋（iliacus）
　腸骨窩に起始し，大腿骨の小転子に停止する単関節筋である．

2. 股関節の機能解剖 —— 6) 股関節の単関節筋と運動

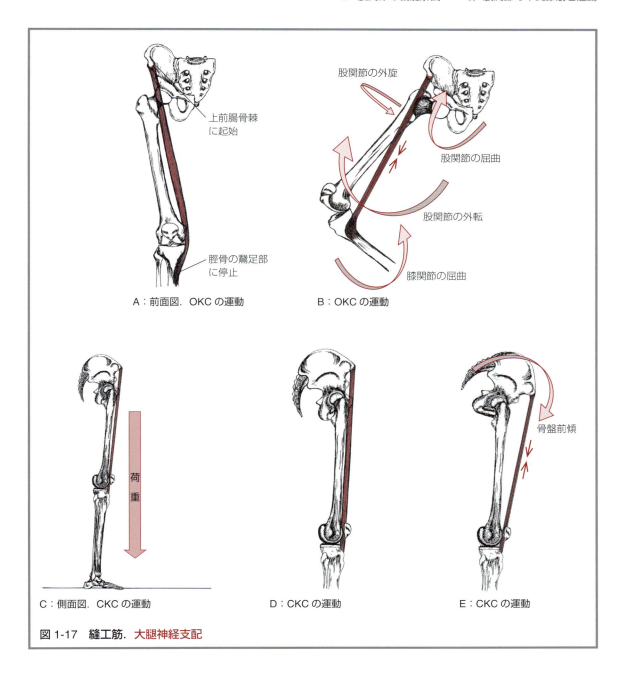

図 1-17 縫工筋. 大腿神経支配

　OKCとして股関節屈曲・外旋に作用し，CKCとして腰椎前弯増強，骨盤前傾，骨頭求心位に作用する．

股関節外転筋群 (hip joint abductors) (図 1-21)

　上殿神経に支配され，大腿筋膜張筋，中殿筋，小殿筋に分けることができる．

　OKCとして股関節外転・内旋に作用する．大腿筋膜張筋は，腸脛靱帯を介して膝関節伸展に作用し，二関節筋としての機能も有する．中殿筋と小殿筋は股関節伸展にも作用する（図 1-21 I）．CKCとして片脚起立時の対側への骨盤傾斜制御，骨頭

11

第1章 股関節

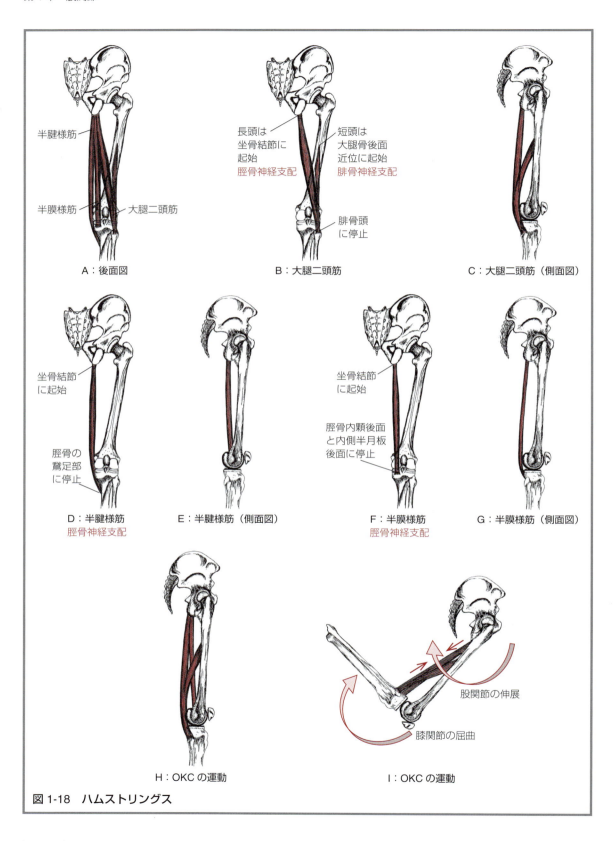

図1-18 ハムストリングス

2. 股関節の機能解剖 ── 6）股関節の単関節筋と運動

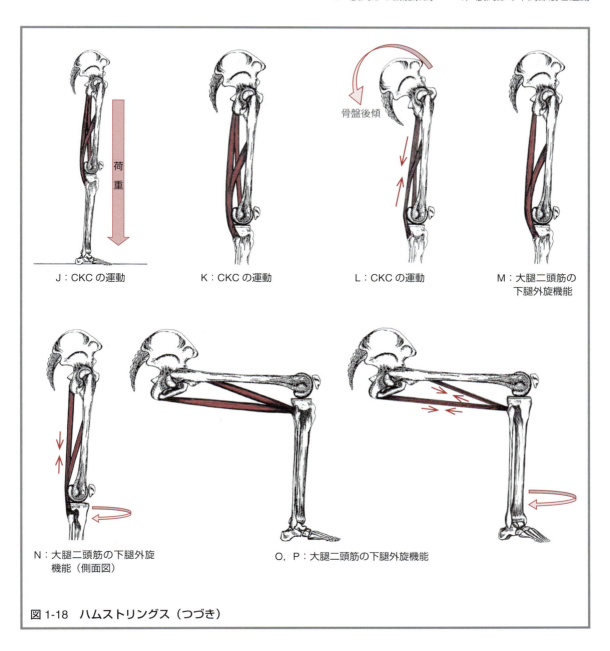

図 1-18 ハムストリングス（つづき）

求心位に作用する．

大腿筋膜張筋（tensor fascia lata）
　上前腸骨棘に起始し，大腿骨の大転子と腸脛靱帯に停止する単関節筋である．

中殿筋（gluteus medius）
　腸骨外面近位に起始し，大腿骨の大転子に停止する単関節筋である．

小殿筋（gluteus minor）
　腸骨外面遠位に起始し，大腿骨の大転子に停止する単関節筋である．

Trendelenburg 徴候（図 1-22）
　外転筋群の筋力が弱いと，片脚起立時に骨盤が対側へ傾斜する．

13

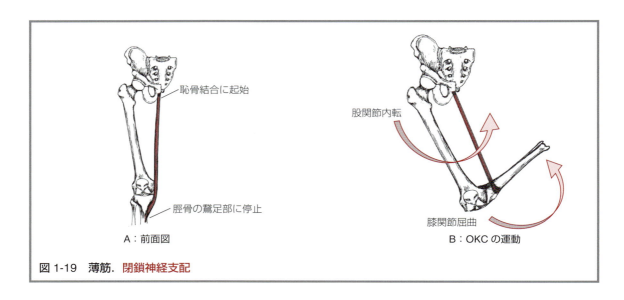

図 1-19　薄筋．**閉鎖神経支配**

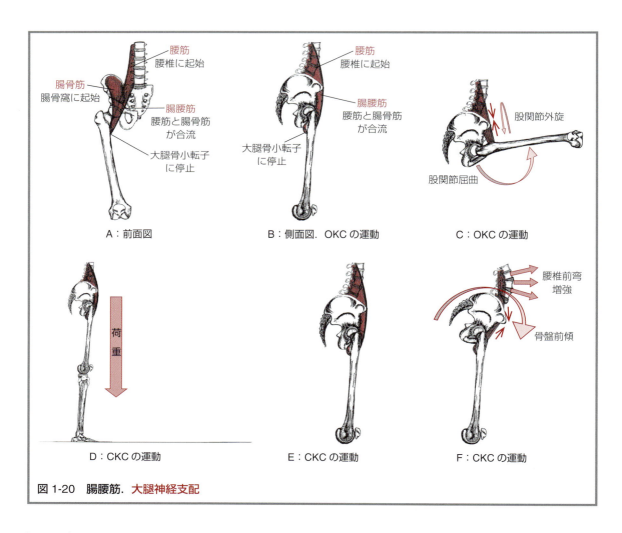

図 1-20　腸腰筋．**大腿神経支配**

2. 股関節の機能解剖 —— 7）股関節の指標

Trendelenburg 跛行（図1-23）

外転筋群の筋力が弱いと，骨盤が対側に傾斜しながら歩行する．

大殿筋（gluteus major）（図1-24）

下殿神経に支配され，腸骨外縁と仙骨外縁に起始し，大腿骨の殿筋粗面と腸脛靱帯に停止する単関節筋である．

OKCとして股関節の伸展・外旋に作用し，CKCとして骨盤後傾，体幹前屈制御に作用する．また，腸脛靱帯を介して膝関節伸展に作用する．

股関節外旋筋群（hip joint external rotators）（図1-25）

閉鎖神経に支配される単関節筋で，梨状筋，内・外閉鎖筋，上・下双子筋，大腿方形筋に分けることができる．

梨状筋（piriformis）

仙骨前面に起始し，大腿骨の大転子に停止する．

内・外閉鎖筋（obturatorius）

閉鎖孔周囲に起始し，大腿骨の大転子に停止する．

上・下双子筋（gemellus）

坐骨結節に起始し，大腿骨の大転子に停止する．

大腿方形筋（quadratus femoris）

坐骨結節に起始し，大腿骨の転子間稜に停止する．

単独では股関節外旋に作用するが，股関節外転筋群が股関節外転に作用する際，骨頭求心位に保持する作用も有する．

内・外閉鎖筋，上・下・双子筋，大腿方形筋は股関節内転作用も有する（図1-25 F）．

股関節内転筋群（hip joint adductors）（図1-26）

閉鎖神経に支配され，股関節屈曲位では伸展作用，股関節伸展位では屈曲作用をもつ．

恥骨筋（pectineus）

恥骨に起始し，大腿骨内側近位に停止する単関節筋である．

短内転筋（adductor brevis）

恥骨に起始し，大腿骨内側近位に停止する単関節筋である．

長内転筋（adductor longs）

恥骨に起始し，大腿骨内側遠位に停止する単関節筋である．

大内転筋（adductor magnus）

恥骨に起始し，大腿骨内側遠位に停止する単関節筋である．

7）股関節の指標

スカルパ（Scarpa）三角（図1-27）

鼠径靱帯，縫工筋，長内転筋で囲まれる三角の窪みである．この三角の中心に大腿骨頭と大腿動脈を触れる．

ローザー-ネラトン（Roser-Nelaton）線（図1-28）

上前腸骨棘と坐骨結節を結んだ線．この線の直下に大腿骨大転子を触れる．

股関節各部の角度

頚体角（図1-29）

大腿骨の頚部と体部（骨幹部）のなす角度で約130°．

機能軸〔重心線＝ミクリッツ（Mikulicz）線〕（図1-30）

機能軸は重心線であり，解剖軸である大腿骨長軸とは一致しない．

CE角（図1-31）

大腿骨頭中心と寛骨臼上縁を結ぶ線と荷重線のなす角度で約30°．

15

第1章 股関節

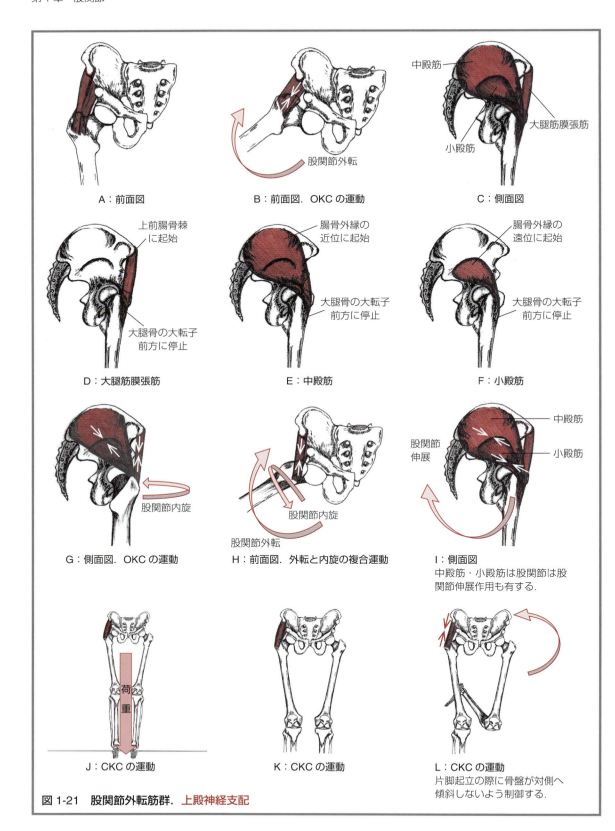

図 1-21 股関節外転筋群. **上殿神経支配**

2. 股関節の機能解剖 ―― 7) 股関節の指標

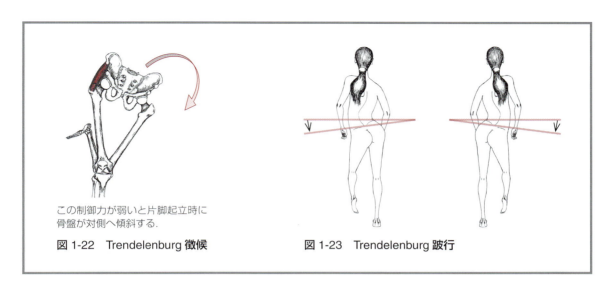

図 1-22 Trendelenburg 徴候
この制御力が弱いと片脚起立時に骨盤が対側へ傾斜する．

図 1-23 Trendelenburg 跛行

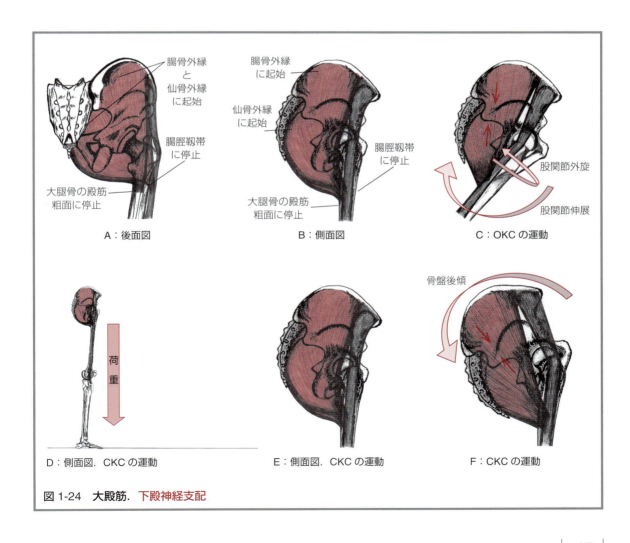

図 1-24 大殿筋．**下殿神経支配**

第 1 章　股関節

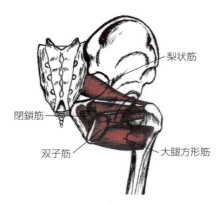

A：後面図

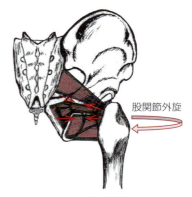

B：OKCの運動

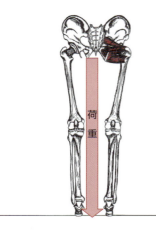

C：CKCの運動

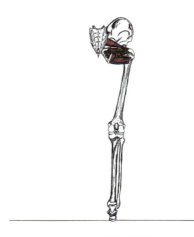

D：CKCの運動

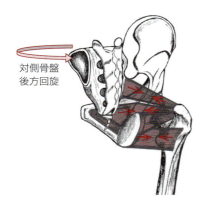

E：CKCの運動

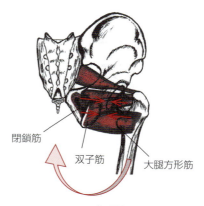

F：後面図
閉鎖筋，双子筋，大腿方形筋は股関節内転作用も有する．

図 1-25　股関節外旋筋群．閉鎖神経支配

2. 股関節の機能解剖 —— 7）股関節の指標

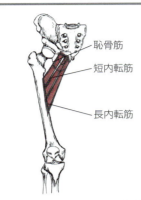

A：前面図．恥骨筋，短内転筋，長内転筋
恥骨に起始，大腿骨内縁に停止．

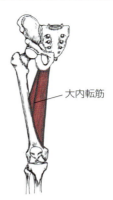

B：大内転筋
恥骨に起始，大腿骨内縁に停止．

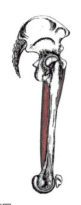

C：側面図
股関節内転筋群の屈曲・伸展機能．

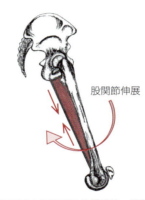

D：股関節内転筋群の伸展機能．股関節が屈曲位にあると内転筋群は伸展に作用する．

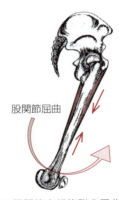

E：股関節内転筋群の屈曲機能．股関節が伸展位にあると内転筋群は屈曲に作用する．

図 1-26 股関節内転筋群．閉鎖神経支配

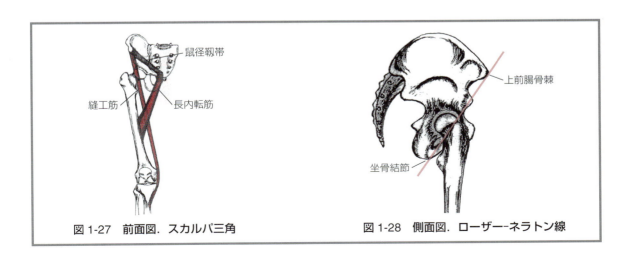

図 1-27 前面図．スカルパ三角　　　　図 1-28 側面図．ローザー–ネラトン線

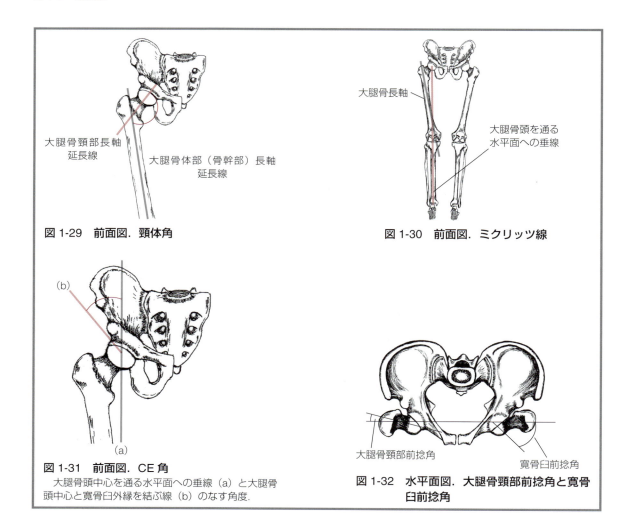

図 1-29　前面図．頸体角

図 1-30　前面図．ミクリッツ線

図 1-31　前面図．CE角
大腿骨頭中心を通る水平面への垂線（a）と大腿骨頭中心と寛骨臼外縁を結ぶ線（b）のなす角度．

図 1-32　水平面図．大腿骨頸部前捻角と寛骨臼前捻角

大腿骨頸部前捻角（図 1-32）
　前額面に対する大腿骨頸部の前捻角で約 15°．

寛骨臼前捻角（図 1-32）
　前額面に対する寛骨臼関節面の前捻角で約 45°．

3．股関節痛を生じる疾患

　股関節痛を呈する疾患の原因として骨折，筋損傷，関節炎，筋膜，滑液包，関節唇損傷，軟骨損傷のほかに腰痛や内科疾患も考えられる（表 1-1)[1]．正確な鑑別には，受傷機転，疼痛部位と出現状況，既往歴，家族歴の把握が必要であり，加えて適切な画像検査や整形外科テストによって確定診断を行うことが求められる．ただし，単純X線写真の関節症所見があったからといって短絡的に股関節痛の原因と断定することは危険であり，関節症所見があっても疼痛を訴えない場合もあれば，反対に関節症所見がなくとも股関節由来の症状があるケースも存在する．そのため，一つの検査や評価で疼痛の原因を断定するのではなく，総合的に判断することが重要である．

4．股関節の痛みの鑑別

　痛みの鑑別（フローチャート）で重要なことは，股関節由来の疼痛であるのか，股関節由来であっても理学療法の範囲であるのかどうかを判断することである．ただし，股関節由来でなくとも腰部

4. 股関節の痛みの鑑別 —— 3）疼痛部位による予測

表1-1　股関節痛と関連疾患

軟部組織	筋炎・腱炎	内転筋・腹直筋・薄筋・恥骨筋・腸腰筋・縫工筋・大腿直筋・中殿筋・大腿筋膜張筋・ハムストリングス
	滑液包炎	大転子滑液包炎・小転子滑液包炎・坐骨結節部の滑液包炎
	弾発股	大腿筋膜張筋（大転子）・腸腰筋（小転子）
骨・関節	股関節疾患	初期変形性股関節症・大腿骨頭すべり症・ペルテス病・大腿骨頭壊死・股関節唇損傷
	剥離骨折	上前腸骨棘（縫工筋・大腿筋膜張）・下前腸骨棘（大腿直筋）・大転子（中殿筋）・小転子（腸腰筋）・坐骨結節（大腿二頭筋長頭・半腱様筋・半膜様筋）
	疲労骨折	大腿骨頸部・恥骨下枝・gracillis syndrome
	恥骨結合炎	
その他	鼠径ヘルニア	内鼠径ヘルニア・外鼠径ヘルニア
	潜在性鼠径ヘルニア（スポーツヘルニア）	内鼠径ヘルニア・外鼠径ヘルニア
	腰椎疾患	腰椎椎間板ヘルニア（Th12〜L2）・変形性脊椎症
	神経絞扼	腸骨下腹神経・腸骨鼠径神経・陰部大腿神経・閉鎖神経
	リウマチ関連疾患	
	腫瘍	
	感染	リンパ関節炎・泌尿器科的感染・感染性股関節炎・その他（腸腰筋炎など）
	膝関節の関連痛	

（仁賀定雄. 1997 改変[1]）

由来による股関節痛に関しては理学療法の適応となることが多い.

1）病歴による予測

　まずは先天性股関節脱臼の有無や跛行の出現時期を把握し，幼少の頃より跛行がみられた場合は，臼蓋形成不全やペルテス病などの骨構成体異常を基盤とした股関節痛を念頭に置く必要がある. 突然の激痛は外傷性の股関節痛が考えられ，転倒に伴う大腿骨の骨折や大きな外力が加わることによる股関節脱臼や剥離骨折が考えられる. また，ダッシュやストップなどの急な動きによって突然に疼痛が出現した場合は，腱損傷や筋損傷および関節唇損傷などを考慮する.

　一方，はっきりとした外傷はなく，徐々に疼痛が増強した場合は，筋の overuse による疼痛や疲労骨折および腰痛を起因とした股関節痛などの整形外科疾患だけでなく内科疾患も考えられる. また，化膿性股関節炎では関節穿刺歴の聴取が重要であるが，糖尿病などの易感染者では誘因なく起こるこ

とがあるので注意を要する. その他，ステロイド薬の投与やアルコールの過剰摂取によって大腿骨頭壊死を生じる場合もあるので聴取する必要がある.

2）疼痛の出現状況による予測

　安静時痛の有無も股関節由来のものかを評価するうえで重要であり，安静時痛がある場合は股関節周囲の炎症も考えられるが，尿路系疾患や悪性腫瘍などの内科疾患の可能性も考慮する.

　運動時痛であれば整形外科疾患を軸に考え，捻ったときやある一定の肢位で疼痛が出現する場合は筋損傷や関節唇損傷を疑う. 運動に伴い徐々に疼痛が増大する場合は，筋性疼痛や腱炎，鼠径部痛症候群および疲労骨折などの overuse による疼痛を考える.

3）疼痛部位による予測

　股関節由来の疼痛部位としては鼠径部や殿部痛が多いが，大腿部や膝関節部の疼痛を訴える場合

21

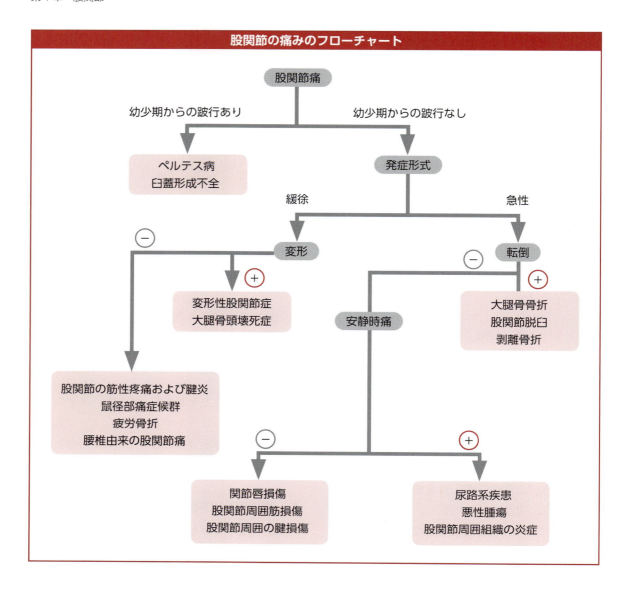

もある.また,膝関節の前方や近位における疼痛は,前方股関節包を支配する閉鎖神経を介した関連痛で起こることもある[2]）.

股関節前面の疼痛

腸腰筋,大腿直筋の筋性疼痛および腸恥滑液包炎の炎症,小転子上あるいは腸恥隆起での腸腰筋腱の亜脱臼である internal variety of napping hip,関節唇損傷,鼠径ヘルニアなどによって生じる.また,上前腸骨棘や下前腸骨棘に付着する大腿直筋や縫工筋などの股関節前面筋の overuse による炎症や剥離骨折による疼痛も考慮する必要がある.腰痛由来ではデルマトームの分類によって腰椎椎間板ヘルニアの L1 損傷で股関節前面痛,L2 損傷で大腿前面および股関節内側に疼痛が生じる.

股関節外側の疼痛

外側の痛みは,中殿筋や大腿筋膜張筋の筋性疼痛や大転子滑液包の炎症,大転子上を腸脛靱帯がスリップすることによって生じる external variety of napping hip が考えられる．その他，関節唇損傷によっても大転子部周囲に疼痛を訴える場合が多い．腰椎由来として，腰椎の背側枝は椎間関節，椎間靱帯，背部の筋群などの解剖学的構造を支配しており，これらの構造の異常は腰痛および下肢痛の原因となる．腰椎の背側枝によって支配されている構造への刺激によって中殿筋や大腿筋膜張筋およびハムストリングスにスパズムを引き起こし，痛みを生じることが確認されている[3]．

殿部および大腿後面の疼痛

殿部および大腿後面の痛みは大殿筋，ハムストリングスの筋性疼痛や坐骨滑液包の炎症によって生じる．ハムストリングスの張力により坐骨結節裂離骨折が生じる場合もあるので注意を要する．また，神経性の疼痛として梨状筋上孔を通過する上殿神経，梨状筋下孔を通過する下殿神経および坐骨神経の圧迫による疼痛によっても起こることがある．腰椎由来では仙腸関節の炎症や腰椎椎間板ヘルニアのL4〜S1損傷，腰部脊柱管狭窄症によって殿部や大腿後面に疼痛が生じる．また，前述したように腰椎の背側枝によって支配されている構造への刺激によってハムストリングスのスパズムを引き起こし，疼痛が生じることもある[3]．

股関節内側の疼痛

内側の痛みは，内転筋の筋性疼痛や腸恥部滑液包の炎症，恥骨結合炎が考えられる．腰椎由来では腰椎椎間板ヘルニアのL2損傷で大腿前面および股関節内側に疼痛が出現する．

4）股関節由来の疼痛と腰椎由来の疼痛の鑑別評価

股関節由来の疼痛は筋，腱，滑液包，靱帯，関節包，関節唇，骨に対するストレスおよび病変が考えられる．股関節由来の疼痛は股関節に負荷を加えたときに疼痛が生じ，腰椎由来では腰椎に負荷を加えたときに疼痛が生じる．ただし股関節と脊椎の問題が複合していることもあるので注意を要する．

体幹前屈テスト

体幹前屈動作では，途中まで股関節後面の筋や後方構成体および腰背部の筋・筋膜にストレスを加えることができ，最終域ではハムストリングスの緊張や腰部の可動域を評価することができる（図1-33 A）．脊柱ではとくにどの部位が過剰に動いて，どの部位が動いていないかについて評価すると臨床推論を立てやすくなる．骨盤の動きを止めて腰部の動きを増強することによって，より腰椎に限局して負荷を加えることができる（図1-33 B）．このときに骨盤の動きを止めようとする検者の徒手による圧迫が骨盤帯の安定性を補償してしまい，結果として腰椎のメカニカルストレスが減弱し，疼痛が軽減することも考えられるので注意が必要である．

体幹後屈テスト

体幹後屈動作では，股関節の前面筋や前方構成体に負荷を加えることができ，腰椎には伸展ストレスを加えることができる．また，制御として腹直筋の遠心性収縮が生じることにより，恥骨結合炎などでも疼痛が惹起される．後屈動作では前足部の安定性や足関節背屈運動，膝関節屈曲運動，股関節伸展運動，骨盤の前方移動および脊柱各分節の伸展運動が適切に生じているかを評価すると臨床推論を立てやすい．検者の徒手による骨盤制動により腰椎の負荷を増強させることができ，腰椎由来なのかを判別することができる（図1-34）．

体幹側屈テスト

体幹右側屈動作では，右の股関節内側の筋群や内側構成体に負荷を加え，左の股関節外側筋群および外側構成体に負荷を加えることができる（図

第 1 章　股関節

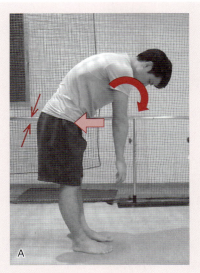 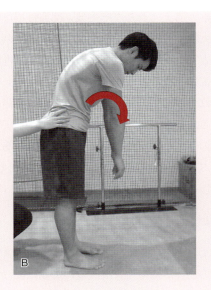

図 1-33　体幹前屈テスト
A：体幹前屈動作では，途中まで股関節後面の筋や後方構成体および腰背部の筋と筋膜にストレスを加えることができる．最終域ではハムストリングスの緊張や腰部の可動域を評価することができる．
B：骨盤を保持することによって腰部の負荷を増大させ，股関節へのストレスを軽減させることが可能である．反対に，骨盤の前傾を徒手的に誘導することによって，腰部のストレスを軽減し，股関節に対するストレスを増大させることができる．

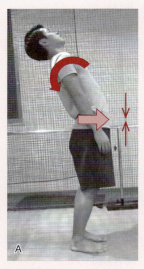 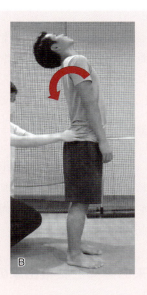

図 1-34　体幹後屈テスト
A：体幹後屈動作では，股関節の前面筋や前方構成体に負荷を加えることができ，腰椎には伸展ストレスを加えることができる．後屈動作では前足部の安定性や足関節背屈運動，膝関節屈曲運動，股関節伸展運動，骨盤の前方移動および脊柱各分節の伸展運動が適切に生じているかを評価する．
B：骨盤を保持することによって腰部の負荷を増大させ，股関節へのストレスを軽減させることが可能である．反対に，骨盤の後傾を徒手的に誘導することによって，腰部のストレスを軽減し，股関節に対するストレスを増大させることができる．

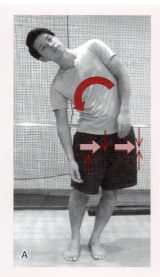 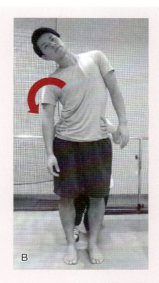

図 1-35　体幹側屈テスト
A：体幹右側屈動作では，右の股関節内側の筋群や内側構成体に負荷を加え，左の股関節外側筋群および外側構成体に負荷を加えることができる．腰椎では腰椎右側に圧縮応力，左側に伸長ストレスを加えることが可能である．
B：骨盤を保持することによって腰部の負荷を増大させ，股関節へのストレスを軽減させることが可能である．反対に，骨盤の側方移動を徒手的に誘導することによって，腰部のストレスを軽減し，股関節に対するストレスを増大させることができる．

1-35 A）．負荷を加える側に体重を載せることによって，より適切に負荷を加えることが可能である．腰椎では腰椎右側に圧縮応力，左側に伸長ストレスを加えることができ，右側は椎間関節の圧縮ストレスが加わるとともに，左側では髄核の移動による神経根圧迫ストレスや，背部の筋の伸長および遠心性収縮ストレスが加わることになる（図1-35 B）．左右下肢へ体重を載せる割合によって股関節および腰椎に加わるメカニカルストレスを増減させることができるので注意を要する．体幹左側屈動作では上記と逆に負荷を加えることができる．

体幹回旋テスト

体幹右回旋動作では，右股関節内旋と屈曲による右股関節後面に負荷を加え，左股関節外旋と伸展によって左股関節前面に負荷を加えることになる．負荷を加える側に体重を載せることによって，より適切に負荷を加えることが可能である．腰椎では右腰部に伸展ストレス，左腰部に屈曲ストレスが生じており（図 1-36 A），骨盤を制動して体幹回旋を行わせることによって，より腰椎に負荷を加えることができる（図 1-36 B）．左回旋では上記と逆のメカニカルストレスが生じる．

関節可動域とエンドフィール

股関節の関節可動域に明らかな制限が存在し，そのエンドフィールが骨性や引っ掛かりによる制限を示す場合は股関節疾患を示唆している．また，ある一定の動きで弾発現象が生じる場合も股関節疾患を疑う必要がある．ただし，これらの現象は疾患とは無関係に出現するケースもあるので，その患者の疾患やメカニカルストレスおよび疼痛の性質などを見極め，多角的に判断する必要がある．

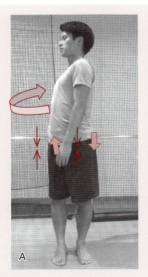
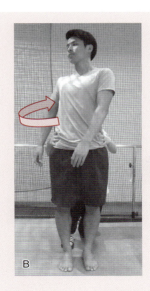

図1-36 体幹回旋テスト
A：体幹右回旋動作では，右股関節内旋と屈曲による右股関節後面に負荷を加え，左股関節外旋と伸展によって左股関節前面に負荷を加えることになる．
B：骨盤を保持することによって腰部の負荷を増大させ，股関節へのストレスを軽減させることが可能である．反対に，骨盤の右回旋を徒手的に誘導することによって，腰部のストレスを軽減し，股関節に対するストレスを増大させることができる．

筋緊張評価

　股関節周囲筋の筋性疼痛では疼痛部位と筋緊張部位が一致することが多い．また，過剰な筋緊張によって股関節を通過する神経が圧迫されて疼痛が生じている状態では，その神経を圧迫している筋は緊張が高く，その緊張している筋を徒手で圧迫することによって痛みを増強させることや再現痛を起こすことができる場合もある．また，その患者の動きの特性によって筋緊張が生じる箇所は異なり，必ずしもすべての筋緊張が疼痛と関係するわけではないことを念頭において評価する必要がある．

整形外科テスト

股関節前方インピンジメントテスト

　股関節を他動的に伸展位から屈曲・内転・内旋させて，疼痛が出現した場合に陽性となる（図1-37 A）．股関節唇損傷における感度の高い検査法であるが，特異度は高くないので注意が必要である[4]．また，大腿直筋起始部の過剰な筋緊張によっても股関節前面に疼痛が生じる場合がある．

股関節後方インピンジメントテスト

　患者に自分で健側の膝を抱えてもらい骨盤を固定したうえで，検者が患側の股関節を屈曲位から軸圧をかけながら外転・外旋させ，疼痛が誘発された場合に陽性とする[4]．関節唇後方部の損傷が疑われる（図1-37 B）．

FABERテスト（Patrickテスト）

　背臥位で下肢を胡座位とし，脛骨結節から診察台までの距離を計測する．患側が健側に比して5 cm以上大きければ陽性とする．股関節内の炎症の存在を疑うが，仙腸関節に異常があっても陽性となるので注意する（図1-38）[4]．

FADIRFテスト

　膝屈曲位で股関節を90°屈曲し，その位置から内

4．股関節の痛みの鑑別 ── 4）股関節由来の疼痛と腰椎由来の疼痛の鑑別評価

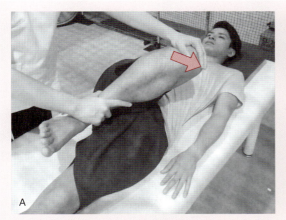

A：前方インピンジメントテスト
　股関節を他動的に伸展位から屈曲・内転・内旋させていき，疼痛が出現した場合に陽性となる．股関節唇損傷における感度の高い検査法であるが，特異度は高くないので注意が必要である．

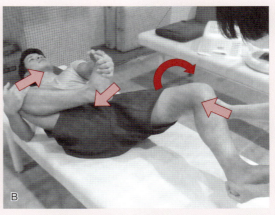

B：後方インピンジメントテスト
　患者に自分で健側の膝を抱えてもらい骨盤を固定したうえで，検者が患側の股関節を屈曲位から軸圧をかけながら外転・外旋させ，疼痛が誘発された場合に陽性とする．

図 1-37　股関節インピンジメントテスト

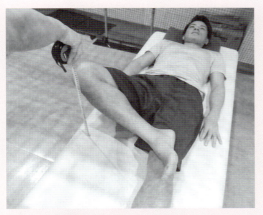

図 1-38　FABER テスト
　背臥位で下肢を胡座位とし，脛骨結節から診察台までの距離を計測する．患側が健側に比して 5 cm 以上大きければ陽性とする．股関節内の炎症の存在を疑うが，仙腸関節に異常があっても陽性となるので注意する．

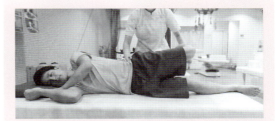

図 1-39　Ober テスト
　患者は患側を上にした側臥位となり，検者は患側の膝関節を屈曲させた状態で股関節を外転させる．検者による保持を放しても股関節が内転せず外転位に留まれば陽性となる．

転，内旋，屈曲させることによって仙骨の前屈が起こる．仙腸関節に限局した疼痛が出現する場合は仙腸関節由来の疼痛を疑う．前述した股関節前方インピンジメントテストと同様のテストになるが，疼痛出現部位が異なることが多い．

Ober テスト
　患者は患側を上にした側臥位となり，検者は患側の膝関節を屈曲させた状態で股関節を外転させる．検者による保持を放しても股関節が内転せず外転位に留まれば陽性となる（図 1-39）．

Thomas テスト
　背臥位で一側の股関節および膝関節を屈曲し膝関節を胸部に近づけた際に，対側下肢が床面から持ち上がる現象が出現した場合は陽性となる．陽

27

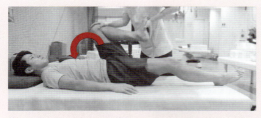

図 1-40　Thomas テスト
背臥位で一側の股関節および膝関節を屈曲し股関節を胸部に近づけた際に，対側下肢が床面から持ち上がる現象が出現した場合は陽性となる．陽性では持ち上がった下肢側の腸腰筋短縮が疑われる．

性では持ち上がった下肢側の腸腰筋短縮が疑われる（図 1-40）．

Allis テスト
背臥位にて両足を揃えて，両膝関節を屈曲する．膝の高低差がある場合，股関節の異常が疑われる．とくに，症状を訴える側が低い場合，大腿骨骨頭の後方変異を示唆する（図 1-41）．

Kemp テスト
座位または立位で腰椎を斜め後方に後屈し，そのまま回旋する．腰椎の局所痛は椎間板の損傷，神経根性の痛みおよび放散痛のある場合は，腰椎椎間板ヘルニアを示す．側屈側の痛みは椎間板外側部の損傷，対側の痛みは椎間板内側部の損傷を示唆する（図 1-42）．

Lasègue テスト
背臥位で股関節屈曲，膝関節屈曲し，股関節と膝関節の両方の屈曲時に痛みがなく，膝関節だけを伸展して痛みが現れた場合に陽性を意味する（図 1-43）．SLR テストで 30°以上下肢が挙上できない

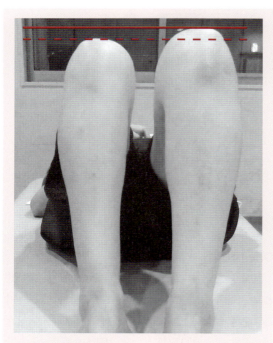

図 1-41　Allis テスト
背臥位にて両足を揃えて，両膝関節を屈曲する．膝の高低差がある場合，股関節の異常が疑われる．とくに，症状を訴える側が低い場合，大腿骨骨頭の後方変異を示唆する．

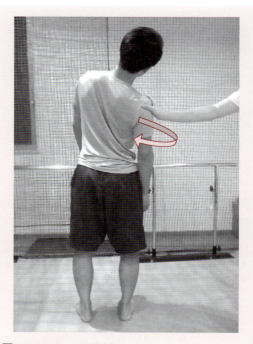

図 1-42　Kemp テスト
座位または立位で腰椎を斜め後方に後屈し，そのまま回旋する．腰椎の局所痛は椎間板の損傷，神経根性の痛みおよび放散痛のある場合は，腰椎椎間板ヘルニアを示す．側屈側の痛みは椎間板外側部の損傷，対側の痛みは椎間板内側部の損傷を示唆する．

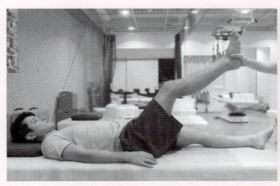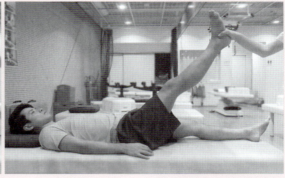

図 1-43 Lasègue テスト
背臥位で股関節屈曲，膝関節屈曲し，股関節と膝関節の両方の屈曲時に痛みがなく，膝関節だけを伸展して痛みが現れた場合に陽性を意味する．

場合も陽性となる．

straight leg raising：SLR テスト（下肢伸展挙上テスト）

背臥位で膝伸展した状態で，下肢を 90°および痛みが現れる位置まで挙上する．腰部の局所痛は椎間板の損傷を疑い，殿部・大腿後側に放散痛がある場合は椎間板ヘルニアを疑う．膝関節の後側のにぶい痛みは，屈曲筋の伸長痛を示している．

Bragard テスト

背臥位で SLR テストの肢位で痛みが現れたとき，5°下制して足関節背屈させる．足関節の背屈は坐骨神経を牽引することになり，大腿後側や下腿に痛みが現れた場合，根性の坐骨神経痛を疑う．筋肉の伸ばされたような痛みは，神経性の疼痛と異なる．

Minor サイン

座位から立ち上がるよう指示した場合，腰痛がある患者は，疼痛側の屈曲を保持した状態で，対側のみで立ち上がろうとする．さらに疼痛側を無意識に手で押さえたりする現象がみられる場合もある．起立時痛は根性の坐骨神経痛を疑う．

テンションサイン

神経伸長テスト徴候は股関節病理の特徴ではなく，神経系の関与を示す所見である．しかし，大腿神経伸長テスト（FNST：femoral nerve strething test）や坐骨神経伸長テスト（SLR）は神経系組織だけでなく大腿直筋やハムストリングスにもストレスを加えるので陽性反応の解釈には注意が必要である[5]．

歩行評価

臨床において股関節疼痛部位と歩行の特徴は一致することが多く，疼痛部位の把握により歩容を予測することも，反対に歩行評価を行うことによって疼痛部位を予測することも可能である．歩行と股関節疼痛部位の関係性を理解するためには股関節の水平面における解剖学的位置関係を把握することが必要である（図 1-44）．筋は遠心性収縮の負担が大きく疼痛を生じやすく，歩行における遠心性収縮は関節運動の制動要素としての働きになる（図 1-45）．つまり，歩行における股関節伸展運動の増大は股関節屈筋群の緊張増加を招き，股関節屈筋群の overuse による疼痛を生じる．股関節屈筋群の overuse による股関節疾患は大腿直筋の筋性疼痛や下前腸骨棘および上前腸骨棘の剥離骨折を惹起する．加えて，股関節伸展に伴う骨盤前方移動増大では鼠径部痛や恥骨結合炎などの疾患を生じる．滑液包炎は筋の収縮負荷が増大した場合

第 1 章　股関節

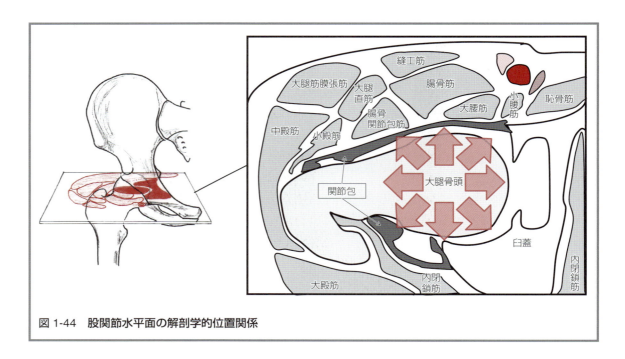

図 1-44　股関節水平面の解剖学的位置関係

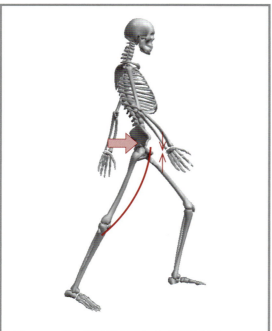

図 1-45　筋の遠心性収縮による関節制動
　筋は遠心性収縮の負担が大きく疼痛を生じやすく，歩行における遠心性収縮は関節運動の制動要素としての働きになる．歩行における股関節伸展運動の増大は股関節屈筋群の緊張増加を招き，股関節屈筋群の overuse による疼痛を生じる．

に炎症を生じることが考えられ，靱帯の疼痛に関しては伸長ストレスの増大によって疼痛を生じることが多い．歩行の特徴と代表的なメカニカルストレスを以下に示す．

股関節伸展ストレスと疼痛

　歩行において股関節伸展運動が増大すると股関節前面構成体に伸長および遠心性収縮ストレスが加わる．多くは，腸腰筋，大腿直筋の筋性疼痛および腸恥滑液包炎の炎症，小転子上あるいは腸恥隆起での腸腰筋腱の亜脱臼である internal variety of napping hip が生じる．上前腸骨棘や下前腸骨棘に付着する大腿直筋や縫工筋などの股関節前面筋の overuse による炎症や剥離骨折も発症することがある．また，股関節伸展運動の増大によって関節唇損傷，股関節伸展に伴う骨盤の前方移動増大ストレスによって鼠径ヘルニアや腹直筋遠心性収縮ストレス増大による恥骨結合炎を生じる（図 1-46）．

股関節屈曲ストレスと疼痛

　歩行において股関節屈曲運動が増大すると股関節後方構成体に伸長および遠心性収縮ストレスが

5. 股関節の症候に対する理学療法 ── 1）股関節に対する運動療法

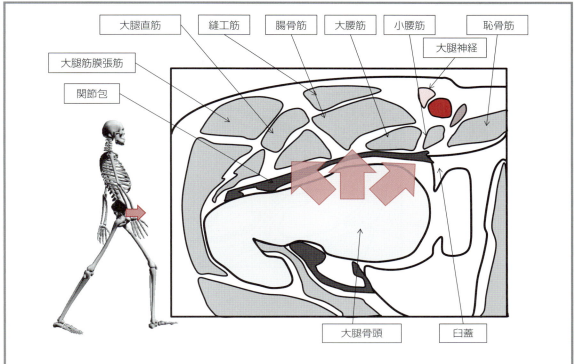

図 1-46　股関節伸展運動の増大と股関節前方構成体のメカニカルストレス
腸腰筋，大腿直筋の筋性疼痛および腸恥滑液包炎の炎症，小転子上あるいは腸恥隆起での腸腰筋腱の亜脱臼である internal variety of napping hip が生じる．

加わる．多くは大殿筋やハムストリングスの筋性疼痛や坐骨滑液包に炎症が生じる．また，ハムストリングスの張力により坐骨結節裂離骨折が生じる場合もある（図 1-47）．

股関節内転（大腿近位外方移動）ストレスと疼痛

歩行において股関節内転（大腿近位外方移動）が増大すると股関節外側構成体に伸長および遠心性収縮ストレスが加わる．多くは中殿筋や大腿筋膜張筋の筋性疼痛および大転子滑液包の炎症，大転子上を腸脛靱帯がスリップすることによって生じる external variety of napping hip が生じる（図 1-48）．

股関節外転（大腿近位内方移動）ストレスと疼痛

歩行において股関節外転（大腿近位内方移動）が増大すると股関節内側構成体に伸長および遠心性収縮ストレスが加わる．多くは内転筋の筋性疼痛や腸恥部滑液包の炎症および内転筋群の overuse による恥骨結合炎が考えられる（図 1-49）．

5. 股関節の症候に対する理学療法

　股関節痛は股関節自体に病態が存在する場合と腰痛由来のものとが存在し，かつ股関節と腰椎由来が混在することも十分考慮する必要がある．その原因となる病態や時期によって理学療法は異なるが，代表的な運動療法を以下に示す．

1）股関節に対する運動療法

股関節屈曲運動

　股関節屈曲運動は，股関節伸展筋を含む股関節後方構成体にストレスが生じている場合に有効であることが多い．効果的な股関節屈曲運動時では，

第 1 章　股関節

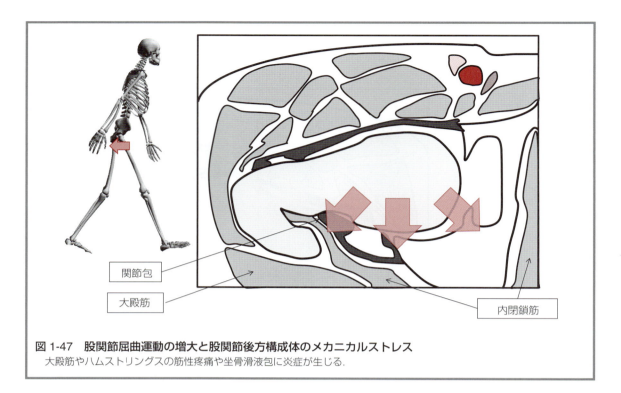

図 1-47　股関節屈曲運動の増大と股関節後方構成体のメカニカルストレス
大殿筋やハムストリングスの筋性疼痛や坐骨滑液包に炎症が生じる.

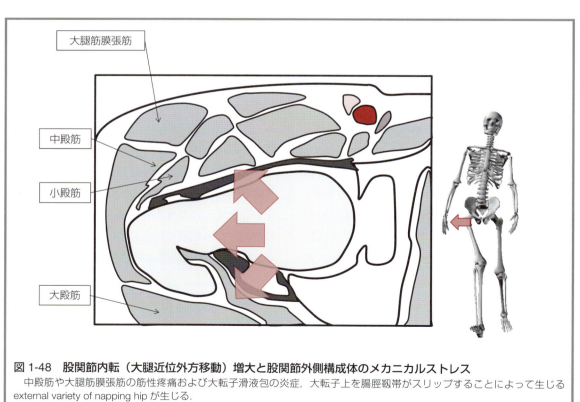

図 1-48　股関節内転（大腿近位外方移動）増大と股関節外側構成体のメカニカルストレス
中殿筋や大腿筋膜張筋の筋性疼痛および大転子滑液包の炎症, 大転子上を腸脛靱帯がスリップすることによって生じる external variety of napping hip が生じる.

5. 股関節の症候に対する理学療法 ── 2）体幹に対する運動療法

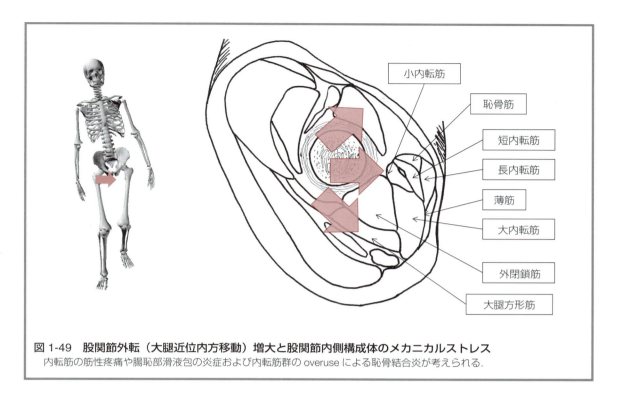

図 1-49　股関節外転（大腿近位内方移動）増大と股関節内側構成体のメカニカルストレス
内転筋の筋性疼痛や腸恥部滑液包の炎症および内転筋群の overuse による恥骨結合炎が考えられる.

腸腰筋を働かせる必要があり，大腿直筋を主動とした股関節屈曲運動では股関節前面に疼痛が発生することが多い．最近の研究では iliocapsularis（腸骨関節包筋）が股関節の安定性に重要な役割を果たすことが知られており（図 1-50），変形性股関節症などでは腸骨関節包筋が萎縮する[6]．

股関節伸展運動

股関節伸展運動は，股関節屈曲筋を含む股関節前方構成体にストレスが生じている場合に有効であることが多い．とくに大殿筋は大きな筋であるため走行と役割を考慮して運動させる必要がある．

股関節外転運動

股関節外転運動は，大腿近位が外方移動している場合に有効であることが多い．

股関節内転運動

股関節内転運動は，大腿近位が内方移動している場合に有効であることが多い．

2）体幹に対する運動療法

体幹並進運動

骨盤に対して体幹を左右方向に誘導し，左右どちらの並進誘導がよいかを立ち上がりや歩行および呼吸で確認する．具体的には骨盤に対して第 12 肋骨レベルを右および左に誘導して確認する．第 12 肋骨レベルを左に誘導する場合は第 9 肋骨レベルを右に誘導し，第 7 肋骨レベルを左に第 5 肋骨レベルを右に誘導し，第 3 肋骨レベルは左に誘導するように並進運動を行うと体幹の安定化が図られる（図 1-51）．また，その場合は頸部を左側屈させるように運動すると頭頸部が安定し，動作の

第1章 股関節

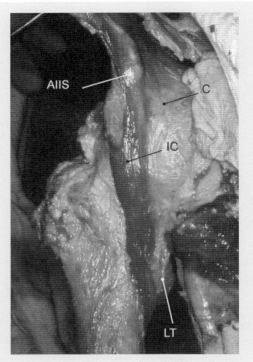

図 1-50 iliocapsularis muscle（腸骨関節包筋：IC）
上前腸骨棘（AIIS）と股関節前方関節包内（C）から起始し，停止は小転子（LT）遠位部である．股関節前方関節包の緊張を変化させ，股関節の安定性や可動性に関与する．

(Bsbst D. 2011[6])

左右どちらの回旋誘導がよいかを立ち上がりや歩行および呼吸で確認する．具体的には，骨盤に対して第12肋骨レベルを右回旋および左回旋に誘導して確認する．第12肋骨レベルを左回旋に誘導する場合は第9肋骨レベルを右回旋，第9肋骨レベルを左回旋，第7肋骨レベルを右回旋，第5肋骨レベルを左回旋，第3肋骨レベルを右回旋させるように運動を行うと体幹部の安定化が図られる（図1-52）．また，その場合は頸部を左回旋させるように運動すると頭頸部が安定し，動作の改善がみられることが多い．第12肋骨レベルを右に回旋誘導したほうが良好であった場合は，上位の体幹部と頸部は逆の運動となる．

3）足部に対するアプローチ

入谷式足底板における大腿骨のコントロール

中足骨前方部分の横アーチの挙上は，大腿骨の後方移動を増大させ，歩行における股関節伸展運動を促し，後足部レベルの横アーチ挙上は，大腿骨の前方移動を増大させ，歩行における股関節屈曲運動を促通する[7]．メカニカルストレスや個人の歩容に合わせて適切な高さを処方し，動きの改善と疼痛の軽減を図る．

中足骨横アーチのコントロール

中足骨横アーチを保持するには底側骨間筋や母趾内転筋のとくに横頭の働きが必要になる．足趾の内転運動によって中足骨横アーチが挙上し，股関節の伸展運動を促すことができる．反対に中足骨横アーチを下制させるように誘導すると股関節の伸展運動を減少させることが可能である．

改善がみられることが多い．第12肋骨レベルを右に誘導したほうが良好であった場合は，上位の体幹部と頸部は逆の運動となる．上位と下位の並進運動をセパレートするように同時に運動すると，より効果が得られやすい．

体幹回旋運動

骨盤に対して体幹を左回旋と右回旋に誘導し，

5. 股関節の症候に対する理学療法 ── 3）足部に対するアプローチ

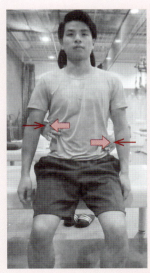
第12肋骨レベル左並進運動・第9肋骨レベル右並進運動

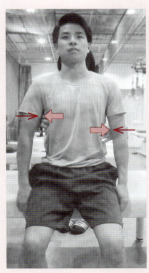
第7肋骨レベル左並進運動・第5肋骨レベル右並進運動

図1-51　体幹並進運動
　第12肋骨レベルを右および左に誘導して確認する．第12肋骨レベルを左に誘導する場合は第9肋骨レベルを右に誘導し，第7肋骨レベルを左に第5肋骨レベルを右に誘導し，第3肋骨レベルは左に誘導するように並進運動を行うと体幹の安定化が得られる．

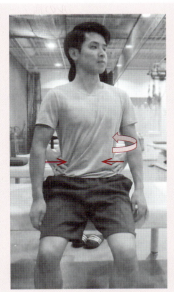
第12肋骨レベル左回旋運動

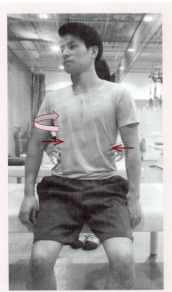
第9肋骨レベル右回旋運動

図1-52　体幹回旋運動
　第12肋骨レベルを右回旋および左回旋に誘導して確認する．第12肋骨レベルを左回旋に誘導する場合は第9肋骨レベルを右回旋，第9肋骨レベルを左回旋，第7肋骨レベルを右回旋，第5肋骨レベルを左回旋，第3肋骨レベルを右回旋させるように運動を行うと体幹部の安定化が得られる．

35

引用文献

1) 仁賀定雄：股関節の痛み．臨床スポーツ医学 14(10)：1117-1124, 1997.
2) 神宮司誠ほか：変形性股関節症の臨床診断．痛みと臨床 6(4)：395-401, 2006.
3) Mooney V, Robertson J : The facet syndrome. *Clin Orthop Relat Res* 115 : 149-156. 1976.
4) 迫田真輔，内田宗志：股関節唇損傷による股関節痛の診断，治療．医道の日本 4：103-111, 2013.
5) 齋藤昭彦：股関節由来の痛み．理学療法学 12(4)：193-199, 1997.
6) Babst D, Steppacher D S, Ganz R, Siebenrock A K, Tannast M. : The Iliocapsularis Muscle : An Important Stabilizer in the Dysplastic Hip. *Clin Orthop Relat Res* 469(6)：1728-1734, 2011.
7) 入谷　誠：アキレス腱炎の予防とインソール．PT ジャーナル 50(5)：467-480, 2016.

第2章 膝関節

1. 膝の痛み

整形外来を受診する膝の痛みで頻度の高いものは，退行変性による変形性膝関節症（図2-1 A）と，膝伸展機構の障害による膝の疼痛である．膝関節伸筋である大腿四頭筋の収縮により膝蓋骨と膝蓋腱が牽引され，付着する脛骨粗面も牽引されることで膝関節の伸展が起こる．大腿四頭筋のうち，大腿直筋は膝蓋骨を後傾させるため，膝蓋腱に余分な伸張負荷を与える（図2-1 B）．

骨盤後傾の起こる歩行では，骨盤後傾制御作用によって大腿直筋の緊張亢進をきたすやすい．

内側広筋は膝蓋骨を前傾させ，内側への求心力として作用するため，膝蓋腱へ余分な負荷は加わらない（図2-1 C）．

膝の痛みを訴えて外来を受診する頻度の高い非外傷性疼痛疾患を以下に述べる．

1）膝蓋下脂肪体炎（subpatellar fatitis）

大腿直筋に緊張亢進によって膝蓋骨が後傾し膝蓋腱に余分な伸張負荷が加わると，膝蓋腱の後方に付着する膝蓋下脂肪体と半月板に前方方向への伸張負荷が加わって疼痛をきたす．そのため，半月板損傷のような症状を自覚することもある．

伸張負荷が持続して膝蓋下脂肪体の炎症をきたすと，これに連なる内側滑膜ヒダにも炎症が波及して棚障害をきたすこともある．

大腿直筋の緊張亢進を弛緩させ，内側広筋の緊張を高めることで疼痛は軽減し，治癒していく．

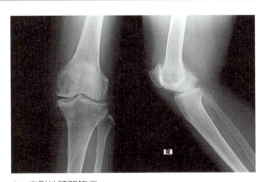

A：変形性膝関節症

B：大腿直筋緊張による膝蓋腱への伸張負荷

C：内側広筋による膝蓋骨前傾作用

図2-1　膝の痛み

第2章　膝関節

2）膝蓋腱炎 (patella tendinitis)

　膝蓋腱炎は，バレーボールやバスケットボールのようなジャンプスポーツの選手にみられることが多いため，ジャンパーズニー（jumper's knee）ともいわれる．大腿直筋の緊張亢進によって膝蓋骨が後傾し，膝蓋腱に余分な伸張負荷が加わっているところに，跳躍によって急激で強い伸張負荷が繰り返されると，膝蓋腱に炎症が起こるだけでなく，腱内に微小断裂が多発して膝関節運動時に疼痛を呈する．

　大腿直筋の緊張亢進を弛緩させ，内側広筋の緊張を高めることで疼痛を軽減させ，膝蓋腱微小断裂の悪化を予防する．

3）オスグッド-シュラッター病
　（Osgood-Schlatter disease）

　骨端線閉鎖前に大腿直筋の緊張亢進が繰り返されると，脛骨骨端線に伸張負荷が加わって脛骨粗面の前方膨隆が起こり，疼痛をきたす．

　骨端線が閉鎖すると骨端線部膨隆の進行は止まるが，脛骨粗面滑液包炎に移行する．

　大腿直筋の緊張亢進を弛緩させ，内側広筋の緊張を高めることで治療と再発予防を行う．

4）シンディング-ラーセン-ヨハンソン
　病 （Sinding-Larsen-Johansson disease）

　骨端線閉鎖前に大腿直筋の緊張亢進が繰り返されると，膝蓋骨骨端線に伸張負荷が加わって疼痛を呈する．

　大腿直筋の緊張亢進を弛緩させ，内側広筋の緊張を高めることで治療と再発予防を行う．

5）鵞足炎 (pes anserinus bursaitis)

　鵞足停止筋の過剰緊張による伸張負荷が繰り返されると，鵞足の滑液包に炎症が起こり膝運動時に疼痛をきたす．鵞足停止筋の収縮過多によって

も起こるが，歩行時の荷重時に膝関節が外側に偏位する lateral thrust という歩容でみられることも多い．

　歩行時の MS 期に脛骨近位が外方に傾斜する lateral thrust では，鵞足停止筋がこれを制御するために緊張し，伸張負荷が鵞足に加わることで発症する．

　lateral thrust を改善することで，疼痛は軽減し炎症も徐々に消退する．

6）腸脛靱帯炎
　（inflammation of ilio tibial tract）

　腸脛靱帯炎は，陸上長距離走者にみられることが多いため，ランナーズニー（runner's knee）ともいわれる．腸脛靱帯とは，大腿筋膜張筋の遠位から連なり，脛骨の Gerdy 結節に付着する靱帯状に強靱な筋膜である．

　大腿筋膜張筋の過剰緊張が持続して腸脛靱帯に伸張負荷が加わっているところに，膝関節屈曲伸展の際に大腿骨外顆と腸脛靱帯に摩擦が繰り返されて，腸脛靱帯遠位に炎症が起こり疼痛をきたす．

7）変形性膝関節症
　（osteo arthrosis of the knee）

　膝関節の軟骨量の減少が起こり，これが進行して関節の骨変形をきたす疾患である．退行変性により発症するものが最も多いが，膝関節の外傷に起因するものや膝関節内を破壊する疾患によって若年性に発症するものもある．膝関節の関節軟骨に不均等に加わる荷重負荷が長期間繰り返されると，部分的な軟骨の摩耗が起こり進行していく．

　lateral thrust の歩行では，荷重時に膝関節が外側に偏位するため，膝 FT 関節内側に摩擦が起こり，内側の軟骨量が減少していく．

　膝屈曲位傾向の歩行では，膝 PF 関節圧が高いため，膝 PF 関節の軟骨の摩耗が起こり進行していく．この場合は，骨盤後傾位で歩行することが多いた

め，制御作用による大腿直筋の緊張が高い．軟骨面不整に対し，ヒアルロン酸製剤関節内注入を行うことと歩行状態の改善で疼痛を軽減し，軟骨量減少を防ぐ．これによっても改善できないものに対しては，人工膝関節置換術を考慮する．

8）半月板損傷 (meniscus tear)

半月板損傷は本来外傷性損傷であるが，診療所の外来を受診することも多い．

荷重時膝屈曲位で捻ることにより損傷することが多い．半月板の外周は血行があるため，損傷すると出血して関節血腫を呈し，膝の強い運動時疼痛を呈する．

内周 2/3 の損傷では出血しないが，膝関節運動時疼痛を呈する．

マクマレーテスト（図 2-68 参照）やアプレーテスト（図 2-67，69 参照）などの徒手テストで陽性所見を示さないことも少なくない．

半月板の損傷確認には MRI 検査が必要となる．内周 2/3 の損傷で，断片が大腿骨顆部と脛骨顆部にはさまれると，膝の屈曲伸展が制限される locking 現象がみられる．このような場合は半月板部分切除術を行う．半月板の外周の損傷では半月板縫合術を行う．

9）靭帯損傷 (ligament injury)

靭帯損傷も外傷であるが，診療所の外来を受診することも多い．

関節内靭帯の十字靭帯損傷では，損傷直後の急性期に出血するため，関節内血腫を呈する．疼痛と血腫による腫脹のため歩行困難をきたす．慢性期では血腫は消退し，疼痛も軽減する．

前十字靭帯 (anterior cruciate ligament) 損傷

下腿の前方不安定性や回旋不安定性がみられ，膝関節伸展時に大腿直筋の張力で下腿の前方亜脱臼を呈する．前方亜脱臼は膝関節伸展動作のうち

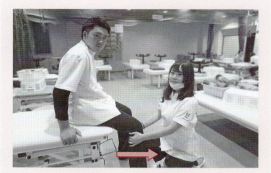

図 2-2　前方引き出しテスト

伸展後期に制限が起こるため，大腿四頭筋，特に内側広筋の筋力低下をきたす．これにより，歩行時に膝くずれ（giving way）を呈するようになる．

前方引き出し anterior drower テスト（図 2-2），ラックマンテスト（図 2-59 参照），エヌテスト（図 2-60 参照），ピボットシフトテスト（図 2-61 参照）などに陽性所見がみられる．しかし，完全断裂でも不完全断裂でも下腿前方不安定性や膝関節亜脱臼を呈さないものもあるため，診断には MRI や関節鏡の検査を要する．

保存的加療として，膝前方亜脱臼を制御する装具の装着も行われるが，スポーツ選手のような活動性の高い症例には靭帯再建術が行われる．

一般的に，筋力強化は大腿四頭筋の等尺性運動，ダブルチューブエクササイズ，スクワットトレーニングなどにより行われている．しかし，歩行荷重膝伸展時に内側広筋が協調するように誘導することが大事である．

後十字靭帯 (posterior cruciate ligament) 損傷

屈筋群の張力で膝屈曲時に下腿後方亜脱臼が起こる．しかし，歩行時において膝屈曲時は遊脚期であり，立脚荷重時には大腿四頭筋の張力で下腿が前方に引き戻されるため，膝の不安定性を自覚することは少ない．

後方押し出し（posterior drower）テスト（図 2-

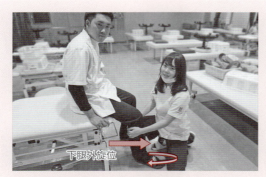

図 2-3　下腿外旋位前方引き出しテスト

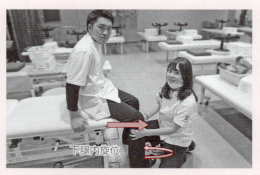

図 2-4　下腿内旋位前方引き出しテスト

62 参照），サギング徴候（脛骨後方落ち込み徴候：図2-63 参照）などに陽性所見がみられる．

内側側副靱帯（medial colateral ligament）損傷

　深層断裂で関節血腫をきたし，強い膝関節運動時疼痛を呈する．深層は関節包内側や内側半月板と連結しているため，内側半月板や関節包の損傷を伴うこともある．

　膝外反ストレステストにより外反不安定性と疼痛増強を呈する（図2-65 参照）．

　浅層断裂では関節血腫や明らかな膝外反不安定性はみられないものの，膝関節運動時の疼痛と膝外反ストレステストによる疼痛増強はみられる．下腿外旋位での前方引き出しテスト（図2-3）でも疼痛増強がみられる．

　ギプス固定，装具装着，膝テーピングなどの治療方法を症状・重症度や患者環境によって選択する．

外側側副靱帯（lateral colateral ligament）損傷

　外側側副靱帯の単独損傷はまれであるが，著しく強い内反外力が膝に加われば損傷は起こり得る．損傷すると，膝内反ストレステスト（図2-66 参照）により疼痛増強がみられる．また，下腿内旋位での前方引き出しテスト（図2-4）でも疼痛増強がみられる．しかし，腸脛靱帯 ilio tibial tract に補強を受けているため，明らかな膝内反不安定性はみら

れない．

　膝テーピングで膝内反・下腿内旋を制御して治療する．

2．膝関節の機能解剖

　股関節の項でも述べたように，膝関節は大腿骨を介して股関節と連結しているため，両関節に同時に作用する筋も多い．これらの関節運動や alignment は相互に影響を与える．これら上位のユニットの関節は下肢軸として足部の上に立ち，荷重を受けながら運動するため，足部の alignment や運動に影響を受ける．

　また，股関節と膝関節の上に骨盤帯や腰椎・胸椎・体幹が載って運動するため，これら上位のユニットにも影響を与え，また影響も受ける．

1）膝関節の特徴

　大腿骨・脛骨・膝蓋骨からなる関節で，不安定であるため，その運動は高度な負荷を受けやすいという特徴がある．大腿脛骨（FT）関節と膝蓋大腿（PF）関節の2つの関節からなり，1つの関節包に包まれている（図2-5）．

2）膝関節の可動域

　膝関節の平均可動域は，屈曲140°，伸展0°である．膝関節と股関節は連動するため，両関節は相互

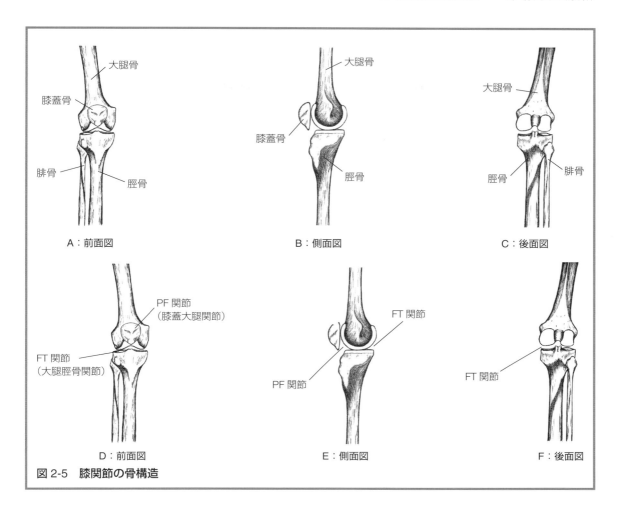
図2-5 膝関節の骨構造

に影響を受ける．股関節伸展位では，大腿直筋の張力により膝関節屈曲は制限される（**図2-6**）．股関節屈曲位では，大腿直筋が弛緩するため膝関節屈曲は増大する（**図2-7**）．膝関節伸展位では，ハムストリングスの張力により股関節屈曲は制限される（**図2-8**），膝関節屈曲位では，ハムストリングスが弛緩するため股関節屈曲は増大する（**図2-9**）．

3）膝関節の構成体

大腿骨顆部（femur condyle）（図2-10）

側面から観ると，外顆は楕円形に近く内顆は円形に近い．下面から観ると，内顆より外顆のほうが前後方向に長く幅も広い．関節面は関節軟骨で覆われている．

脛骨顆部（tibia condyle）（図2-11）

中央の顆間隆起により境される2面の屋根状を呈し，外顆は凸型で丸みを帯び，内顆は凹型を呈する．関節面は関節軟骨で覆われている．

膝蓋骨（patella）（図2-12）

上縁には膝伸筋である大腿四頭筋が付着し，下縁には膝蓋腱が付着する．膝の伸展効率を高める機能を有する．関節面は関節軟骨に覆われている．

半月板（meniscus）（図2-13）

脛骨顆部平面上に載る球状の大腿骨顆部を安定

第2章 膝関節

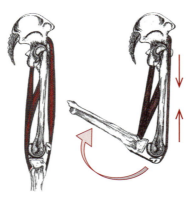
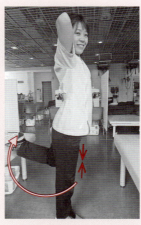

A　B：股関節伸展位では大腿直筋に制限されるため膝関節屈曲角度は小さくなる．

C：股関節伸展位では大腿直筋に制限されるため膝関節屈曲角度は小さくなる．

図 2-6　股関節伸展位

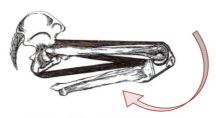
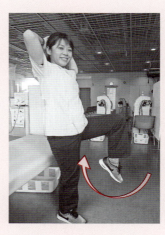

A：股関節屈曲位では大腿直筋が弛緩するため膝関節屈曲角度は大きくなる．

B：股関節屈曲位では大腿直筋が弛緩するため膝関節屈曲角度は大きくなる．

図 2-7　股関節屈曲位

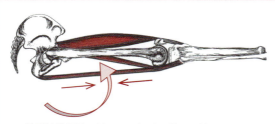
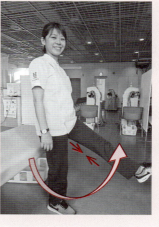

A：膝関節伸展位ではハムストリングスに制限されるため股関節屈曲角度は小さくなる．

B：膝関節伸展位ではハムストリングスに制限されるため股関節屈曲角度は小さくなる．

図 2-8　膝関節伸展位

2. 膝関節の機能解剖 —— 3）膝関節の構成体

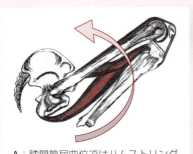

A：膝関節屈曲位ではハムストリングスが弛緩するため股関節屈曲角度は大きくなる．

図 2-9 膝関節屈曲位

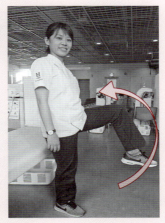

B：膝関節屈曲位ではハムストリングスが弛緩するため股関節屈曲角度は大きくなる．

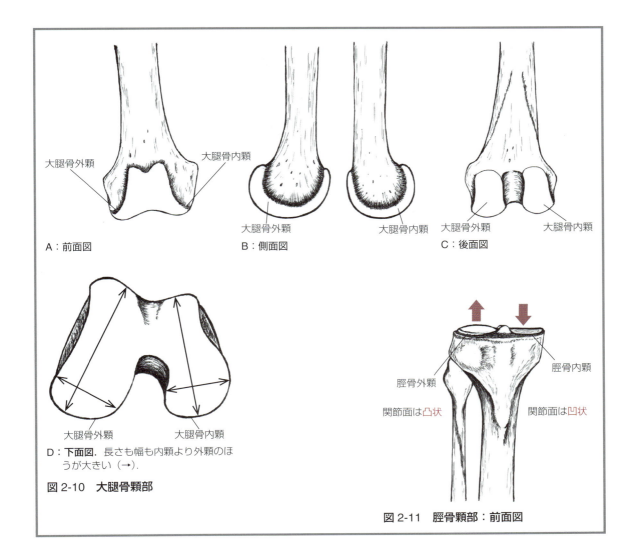

A：前面図

B：側面図

C：後面図

D：下面図．長さも幅も内顆より外顆のほうが大きい（→）．

図 2-10 大腿骨顆部

関節面は凸状　関節面は凹状

図 2-11 脛骨顆部：前面図

第 2 章　膝関節

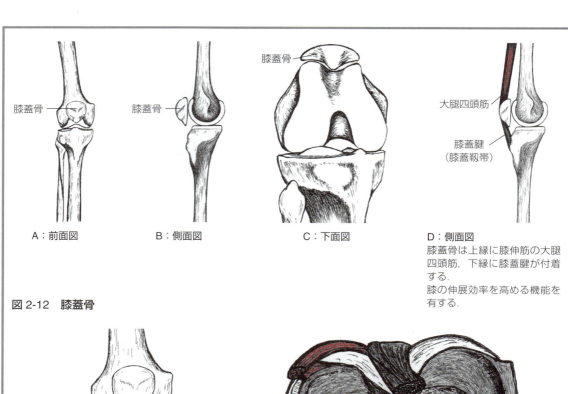

図 2-12　膝蓋骨

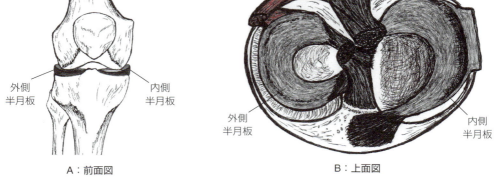

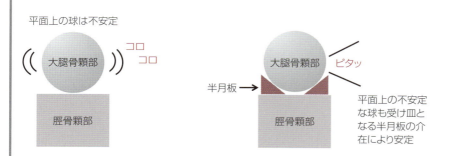

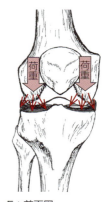

図 2-13　半月板

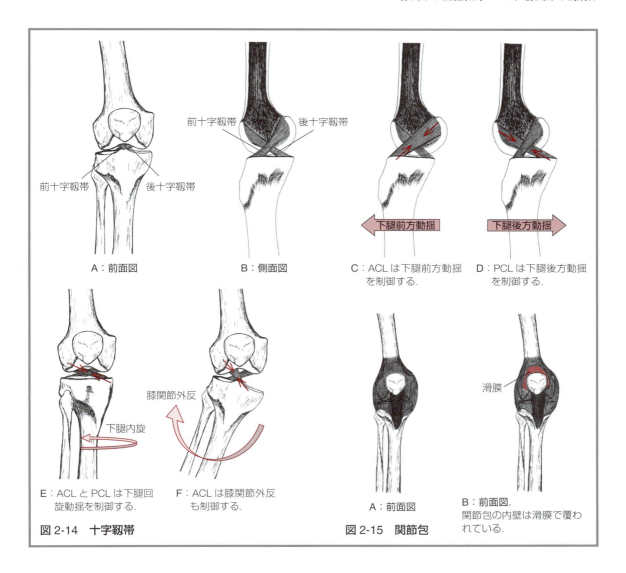

図 2-14 十字靱帯

図 2-15 関節包

させるため，平面上に球を固定させる受け皿のような形状をしている．膝への荷重による圧縮応力を分散させる機能や滑液を関節内に拡散させる機能も有する．内側半月板はC型で大きく，外側半月板はO型で小さい．外周1/3以外は血行に乏しい．

十字靱帯 (cruciate ligament)（図 2-14）

屈曲時も伸展時も緊張している関節包靱帯．
十字靱帯は交差しているため下腿の回旋制御機能も有する．膝関節の内反・外反を制御する機能もある．

前十字靱帯 (anterior cruciate ligament：ACL)

大腿骨外顆後方と脛骨内顆前方を結び，下腿の前方動揺を制御する．

後十字靱帯 (posterior cruciate ligament：PCL)

大腿骨内顆前方と脛骨外顆後方を結び，下腿の後方動揺を制御する．

関節包 (capsule)（図 2-15）

FT関節とPF関節の両方を包み込む線維性の袋で，その内壁は滑膜で覆われ，内腔は滑液で潤っている．

第 2 章　膝関節

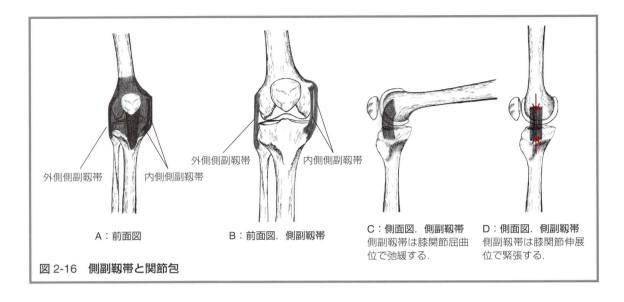

図 2-16　側副靱帯と関節包

A：前面図

B：前面図．側副靱帯

C：側面図．側副靱帯
側副靱帯は膝関節屈曲位で弛緩する．

D：側面図．側副靱帯
側副靱帯は膝関節伸展位で緊張する．

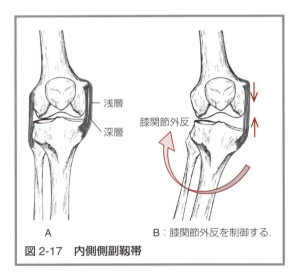

図 2-17　内側側副靱帯

A
B：膝関節外反を制御する．

側副靱帯 (collateral ligament)（図 2-16）

関節包の表面に存在する関節外靱帯である．膝関節屈曲時に弛緩し，伸展時に緊張して関節運動を制御する．

内側側副靱帯 (medial collateral ligament)（図 2-17）

大腿骨内顆と脛骨内顆を結び，浅層と深層からなる．深層は関節包や内側半月板にも付着する．膝関節の外反を制御する．

外側側副靱帯 (lateral collateral ligament)（図 2-18）

大腿骨外顆と腓骨頭を結び，膝関節の内反を制御する．

腸脛靱帯 (ilio tibial tract：ITT)（図 2-19）

上前腸骨棘・腸骨稜・大腿筋膜張筋停止部に起始し，脛骨 Gerdy 結節に停止する．靱帯状の強靱な筋膜で，膝関節内反を制御する．

4）膝関節の運動

転がりすべり運動 (rotation gliding, rolling and sliding)（図 2-20）

膝関節が伸展位から屈曲する際に，屈曲初期では大腿骨顆部は脛骨上を転がって後方へ移動するが，ACL の張力により，屈曲後期にはすべり運動へ転換する．

スクリューホームムーブメント (screw home movement)（図 2-21）

膝関節伸展時に下腿は外旋し，屈曲時に内旋する．転がり運動からすべり運動へ移行する際に，

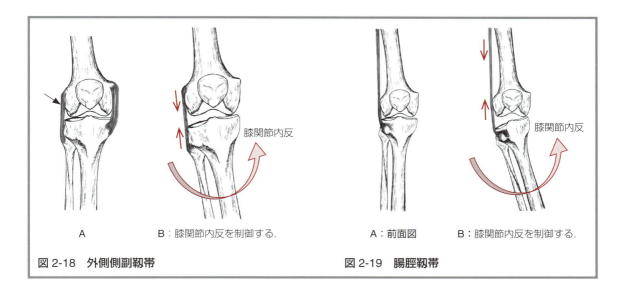

図 2-18　外側側副靱帯　　A　　B：膝関節内反を制御する.

図 2-19　腸脛靱帯　　A：前面図　　B：膝関節内反を制御する.

大腿骨外顆が脛骨外顆の凸面を前方に押し出すために起こることによる.

PF（膝蓋大腿）関節の運動

大腿骨関節面上を膝蓋骨が滑動する運動である.膝関節屈曲時は,膝蓋骨が大腿骨関節面に押しつけられるため,PF 関節内圧が高くなる（図 2-22）.

5）下肢の筋の機能上の特徴

open kinetic chain（OKC）における運動

非荷重時の関節運動における骨の動き.

closed kinetic chain（CKC）における運動

荷重時の関節運動における骨の動き.

6）膝関節の伸筋——大腿四頭筋
（quadriceps femoris）（図 2-23）

大腿直筋（rectus femoris）

大腿神経に支配され,下前腸骨棘に起始し,膝蓋骨と膝蓋腱に停止する.股関節と膝関節をまたぐ二関節筋である.OKC として股関節屈曲,膝関節伸展,膝蓋骨後傾に作用し,CKC として骨盤前傾,膝蓋骨後傾に作用する.

また,膝蓋下脂肪体を介して半月板を前方に引き出す作用も有する.

広筋群（vastus muscles）

大腿神経に支配され,膝関節伸展と膝蓋骨前傾に作用する単関節筋である.

内側広筋（vastus medialis）（図 2-24）

大腿骨近位内側に起始し,膝蓋骨と膝蓋靱帯を介して脛骨粗面に停止する.

中間広筋（vastus intermedialis）

大腿骨前面に起始し,膝蓋骨と膝蓋靱帯を介して脛骨粗面に停止する.

外側広筋（vastus lateralis）

大腿骨近位外側に起始し,膝蓋骨と膝蓋靱帯を介して脛骨粗面に停止する.

7）膝関節の屈筋

膝関節と股関節の双方に作用する二関節筋である.

第 2 章　膝関節

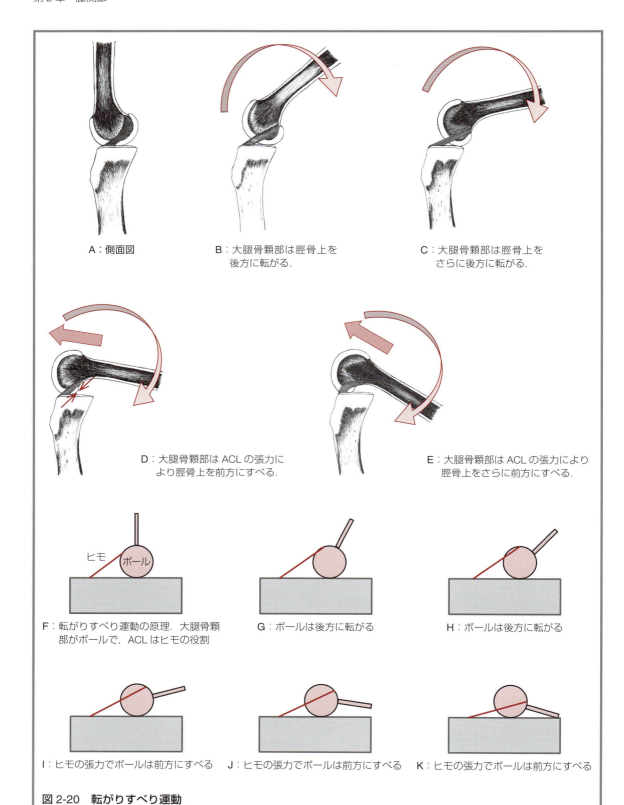

図 2-20　転がりすべり運動

2. 膝関節の機能解剖 —— 7）膝関節の屈筋

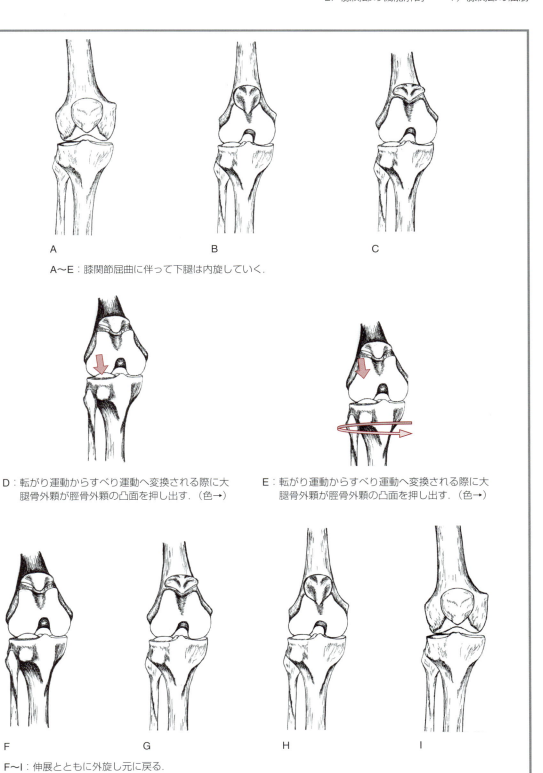

A～E：膝関節屈曲に伴って下腿は内旋していく．

D：転がり運動からすべり運動へ変換される際に大腿骨外顆が脛骨外顆の凸面を押し出す．（色→）

E：転がり運動からすべり運動へ変換される際に大腿骨外顆が脛骨外顆の凸面を押し出す．（色→）

F～I：伸展とともに外旋し元に戻る．

図 2-21　スクリューホームムーブメント

第 2 章　膝関節

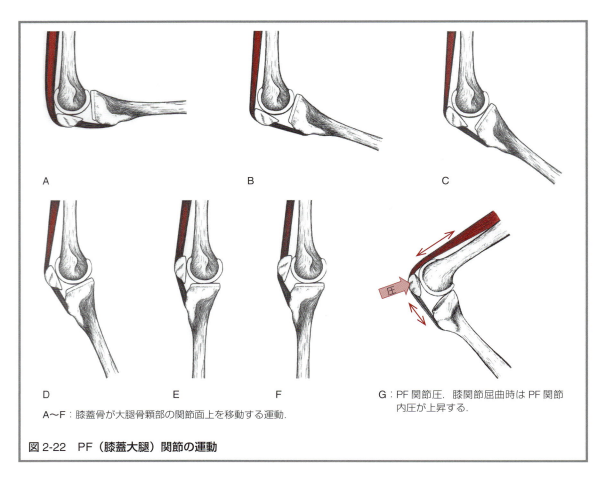

A〜F：膝蓋骨が大腿骨顆部の関節面上を移動する運動．

G：PF 関節圧．膝関節屈曲時は PF 関節内圧が上昇する．

図 2-22　PF（膝蓋大腿）関節の運動

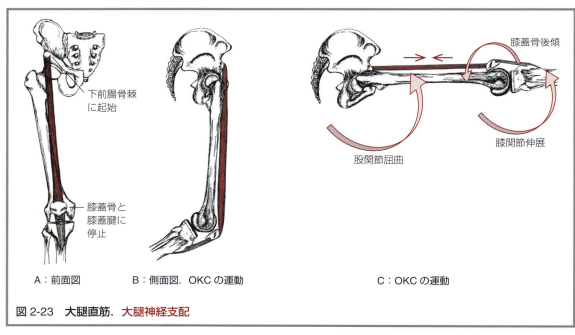

A：前面図　　B：側面図．OKC の運動　　C：OKC の運動

図 2-23　大腿直筋．**大腿神経支配**

2. 膝関節の機能解剖 ── 7) 膝関節の屈筋

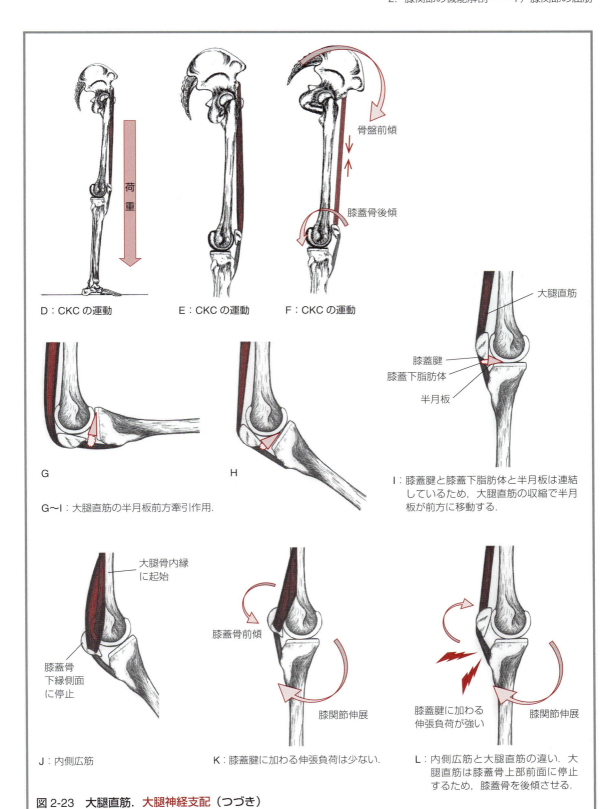

図 2-23 **大腿直筋**. **大腿神経支配**（つづき）

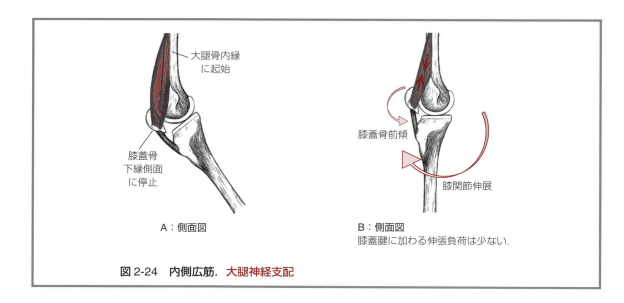

図 2-24　内側広筋．**大腿神経支配**

縫工筋（sartorius）（図 2-25）

大腿神経に支配され，上前腸骨棘に起始し，脛骨の鵞足部に停止する，股関節と膝関節をまたぐ二関節筋である．OKC として，股関節の屈曲・外転・外旋，膝関節屈曲に作用し，CKC として骨盤前傾に作用する．

ハムストリングス（hamstrings）（図 2-26）

OKC として股関節伸展，膝関節屈曲に作用し，CKC として骨盤後傾，体幹前傾制御に作用する．

大腿二頭筋（biceps femoris）

長頭は脛骨神経に支配され，坐骨結節に起始し腓骨頭に停止する二関節筋である．短頭は腓骨神経に支配され，大腿骨後面近位に起始し，腓骨頭に停止する単関節筋である．

下腿外旋にも作用する．膝伸展位では股関節屈曲を制御する．半膜様筋は内側半月板後方移動にも作用する．

半腱様筋（semitendinosus）

脛骨神経に支配され，坐骨結節に起始し，脛骨の鵞足部に停止する二関節筋である．

半膜様筋（semimenbranosus）

脛骨神経に支配され，坐骨結節に起始し，脛骨内顆後方と内側半月板後方に停止する二関節筋である．

薄筋（gracilis）（図 2-27）

閉鎖神経に支配され，恥骨結合に起始し，脛骨の鵞足部に停止する二関節筋である．股関節内転と膝関節屈曲に作用する．

8）膝関節の単関節筋

膝窩筋（popliteus）（図 2-28）

脛骨神経に支配され，脛骨内顆後面に起始し，大腿骨外顆側面と外側半月板後面に停止する．膝関節屈曲と外側半月板後方移動に作用する．

腓腹筋（gastrocnemius）（図 2-29）

脛骨神経に支配され，内側頭は大腿骨内顆後面に起始し，アキレス腱を介して踵骨後面に停止する．外側頭は大腿骨外顆後面に起始し，同じくアキレス腱を介して踵骨後部に停止する．内側頭・外側頭とも二関節筋で機能は共通である．

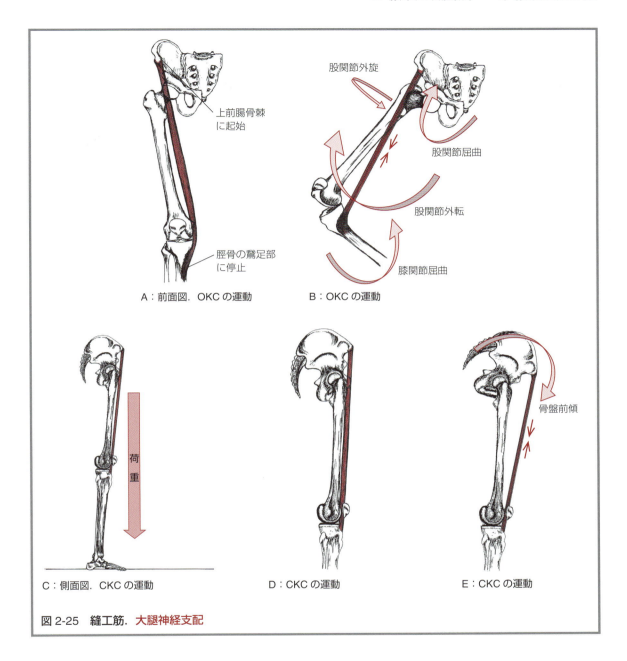

図 2-25 縫工筋．**大腿神経支配**

OKC では足関節底屈に作用し，CKC では下腿前傾制御と膝関節屈曲に作用する．

9) 膝関節各部の角度

FTA (femur tibia angle)（図 2-30）

大腿骨と脛骨の各長軸のなす角度で，男性約 178°，女性約 176°．

Q角（図 2-31）

大腿骨と膝蓋腱の各長軸のなす交叉補角で，Q角が大きいと膝蓋骨が上外方に逸脱しやすい．

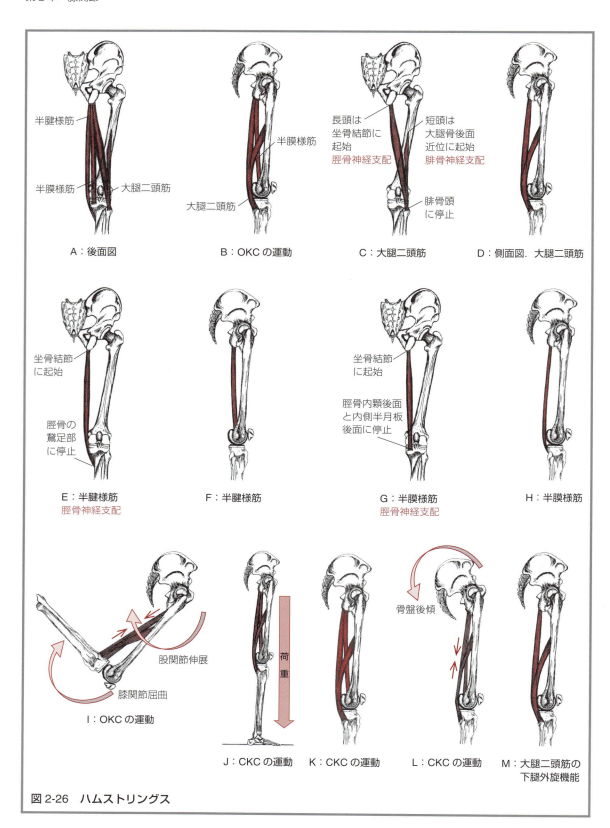

図2-26 ハムストリングス

2. 膝関節の機能解剖 ── 9) 膝関節各部の角度

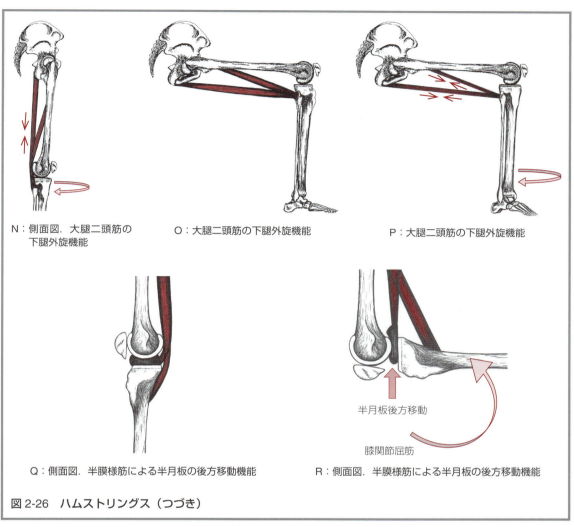

N：側面図．大腿二頭筋の下腿外旋機能
O：大腿二頭筋の下腿外旋機能
P：大腿二頭筋の下腿外旋機能

半月板後方移動
膝関節屈筋

Q：側面図．半膜様筋による半月板の後方移動機能
R：側面図．半膜様筋による半月板の後方移動機能

図 2-26　ハムストリングス（つづき）

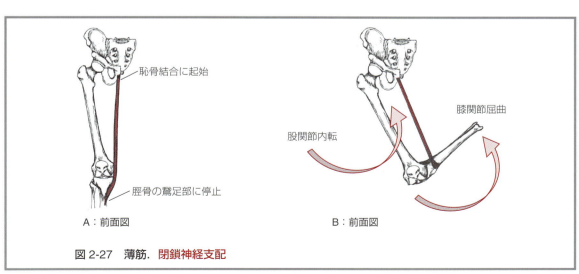

恥骨結合に起始
脛骨の鵞足部に停止
股関節内転
膝関節屈曲

A：前面図
B：前面図

図 2-27　薄筋．閉鎖神経支配

55

第2章　膝関節

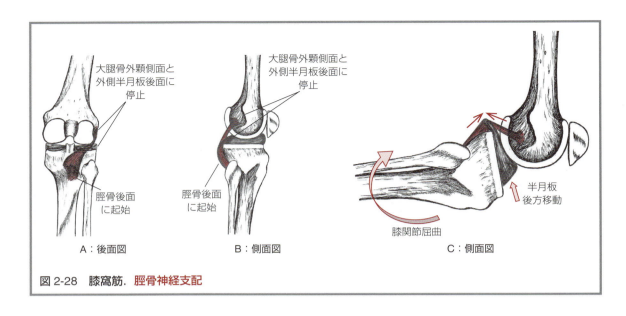

図 2-28　**膝窩筋．脛骨神経支配**

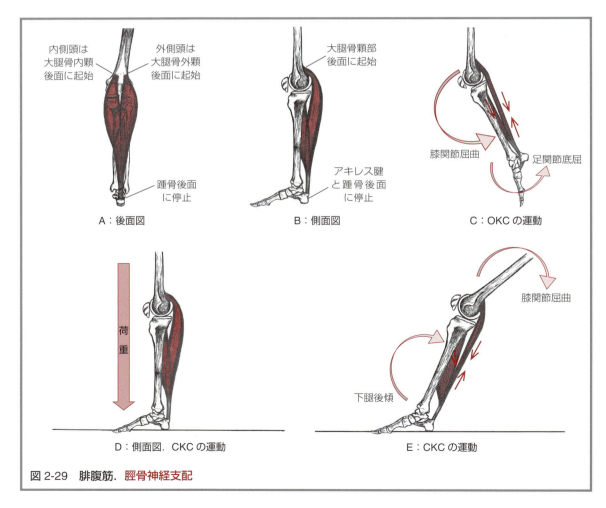

図 2-29　**腓腹筋．脛骨神経支配**

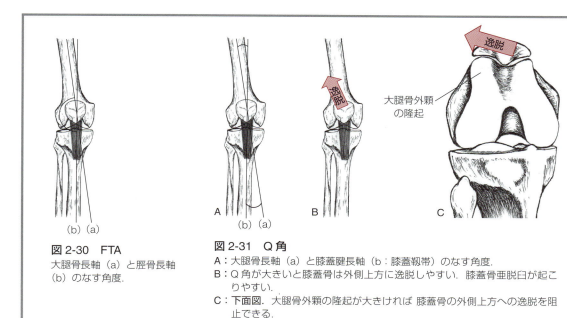

図 2-30 FTA
大腿骨長軸（a）と脛骨長軸（b）のなす角度.

図 2-31 Q 角
A：大腿骨長軸（a）と膝蓋腱長軸（b：膝蓋靱帯）のなす角度.
B：Q 角が大きいと膝蓋骨は外側上方に逸脱しやすい．膝蓋骨亜脱臼が起こりやすい．
C：下面図．大腿骨外顆の隆起が大きければ膝蓋骨の外側上方への逸脱を阻止できる．

3．膝関節疾患と症候

膝関節の身体運動における機能的役割は，下肢運動方向の調節や身体重心の上下動，重力と床反力の調整や衝撃吸収，体重支持，力の伝搬など下肢の中間関節として荷重関節でありながら大きな可動性や運動制御が必要とされる[1,2]．膝関節は大きな滑膜性関節であり，関節表面は互いに一致しておらず不安定な構造となっている．そのため，筋や靱帯，半月板などの軟部組織が可動性・安定性を補っているが，負荷を受けやすく，整形外科領域において障害される頻度の高い関節である[3,4]．

膝関節疾患の病態や機能障害，メカニカルストレスは患者によって異なり，日常生活活動やスポーツ活動によってさまざまな症状が生じる．類似した医学所見や訴えであっても，必ずしも同様の症状や膝関節機能，メカニカルストレスが原因となっているわけではない．

臨床において，退行変性やスポーツ障害，日常での overuse などが原因で膝関節痛を呈する症例を多く経験する．しかし，ほかにも骨折や脱臼，神経障害，他部位の機能不全や複数の原因混在などによるものもある．膝関節疾患のなかには手術療法が必要な症例や炎症性疾患，腫瘍性疾患，感染性疾患など緊急度が高く重篤な疾患もあるため注意が必要である．症状は炎症や疼痛，関節可動域制限や関節拘縮，筋力低下や膝関節不安定性，嵌頓症状（locking），弾発現象（snapping），引っかかり（catching）などがある（表 2-1）．これら種々の

表 2-1 膝関節疾患と症状

病　態	症　状
成長期障害	炎症
外傷性障害	疼痛
骨・関節障害	変形
軟部組織障害	拘縮
神経障害	関節不安定性
炎症性疾患	膝くずれ（膝折れ：giving way）
感染性疾患	嵌頓症状（locking）
腫瘍性疾患	弾発現象（snapping）
血液疾患	引っかかり（catching）
関節内ステロイド投与疾患	軋音（crepitation）
先天性疾患	伸展不全（extention lag）
関連痛	膝蓋骨の軌道（tracking）異常
心因性	大腿萎縮・筋力低下
	感覚障害
	跛行

第2章 膝関節

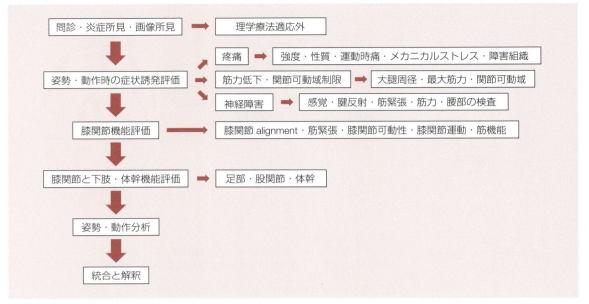

図 2-32　理学療法評価の例

症状は，膝関節運動を阻害し日常生活を制限する．臨床における患者の主訴としては，立位姿勢や膝深屈曲姿勢，立ち上がり動作や歩行，階段昇降動作についての訴えが多い．

理学療法アプローチを行うにあたり，患者の個人情報や医学的情報，症状やメカニカルストレス，膝関節および他部位の運動機能，姿勢や動作分析などの理学療法所見を多角的に統合，解釈し病態を把握することが重要である（**図 2-32**）．

4．膝関節疾患に対する理学療法評価

膝関節疾患の評価で重要なことは，膝関節由来の疼痛であるのか（**フローチャート**），膝関節由来であっても理学療法の範囲であるのかどうかを判断することである．

1) 問　診

個人的，社会的情報や現病歴などを聴取し，患者個人における病態を推測する．問診内容は多いが，必要な情報を聴取できるよう目的を明確にし，問診を実施する（**表 2-2**）．

表 2-2　問診項目

問診項目	聴取内容・注意事項
主訴・hope	訴え，希望，経過による変化
年齢	膝関節疾患の好発年齢
現病歴	発生時期，受傷機転，経過，部位，性質，強度，安静時痛，膝関節運動制限，症状の発生要因，増悪因子・軽減因子
日常生活 仕事・スポーツ	活動時間や内容による症状変化，生活環境，スポーツ動作，業務内容
既往歴・服薬	過去の怪我，病気，手術の有無，既往の経過や治療内容，服薬している薬の種類や作用・副作用
随伴症状	感冒様症状，全身症状，他の関節症状
その他	患者の伝えたいこと，気になることなど

主訴・hope

症状の把握や理学療法アプローチの目標設定に重要である．患者によって訴えの内容や希望は異なるため，患者がどのようなことに困っているのか，どのような希望があるのかを把握する．経過とともに変化することもあるため，患者と理学療法士間で相違がないよう定期的に確認する．

4. 膝関節疾患に対する理学療法評価 —— 1）問診

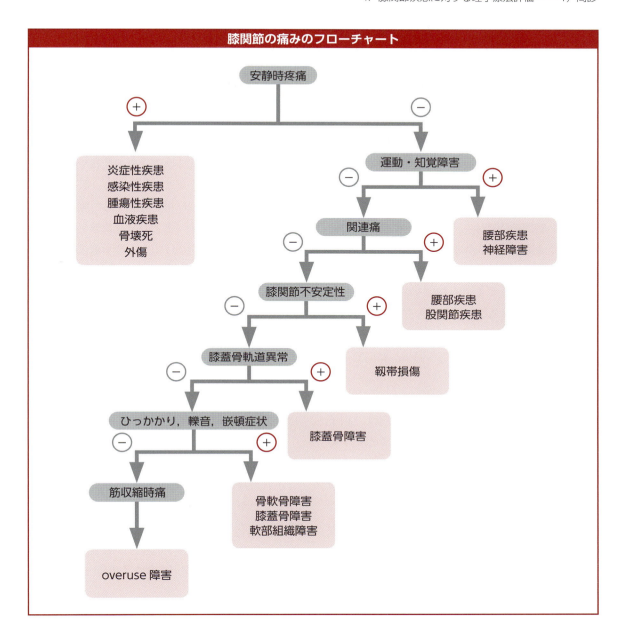

年齢

年齢によって好発する膝関節疾患は異なり，小児や学童期では成長期特有の障害，中・高年齢期では退行変性疾患などが発生する．好発年齢の観点からリスクの高い疾患として，15歳前後に好発する骨肉腫があげられる．好発年齢から生じやすい疾患の病態や予後を予測する．

現病歴

どのような症状か，発症は急性か慢性か，受傷機転，経過，疼痛部位，疼痛の性質や強度，安静時痛の有無，膝関節運動制限，症状の発生要因や軽減・増悪因子などを評価する．慢性発症ではメカニカルストレスが加わって発症することが多い．受傷機転がはっきりしているものでは，外傷性に

第2章　膝関節

よる発症か，内因性に過剰なメカニカルストレスが加わり発症したのかを確認する．

受傷時の環境や関節肢位なども合わせて聴取する．受傷機転がはっきりしない症例では，日常的な動作で膝関節にメカニカルストレスが加わり発症した可能性が高い．現病歴の経過不良例では，膝関節に炎症が生じているか，受傷後からさらにメカニカルストレスが加わり症状が増悪している可能性がある．疼痛部位は表在性か深部性か，膝関節内か膝関節周囲かも含めて詳細に確認する．関節内では関節内構成体が，関節外では関節周囲組織が障害されている可能性が高い．

疼痛の性質はうずくような痛みや鈍い痛み，拍動性の痛み，灼けるような痛み，ピーンと走るような痛みなどがある．疼痛の性質を聴取し発生原因を推測する．安静時痛がある際は，膝関節に炎症が生じている可能性がある．

症状の発生要因では，どのようなときに疼痛が出現するか，疼痛が増大する因子や減弱する因子はあるか，疼痛が持続的に生じているかなどを姿勢や動作を踏まえて聴取する．受傷機転がはっきりしない急性発症や安静時痛，疼痛が局所的でなく全体的なもの，疼痛が強く軽減因子がない場合は，緊急的な対応が必要となる可能性が高いため注意する．経過を追って確認し，理学療法アプローチの効果判定にも用いる．

日常生活活動・スポーツ活動

症状が日常生活のどのようなときに出現するか，活動時間や内容により症状が変化するのか把握する．同一の日常生活活動でも住宅環境などの生活環境により動作は異なるため，特定の場所における動作で症状が出現する症例では生活環境も確認する．日常生活では症状が発生せず，スポーツ活動や仕事などで負荷が増大した際に症状が出現することもある．そのような症例ではスポーツ活動や勤務内容を確認する．症状発症の要因が明確な

場合は，メカニカルストレスが加わっている可能性が高く，過剰な負荷が頻回に加わることで症状が悪化することもあるので注意する．

既往歴・服薬状況

既往歴や服薬により二次的に膝関節疾患が発症することもある．既往歴は過去の怪我や病気の有無，経過，治療内容などを聴取する．服薬状況は薬の種類や作用・副作用を確認する．膝関節だけにとらわれず，正確に患者の全身状態を把握することは，疾患の鑑別だけでなく理学療法を行ううえでのリスク管理にも必要である．

随伴症状・他の関節症状

随伴症状（風邪のような症状・全身症状）や他の関節症状を問診し，腫瘍性疾患や感染性疾患，神経障害や他部位からの関連痛なども考慮する．随伴症状や他の関節症状がある際は，緊急的な対応が必要となる可能性が高いため注意する．

その他

患者自身から何か伝えたいことがあるか，気になることがあるか確認する．膝関節痛が心因性に発症することや詐病の可能性もある．また，問診や会話のなかから情報を収集し，必要性があれば再度詳細に問診し，患者情報を多角的に統合する．

2）画像診断・補助診断 [5]

医師と連携をとり客観的な判断材料を得て，疾患・病態の診断や治療方針・予後の判定，症状や膝関節機能を予測する．また，理学療法の効果が得られにくく手術が必要な症例や，骨・軟部組織の状態を，経過を確認しながら理学療法を行うこともある．単純X線検査では，骨・関節の状態や遊離体の有無，関節裂隙の狭小化や骨棘の形成，骨萎縮や骨硬化像，石灰化像，ストレス撮影にて軟部組織の損傷による不安定性の程度などを評価

60

表2-3 画像診断

検査方法	画像所見
単純X線検査	骨・関節状態，関節裂隙距離，遊離体・骨棘・骨萎縮の有無，骨硬化像，石灰化像
CT検査	骨異常変化，骨軟骨片
MRI検査	骨病変，軟部組織病変，骨髄内変化
超音波検査	骨形態，軟部組織状態，血流

する．

　患者の病態を把握するうえで，理学療法士においても画像所見の知識は重要である．異常所見や類似した所見であっても，必ずしも症状が出現するわけではないため，画像診断にのみ固執せず評価を実施する．画像診断にはほかにもCT検査・MRI検査・超音波検査などがあり，詳細な診断や確定診断に有用である（表2-3）．

3）炎症所見

　膝関節の腫脹・熱感・発赤・圧痛を評価する．炎症所見がある症例では，骨腫瘍や感染症などの可能性もあり，緊急的な対応が必要となる場合が多く，患部を冷やし安静にすることが第一選択となり，理学療法が適応とならないこともあるので注意する．叩打により骨の深部に響くような痛みがある際は，骨腫瘍の可能性がある．

　腫脹は関節水症や関節血症，滑膜の肥厚の存在を示唆する．腫脹がみられる場合は，波動や膝蓋跳動，腫瘤の有無を確認する．波動の存在は液体の貯留を示す．膝蓋跳動は関節内に関節液や血液が貯留した場合に確認できる．膝蓋上嚢を圧迫し膝蓋骨前面を押すと，膝蓋骨下に集められた貯留液により膝蓋骨の浮上感が感じられる．関節外に液体が貯留している場合には，波動は感じられるが膝蓋跳動は認められない．関節液貯留少量例では膝蓋腱や膝蓋下脂肪体周囲が膨隆するのみだが，多量の関節液貯留が認められる際は膝蓋上嚢部を中心に腫脹がみられる．膝関節全体の腫脹だけでなく，関節裂隙や鵞足部，膝窩部の局所的な腫瘤

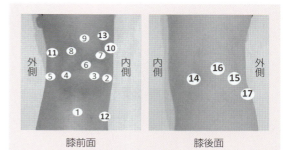

図2-33 膝関節圧痛部位
①脛骨粗面，②内側関節裂隙・内側側副靱帯，③前内側関節裂隙，④前外側関節裂隙，⑤外側関節裂隙，⑥膝蓋骨下端，⑦内側膝蓋大腿関節裂隙，⑧外側膝蓋大腿関節裂隙，⑨膝蓋骨上端，⑩内側側副靱帯起始部・内側上顆，⑪外側側副靱帯起始部・外側上顆，⑫鵞足，⑬内転筋付着部，⑭後内側関節裂隙，⑮後外側関節裂隙，⑯膝窩，⑰腓骨頭
（財前知典，2014[3]）を改変）

がみられる場合は嚢腫の存在が示唆される[6,7]．
　圧痛は関節間や筋腱付着部，靱帯，滑液包部などを触察し，圧痛の有無を評価する（図2-33）．炎症所見がある場合は，理学療法評価により疼痛が増悪することもあるため，慎重に評価する必要がある．

4）姿勢・動作における症状誘発

　どのような姿勢や動作で症状が生じるかを検査する．症状が誘発される姿勢，動作から病態や機能低下，メカニカルストレスなどを推測し，後の評価項目の選択に活かす．

臥位・座位・立位姿勢

　姿勢保持における症状は，関節拘縮や姿勢制御，感覚障害などにより膝関節malalignmentやマッスルインバランスが生じ，姿勢保持困難，疼痛などが誘発されることがある．肢位の違いにより荷重負荷や重力の影響は異なるため，肢位を考慮して検査する（図2-34）．座位で症状を訴える症例では，日常生活では無症状だが正座で可動域制限による正座困難を訴えることもある．先に行った問診や炎症所見，症状などを考慮し，炎症による安静時

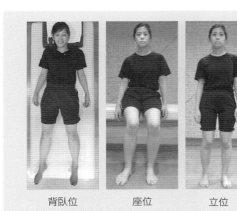

図 2-34　背臥位，座位，立位
各肢位で症状が誘発されるか検査する．
肢位の違いにより荷重負荷や重力の影響は異なるため，肢位を考慮して検査する．

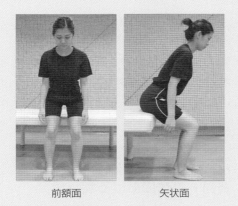

図 2-35　立ち上がり
立ち上がり動作の際に，疼痛や関節運動制限などの症状が出現するか検査する．

痛と区別する必要がある．

立ち上がり

立ち上がりは日常生活で頻回に行われる動作であり，足部や膝関節の位置，椅子の高さによって動作戦略は異なる．臨床において荷重負荷や膝関節 malalignment などによりメカニカルストレスが加わり，とくに変形性膝関節症患者や高齢者，長時間のデスクワーク作業者などでは，起床時や長時間座位後の立ち上がり動作で疼痛や関節運動制限を訴えることが多い（図 2-35）．

片脚立位

片脚立位は一側下肢の支持性が必要であり，骨関節疾患や軟部組織障害，炎症性疾患などでは，片脚立位における荷重負荷や過剰な筋収縮または筋力低下，感覚障害などにより疼痛や不安定性が出現することがある（図 2-36）．

しゃがみ込み

臨床において症状が誘発されやすい動作である．足部位置によって膝関節の内反・外反が生じやすくなるため，下肢の位置に留意し評価する．しゃがみ込みは，下肢の屈曲・伸展による身体重心の上下動が必要な動作であり，膝関節深屈曲や下肢の push off，膝関節屈曲から伸展への切り替えが効率的に実施できず，症状が出現することが多い．膝関節疾患では，荷重負荷や関節 malalignment，関節可動域制限や筋力低下などにより，疼痛や関節不安定性，膝折れ（giving way），嵌頓症状（locking），引っかかり（catching），軋音（crepitation），膝蓋骨の軌道（tracking）異常などが出現する（図 2-37）．

歩行

歩行は日常生活で頻回に行われる動作であり，効率的に遂行できなければ，患者の日常生活レベルの低下や活動範囲の減少，転倒による外傷，メカニカルストレスによる障害などを引き起こす．症状が誘発されやすい動作であるため，患者の主訴・hope に歩行が含まれることも多く，効率的な歩行の獲得が治療目標の一つとなることもある．

歩行ではさまざまな症状や種々の膝関節運動パターンがみられるため，歩幅や歩隔，歩行スピードも考慮し，歩行のどの時期で症状が出現するかを評価する．

歩行時の膝関節には，double knee action（伸展-屈曲-伸展-屈曲）や大腿と下腿の回旋が効率的に

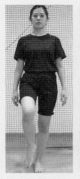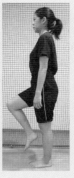 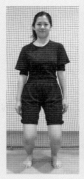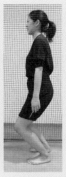

前額面　　矢状面

図 2-36　片脚立位
片脚立位の際に，疼痛や不安定性などの症状が出現するか検査する．

前額面　　矢状面

図 2-37　しゃがみ込み
しゃがみ込みの際に，疼痛や膝折れ（giving way），嵌頓症状（locking），引っかかり（catching）などの症状が出現するか検査する．

生じる．このような膝関節運動は歩行時の衝撃吸収や荷重応答，支持，推進，蹴り出し，振り出しに重要である．膝関節疾患では double knee action や回旋が非効率となり，歩行における過剰な膝関節屈曲・伸展モーメントや屈曲・伸展可動性低下，膝関節内反・外反，屈曲・伸展の運動の切り替え困難や過剰な切り替えによる負荷が生じる．骨関節障害や軟部組織障害で膝の伸展機構が破綻すると，損傷した半月板や離断した骨軟骨，滑膜ひだが膝関節間に挟まることで嵌頓症状や，引っかかり，膝折れなどが生じる．

靱帯損傷例では膝関節の不安定性が出現する．骨折や脱臼などで関節可動域制限が生じている症例や膝関節筋力低下例では顕著な跛行やふらつきが生じる．非効率的な歩行で過剰にメカニカルストレスが加わると，関節や軟部組織に疼痛が出現する．立脚初期から立脚中期にかけてメカニカルストレスが加わると膝関節前面に疼痛が生じることが多く，立脚中期から終期にかけてメカニカルストレスが加わると膝関節後面に疼痛が生じることが多い．また，側方動揺や回旋のメカニカルストレスが加わると側面にも疼痛が生じる場合もある（図 2-38）．

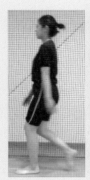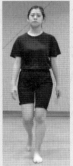

矢状面　　前額面

図 2-38　歩行
歩行時に，疼痛や膝折れ（giving way），不安定性などの症状が出現するか検査する．

歩行では，症状が出現せず階段昇降の際に症状を訴える症例もある．階段昇降は歩行よりも膝関節屈曲・伸展の可動範囲や加速度などが増大するため，膝関節に加わる負荷は大きい．昇段時は身体重心を前上方移動させるため，荷重負荷や push off 機能低下による症状が出現しやすく，降段時では身体重心を前下方移動させるため加速度や衝撃の増大，身体運動制御により症状が出現する．また，踏面の幅や段の高さにより負荷が異なるため留意

第2章　膝関節

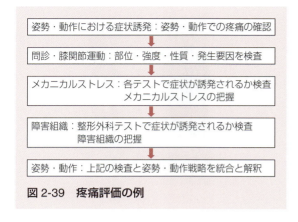

図2-39　疼痛評価の例

表2-4　膝関節の疼痛部位と疾患の推測

疼痛部位	疾患名
前面	膝蓋腱炎, オスグッド-シュラッター病, 膝蓋軟骨軟化症, 棚障害, 膝蓋骨脱臼, 前膝蓋骨滑液包炎, 変形性膝蓋大腿関節症, 離断性骨軟骨炎, 膝蓋下脂肪体炎, 膝蓋骨不安定症, 有痛性分裂膝蓋骨
内側	鵞足炎, 鵞足滑液包炎, 内側半月板損傷, 内側側副靱帯損傷, 棚障害, 変形性膝関節症, 特発性骨壊死, 離断性骨軟骨炎, 膝蓋骨不安定症, 骨腫瘍, 偽痛風, 関連痛, 神経障害
外側	習慣性膝蓋骨脱臼, 膝蓋大腿関節不安定症, 有痛性分裂膝蓋骨, 外側半月板損傷, 外側側副靱帯損傷, 腸脛靱帯炎, 変形性膝関節症, 離断性骨軟骨炎, 偽痛風, 骨腫瘍
後面	膝窩筋腱炎, ファベラ症候群, 半月板損傷, 後十字靱帯損傷, 膝窩部膿腫
全体	成長痛, 骨腫瘍, 感染, 関連痛, 関節リウマチ, 白血病

する.

5）症状誘発評価

姿勢や動作における症状をより詳細に評価し, 病態把握, 障害組織や機能低下部位, 原因などを推測する.

6）疼　痛

膝関節疾患において臨床上多くみられる症状として疼痛があげられる. 疼痛は炎症や物理的刺激, 神経刺激などによる侵害受容性疼痛や, 心理的な要因による心因性疼痛に区分される. また, 安静時痛や膝関節運動時痛, 特定の動作における疼痛など発生要因も異なり, さまざまな原因や種類の疼痛があるため, 評価から原因を推測する（図2-39）.

部位

膝関節構成体に炎症やメカニカルストレスが加わると, さまざまな部位に疼痛が生じる. 臨床上, 膝関節の疼痛は1カ所ではなく, 膝関節malalignmentや膝関節機能低下により骨・関節や軟部組織などにメカニカルストレスが加わり, 複数の部位を訴える症例も経験する. 疼痛部位の正確な同定は, 病態や障害組織の把握につながる（表2-4）.

強度・性質

疼痛の強度や性質は重症度や疼痛の発生要因を推測するうえで重要な情報となる. 疼痛を評価する方法としていくつかの検査方法がある. 臨床的によく用いられるものとして, 直線に疼痛強度を印づけるVAS（visual analog scale）や顔の表情の絵を用いてあてはまるものを選び, 疼痛の強度を評価するFPS（face pain scale）, 性質ごとに強度を問診し点数化するSF-MPQ（the short form of McGill pain questionnaire）などがある. 問診のみならず, 他の評価や疼痛を訴えた際に随時確認し, 疼痛と動作時の膝関節運動やメカニカルストレスとの因果関係を詳細に評価する.

膝関節運動時痛

膝関節屈曲・伸展の関節運動や抵抗運動で症状が誘発されるかを評価する（図2-40, 41）. 関節運動で疼痛が誘発される症例では, 骨・関節障害や筋・腱などの軟部組織障害が考えられる. 骨・関節障害では, 大腿骨と脛骨, 膝蓋骨の協調的な動きが阻害され圧縮やねじれストレスなどが生じ,

4. 膝関節疾患に対する理学療法評価 —— 6）疼痛

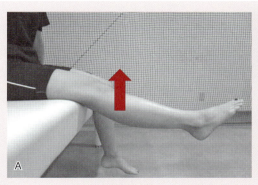
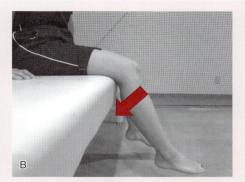

図2-40 膝関節伸展・屈曲自動運動
A：膝関節伸展の際に，疼痛や引っかかり（catching）などの症状が出現するか検査する．
B：膝関節屈曲の際に，疼痛や膝蓋骨の軌道（tracking）異常などの症状が出現するか検査する．

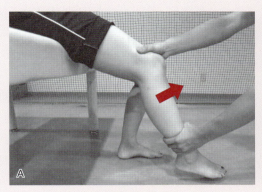
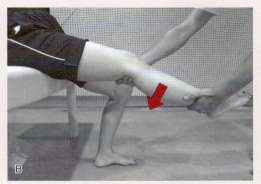

図2-41 膝関節伸展・屈曲抵抗運動
A：膝関節伸展抵抗運動の際に，膝関節伸筋の筋や付着部などに疼痛が出現するか検査する．
B：膝関節屈曲抵抗運動の際に，膝関節屈筋の筋や付着部などに疼痛が出現するか検査する．

疼痛を呈する．筋・腱障害では，障害部に過剰な収縮力や伸張性が要求され，疼痛を呈する．

膝関節運動に伴い，効率的に膝関節構成体が機能せず膝関節間に挟まれたり，擦れたりすることにより嵌頓症状（locking），弾発現象（snapping），引っかかり（catching）などの症状が出現する際は，半月板損傷や離断性骨軟骨炎，滑膜ひだ障害（タナ障害）などを疑う．滑膜ひだや索状物（棚）は，健常人でも約半数で膝関節腔内に認められる．滑膜ひだは膝関節の内側にあり，膝蓋上嚢から膝蓋下脂肪体を縦走する[8]．滑膜ひだ障害では索状物（棚）の先天的な形状や伸張性低下，膝関節構成体の変性などによりインピンジメントや機械的刺激が加わると発症し[9]，疼痛や膝蓋骨内縁のclick,弾発現象（snapping）などが生じる[10]．

膝蓋下脂肪体は膝関節の運動と同調しつつ機能的に変形する柔らかい組織であり[11]，膝関節構成体のなかで最も疼痛を感知する組織である[12]．膝蓋下脂肪体の障害は，膝関節屈曲・伸展における骨の矢状面・水平面運動が円滑に行えず，膝蓋下脂肪体への過剰な牽引ストレスや圧縮ストレスが加わり，膝蓋下脂肪体に炎症が生じることにより

65

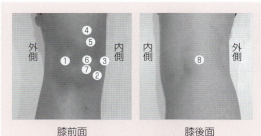

図 2-42　膝関節周囲の滑液包
①外側側副靱帯滑液包，②鵞足部滑液包，③内側側副靱帯滑液包，④膝蓋上滑液包，⑤前膝蓋骨滑液包，⑥膝蓋靱帯下滑液包，⑦前脛骨滑液包，⑧膝窩滑液包
（腰野富久，2008[15] を改変）

発生する．膝蓋下脂肪体の内圧は，膝関節を100°以上屈曲していくと上昇していく．膝蓋下脂肪体は膝関節運動に順応しながら機能的に変形することで関節内圧を調整しており，この内圧調整の破綻により膝関節前部痛が生じるといわれている[13,14]．

滑液包は関節周囲の靱帯，骨などの間にあり，相互の摩擦を減少させる機能をもち，膝関節周囲ではとくに多く発達している（図2-42）．滑液包炎には鵞足部滑液包炎，膝蓋前滑液包炎，膝蓋下滑液包炎，膝蓋上囊炎，膝窩（Baker）嚢胞炎などがあり[15]，発生要因として外傷性，石灰沈着性，化膿性，関節炎，変形性関節症に伴うものなどがある．急性の滑液包炎は突然に発症して疼痛と腫脹を呈する．慢性の滑液包炎は外傷や摩擦の繰り返しによって疼痛を呈することが多く，滑液包壁は肥厚している[16]．等尺性の膝関節運動で疼痛が生じる際は，関節運動が生じていないため，筋のoveruseによる疼痛の可能性が高い．

メカニカルストレス

膝関節へのメカニカルストレスは，可動性低下もしくは過剰に動くことで関節運動が非効率となり，関節面や軟部組織などに圧縮や伸張，剪断，回旋などが加わり生じる．関節運動時に膝関節にどのようなメカニカルストレスが加わって症状が誘発されるかを検査する．関節運動は大腿脛骨関節・膝蓋大腿関節，メカニカルストレスは矢状面・前額面・水平面の3平面に分けて，それぞれどのように動いているかを詳細に評価する．

膝関節屈曲テスト

前方踏み出しやしゃがみ込みで評価する．前方踏み出しでは非健側下肢を前方に一歩踏み出し，体重をかけながら膝関節を屈曲させていく（図2-43）．しゃがみ込みでは，両側下肢を対称になるよう位置させ，膝関節を屈曲させる．他の影響を除外できるように，下肢や体幹の動揺や偏位が生じないよう留意し，膝関節屈曲で症状が誘発されるかを評価する．膝関節前方組織には伸張，膝関節後方組織には圧縮のメカニカルストレスが加わる．

膝関節伸展テスト

片脚立位や後方踏み出し動作で評価する（図2-44）．片脚立位では健側下肢を挙上し床面から離し，非健側関節を伸展させ片脚立位肢位を保持させる．後方踏み出し動作では，後方へ非健側下肢を踏み出し，体重をかけながら膝関節を伸展させていく．動作を大きく行うと，体幹や下肢の動揺や代償が生じやすい．ほかの影響を除外できるように，下肢や体幹の動揺や偏位が生じないよう留意し，膝関節伸展で症状が誘発されるかを評価する．膝関節前方組織には圧縮，膝関節後方組織には伸張のメカニカルストレスが加わる．

膝関節内反・外反テスト

立位や膝関節屈曲テスト・膝関節伸展テストの際に膝関節を内反・外反させ，症状が誘発もしくは助長されるかを評価する（図2-45，46）．被検者自身での膝関節内反・外反が困難であれば，検者が誘導し評価する．ほかの影響を除外できるように，下肢や体幹の動揺や偏位が生じないよう留意する．膝関節内反では，外側組織には伸張，内側膝関節面には圧縮のメカニカルストレスが加わる．膝関節外反では内側組織には伸張，外側膝関

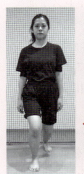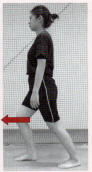

前額面　　矢状面

図 2-43　膝関節屈曲テスト
振り出し幅や下肢の前額面・水平面の動揺に注意し，評価側下肢を前方に振り出す．疼痛などの症状が出現したら膝関節屈曲ストレスが関与している．

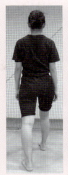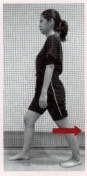

前額面　　矢状面

図 2-44　膝関節伸展テスト
振り出し幅や下肢の前額面・水平面の動揺に注意し，評価側下肢を後方に振り出す．疼痛などの症状が出現したら膝関節伸展ストレスが関与している．

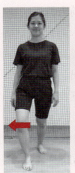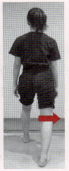

膝関節屈曲位　膝関節伸展位

図 2-45　膝関節内反テスト
体幹などの動揺に注意し，膝関節屈曲位・伸展位で内反させる．疼痛などの症状が出現したら，膝関節内反ストレスが関与している．

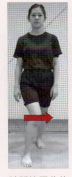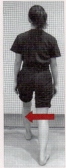

膝関節屈曲位　膝関節伸展位

図 2-46　膝関節外反テスト
体幹などの動揺に注意し，膝関節屈曲位・伸展位で外反させる．疼痛などの症状が出現したら，膝関節外反ストレスが関与している．

節面には圧縮のメカニカルストレスが加わる．

膝関節回旋テスト

　立位や膝関節屈曲テスト・膝関節伸展テストの際に足部を外側に向け（toe-out）下腿外旋，足部を内側に向け（toe-in）下腿内旋させ，大腿脛骨関節に回旋ストレスを加え，症状が誘発もしくは助長されるか評価する（図 2-47，48）．ほかの影響を除外できるように，下肢や体幹の動揺や偏位が生じないよう留意する．膝関節面や膝関節回旋運動・制動機能を有する筋や靱帯にねじれのメカ

ニカルストレスが生じ，症状が誘発される．

メカニカルストレス改善テスト

　メカニカルストレスを改善させることで症状が変化するかを評価する．メカニカルストレス改善方法は，徒手や肢位設定などでメカニカルストレスが生じる関節運動の制動や改善方向への誘導により評価する（図 2-49）．関節運動の誘導だけでなく制動することでメカニカルストレスが軽減することもある．複数のメカニカルストレスが混在する症例では，どのメカニカルストレスの改善で

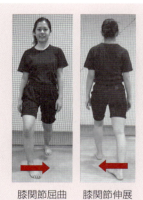

膝関節屈曲　　膝関節伸展

図 2-47　toe-in テスト
体幹などの動揺に注意し，足部 toe-in で膝関節屈曲・伸展させる．疼痛などの症状が出現したら，膝関節回旋ストレスが関与している．

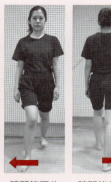

膝関節屈曲　　膝関節伸展

図 2-48　toe-out テスト
体幹などの動揺に注意し，足部 toe-out で膝関節屈曲・伸展させる．疼痛などの症状が出現したら，膝関節回旋ストレスが関与している．

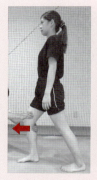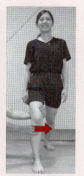

膝関節屈曲テスト　　膝関節内反テスト

図 2-49　メカニカルストレス改善テスト
徒手や肢位設定で関節運動を制動・誘導し，メカニカルストレステストにおける症状が変化するか検査する．

より症状が軽減するかを詳細に評価する．

> **障害組織の鑑別**

　膝関節構成体にストレスを加え，疼痛や機能低下が誘発されるかを評価する．先に行った症状やメカニカルストレス評価と統合し，どの組織にメカニカルストレスが加わり，どのような症状を呈しているかを把握する．

膝蓋腱炎・オスグッド-シュラッター（Osgood-Schlatter）病に対する整形外科テスト

エリーテスト（Ely test）

　腹臥位にて膝関節を徐々に屈曲させる．大腿直筋が短縮していると，殿部が床面から離れる尻上がり現象や疼痛が出現する（図 2-50）．大腿筋膜張筋などの腸脛靱帯付着部筋の短縮では，膝関節を屈曲させた際に股関節が外転する．

腸脛靱帯炎に対する整形外科テスト

グラスピングテスト（grasping test），ノブルコンプレッションテスト（noble compression test）

　背臥位にて膝関節を 90°屈曲させ，大腿骨顆部より少し近位の腸脛靱帯部を強く把持し，徐々に膝関節を伸展させるように指示する．30°程度伸展した際に把持した部位の腸脛靱帯に疼痛を訴えたら陽性である（図 2-51）．

オバーテスト（Ober test）

　側臥位にて，検者が膝関節を屈曲させた状態で股関節を外転させる．検者による保持を離しても股関節が内転せず外転位のままであれば陽性となる（図 2-52）．腸脛靱帯の短縮を評価するテストだが，膝関節を伸展させながらテストを行うと腸脛靱帯に疼痛が生じることもある．

4. 膝関節疾患に対する理学療法評価 ── 6）疼痛

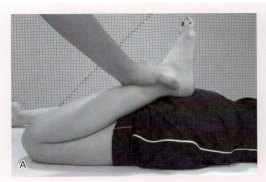

エリーテスト陰性

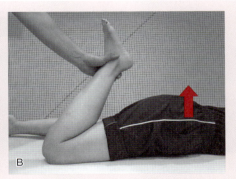

エリーテスト陽性

図 2-50　エリーテスト（Ely test）
A：腹臥位にて膝関節を徐々に屈曲させる．
B：殿部が床面から離れる尻上がり現象や疼痛が出現したら陽性である．

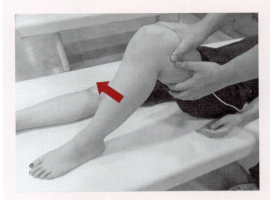

図 2-51　グラスピングテスト（grasping test）
膝関節を90°屈曲させ，大腿骨顆部より近位の腸脛靱帯部を強く把持し，徐々に膝関節を伸展させる．伸展させる際に疼痛を訴えたら陽性である．

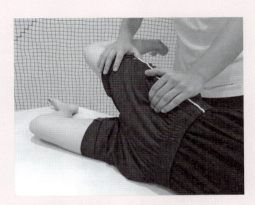

図 2-52　オバーテスト（Ober test）
膝関節屈曲，股関節外転する．検者による保持を離しても股関節が内転せず外転位であれば陽性となる．

鵞足炎に対する整形外科テスト

薄筋テスト（gracilis test）

背臥位にて股関節外転・膝関節内反方向へ動かす．また，関節が動かないよう被検者に肢位を保持させる．薄筋の伸張や収縮を確認し，鵞足部の疼痛が出現したら陽性となる（図 2-53）．

縫工筋テスト（sartorius test）

背臥位または座位にて股関節伸展・内転・内旋，膝関節伸展・外反方向へ動かす．また，関節が動かないよう被検者に肢位を保持させる．縫工筋の伸張や収縮を確認し，鵞足部の疼痛が出現したら陽性となる（図 2-54）．

半腱様筋テスト（semitendinous test）

腹臥位にて膝関節伸展，下腿外旋方向へ動かす．また，関節が動かないよう被検者に肢位を保持させる．半腱様筋の伸張や収縮を確認し，鵞足部の疼痛が出現したら陽性となる（図 2-55）．

膝蓋下脂肪体炎に対する整形外科テスト

ホッファ徴候（hoffa sign）

背臥位か座位にて膝蓋下を圧迫する．膝関節屈曲時に疼痛がなく，膝関節伸展時に膝蓋下の圧痛が出現したら陽性となる（図 2-56）．

第2章 膝関節

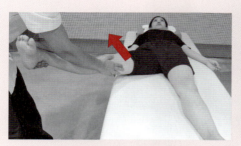

図2-53 薄筋テスト（gracilis test）
背臥位にて股関節外転・膝関節内反方向へ動かす．また，関節が動かないよう被検者に肢位を保持させる．薄筋の伸張や収縮を確認し，鵞足部の疼痛が出現したら陽性となる．

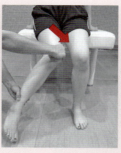

図2-54 縫工筋テスト（sartorius test）
股関節伸展・内転・内旋，膝関節伸展・外反方向へ動かす．また，関節が動かないよう被検者に肢位を保持させる．縫工筋の伸張や収縮を確認し，鵞足部の疼痛が出現したら陽性となる．

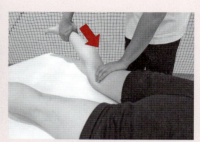

図2-55 半腱様筋テスト（semitendinous test）
腹臥位にて膝関節伸展，下腿外旋方向へ動かす．また，関節が動かないよう被検者に肢位を保持させる．半腱様筋の伸張や収縮を確認し，鵞足部の疼痛が出現したら陽性となる．

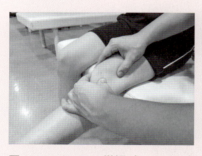

図2-56 ホッファ徴候（hoffa sign）
膝蓋下を圧迫し，膝関節屈曲・伸展させる．膝関節屈曲時に疼痛がなく，膝関節伸展時に疼痛が出現したら陽性となる．

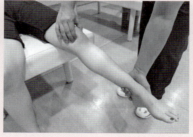

図2-57 滑膜ひだ障害の誘発テスト
膝関節屈曲・伸展させる．その際に索状物（棚）を膝蓋大腿関節内に押し込むように圧迫する．疼痛が出現したら陽性となる．

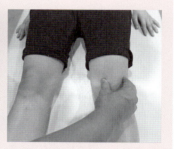

図2-58 膝蓋骨障害の誘発テスト
検者が膝蓋骨を圧迫や外方偏位させる．不安定感や疼痛を訴えると陽性となる．

滑膜ひだ障害（タナ障害）に対する整形外科テスト
滑膜ひだ障害（タナ障害）の誘発テスト[8]

　背臥位にて他動的に下腿外旋・内旋を加えながら膝を屈曲させる．同時に索状物（棚）を押さえ，膝蓋大腿関節内に押し込むようにする．疼痛が出現したら陽性となる（図2-57）．

膝蓋骨障害に対する整形外科テスト
膝蓋骨障害の誘発テスト

　膝関節軽度屈曲位および伸展位にて他動的に膝蓋骨を圧迫や外方偏位させると，不安定感や疼痛を訴える（図2-58）．

前十字靱帯損傷に対する整形外科テスト
ラックマンテスト（Lachman test）

　背臥位膝関節軽度屈曲位にて脛骨を前近位に引き出し，脛骨の前方移動量とend pointの左右差で評価する（図2-59）．

エヌテスト（N test）

　背臥位膝関節90°屈曲位にて膝関節外反と下腿内旋を加え，膝関節を徐々に伸展させる．脛骨外側関節面が前内方に亜脱臼した雑音を触知でき，不

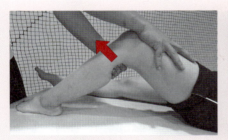

図 2-59　ラックマンテスト
（Lachman test）
膝関節軽度屈曲位にて脛骨近位を前方に引き出し，前方移動量を健側と比較し，評価する．

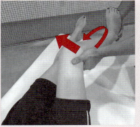

図 2-60　エヌテスト
（N test）
膝関節 90°屈曲位にて膝関節外反，下腿内旋を加え，膝関節を伸展させる．脛骨外側関節面が前内方に亜脱臼した音を触知でき，不安感を訴えたら陽性となる．

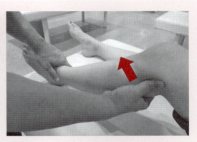

図 2-61　ピボットシフトテスト
（pivot-shift test）
膝関節伸展位から脛骨前方引き出し，膝関節外反，下腿内旋方向へ誘導しながら膝関節を屈曲させる．脛骨近位外側の前方亜脱臼感が出現したら陽性となる．

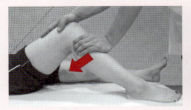

図 2-62　後方押し出しテスト
（posterior drawer test）
膝関節軽度屈曲位にて脛骨近位を後方に押し，後方移動量を健側と比較し，評価する．

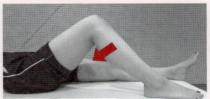

図 2-63　脛骨後方落ち込み徴候
（tibial posterior sagging sign）
膝関節軽度屈曲位にて脛骨近位の後方落ち込みが確認できれば陽性となる．

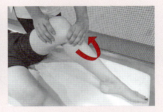

図 2-64　後外側不安定テスト
（posterior external-rotation test）
膝関節 90°屈曲位にて脛骨近位を後方に押しながら外旋させる．脛骨外顆が過剰に後方へ移動すると陽性となる．

安感を覚えるものを陽性とする（図 2-60）．

ピボットシフトテスト（pivot-shift test）

背臥位にて下腿を内旋させ，膝関節外反および脛骨の前方引き出し方向への力を加え，徐々に膝関節を伸展位から屈曲していくと脛骨近位外側部の前方亜脱臼が生じ，さらに屈曲していくと膝くずれを自覚するものを陽性とする（図 2-61）．

後十字靱帯損傷に対する整形外科テスト

後方押し出しテスト（posterior drawer test）

背臥位膝関節軽度屈曲位にて脛骨を後方に押し，脛骨の後方移動量と end point の左右差で評価する（図 2-62）．

脛骨後方落ち込み徴候（tibial posterior sagging sign）

背臥位膝関節軽度屈曲位にて実施する．脛骨を後方に押し込まなくても脛骨近位端が後方に移動し，脛骨近位部の後方落ち込み（posterior sag）が確認できる（図 2-63）．とくに陳旧例で明確となる．

後外側不安定テスト（posterior external-rotation test）

背臥位膝関節 90°屈曲位にて脛骨近位を後方に押しながら脛骨を外旋させる．脛骨外顆が過剰に後方へ移動すると陽性となる（図 2-64）．陽性の際は PCL 損傷の膝関節後外側支持組織の合併が疑わ

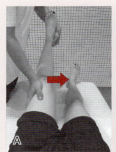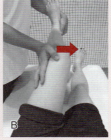

図 2-65　外反ストレステスト
（valgus stress test）
A：膝関節伸展位にて外反力を加える．
外反不安定性が出たら陽性となる．
B：膝関節屈曲位にて外反力を加える．
外反不安定性が出たら陽性となる．

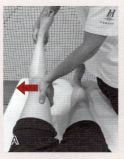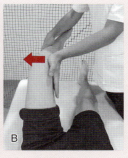

図 2-66　内反ストレステスト
（varus stress test）
A：膝関節伸展位にて内反力を加える．
内反不安定性が出たら陽性となる．
B：膝関節屈曲位にて内反力を加える．
内反不安定性が出たら陽性となる．

れる[17]．

リバースピボットシフトテスト（reverse pivot-shift test）

背臥位膝関節伸展位にて膝関節に外反，外旋，後方引き出しの力を同時に加え，徐々に他動的に膝関節を屈曲させると脛骨外顆部の後方亜脱臼が出現すると陽性となる[18]．

側副靱帯損傷に対する整形外科テスト

外反ストレステスト（valgus stress test）

背臥位にて膝関節に外反力を加える．膝関節伸展位と20〜30°屈曲位の両方で行う．膝関節伸展位と屈曲30°で外反不安定性がみられないものをⅠ度損傷，屈曲30°で外反不安定性がみられるものをⅡ度損傷，膝伸展位と屈曲30°で外反不安性がみられるものをⅢ度損傷としている（図2-65）．Ⅱ度損傷の場合は前縦走線維の損傷の可能性が考えられ，Ⅲ度損傷の場合はさらに内側関節包靱帯損傷が考えられる[19]．

内反ストレステスト（varus stress test）

背臥位にて膝関節に内反力を加える．膝関節伸展位と20〜30°屈曲位の両方で行う．膝関節外側の安定性に寄与するのは外側側副靱帯と腸脛靱帯である．Groodらは，膝関節屈曲25°の位置における内反に対する制御は外側側副靱帯が69％を占め，残りの制御は前十字靱帯や後十字靱帯，関節包が担っていると報告している[20,21]．靱帯損傷の程度はⅠ〜Ⅲ度に分類される．Ⅰ度は圧痛のみで内反不安定性が生じない，Ⅱ度は膝関節屈曲30°で内反不安定性が生じ，Ⅲ度は膝関節伸展位でも内反不安定性が生じると分類されている（図2-66）[3]．

アプレー牽引テスト（Apley distraction test）

腹臥位膝関節90°屈曲位にて大腿後面を固定して，下腿遠位端に牽引を加えながら内旋・外旋させる．膝関節内側の疼痛は内側側副靱帯損傷，膝関節外側の疼痛は外側側副靱帯損傷を疑う（図2-67）．

半月板損傷に対する整形外科テスト

マクマレーテスト（McMurray test）

背臥位にて膝関節を最大屈曲させた後，伸展させながら下腿を内旋・外旋させる．膝関節最大屈曲位から90°の間でクリック音と疼痛が出現したら陽性となる（図2-68）．

アプレー圧迫テスト（Apley compression test）

腹臥位膝関節90°屈曲位にて膝関節に圧迫力を加

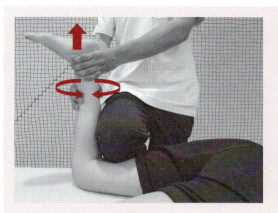

図 2-67　アプレー牽引テスト
（Apley distraction test）
腹臥位膝関節 90°屈曲位にて大腿後面を固定して，下腿に牽引力を加えながら内旋・外旋させる．膝関節内側の疼痛は内側側副靱帯損傷，膝関節外側の疼痛は外側側副靱帯損傷を疑う．

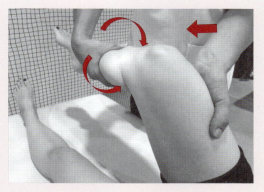

図 2-68　マクマレーテスト（McMurray test）
背臥位膝関節最大屈曲位から，膝関節を伸展させながら下腿を内旋・外旋させる．クリック音と疼痛が出現したら陽性となる．

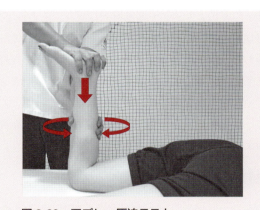

図 2-69　アプレー圧迫テスト
（Apley compression test）
腹臥位膝関節 90°屈曲位にて膝関節に圧迫力を加えながら下腿を内旋・外旋させる．膝関節外側の疼痛は外側半月板損傷，膝関節内側の疼痛は内側半月板損傷を疑う．

えながら下腿を内旋・外旋させる．膝関節外側の疼痛は外側半月板，膝関節内側の疼痛は内側半月板の損傷を疑う（図 2-69）．

7）筋力低下，関節可動域制限

膝関節疾患では，疼痛だけでなく筋力低下や関節可動域制限，関節拘縮などの症状により身体運動が制限されることがある．各検査を実施し，原因や障害を評価する．

大腿周径

大腿部の周径を測定し，左右の周径差や経過による周径変化で評価する．大腿周径は大腿筋の形態や張力の評価に用いられ，加齢や栄養状態，発達にも影響を受ける[22]．膝蓋骨直上は関節腫脹の程度，直上より 5〜10 cm は内側広筋と外側広筋の大きさ，直上より 15 cm 以上は大腿全体の筋群の大きさを反映しており[23]，とくに膝蓋骨上縁から 15 cm と 20 cm 部は大腿四頭筋筋厚と大腿四頭筋筋力との間に強い相関があると報告されている[24]．

最大筋力

臨床では一般的に徒手筋力検査法が用いられる．徒手筋力検査法は等尺性収縮時の最大筋力の評価であり，神経障害の評価でも使用する．主観的な評価であり，測定結果を段階づけし判定する．量的な評価だけでなく，どのような代償運動が生じ

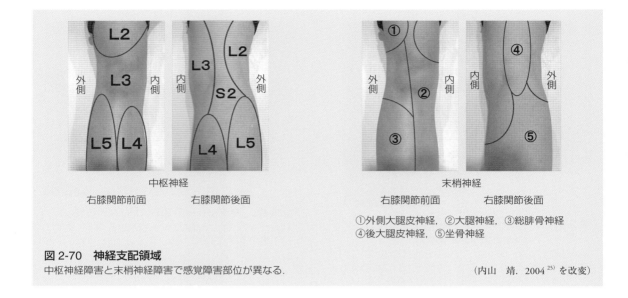

図 2-70　神経支配領域
中枢神経障害と末梢神経障害で感覚障害部位が異なる.

①外側大腿皮神経，②大腿神経，③総腓骨神経
④後大腿皮神経，⑤坐骨神経

（内山　靖. 2004[25] を改変）

るかなども把握したうえで，代償運動を抑制し測定する筋の筋力を検査する．

関節可動域

臨床では一般的に関節可動域測定が用いられる．適切な関節可動域は動作の遂行に必要であるが，関節可動域は他部位の影響などにより変化しやすく，量的な評価でのみ行うと臨床的意義はさほどない．関節可動域測定では量的測定結果よりも，関節可動域に影響している制限因子を評価し，機能低下部位を把握することが臨床に活かすために有益である．測定方法や代償運動に留意し，他動（passive）運動と自動（active）運動を測定する．他動運動と自動運動で差が生じる際は，組織の機能不全により非効率な運動となり，可動性の低下が生じるか他部位の代償によって運動する可能性がある．また，参考可動域との比較だけでなく，左右の差や制限因子を把握する．

8）神経障害

中枢神経疾患や，糖尿病性神経症，アルコール中毒，ビタミン欠乏症，末梢神経の絞扼などによって膝関節周囲の体性感覚が障害されることがある．神経障害により疼痛や関節可動域異常，筋力低下，感覚障害などの症状が生じる．疼痛や膝関節の評価のみならず各種感覚検査や運動機能検査を神経支配領域に準じて評価する．また，腰部の検査を行い，中枢神経障害か末梢神経障害，その他どのような要因によって神経障害を呈しているかを評価する．

感覚検査

触覚や温痛覚などの表在感覚や位置覚などの深部感覚を検査する．左右差や近位部と遠位部の差に注意し，しびれなどの有無を感覚神経支配領域に沿って評価する．中枢神経障害と末梢神経障害では感覚障害部位が異なる（図 2-70）．

運動機能検査

腱反射や徒手筋力検査法，筋緊張，膝関節運動を検査し，膝関節運動に関与する筋機能を検査する．末梢神経では絞扼部位に，中枢神経では支配髄節領域（表 2-5）に運動機能障害が生じる．

4. 膝関節疾患に対する理学療法評価 —— 9）膝関節機能評価

表 2-5　下肢筋の支配髄節

部位	筋	Th12	L1	L2	L3	L4	L5	S1	S2	S3
	腸腰筋	■	■	■	■					
腰	大腿筋膜張筋					■	■			
	中殿筋					■	■	■		
	小殿筋					■	■	■		
	大腿方形筋					■	■	■		
	下双子筋					■	■	■		
	上双子筋						■	■		
	大殿筋						■	■	■	
	内閉鎖筋						■	■		
	梨状筋						■	■		
大腿	縫工筋			■	■					
	恥骨筋			■	■					
	長内転筋			■	■					
	大腿四頭筋			■	■	■				
	薄筋			■	■	■				
	短内転筋			■	■	■				
	外閉鎖筋				■	■				
	大内転筋				■	■				
	小内転筋				■	■				
	半腱様筋					■	■	■		
	半膜様筋					■	■	■		
	大腿二頭筋						■	■	■	
下腿	前脛骨筋					■	■			
	長母趾伸筋					■	■	■		
	膝窩筋					■	■	■		
	足底筋					■	■	■		
	長趾伸筋					■	■	■		
	ヒラメ筋						■	■		
	腓腹筋						■	■	■	
	長腓骨筋						■	■		
	短腓骨筋						■	■		
	後脛骨筋						■	■		
	長趾屈筋							■	■	■
	長母趾屈筋							■	■	■

（Bing R. 1977[26) を改変）

9）膝関節機能評価

膝関節は骨・関節形態や軟部組織などの機能構造により，身体運動における可動性や運動制御などの役割を担っている．膝関節機能の破綻や過剰な代償運動はメカニカルストレスとなり，病態の発生や進行の一因となる．先に行った検査と膝関節機能の評価結果を統合・解釈し，膝関節機能および病態把握，発生原因を推測する．

膝関節 alignment

膝関節 alignment の指標として，FTA や Q 角が用いられている．膝関節 malalignment は膝関節面への圧縮応力の集中や関節運動の破綻，特定の筋の overuse などを生じ，膝関節疾患の発生につながる．

FTA（femoral tibia angle）

FTA は大腿骨骨幹部長軸と脛骨骨幹部長軸のなす角度である．正常値は男性で 175〜178°，女性で 172〜176° といわれ[27] 軽度外反位である．FTA が大きくなるほど膝関節は内反し，FTA が小さくなるほど膝関節は外反する（図 2-71）．角度だけでなく大腿骨軸，脛骨軸をそれぞれ確認し，どちらの軸が偏位しているかを評価する．大腿骨軸の偏位は股関節機能低下による膝関節 malalignment，脛骨軸の偏位は足部機能低下による膝関節 malalignment を引き起こしていることが多い．

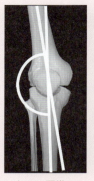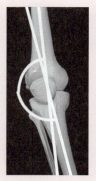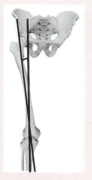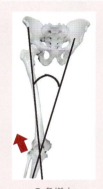

図 2-71　FTA（femoral tibia angle）
大腿骨骨幹部中点と脛骨骨幹部中点のなす角度である．FTA が大きくなるほど膝関節は内反し，FTA が小さくなるほど膝関節は外反する．

図 2-72　Q 角（Q-angle）
上前腸骨棘と膝蓋骨中央を結んだ線（大腿四頭筋腱長軸）と膝蓋骨中央から脛骨粗面上縁中央（膝蓋腱軸）を結んだ線のなす角度である．Q 角が大きくなるほど膝蓋骨への外方牽引力が大きくなり，外方不安定性を生じる．

Q 角（Q-angle）

　Q 角は上前腸骨棘と膝蓋骨中央を結んだ線（大腿四頭筋腱長軸）と膝蓋骨中央から脛骨粗面上縁中央（膝蓋腱軸）を結んだ線のなす角度である．正常値は 20°以下（平均 14°）である．Q 角が大きくなるほど膝蓋骨への外方牽引力が大きくなり，外方不安定性を生じる（図 2-72）[28]．大腿四頭筋による牽引力が生じるため，大腿四頭筋の緊張を評価する必要がある．膝蓋骨は大腿骨と凹凸の関節面で適合しており，膝関節屈曲角度が大きくなるほど，膝蓋骨が大腿骨顆間溝に適合し安定する．伸展位では膝蓋骨は顆間溝の浅い部分と接触し，浮遊した不安定な状態となる．しかし，膝関節伸展位では骨や靱帯により安定し，回旋運動が制限されるため，膝蓋骨の動的不安定性はあまり生じない[29]．そのため，Q 角を評価する際は，膝関節屈曲角度を変化させ，どの角度で Q 角が大きくなるかを確認する．

筋緊張

　筋緊張は姿勢制御に重要な役割を果たし，動作戦略に反映されることも多い．過剰な筋緊張は関節運動の制限や筋の overuse による障害，神経絞扼による神経障害を引き起こす可能性がある．対して筋緊張の低下は，筋力低下や関節不安定性につながる可能性がある．背臥位や座位，立位で膝関節に加わる負担は異なる．背臥位で身体を安静にしても過剰な筋緊張が生じている症例や，座位や立位で過剰な筋緊張や筋緊張の低下が生じる症例もあるため，姿勢や環境を考慮して検査を行う．

膝関節可動性・膝関節運動

　膝関節可動性は他動（図 2-73，74），膝関節運動は自動で検査し（図 2-75），大腿骨・脛骨・膝蓋骨がいつ・どのように動くかを把握する．膝関節運動は骨・関節形態から回旋や転がりすべり運動が生じるため，膝関節運動の理解は膝関節運動異常の把握に有用である．大腿骨外側顆と大腿骨内側顆の形態は非対称で異なっている．外側顆は内側顆と比較して大きいが関節面は内顆が広くなっており，大腿脛骨関節内側は安定しているのに対し，大腿脛骨関節外側は比較的不安定となっている．

　また，大腿骨顆部表面の曲率半径は一律でなく

4. 膝関節疾患に対する理学療法評価 —— 9) 膝関節機能評価

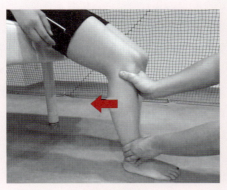
膝関節屈曲位

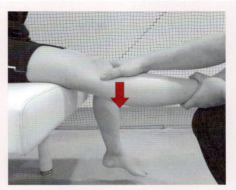
膝関節伸展位

図 2-73　脛骨後方可動性
膝関節屈曲・伸展位で他動的に大腿骨・膝蓋骨・脛骨を後方に動かし評価する．膝関節機能低下例では健側と比較し過剰な可動性や可動性低下が生じる．

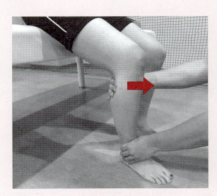
膝関節屈曲位

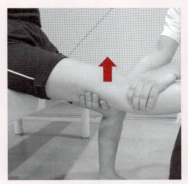
膝関節伸展位

図 2-74　脛骨前方可動性
膝関節屈曲・伸展位で他動的に大腿骨・膝蓋骨・脛骨を前方に動かし評価する．膝関節機能低下例では健側と比較し過剰な可動性や可動性低下が生じる．

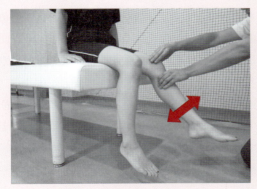
股関節屈曲位

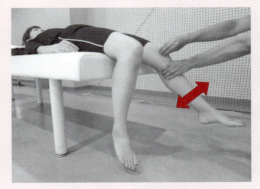
股関節伸展位

図 2-75　膝関節運動
股関節屈曲・伸展位で自動的に膝関節を屈曲・伸展させ大腿骨・膝蓋骨・脛骨がいつ・どのように動くか評価する．上半身位置や骨盤・体幹 alignment で膝関節運動が変化するため注意する．

螺旋のように変化している[30]．この骨・関節形態の違いと曲率半径差は大腿骨と脛骨の関節運動に関与している．大腿脛骨関節運動では，大腿骨顆の転がり運動とすべり運動が脛骨関節窩で生じる．伸展位から屈曲していく間，大腿骨顆ははじめに転がり運動を始め，徐々にすべり運動が生じ次第にすべり運動が優位となる[31]．骨・関節形態と曲率半径差により，大腿骨内側顆より大腿骨外側顆には大きく転がり運動が生じる．この大腿骨内側顆と大腿骨外側顆の差異により，膝関節屈曲における脛骨内旋，膝関節伸展における脛骨外旋が生じる．また，脛骨には顆間隆起塊が存在し，内側顆間隆起を垂直軸が通過するため，膝関節の回旋中心は内側顆間隆起に存在する[32]．

　膝関節運動に伴う膝蓋骨運動は，長軸方向への運動，前額面上の運動，冠上面上での運動が生じる．膝関節屈曲では，膝蓋骨は脛骨方向，前額面上での外旋，冠上面上での内旋運動が複合して出現する[33]．

　膝関節運動を検査する際は，股関節位置や上半身位置によって膝関節運動が変化するため，他部位の影響を考慮・除去して行う．膝関節機能低下例では各骨運動に偏りがみられ，可動性の低下や疼痛組織へのメカニカルストレス，筋出力低下，軟部組織の癒着や瘢痕，活動性低下などが生じる可能性がある．膝関節運動機能低下が少なく，膝関節運動が他部位の肢位により大きく変化する症例では，他部位の機能低下により続発的に膝関節に機能障害が生じている可能性が高い．

筋機能

　筋機能は，膝関節運動と直接関連し，筋機能低下が非効率な動作を生じ膝関節疾患の発生につながる．一般的な筋機能評価として，徒手筋力検査法や周径がよく使用される．徒手筋力検査法は主に等尺性収縮時の最大筋力の評価であり，最大筋力は患者への負荷の高い運動では必要だが，効率

的な動作の遂行にはさらにさまざまな筋機能が必要である．ほかの筋機能評価項目として，筋の伸張性や求心性収縮・遠心性収縮・等尺性収縮における筋収縮能，筋の瞬発力やほかの筋との筋バランスを評価する．膝関節運動時に大腿四頭筋機能低下例では膝蓋骨の偏位や浮き上がり，extension lag（伸展不全），屈曲可動性低下が生じる．

　ハムストリングスの機能低下例では，下腿回旋偏位や伸展可動性低下が生じる．

　膝窩筋機能低下例では，膝関節屈曲時の下腿内旋低下や外側支持機構の破綻による後外側回旋不安定性を呈する[34]．

　筋の瞬発力低下例では，関節運動の遅延により関節malalignmentや非効率な関節運動が生じる．

　股関節や膝関節の単関節筋機能低下例では，股関節と膝関節に作用する二関節筋の作用による代償が生じる．二関節筋による代償は純粋な膝関節運動にも反映される．膝関節屈曲運動時に薄筋の代償が生じると股関節内転，縫工筋の代償が生じると股関節外転・外旋が生じる．

10）膝関節と下肢・体幹機能評価

　膝関節は足部・股関節と直接連結しているため，下肢ユニットとして協調して機能する．また，下肢と体幹が協調的に機能することで効率的に動作を遂行できる．足部機能は足関節における姿勢制御に関与し，姿勢保持や歩行動作の足圧中心にも影響を及ぼす[35,36]．足圧中心は床反力作用点であり，足圧中心から身体重心へ床反力が生じる．膝関節は身体重心と足圧中心のちょうど中間に位置することより，筋の仕事も関節肢位によって変化するというよりも重力と床反力の調整的役割を担っており[37]，足圧中心と身体重心の位置関係は膝関節への関節モーメントを決定する．足圧中心制御が低下している場合，膝関節には固定化された過剰な負荷が加わり，メカニカルストレスや機能低下の一因となる．

股関節は膝関節と筋により機能的にも連結して，おり，股関節機能は膝関節機能に直接関与する．股関節の解剖学的構造に起因して，膝関節の疼痛や二次的な変形を coxitis knee という[38]．発生メカニズムは股関節の内転拘縮と脚長差が関与している[39,40]．股関節が内転拘縮すると，同側膝関節は外反位，対側膝関節は内反位を呈する．脚長差が大きい症例では，長い側の膝関節を屈曲や外反させ代償し，二次的な膝関節の変形が生じる[41]．

体幹には，四肢の運動を円滑に行うための先行的活動による中枢部固定の作用があり，下肢運動における腹横筋には，早期に突発的な筋活動がみられる[42]．ほかにも，下部体幹の固定性が増大することにより，大腿四頭筋の筋活動に変化がみられるとの報告もある[43]．膝関節機能は足部や股関節，体幹機能と密接に関係しており，他部位の機能低下を膝関節機能によって代償し，その結果，膝関節機能低下を生じることも多い．膝関節の機能評価の後に，足部や股関節，体幹機能と膝関節がユニットとして協調的に機能するか評価を行い，他部位と膝関節の関連，病態の把握を行う．

足部と膝関節ユニット評価

足関節背屈・底屈テスト

膝関節伸展位と膝関節屈曲位で足関節背屈・底屈を評価する（図 2-76，77）．足関節底屈機能低下例では，膝関節屈曲や後足部内反などの代償運動が生じる．足関節背屈機能低下例では，膝関節伸展や後足部外反，足趾伸展などの代償運動が生じる．

足関節内反・外反テスト

膝関節伸展位と膝関節屈曲位で足関節内反・外反を評価する（図 2-78，79）．足関節内反機能低下例では，股関節外転や外旋，膝関節屈曲や内反などの代償運動が生じる．足関節外反機能低下例では股関節内転や内旋，膝関節屈曲や外反などの代償運動が生じる．

股関節と膝関節ユニット評価

股関節回旋テスト

背臥位で検者が下肢を把持し，股関節外旋・内旋を評価する（図 2-80，81）．股関節外旋機能低下例では，股関節外転，股関節屈曲や伸展，内反などの代償運動が生じる．股関節内旋機能低下例では，股関節内転，膝関節屈曲や伸展，外反などの代償運動が生じる．

股関節・体幹と膝関節ユニット評価

股関節屈曲テスト

背臥位下肢挙上における下肢・体幹機能を評価する（図 2-82）．股関節屈曲・体幹機能低下例では，体幹や骨盤の回旋，股関節外転や外旋，膝関節屈曲や伸展などの代償運動が生じる．

股関節伸展テスト

腹臥位膝関節屈曲位における下肢挙上で下肢・体幹機能を評価する（図 2-83）．股関節伸展・体幹機能低下例では，体幹や骨盤の回旋，股関節の外転や回旋，膝関節屈曲や足関節底屈などの代償運動が生じる．

下肢・体幹ユニット評価

体幹屈曲・伸展テスト

立位にて両足部を肩幅に広げ，両下肢を対称に，上肢は胸の前で交差するように位置させ，体幹屈曲・伸展を評価する（図 2-84，85）．体幹屈曲機能低下例では，体幹や骨盤の側方移動や回旋，骨盤や下肢の後方移動，股関節の内転や外転および回旋，膝関節屈曲や伸展などの代償運動が生じる．体幹伸展機能低下例では，体幹や骨盤の側方移動や回旋，骨盤や下肢の前方移動，股関節の内転や外転，回旋，膝関節屈曲などの代償運動が生じる．

体幹回旋テスト

立位にて両足部を肩幅に広げ，両下肢を対称に，上肢は胸の前で交差するように位置させ，体幹回

第2章 膝関節

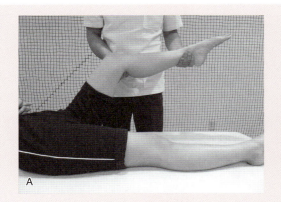
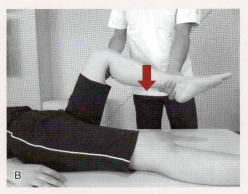

足関節底屈機能低下例

図 2-76 足関節底屈テスト
A：膝関節伸展位と屈曲位で足関節底屈を評価する．
B：足関節底屈機能低下における膝関節の代償運動では，膝関節屈曲などが生じる．

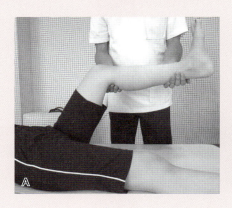
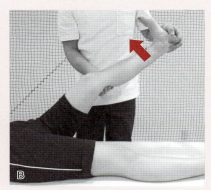

足関節背屈機能低下例

図 2-77 足関節背屈テスト
A：膝関節伸展位と屈曲位で足関節底屈を評価する．
B：足関節背屈機能低下における膝関節の代償運動では，膝関節伸展などが生じる．

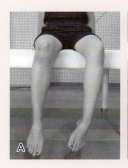
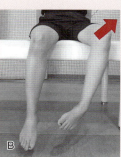
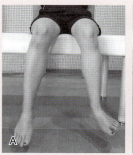
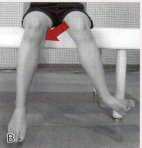

足関節内反機能低下例　　　　　　　　　　　足関節外反機能低下例

図 2-78 足関節内反テスト
A：膝関節伸展位と屈曲位で足関節内反を評価する．
B：足関節内反機能低下における膝関節の代償運動では，膝関節屈曲や内反などが生じる．

図 2-79 足関節外反テスト
A：膝関節伸展位と屈曲位で足関節外反を評価する．
B：足関節外反機能低下における膝関節の代償運動では，膝関節屈曲や外反などが生じる．

4．膝関節疾患に対する理学療法評価 —— 10）膝関節と下肢・体幹機能評価

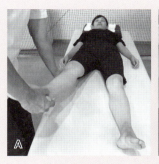
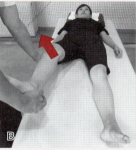

図2-80　股関節外旋テスト
A：背臥位で下肢を保持し，股関節外旋を評価する．
B：股関節外旋機能低下における下肢の代償運動では，膝関節の屈曲や伸展，内反などが生じる．

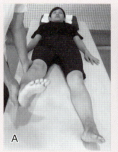
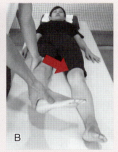

図2-81　股関節内旋テスト
A：背臥位で下肢を保持し，股関節内旋を評価する．
B：股関節内旋機能低下における下肢の代償運動では，膝関節の屈曲や伸展，外反などが生じる．

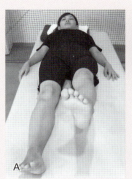
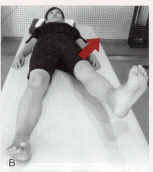

図2-82　股関節屈曲テスト
A：背臥位下肢挙上で股関節屈曲・体幹を評価する．
B：股関節屈曲・体幹機能低下における下肢の代償運動では，股関節の外転や外旋，膝関節屈曲，伸展などが生じる．

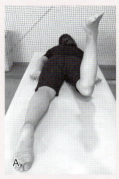
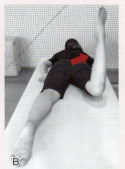

図2-83　股関節伸展テスト
A：腹臥位膝関節屈曲位における下肢挙上で股関節伸展・体幹を評価する．
B：股関節伸展・体幹機能低下における下肢の代償運動では，股関節の外転や回旋，膝関節屈曲などが生じる．

旋を評価する（図2-86）．体幹回旋機能低下例では，体幹の伸展や局所的な過剰な回旋，股関節の内転や外転，回旋，骨盤や膝関節の前方や後方動揺，側方動揺などの代償運動が生じる．

ユニット機能改善評価

機能評価結果に基づいて各機能低下を改善し，症状の軽減，動作変化がみられるか評価する．また，ほかの機能が変化するかを評価し，各機能低下の関係を明確にする．患者に症状や動作の改善を実感してもらうことは，理学療法効果の説明や信頼関係の形成にも有用である．

機能改善評価は，関節誘導による関節malalignmentや異常な関節運動の改善，組織への直接的アプローチによる軟部組織の伸張性改善，過剰な筋収縮の抑制，筋収縮機能低下に対する筋を促通し評価する．

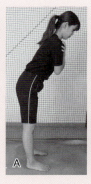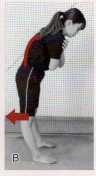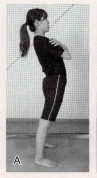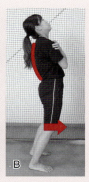

体幹屈曲機能低下例　　　　　　　　　　体幹伸展機能低下例

図2-84　体幹屈曲テスト
A：立位にて上肢を胸の前で交差するように位置させ，体幹屈曲を評価する．
B：体幹屈曲機能低下における下肢の代償運動では，股関節内転や外転，回旋，膝関節の屈曲や伸展，下肢の後方移動などが生じる．

図2-85　体幹伸展テスト
A：立位にて上肢を胸の前で交差するように位置させ，体幹伸展を評価する．
B：体幹伸展機能低下における下肢の代償運動では，股関節内転や外転，回旋，膝関節の屈曲，下肢の前方移動などが生じる．

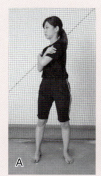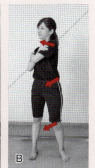

体幹回旋機能低下例

図2-86　体幹回旋テスト
A：立位にて上肢を胸の前で交差するように位置させ，体幹回旋を評価する．
B：体幹回旋機能低下における下肢の代償運動では，股関節の内転や外転，回旋，膝関節の屈曲や側方移動などが生じる．

11）姿勢・動作分析

　自然姿勢・動作時における膝関節および全身の関節alignmentや空間的位置関係，運動の協調性，分離性を評価する．各関節の機能低下が存在する場合，他部位の代償や固定化された動作戦略にて動作を遂行する．膝関節の機能低下や代償動作は，過剰な膝関節運動やさまざまな症状を引き起こす．先に行った症状や機能の検査と姿勢・動作分析を統合し，関節運動機能や病態を把握する．

臥位・座位・立位姿勢

　姿勢には運動機能や動作戦略が反映されるため有益な情報となる．矢状面・前額面・水平面における各関節alignmentや空間的な位置関係，筋緊張，重心位置，圧分布などを評価する．関節malalignmentや過剰筋緊張の持続などは関節や神経，軟部組織に持続的なメカニカルストレスを与え，疼痛や神経障害を引き起こす．筋緊張の低下例では姿勢保持が困難となることもある．他部位の肢位変化により，膝関節alignmentや筋緊張に大きく変化がみられる症例では，他部位の機能が膝関節機能に影響を及ぼしていると推測できる．また，身体位置や関節alignmentを変化させることで，姿勢保持が困難となる症例もある．

　どのような制御で姿勢を保持しているのかを評価することが重要である．臥位では，膝関節屈曲

4．膝関節疾患に対する理学療法評価 ── 11）姿勢・動作分析

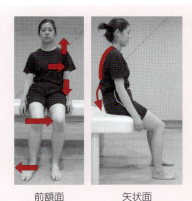

図 2-87　座位姿勢
座面の高さに注意し，座位姿勢における膝関節位置や関節 alignment，筋緊張などを評価する．

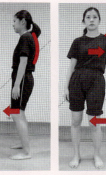

図 2-88　立位姿勢
立位姿勢における膝関節位置や関節 alignment，筋緊張などを評価する．

位や下肢筋の過緊張，足趾伸展位，体幹偏位による腰部や頸部・肩甲帯周囲の過緊張，圧分布の不均衡などがみられることが多い．

座位は，端座位や正座などで評価する．端座位では，座面の高さや足底接地の有無などの環境・肢位設定を考慮して行う（図 2-87）．端座位では，膝関節 malalignment や過剰筋緊張の持続，骨盤の後傾や回旋，体幹屈曲位や側方偏位，回旋偏位，頭頸部屈曲位や前方偏位により座位姿勢を保持している症例が多い．正座では，膝関節と股関節の深屈曲が必要となる．膝関節 malalignment や大腿四頭筋の伸張性低下，骨盤帯や体幹の前額面・水平面上の偏位，圧分布の偏りがみられることが多い．膝関節の屈曲可動性が著しく低下している症例では，正座は困難である．

立位では，膝関節 malalignment や下肢機能軸の偏位，マッスルインバランス，足部の内外転や足部アーチ低下，骨盤帯や体幹の偏位や重心の偏りがみられることが多い（図 2-88）．

立ち上がり

立ち上がり動作は，下肢の荷重や支持・push off，身体重心の上下動や前方移動が必要となる[44]．足部や膝の位置，椅子の高さによって動作戦略は異なるため，環境設定に留意する．体幹・下肢における協調的な屈曲・伸展が行われ，動作が遂行できるかを評価する．膝関節疾患や体幹・下肢機能低下例では，骨盤帯・体幹の前傾や股関節伸展，足関節の底屈・背屈が非効率的となり，過剰な膝関節の内反・外反や過剰な屈曲，大腿四頭筋の過剰な筋活動が生じる．立ち上がり動作のどの時期で，どの関節運動や協調的な運動が阻害されているかを評価する（図 2-89）．

片脚立位

片脚立位によって下肢や体幹の動揺が生じず安定して動作を遂行し，姿勢を保持できるかを評価する．運動機能低下例では粗大な運動における姿勢保持が困難になるため，下肢の挙上は必要最低限で行う．また，左右対称の方法で行う．膝関節疾患や下肢・体幹機能低下例では，骨盤帯・体幹，足部の動揺や股関節の内転・外転，過剰な膝関節屈曲，膝関節内反・外反が生じる．片脚立位動作および肢位保持で，どの身体部位からどのように動揺が生じているかを評価する（図 2-90，91）．

第2章 膝関節

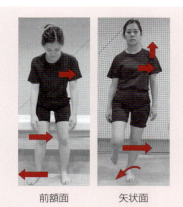

前額面　　　矢状面

図 2-89　立ち上がり
空間的な関節位置や関節 alignment などに着目し，効率的に下肢の荷重支持や身体重心の移動が行えるか評価する．

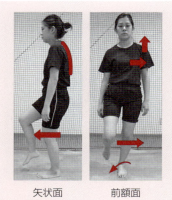

矢状面　　　前額面

図 2-90　片脚立位
空間的な関節位置や関節 alignment などに着目し，効率的に動作の遂行，一側下肢で上半身を正中に保持できるか評価する．

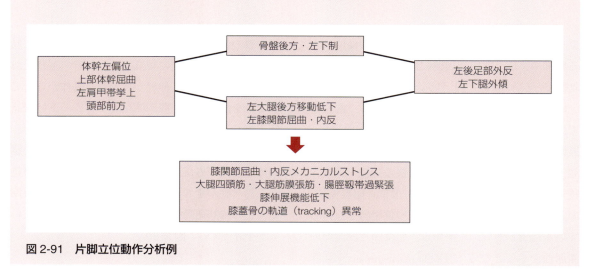

図 2-91　片脚立位動作分析例

しゃがみ込み

　しゃがみ込みは，体幹を正中位に保持し，下肢が協調的に屈曲・伸展し，動作が遂行できるかを評価する．足部位置によって膝関節の内・外反が生じやすくなるため，下肢の位置に留意し評価する．膝関節疾患や下肢・体幹機能低下例では，下肢の屈曲困難や骨盤帯・体幹を正中位に保持できず，骨盤の前・後傾や後方移動，体幹の屈曲，膝関節屈曲モーメント増大，膝関節の内反・外反，足部の回内・回外が生じる．また，下肢の push off や膝関節屈曲から伸展への切り替えが効率的に実施できず，身体重心の上方移動が困難な例や他部位の代償，症状が出現することもある．しゃがみ込み動作のどの時期で，どこの関節運動や協調的な運動が阻害されているか評価する（図 2-92，93）．

歩行

　歩行は，身体各部の運動機能や協調性，動作戦略を反映する．歩行分析では，歩幅や歩隔，歩行スピードを考慮する．非効率的な歩行では，衝撃

5．膝関節疾患に対する理学療法アプローチ ── 1）膝関節運動の再構築

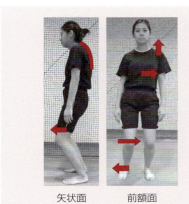

図 2-92　しゃがみ込み
空間的な関節位置や関節 alignment などに着目し，協調的な関節運動や身体重心の上下動が行えるか評価する．

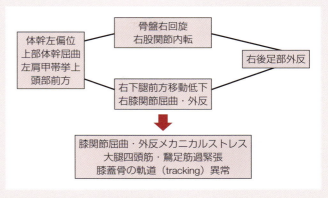

図 2-93　しゃがみ込み動作分析例

吸収や支持・推進機能の低下により流動的・協調的な身体各部位の関節運動が阻害され，矢状面・前額面・水平面上の過不足な関節運動や各歩行周期時間の偏りがみられる．膝関節疾患では症状が出現することが多い動作であるが，膝関節の機能低下だけでなく，他部位の機能低下によりメカニカルストレスが加わることも多い．また，メカニカルストレスが加わるより早期に非効率的な歩行になり，続発的にメカニカルストレスが加わり症状が出現することも多い．ただ，過不足な関節運動や歩行周期時間の偏りが機能低下の補償として生じ，歩行を遂行している症例もある．そのような症例に対し，安易に機能低下として判断し是正するようなアプローチを施行すると，メカニカルストレスの増大や症状の増悪，歩行困難になってしまうこともあるので注意する．各歩行周期における膝関節・身体各部位の関節運動や空間的位置，協調性，メカニカルストレスや症状の誘発時期，動作の全体像を評価する（図 2-94～96）．

12）検査結果の統合と解釈，目標設定

各理学療法検査結果から，患者の個人因子や環境因子，症状やメカニカルストレス，膝関節機能および身体機能因子を統合・解釈し，症状の発生機序や病態を評価する（図 2-97）．評価結果から問題点を多角的に抽出する．機能障害が原発的に生じているのか続発的に生じているのか，どの要素の影響が大きいのかなど関係性や優先順位も明確にする．また，患者の主訴や hope，日常生活，生活環境，病態や症状・機能低下の程度を考慮し目標設定を行う．

5．膝関節疾患に対する理学療法アプローチ

理学療法評価に基づいて理学療法アプローチを実施する．理学療法アプローチは詳細な反応や変化を見逃さず，関節運動や軟部組織機能への意図した効果をしっかりと確認し，症状やメカニカルストレス軽減，動作改善まで図ることが重要である．また，経過を追って再評価を行い，治療効果の有用性や持続性，不足しているところなどを確認し，患者の主訴の改善や hope の達成に貢献できるよう努める．

1）膝関節運動の再構築

膝関節運動を大腿骨運動・脛骨運動・膝蓋骨運

第2章 膝関節

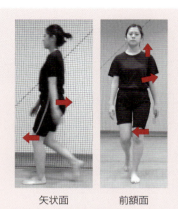
矢状面　　前額面
図2-94　歩行左立脚初期
歩行立脚初期～中期に膝関節および全身に着目し，身体重心の前方移動が効率的に行えるか評価する．

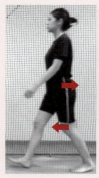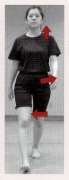
矢状面　　前額面
図2-95　歩行左立脚後期
歩行立脚中期～後期の膝関節および全身に着目し，身体重心の前方移動が効率的に行えるか評価する．

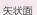

左立脚初期～

左肩甲帯挙上	左下肢衝撃増大
左下部体幹後方	左下肢荷重支持機能低下
左骨盤後方	非効率な身体重心前方移動
左膝関節屈曲・外反	下肢・体幹 malalignment

左膝関節屈曲・外反メカニカルストレス
左大腿四頭筋・鵞足筋過緊張
左膝蓋骨の軌道（tracking）異常

図2-96　歩行動作分析例

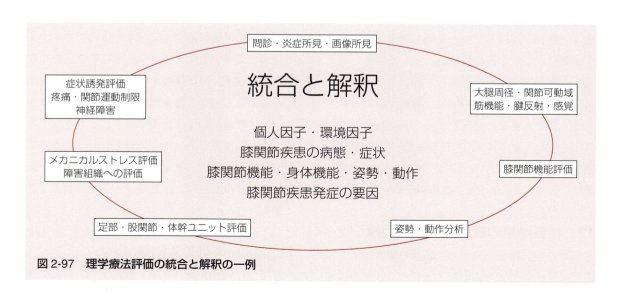

図2-97　理学療法評価の統合と解釈の一例

86

5. 膝関節疾患に対する理学療法アプローチ —— 3）広筋群・膝窩筋機能による膝関節安定化

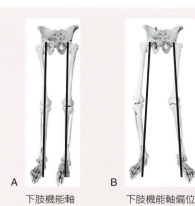
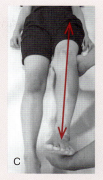

図2-98 下肢機能軸の再構築
A, B：大腿骨頭中心と足関節中心（距骨中心）を結んだ線をミクリッツ（Mikulicz）線という．立位荷重線，下肢機能軸と呼ばれることもあり，荷重線が膝関節面を通過する位置を表すことができる．
C：ミクリッツ線が内側顆間隆起を通り，大腿と下腿，足部を前額面・水平面上中間位にして膝関節屈曲・伸展の運動学習を行う．

動に分け，矢状面・前額面・水平面および冠上面上の動きに対しアプローチし運動学習を図る．大腿脛骨関節，膝蓋大腿関節運動の制限因子は，膝関節に関与するさまざまな軟部組織の機能低下が考えられる．理学療法評価に基づいて機能低下部位を確認しながら過剰な関節運動の抑制，低下している関節運動の再構築を図る．また，大腿骨運動や膝蓋骨運動では股関節，脛骨運動では足部機能の影響が大きいため，関節肢位や関節機能を考慮して行う．

2）下肢機能軸の再構築

大腿骨頭中心と足関節中心（距骨中心）を結んだ線をミクリッツ（Mikulicz）線という．立位荷重線，下肢機能軸と呼ばれることもあり，荷重線が膝関節面を通過する位置を表すことができる．下肢ユニット機能低下例では，膝関節を構成する大腿骨や脛骨のmalalignmentを呈し，ミクリッツ線が膝関節の回旋軸中心である内側顆間隆起を通過せず，関節面の荷重負荷や非効率的な関節運動が生じる．下肢機能軸の再構築は，ミクリッツ線が内側顆間隆起を通過するよう大腿と下腿，足部の関節位置を考慮し膝関節屈曲・伸展の運動学習を行う（図2-98）．下肢機能軸の再構築を図り，膝関節面への荷重負荷や非効率的な関節運動により生じる種々の軟部組織へのメカニカルストレスを改善する．

3）広筋群・膝窩筋機能による膝関節安定化

膝関節の単関節筋として広筋群と膝窩筋があげられる．広筋群は膝関節伸展に作用し，膝蓋骨の安定化にも関与する．広筋群の機能低下例では，効率的な膝関節伸展モーメントが発揮できず，膝蓋骨や脛骨の動的malalignmentを生じる．広筋群の促通は，股関節屈曲位で大腿直筋を弛緩させ，膝蓋骨の偏位や広筋群の収縮や筋バランスを確認しながら，膝関節伸展運動を学習させる．

膝窩筋は膝関節屈曲と下腿内旋に作用する．膝窩筋の機能低下は膝関節屈曲機能の破綻や下腿内旋機能低下を招き，脛骨の動的malalignmentを生じる．膝窩筋の促通は，股関節伸展位でハムストリングスを弛緩させ，膝窩筋の収縮を確認しながら膝関節屈曲に伴う下腿内旋の運動学習を行う（図2-99）．

第2章 膝関節

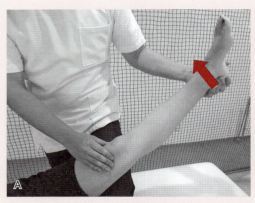
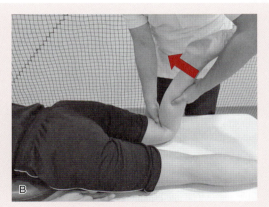

広筋群　　　　　　　　　　　　　　　　膝窩筋

図2-99　広筋群・膝窩筋へのアプローチ
A：股関節屈曲位で大腿直筋を弛緩させ，膝関節伸展の運動学習を行い，広筋群の促通を図る．
B：股関節伸展位でハムストリングスを弛緩させ，膝窩筋の収縮を確認しながら膝関節屈曲に伴う下腿内旋の運動学習を行い膝窩筋の促通を図る．

4) 膝関節に作用するマッスルインバランスの改善

　膝関節・股関節・足関節運動が破綻している例では，膝関節に作用する筋の出力や伸張性にアンバランスが生じ，関節運動を阻害する一因となる．膝関節に作用する筋バランスを改善することで，膝関節機能向上を図る．

　膝関節屈曲や股関節伸展・回旋の機能低下によるハムストリングスのアンバランスは，下腿への回旋モーメントを引き起こす．外側ハムストリングスの過剰な収縮は下腿を外旋させ，内側ハムストリングスの過剰な収縮は下腿を内旋させる．ハムストリングスの筋バランス改善には，機能低下側に下腿を回旋誘導し，膝関節屈曲運動を行う．膝関節伸展位における筋緊張や膝関節屈曲運動における筋収縮で治療効果を確認する（図2-100）．

　膝関節伸展機能低下による外側広筋と内側広筋のアンバランスは，下腿への回旋モーメントや膝蓋骨の側方移動などを引き起こす．外側広筋と内側広筋の筋バランス改善を図るには，膝蓋骨を機能低下側とは対側に誘導し膝関節伸展運動を行う．

　また，内側広筋は膝関節最終伸展に関与しているため，膝関節最終伸展における下腿の前方移動や外旋の運動学習を行い，内側広筋の促通を図る（図2-101）．

　腓腹筋のアンバランスでは，筋収縮が強く筋緊張が増大している側に付着部である大腿骨顆部や踵骨が牽引され，回旋や後足部内反または外反が生じ，膝関節malalignmentや機能低下が生じる．腓腹筋の筋バランス改善を図るには，内側頭の過緊張によるもの対して後足部内反・大腿骨内旋誘導，外側頭の過緊張に対して後足部回内・大腿骨外旋誘導し，足関節底屈の運動学習を行う（図2-102）．

　長腓骨筋と後脛骨筋のアンバランスでは，下腿の回旋や後足部の内反・外反が生じる．長腓骨筋と後脛骨筋の筋バランス改善を図るには，長腓骨筋で第5中足骨基部を挙上しながら後足部外反位，後脛骨筋で舟状骨を挙上しながら後足部内反位で足関節底屈の運動学習を行う（図2-103）．

5. 膝関節疾患に対する理学療法アプローチ —— 4) 膝関節に作用するマッスルインバランスの改善

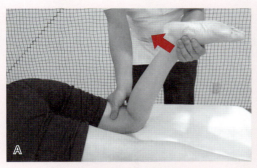
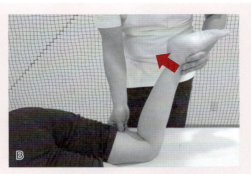

内側ハムストリングス促通　　　　　　　　　　　外側ハムストリングス促通

図2-100　内側ハムストリングス・外側ハムストリングスの促通
A：内側ハムストリングスの収縮を確認しながら，下腿内旋位での膝関節屈曲の運動学習を行う．
B：外側ハムストリングスの収縮を確認しながら，下腿外旋位での膝関節屈曲の運動学習を行う．

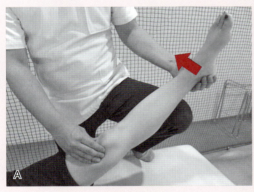
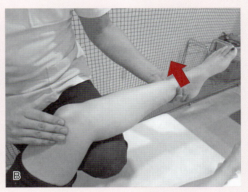

内側広筋促通　　　　　　　　　　　外側広筋促通

図2-101　内側広筋・外側広筋の促通
A：股関節屈曲位で，内側広筋の収縮を確認しながら，膝蓋骨を内方に誘導し膝関節伸展を行う．また，膝関節最終伸展における下腿の前方移動や外旋の運動学習を行う．
B：股関節屈曲位で，外側広筋の収縮を確認しながら，膝蓋骨を外方に誘導し膝関節伸展の運動学習を行う．

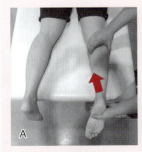
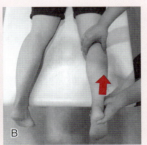
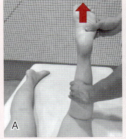
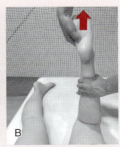

腓腹筋内側頭促通　　　腓腹筋外側頭促通　　　　長腓骨筋促通　　　後脛骨筋促通

図2-102　腓腹筋内側頭・腓腹筋外側頭の促通
A：膝関節伸展位で腓腹筋内側頭の収縮を確認しながら，踵骨を外方傾斜誘導し足関節底屈の運動学習を行う．
B：膝関節伸展位で腓腹筋外側頭の収縮を確認しながら，踵骨を内方傾斜誘導し足関節底屈の運動学習を行う．

図2-103　長腓骨筋・後脛骨筋の促通
A：後足部外反位で第5中足骨基部を挙上しながら足関節底屈の運動学習を行う．
B：後足部内反位で舟状骨を挙上しながら足関節底屈の運動学習を行う．

第2章 膝関節

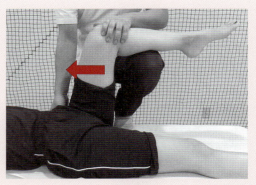
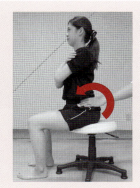

股関節屈曲　　　　　　　　　　　　　　　　　　　　　骨盤前傾

図2-104　腸腰筋の促通
体幹の偏位の有無や腸腰筋の筋収縮を確認しながら，骨盤中間位，股関節・膝関節90°屈曲位で，股関節屈曲や骨盤前傾の運動学習を行う．

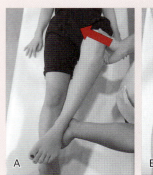
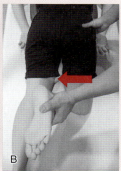
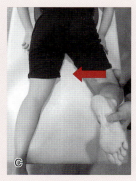

外閉鎖筋　　　　　　　　内閉鎖筋　　　　　　　　　　　　　双子筋

図2-105　閉鎖筋・双子筋の促通
A，B：閉鎖筋の促通は，外閉鎖筋では股関節屈曲位での股関節外旋，内閉鎖筋では股関節伸展位で股関節外旋の運動学習を行う．
C：双子筋の促通は，股関節伸展位で股関節外転・外旋の運動学習を行う．

5）股関節と膝関節の二関節筋抑制・股関節単関節筋の促通

　膝関節は，股関節・足関節の影響を大きく受ける．股関節単関節筋の機能低下は，膝関節にも作用する過剰な二関節筋の筋活動による代償や膝関節malalignmentを引き起こす．腸腰筋や閉鎖筋，双子筋は，股関節屈曲時の回転中心軸の形成，水平面での大腿骨頭の安定化や大腿骨頭を求心位に保つ役割を担う[45]．

　腸腰筋の機能低下では，大腿直筋，薄筋，縫工筋による股関節屈曲機能の代償が生じる．腸腰筋の促通は，体幹の偏位の有無や腸腰筋の筋収縮を確認しながら行う．骨盤中間位で股関節・膝関節90°屈曲位での股関節屈曲や骨盤前傾の運動学習を行う（図2-104）．

　閉鎖筋・双子筋の促通は，外閉鎖筋に対して股関節屈曲位での股関節外旋，内閉鎖筋に対して股関節伸展位での股関節外旋，双子筋に対して股関節伸展位での股関節外転・外旋の運動学習を行う（図2-105）．

　大殿筋の機能低下例では，ハムストリングスに

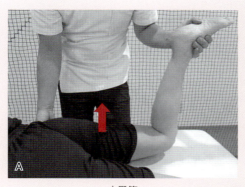 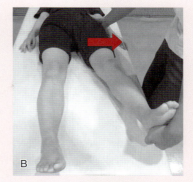

図 2-106　大殿筋・中殿筋の促通
A：膝関節屈曲位で大殿筋の筋収縮を確認しながら，股関節伸展の運動学習を行う．
B：股関節伸展位で中殿筋の筋収縮を確認しながら，股関節外転の運動学習を行う．

よる股関節伸展機能の代償が生じる．ハムストリングスの過剰な代償は，下腿の後方移動や回旋を引き起こす．大殿筋の促通は，膝関節屈曲位でハムストリングスを弛緩させ，大殿筋の筋収縮を確認しながら股関節伸展や骨盤後傾の運動学習を行う．

中殿筋の機能低下例では，大腿筋膜張筋や縫工筋による股関節外転機能の代償が生じる．大腿筋膜張筋や縫工筋の過剰な代償では，股関節の屈曲や下腿の外旋が生じる．中殿筋の促通は，股関節伸展位で中殿筋の筋収縮を確認しながら，股関節外転の運動学習を行う（図2-106）．

6）テーピング

急性期で炎症所見や安静時痛などのある症例では，テーピングで膝関節を固定し，症状の改善を図ることもある．テーピングを行う際は病態，関節の運動軸や関節 alignment，筋の走行などを考慮する．伸縮性の少ないテープの使用，テープ枚数の増加，張力の増大ではより強固な固定力が得られるが，テーピングによる過剰な圧迫や皮膚症状に留意する．また，長期間のテーピングによる膝関節固定は，関節可動性の低下を引き起こす可能性があるため，病態や症状の経過を確認する必要がある．

参考文献

1) 福井　勉：膝関節疾患の動作分析．理学療法科学 18(3)：135-139，2003．
2) 竹内義享ほか：下肢のアライメントからみた膝関節痛について—特に，長期の膝関節痛患者について—．全日本鍼灸学会雑誌 44(4)：329-332，1994．
3) 財前知典：第1章 股関節・膝関節　2．股関節・膝関節のスポーツ障害（小関博久編：外来整形外科のためのスポーツ外傷・障害の理学療法）．医歯薬出版，2014，pp24-30．
4) Castaing J, et al（著），井原秀俊ほか（訳）：膝関節．図解 関節・運動器の機能解剖下巻—下肢編．共同医書出版社，2007，pp63-64．
5) 内尾祐二ほか：膝痛の画像診断（中村耕三ほか編：膝の痛みクリニカルプラクティス）．中山書店，2010，pp70-103．
6) 山口　基ほか：膝痛の身体所見のとり方　青年壮年期の身体診察（中村耕三ほか編：膝の痛みクリニ

第 2 章　膝関節

カルプラクティス）．中山書店，2010，pp40-50.

7）腰野富久：診察 臨床症状と所見（膝診療マニュアル 第 5 版）．医歯薬出版，2008，pp1-5.

8）腰野富久：青年期の膝疾患 棚障害（膝診療マニュアル 第 5 版）．医歯薬出版，2008，pp113-115.

9）森田純弘ほか：膝関節タナ障害のタナ切除，非切除例の成績の比較と残存愁訴に関与する因子の検討．日関外誌Ⅵ（4）：661-668，1987.

10）大野　修ほか：タナ障害の診断と治療．日関外誌Ⅱ（4）：395-398，1983.

11）長谷川　清ほか：膝蓋下脂肪体の形態学的観察．臨床整形外科 17：540-550，1982.

12）Dye S, et al：Conscious neurosensory mapping of the internal structures of the human knee without intraarticular anesthesia. Am J sports Med 26：773-777, 1998.

13）Bohnsack M, et al：Infrapatellar fat pad pressure and volume changes of the anterior compartment during knee motion: possible clinical consequences to the anterior knee pain syndrome. Knee Surg Sports Traumatol Arthrosc 13：135-141, 2005.

14）小野哲也ほか：膝蓋下脂肪体の組織弾性が膝前部痛に与える影響．東海スポーツ障害研究会会誌 31（Nov.）：2013.

15）腰野富久：青年期の膝疾患 滑液包炎（膝診療マニュアル 第 5 版）．医歯薬出版，2008，pp127-128.

16）木村友厚ほか：膝痛からどのような疾患を考えるか 中高年齢期の膝痛から何を想定するか（中村耕三ほか編：膝の痛みクリニカルプラクティス）．中山書店，2010，pp18-27.

17）LaPrade RF, et al：Injuries to the posterolateral aspect of the knee. Am J Sports Med 25：433-438, 1997.

18）Jacob RF, et al：Observations on rotatory instability of the lateral compartment of the knee. Experimental studies on the functional anatomy and the true and the reversed pivot shift sign. Acta Orthop Scand 191：1-32, 1981.

19）今屋　健ほか：膝内側側副靱帯損傷の機能解剖学的病態把握と理学療法．理学療法 29（2）：2，2012.　※ページ数など要確認

20）森泉茂宏：膝の機能解剖学的理解のポイント．理学療法 29（2）：2，2012.　※同上

21）Grood ES, et al：Ligamentous and capsular restrains preventing straight medial and lateral laxity in intact human cadaver knees. J Bone Joint Surg Am 63：1257-1269, 1981.

22）和才嘉昭ほか：測定と評価．第 2 版，医歯薬出版，1988.

23）松澤　正：理学療法評価学．金原出版，2004，pp20-27.

24）江崎千恵ほか：地域高齢者の大腿周径および大腿四頭筋厚と大腿四頭筋筋力との関連．理学療法科学 25（5）：673-676，2010.

25）内山　靖：理学療法評価学．第 2 版．医学書院，2004，pp112.

26）Bing R（著），塩崎正勝（訳）：胸・脊髄の局所診断学—神経中枢の症患と損傷との臨床局在学の手引き—．文光堂，1977.

27）小関博久ほか：第 1 章変形性関節症　3．変形性関節症各論　変形性膝関節症（小関博久編：外来整形外科のための退行変性疾患の理学療法）．医歯薬出版，2011，pp19-42.

28）鳥巣岳彦：膝と大腿部の痛み．南江堂，1996，pp16，37.

29）林　典雄ほか：後十字靱帯損傷後の anterior knee pain 症状に対する運動療法（関節機能解剖学に基づく整形外科運動療法ナビゲーション-下肢・体幹 第 8 版）．メジカルビュー社，2012，pp136-139.

30）AI Kapandji（著），塩田悦仁（訳）：第 2 章 膝関節　大腿骨顆と脛骨関節顆の輪郭（カラー版 カパンジー機能解剖学 全 3 巻 原著第 6 版Ⅱ下肢）．医歯薬出版，2009，pp84-85.

31）AI Kapandji（著），塩田悦仁（訳）：第 2 章 膝関節　屈曲-伸展時における脛骨関節窩に対する大腿骨顆部の運動（カラー版 カパンジー機能解剖学 全 3 巻 原著第 6 版Ⅱ下肢）．医歯薬出版，2009，pp88-89.

32）AI Kapandji（著），塩田悦仁（訳）：第 2 章 膝関節　長軸回旋時における脛骨関節顆に対する大腿骨顆部の運動（カラー版 カパンジー機能解剖学 全 3 巻 原著第 6 版Ⅱ下肢）．医歯薬出版，2009，pp90-91.

33）林　典雄ほか：顆間隆起骨折に対する運動療法（関節機能解剖学に基づく整形外科運動療法ナビゲーション-下肢・体幹 第 8 版）．メジカルビュー社，2012，pp60-63.

34）谷埜予士次：膝関節不安定性に対する理学療法を考える．関西理学 6：27-30，2006.

35）藤田　仁ほか：後足部外反角度変化が足圧中心位置に及ぼす影響．日本理学療法学術大会抄録，第 49

回（横浜）.

36）藤田　仁ほか：後足部外反角度変化が歩行立脚終期の足圧中心座標，速度に及ぼす影響．日本理学療法学術大会，第 50 回（東京）.

37）福井　勉：膝関節疾患の動作分析．理学療法科学 18(3)：135-139，2003.

38）Smillie, IS : Angular deformity. Diseases of the kneejoint, 2nd ed. London, Churchill Livingstone, 1974, 311-312.

39）井手衆哉ほか：変形性股関節症に伴う変形性膝関節症（Coxitis Knee）の症例検討．整外と災外，51：749-752，2002.

40）長嶺里美ほか：著しい脚長差を認める患者の膝関節アライメントの検討-coxitis knee-．整外と災外 54：236-240，2005.

41）原　庸ほか：股関節に伴う外反膝変形（Coxitis knee）の発症機序と治療選択．日関外誌 XXIV(4)：405-411，2005.

42）Hodges PW, Richardson: CA : Contraction of the abdominal muscles associated with movement of the lower limb. Physical Therapy 77 : 132-144, 1997.

43）古川　晴ほか：下部体幹の安定性が内側広筋筋活動に及ぼす影響．専門リハビリテーション 1(5)：22-24，2016.

44）阿南雅也ほか：変形性膝関節症における椅子からの立ち上がり動作の運動学的分析．理学療法科学 25(5)：755-760，2010.

45）Leopold B : L'Ingeniosite de la coxo-femorale. Kinesitherapie Scientifiqe, 370 : 7-19, 1997.

第3章
足 部

1. 足の痛み

歩行時の足の痛みを訴えて整形外科外来を受診する頻度は高い.

足の痛みの特徴は，徐々に上位の運動器に異常を及ぼしていくことである．足に痛みを自覚しながら歩行していると，逃避的代償動作が起こり，患側と対側の足部や，膝・股関節・腰部など上位器官に負荷が集中して，足部以外の部位の運動時疼痛を招くことになる．さらに，腰部より上位の胸椎・胸郭・肩甲骨・上肢・頸椎の mal alignment をきたし，これら上位運動器官の症状を呈する.

歩行時の足の痛みの多くは，足部の触診と靴と歩行の観察・分析により病態を推察できる.

足の痛みを訴えて外来を受診する頻度の高い非外傷性疾患を以下に述べる.

1) 腓骨筋腱炎 (peroneus tendinitis)

腓骨筋の過剰緊張は足のアーチ低下をもたらし，歩行時の足の痛みを呈する．とくに，長腓骨筋の過剰緊張は前足部・中足部を足底方向に伸張するため，開張足をきたす．開張足が進行し，第1中足骨内反・母趾外反をきたすと外反母趾，第5中足骨外反・小趾内反をきたすと内反小趾を呈する（図3-1）．さらに進行すると距骨下関節の mal alignment をもたらし足根洞の痛みも加わる．この状態が持続すると足根洞に炎症が起こり，足根洞症候群をきたす．足根洞の内外側の開口部に圧痛がみられる（図3-2）.

足の横アーチ低下により　第2〜4中足骨頭が床

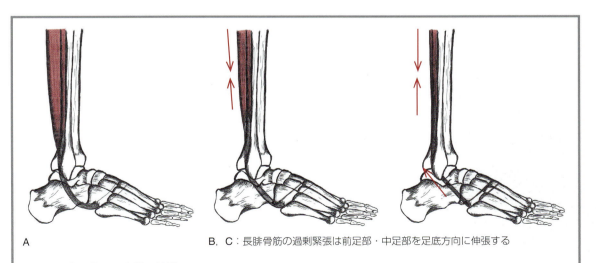

A　　　　　　B, C：長腓骨筋の過剰緊張は前足部・中足部を足底方向に伸張する

図 3-1　腓骨筋緊張亢進の持続

95

第3章 足 部

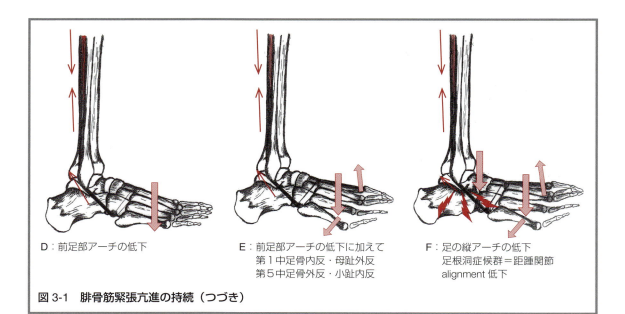

D：前足部アーチの低下

E：前足部アーチの低下に加えて
第1中足骨内反・母趾外反
第5中足骨外反・小趾内反

F：足の縦アーチの低下
足根洞症候群＝距踵関節
alignment 低下

図 3-1　腓骨筋緊張亢進の持続（つづき）

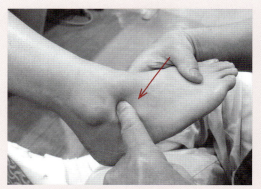

A：外側足根洞の圧痛

B：内側足根洞前方の圧痛

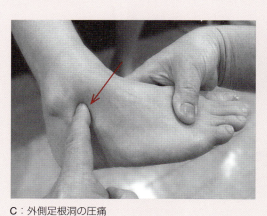

C：外側足根洞の圧痛

D：内側足根洞後方の圧痛

図 3-2　足根洞症候群

1．足の痛み── 2）アキレス腱周囲炎

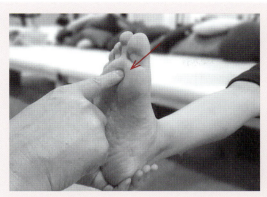
A：中足骨頭の圧痛

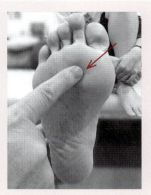
B：中足骨頭の圧痛

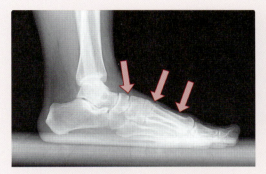
C：縦アーチ低下．扁平足．前足部のアーチ低下

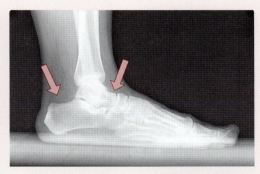
D：縦アーチ低下．扁平足．後足部のアーチ低下

図3-3　アーチの低下による疼痛

面に接触して歩行するようになると，第2～4中足骨頭足底面皮膚に胼胝が形成され疼痛を呈する（図3-3）．歩行時の前足部前方への圧が強い場合は中足骨の骨頭壊死をきたし，Freiberg病（第2 Kohler病）に進行することもある（図3-4）．

腓骨筋の過剰緊張は筋腱の走行に沿って圧痛を認め（図3-5），その歩容は足部の回内歩行として観察される（図3-6）．

下肢軸のうち，歩行時立脚期中期に膝が内側に偏位する歩容（図3-7）では，腓骨筋による下腿外傾後傾作用によって制御するという代償動作が起こる（図3-8）．この動きが繰り返されると，徐々に足のアーチが低下していく．

また，歩行荷重時は瞬間的に趾の床面グリップが必要であるが，趾屈曲力が弱いと荷重時に不安定となるため，足部の回内で代償して安定させる歩容となる（図3-9）．

治療は，足部回内歩行を是正することで歩行時の足の痛みを消失させ，外反母趾などの足部変形の進行を止めることができる．

2）アキレス腱周囲炎
（Achilles paratendinitis）

アキレス腱への伸張負荷が繰り返されることで，アキレス腱だけでなく，腱の被膜であるパラテノンやアキレス腱滑液包に炎症が起こり，疼痛をきたす．

近位方向と遠位方向の両方向から伸張負荷がアキレス腱に加わるような歩行では，伸張負荷が強いため炎症が起こりやすい．

第3章 足 部

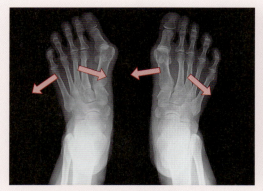

A：横アーチ低下．開張足．外反母趾

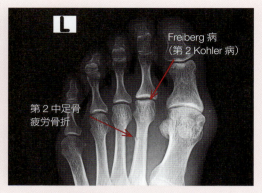

B：中足骨の骨頭壊死からFreiberg病に進行

図3-4　Freiberg病（第2 Kohler病）

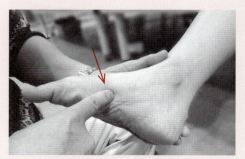

A：長腓骨筋腱停止部リスフラン関節の圧痛

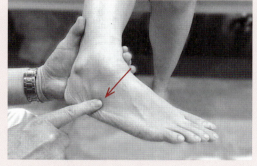

B：長腓骨筋腱立方骨足底進入部の圧痛

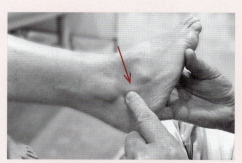

C：長腓骨筋腱腱鞘の圧痛と腫脹

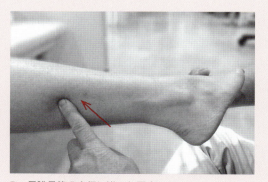

D：長腓骨筋の走行に沿った圧痛

図3-5　長腓骨筋の圧痛

1．足の痛み —— 2）アキレス腱周囲炎

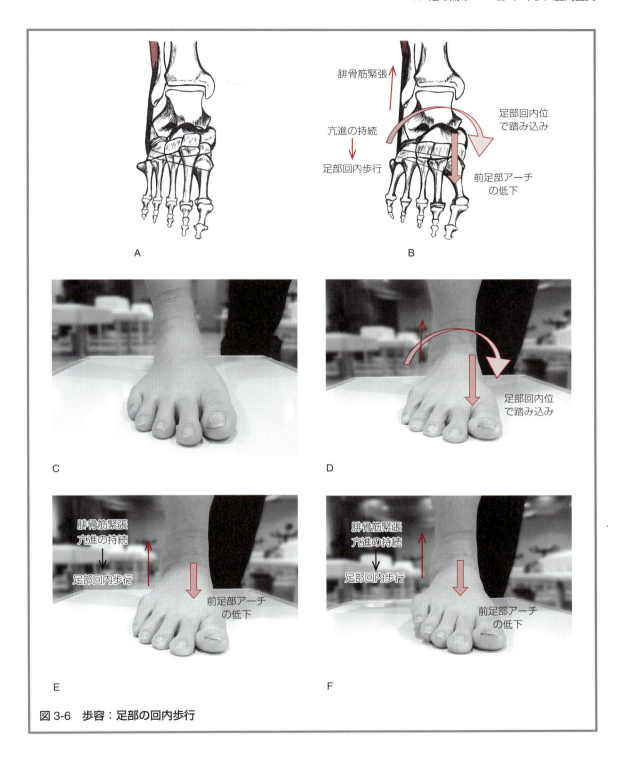

図 3-6　歩容：足部の回内歩行

第3章 足部

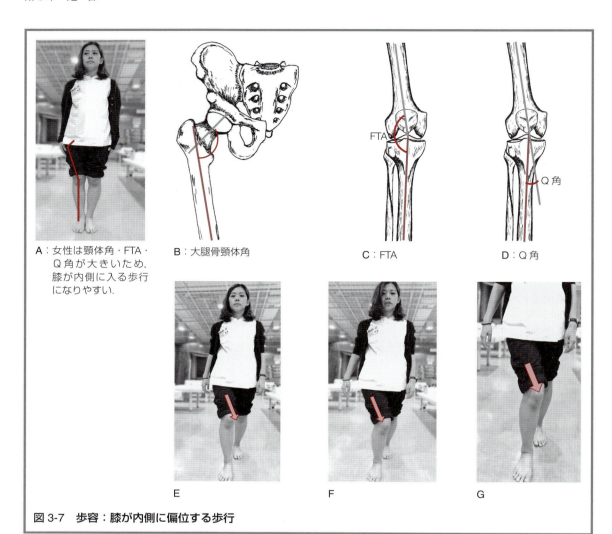

A：女性は頸体角・FTA・Q角が大きいため,膝が内側に入る歩行になりやすい.
B：大腿骨頸体角
C：FTA
D：Q角

E　　　　　　F　　　　　　G

図3-7　歩容：膝が内側に偏位する歩行

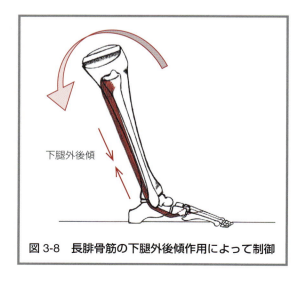

下腿外後傾

図3-8　長腓骨筋の下腿外後傾作用によって制御

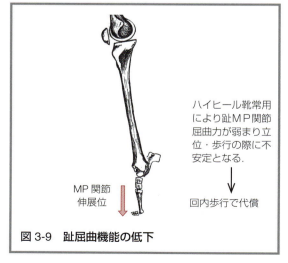

ハイヒール靴常用により趾MP関節屈曲力が弱まり立位・歩行の際に不安定となる.

↓

回内歩行で代償

MP関節伸展位

図3-9　趾屈曲機能の低下

1. 足の痛み ── 3) シーバー病

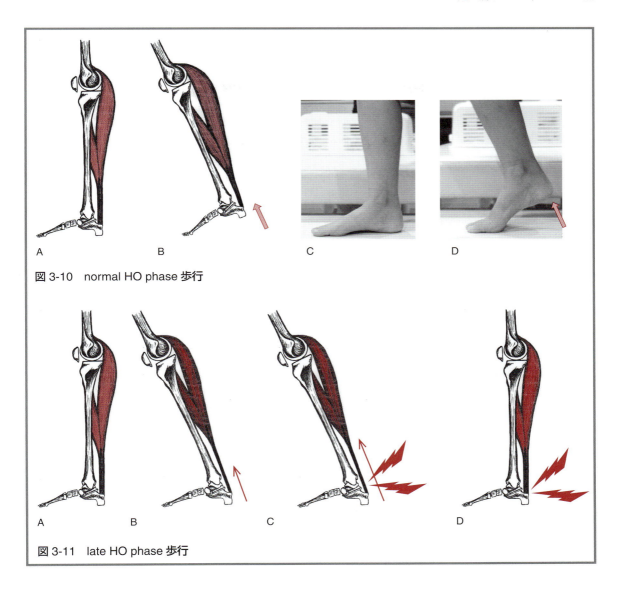

図 3-10　normal HO phase 歩行

図 3-11　late HO phase 歩行

　立脚中期（mid stance：MS）から踵離床期（heel off：HO）にかけて踵部の離床が遅いと，下腿の前傾によりアキレス腱の遠位方向へ伸張負荷が加わる．同時に，このとき下腿三頭筋の収縮も起こるため，近位方向へも伸張負荷が加わる（図 3-10，11）．

　アキレス腱付着部の踵骨後方や，アキレス腱滑液包に圧痛があり，腓腹筋に筋緊張亢進がみられる（図 3-12）．

　歩行の MS から HO にかけての踵部の離床を速めることで，治療と再発予防を行う．

3) シーバー病 (Sever disease)

　踵骨骨端線に伸張負荷が繰り返し加わると，骨端線に炎症が起こり，さらに骨端核の骨壊死をきたす（図 3-13）．

　スポーツ活動によって発症することが多いが，その歩容はアキレス腱周囲炎と同じく，MS から HO にかけて踵部の離床の遅い歩行が多い（図 3-11）．

第 3 章 足 部

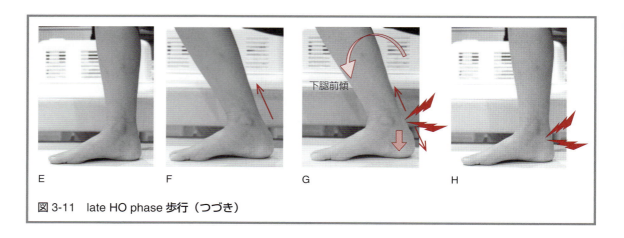

図 3-11　late HO phase 歩行（つづき）

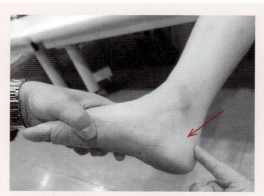

A：踵骨後方の圧痛

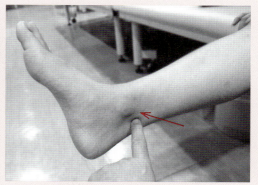

B：アキレス腱滑液包の圧痛

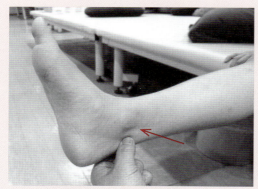

C：アキレス腱滑液包の圧痛

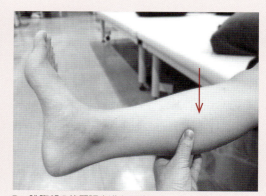

D：腓腹部の筋緊張亢進と圧痛

図 3-12　踵骨後方，アキレス腱滑液包，腓腹筋の圧痛

1．足の痛み —— 4) 後脛骨筋腱炎

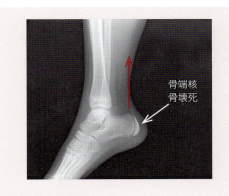

図 3-13　シーバー病

その伸張力は，アキレス腱よりも脆弱な踵骨骨端線に負荷が集中する．

アキレス腱周囲炎と同様に，歩行の MS から HO にかけての踵部の離床を速めることで，治療と再発予防を行う．

4) 後脛骨筋腱炎 (tinialis posterior tendinitis)

後脛骨筋の過剰緊張はその腱に伸張負荷を与え，やがて腱炎をきたす．

足圧が足底の外側に集中した歩行では，後脛骨

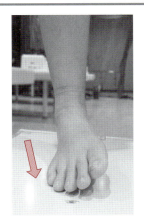

A

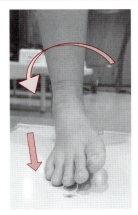

B：下腿が外側へ傾斜しているので後脛骨筋の過剰緊張をきたしやすい

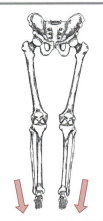

C：両足ともに外部外側荷重

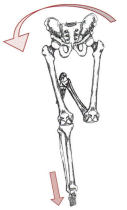

D：片脚起立時．体幹が外側へ傾斜

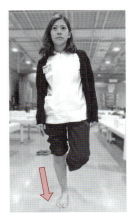

E

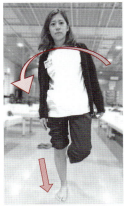

F：体幹が外側へ傾斜

図 3-14　足部外側荷重

第3章 足部

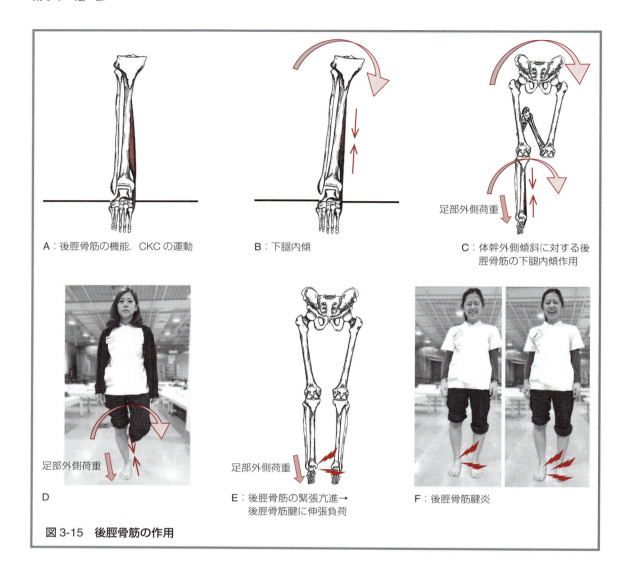

A：後脛骨筋の機能．CKCの運動
B：下腿内傾
C：体幹外側傾斜に対する後脛骨筋の下腿内傾作用
D：足部外側荷重
E：後脛骨筋の緊張亢進→後脛骨筋腱に伸張負荷
F：後脛骨筋腱炎

図3-15　後脛骨筋の作用

筋の緊張が高くなる．このような足部外側荷重の歩行では下腿が外側に傾斜するため，後脛骨筋の制御作用が働いて緊張が高まる（図3-14，15）．

後脛骨筋腱に沿って圧痛がみられる（図3-16）．この状態でスポーツ活動を行っていると，後脛骨筋起始部骨膜にも伸張負荷が加わり，骨膜に炎症を起こして脛骨骨膜炎（シンスプリント）をきたす（図3-17）．

後脛骨筋腱の通過する足根管に炎症が波及して足根管症候群をきたすこともある．足底管には後脛骨筋腱のほか長母趾屈筋腱，長趾屈筋腱，脛骨神経，脛骨動静脈が通過する（図3-18）．

足部外側荷重歩行を是正することで治療と再発予防を行う．

5) 有痛性外脛骨 (tibiale externum)

舟状骨の内側に存在する先天性の過剰骨を外脛骨といい，舟状骨と線維性に結合している（図3-19）．

後脛骨筋腱が付着していることも多いため，後脛骨筋の緊張亢進によって結合部に伸張負荷が加わると疼痛を呈する（図3-20）．

1．足の痛み —— 5）有痛性外脛骨

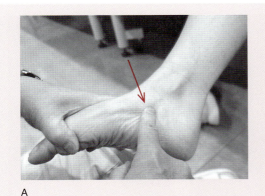

A

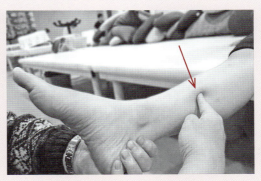

B

図 3-16　後脛骨筋腱に沿った圧痛

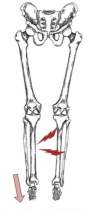

A：下腿外側荷重．後脛骨筋の緊張亢進→脛骨骨膜に伸張負荷

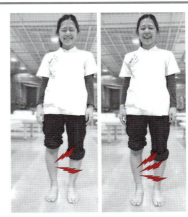

B：脛骨骨膜炎（シンスプリント）

図 3-17　脛骨骨膜炎（シンスプリント）

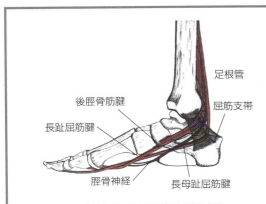

A：後脛骨筋腱は足根管を通過する．

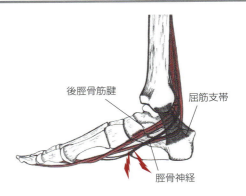

B：後脛骨筋腱鞘炎の炎症が波及して足根管症候群をきたすこともある．

図 3-18　足根管症候群

105

第3章 足 部

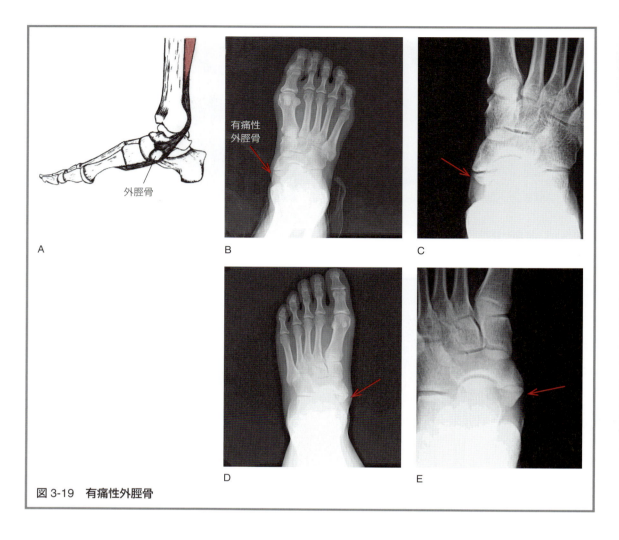

図 3-19　有痛性外脛骨

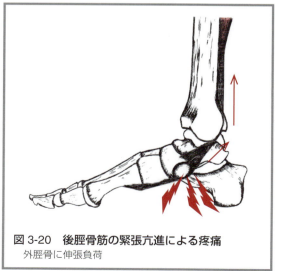

図 3-20　後脛骨筋の緊張亢進による疼痛
外脛骨に伸張負荷

また，足部外反捻挫により線維性結合が損傷して疼痛を呈することも少なくない．

後脛骨筋の緊張が起こりやすい足部外側荷重歩行を是正することで，治療と再発予防を行う．

6）足底筋膜炎（planter fasciitis）

足底筋群の緊張亢進により，足底部の疼痛や，付着している踵部の疼痛をきたす．足底筋膜に圧痛がみられる（図 3-21）．

趾屈曲力の強いグリップ歩行にみられる（図 3-22）．また，荷重時に足のアーチが低下する歩行では，足底筋群が伸張されるため筋伸張反射により緊張の亢進が起こる（図 3-23）．

1. 足の痛み —— 7) 二分種子骨

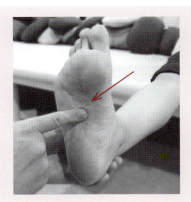
A：足底筋膜の圧痛

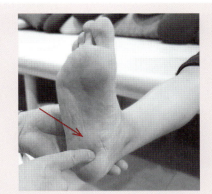
B：踵骨足底面内側の圧痛

図 3-21　足底筋膜炎

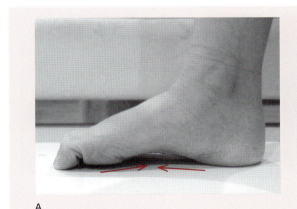
A

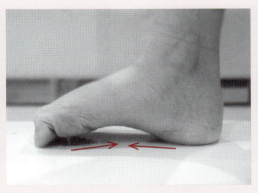
B

図 3-22　趾グリップ歩行

この歩行が繰り返されると，やがて付着部である踵骨に牽引性の骨棘が形成され，踵骨骨棘を呈する（図 3-24）．

7) 二分種子骨 (sesamoid bifida)

第 1 中足骨頭足底側の内側と外側に 2 つの種子骨が存在する．この種子骨は短母趾屈筋腱に付着して，中足趾節（metatarsal phalangeal：MP）関節運動時に滑走する．二分種子骨の多くは，疲労骨折が起こって二分することが多い（図 3-25）．

歩行の HO から足指離床期（toe off：TO）にか

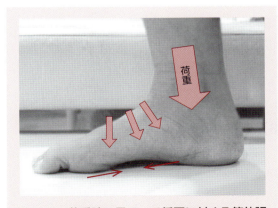
図 3-23　荷重時の足アーチ低下に対する筋伸張反射

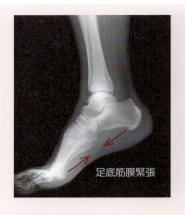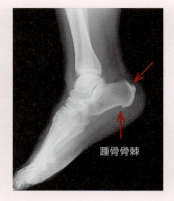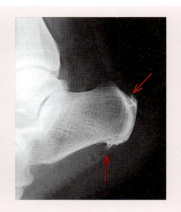

図 3-24 踵骨骨棘

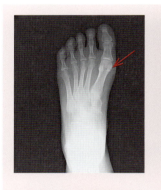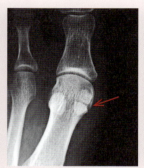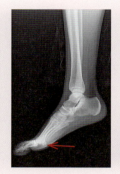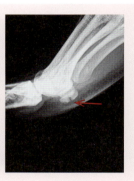

図 3-25 二分種子骨

けての荷重時間が長く，母趾球に荷重が集中するような歩行では，種子骨に疲労骨折が生じやすい（図 3-26〜28）．足底の種子骨部に圧痛がみられる（図 3-29）．

短母趾屈筋の緊張が弛緩する歩行に是正することで，母趾球部の疼痛に対する治療を行う．

8）モートン病（Morton disease）

内側足底神経と外側足底神経の合流部に神経瘤が形成され，歩行時疼痛をきたすものをモートン病という．第3中足骨頭と第4中足骨頭の間に圧痛と Tinel 徴候がみられる（図 3-30）．

歩行の HO から TO にかけての荷重時間が長く，小趾球に荷重が集中するような歩行では，内側足底神経と外側足底神経の合流部に荷重負荷が集中する（図 3-31）．

このような歩行を是正することで，歩行時の疼痛を治療する．歩行が是正されると，やがて神経瘤も治癒していく．

9）痛風（gout）

高尿酸血症を基盤として全身性に発症する関節炎であり，急性発作時は激痛を呈することが知られている．母趾 MP 関節，リスフラン関節，アキレス腱，距骨下関節，膝関節など下肢に好発する．

高尿酸血症は，細胞の核酸合成における代謝異

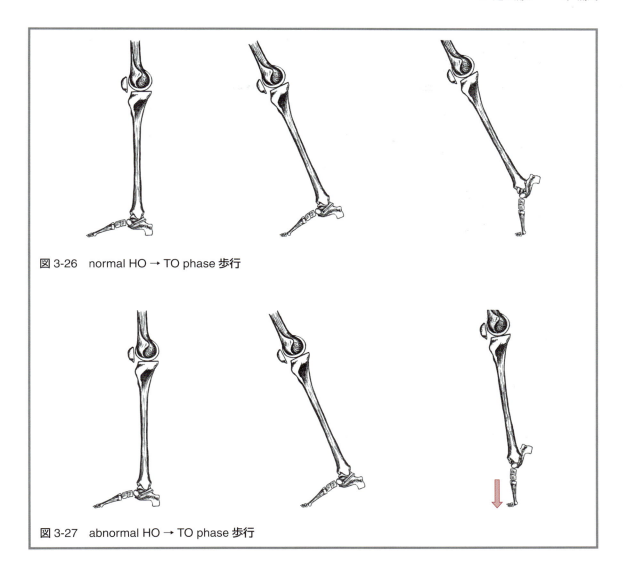

図 3-26　normal HO → TO phase 歩行

図 3-27　abnormal HO → TO phase 歩行

常による尿酸の過剰産生が原因と考えられている.過剰産生された尿酸は結晶として関節内に沈着するが,この結晶が関節運動によって剥がれると生体防御機構による炎症反応が起こり,急性発作を惹起する.

局所の発赤・腫脹・発熱・疼痛などの炎症症状を呈する.

酸性尿では尿酸の排泄率が低下するため,尿を産生化するアルコールの多量摂取や,発汗過多にもかかわらず水分摂取不足は血液中の尿酸濃度を濃縮させるため,高尿酸血症の誘因となる.

非ステロイド性消炎鎮痛剤(NSAIDs:non steroidal anti imframmation drugs)内服により炎症発作を沈静化させ,尿酸合成阻害剤の長期服用によって血中尿酸値をコントロールする.

合併症として腎機能障害,虚血性心疾患などが知られている.

第3章 足　部

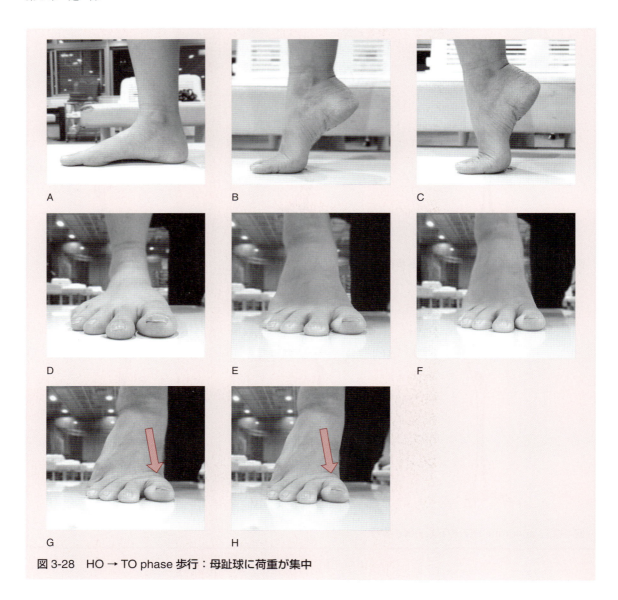

図 3-28　HO → TO phase 歩行：母趾球に荷重が集中

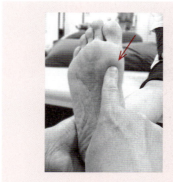
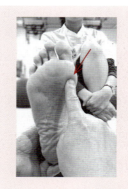
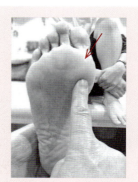

図 3-29　母趾種子骨の圧痛

1. 足の痛み —— 9) 痛風

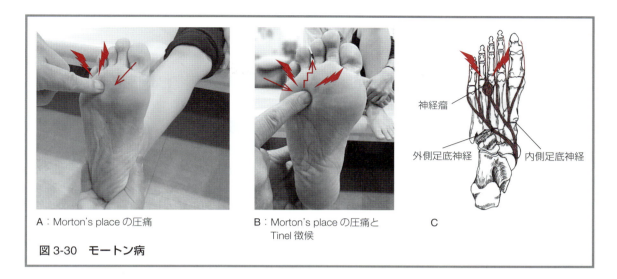

A：Morton's place の圧痛
B：Morton's place の圧痛と Tinel 徴候
C

図 3-30　モートン病

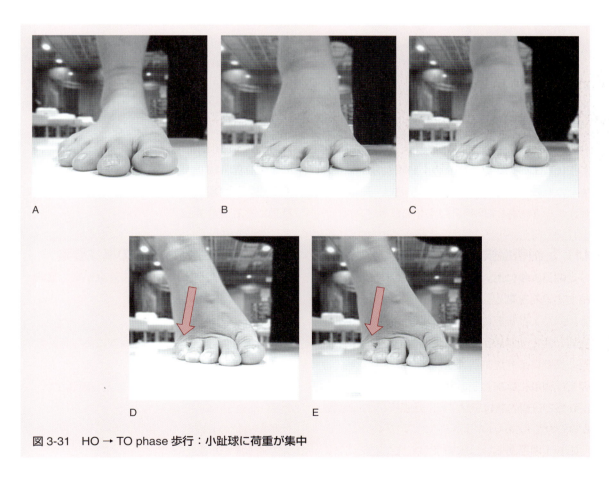

図 3-31　HO → TO phase 歩行：小趾球に荷重が集中

第3章　足　部

10）下肢の動脈閉塞性疾患

　下肢の動脈が狭窄すると，血液の需要に対する供給が不足するため下肢の運動時に疼痛が起こる．とくに歩行時に疼痛が出現し，休息により軽減する間欠性跛行という症状が特徴的である．

　動脈狭窄が進行すると，安静時にも疼痛をきたし，難治性下腿皮膚潰瘍，下肢のチアノーゼ，趾の爪変形などを呈し，足背動脈などの下肢の動脈拍動触知が困難となる．

　血管拡張剤による血行改善や，血管外科による血行再建術が行われる．

閉塞性動脈硬化症
（ASO：arterio sclerotic obliterans）

　糖尿病に伴う全身血管の粥状硬化が下肢の動脈に起こるものである．

閉塞血栓性血管炎
（TAO：thrombo angitis obliterans）

　喫煙によって起こる四肢の小動脈血栓が下肢に生じたものである．バージャー病（Buerger disease，ビュエルガー病ともいう）ともいわれる．

11）足根管症候群 （tarsal tunnel syndrome）

　足関節内側において，内果と踵骨とこれらを連結する屈筋支帯からなる管腔を足根管といい，脛骨神経および後脛骨筋腱・長母趾屈筋腱・長趾屈筋腱と脛骨動静脈が通る（図 3-18 参照）．この管腔の狭窄により脛骨神経が絞扼されると，脛骨神経支配領域に疼痛と知覚鈍麻を呈する．足底のしびれ感と夜間灼熱痛を呈する．足根管に Tinel 徴候がみられる．

　距骨下関節あるいは腱鞘炎から発生したガングリオンや，足関節外反捻挫受傷時の血腫，変形性足関節症の骨棘などが原因となり狭窄する．

　狭窄の原因となるものを除去することが治療で

あるが，神経絞扼症状が強い場合は，足根管の開放手術が行われる．

2. 足関節と足の機能解剖

1）足の骨構成 （図 3-32 A，B）

　後足部は距骨と踵骨からなる．

　中足部は舟状骨，立方骨，第 1・2・3 楔状骨からなる．前足部は第 1〜5 中足骨と趾骨（基節骨，中節骨，末節骨）からなる．

2）足のアーチ

　内側縦アーチは，踵骨，距骨，舟状骨，第 1 楔状骨，第 1 中足骨からなる（図 3-33）．

　外側縦アーチは踵骨，立方骨，第 5 中足骨からなる（図 3-34）．

　中足部横アーチは第 1〜3 楔状骨，立方骨からなり，前足部横アーチは第 1〜5 中足骨からなる（図 3-35）．

windlass mechanism

　足趾を背屈（伸展）させると足底筋群が牽引され，その巻き上げ現象により足の縦アーチが高くなる機構である（図 3-36）．

3）足関節（距腿関節）の構成要素

　距腿関節は距骨滑車に内果・外果が載る形状であるため鞍関節である．

内果 （medial malleolus）

　脛骨遠位の骨隆起で，後方内側に後脛骨筋腱の通る溝がある．

　関節面は関節軟骨で覆われている（図 3-37）．

外果 （lateral malleolus）

　腓骨遠位の骨隆起で，後方外側に長・短腓骨筋腱の通る溝がある．

　関節面は関節軟骨で覆われている（図 3-37）．

脛腓靱帯 （tibiofibular ligament）

　遠位脛腓関節を結ぶ靱帯で，前方と後方に存在

2. 足関節と足の機能解剖 ── 3）足関節（距腿関節）の構成要素

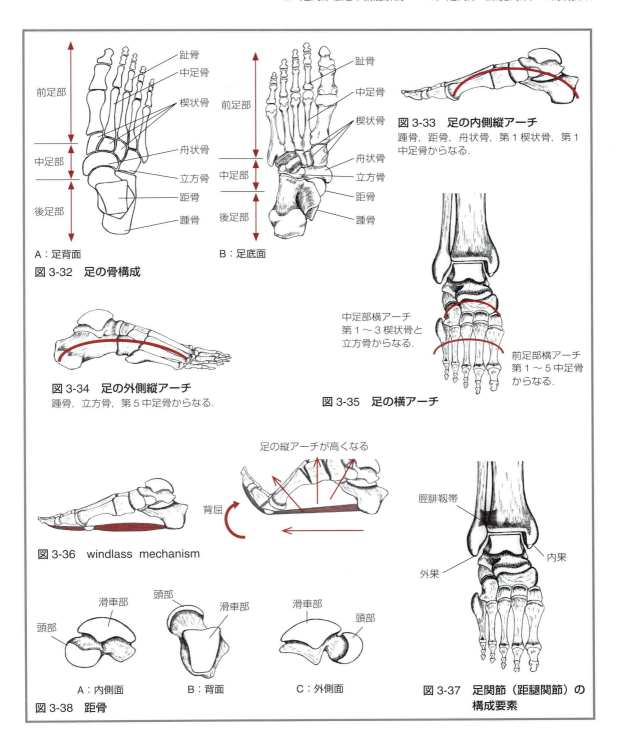

図 3-32 足の骨構成
A：足背面
B：足底面

図 3-33 足の内側縦アーチ
踵骨，距骨，舟状骨，第1楔状骨，第1中足骨からなる．

図 3-34 足の外側縦アーチ
踵骨，立方骨，第5中足骨からなる．

図 3-35 足の横アーチ
中足部横アーチ：第1～3楔状骨と立方骨からなる．
前足部横アーチ：第1～5中足骨からなる．

図 3-36 windlass mechanism

図 3-37 足関節（距腿関節）の構成要素

図 3-38 距骨
A：内側面
B：背面
C：外側面

する（図 3-37）．

距骨（talus）

頭部・頸部・体部・滑車部からなり，頭部前面・体部下面・滑車部背面が関節面となっており，関節軟骨で覆われている．

滑車部は前方が広く後方が狭い（図 3-38）．

113

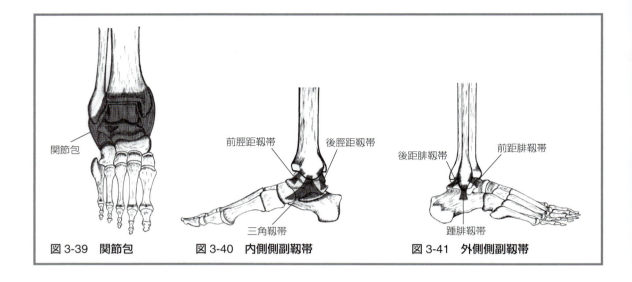

図 3-39　関節包　　　図 3-40　内側側副靭帯　　　図 3-41　外側側副靭帯

関節包（capcele）

内壁は滑膜に覆われ，内腔は滑液で潤っている．関節包の前方部分は足関節前方筋群の腱と癒着しており，足関節背屈時には近位方向に引かれ，関節腔にはさまれない仕組みになっている（図3-39）．

内側側副靭帯（medial collateral ligament）（図3-40）

前脛距靭帯（anterior talo tibial ligament）：内果前縁と距骨頸部を結び，底屈位で外反を制御する．

三角靭帯（deltoid ligament）：内果と舟状骨・踵骨載距突起を結び，中間位で外反を制御する．

後脛距靭帯（posterior talo tibial ligament）：内果後縁と距骨体部後方を結び，背屈位で外反を制御する．

外側側副靭帯（lateral collateral ligament）（図3-41）

前距腓靭帯（anterior talo fibular ligament）：外果前縁と距骨頸部を結び，底屈位で内反を制御する．

踵腓靭帯（calcaneo fibular ligament）：外果と踵骨を結び，中間位で内反を制御する．

後距腓靭帯（posterior talo fibular ligament）：外果後縁と距骨体部後方を結び，背屈位で内反を制御する．

4）足部の関節

足根間関節

距踵関節（距骨下関節）（図3-42）

距骨と踵骨からなる関節．

踵骨（calcaneus）：内側には載距突起があり，後方にはアキレス腱の停止する踵骨結節がある．

距踵関節には足根洞が開口し，骨間距踵靭帯が介在する．

距舟関節（図3-43）

距骨頭部と舟状骨の間の関節．

踵立方関節（図3-43）

踵骨と立方骨の間の関節．

楔舟関節（図3-43）

楔状骨と舟状骨の間の関節．

楔間関節（図3-43）

楔状骨間の関節．

楔立方関節（図3-43）

第3楔状骨と立方骨の間の関節．

ショパール（Chopart）関節（図3-43）

後足部と中足部の間の関節．

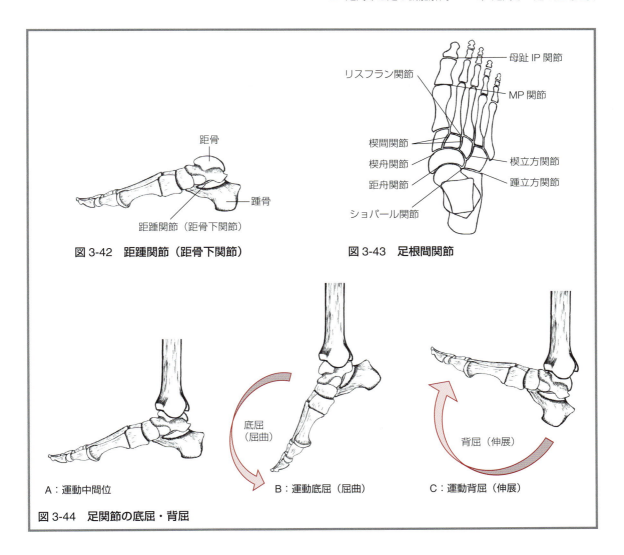

図 3-42 距踵関節（距骨下関節）

図 3-43 足根間関節

図 3-44 足関節の底屈・背屈

リスフラン（Lisfranc）関節（図 3-43）
中足部と前足部の間の関節.

趾骨間関節

中足趾節（MP：metatarsal phalangeal）関節
（図 3-43）
中足骨と趾節骨の間の関節.

指節間（IP：inter phalangeal）関節（図 3-43）
趾節骨間の関節.
これらの関節の関節面は関節軟骨で覆われている.

5）足関節・足の運動定義

底屈（屈曲）と背屈（伸展）（図 3-44）
運動軸は内果最下端と外果最膨隆部を結んだ線で，水平面より約 15°の外側傾斜がある．

運動面は矢状面より約 15°の外側傾斜をもつ面．底屈（屈曲）45°，背屈（伸展）20°．

内転（adduction）と外転（abduction）（図 3-45）
運動軸は下腿長軸であり，運動面ともに水平面にある．内転 20°，外転 10°．

回内（pronation）と回外（spination）（図 3-46）
運動軸は距舟関節長軸であり，運動面は前額面

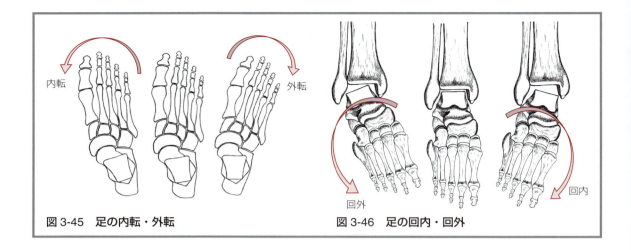

図 3-45　足の内転・外転
図 3-46　足の回内・回外

にある.

内反（varus）と外反（valgus）

　後足部の回外あるいは回外と内転の複合動作を内反，後足部の回内あるいは回内と外転の複合動作を外反という.

内返し（inversion）と外返し（eversion）

　内返しは底屈・内転・回外の，外返しは背屈・外転・回内の複合動作である.

　足部の運動定義は国によって異なり統一されていないが，わが国では主に上記の運動定義が用いられている.

6）足関節・足の筋

前方筋群

前脛骨筋（tibialis anterior）（図 3-47 A）

　深腓骨神経に支配され，主に脛骨の外縁に起始し，足背中央の伸筋支帯下を通り，足の内側から足底へ入ってリスフラン関節足底面の内側に停止する．OKC として足関節の背屈，回外に作用し（図 3-47 B），CKC として下腿前傾，内傾，足アーチ挙上に作用する（図 3-47 C, D）.

長母趾伸筋（extensor hallus longs）（図 3-48 A）

　深腓骨神経に支配され，脛骨の外縁および下腿骨間膜前面に起始し，足背中央の伸筋支帯下を通って母趾末節骨の背面に停止する．OKC として母趾背屈，足関節背屈，足アーチ挙上に作用し（図 3-48 B），CKC として下腿前傾，足アーチ挙上，母趾背屈に作用する（図 3-48 C, D）.

長趾伸筋（extensor digitorum longs）（図 3-49 A）

　深腓骨神経に支配され，脛骨の外縁と腓骨および下腿骨間膜前面に起始し，足背中央の伸筋支帯下を通って第 2〜5 趾骨の背面に停止する．OKC として第 2〜5 趾背屈，足関節背屈，足アーチ挙上に作用し（図 3-49 B），CKC として下腿前傾，足アーチ挙上，第 2〜5 趾背屈に作用する（図 3-49 C, D）.

第 3 腓骨筋（peroneus tertius）（図 3-50）

　深腓骨神経に支配され，長趾伸筋腱から分岐し，腓骨の前面に起始し，第 5 中足骨基部背面に停止する．OKC・CKC ともに足アーチの維持に作用する.

外側筋群

長腓骨筋（peroneus longs）（図 3-51 A）

　浅腓骨神経に支配され，腓骨頭に起始し，外果後方を通って立方骨外縁から足底へ入る．リスフラン関節足底面内側に停止する．OKC として足関節回内，足関節底屈（図 3-51 B），CKC として下腿外傾，内傾制御，足の回内，足アーチ低下に作

2. 足関節と足の機能解剖 —— 6）足関節・足の筋

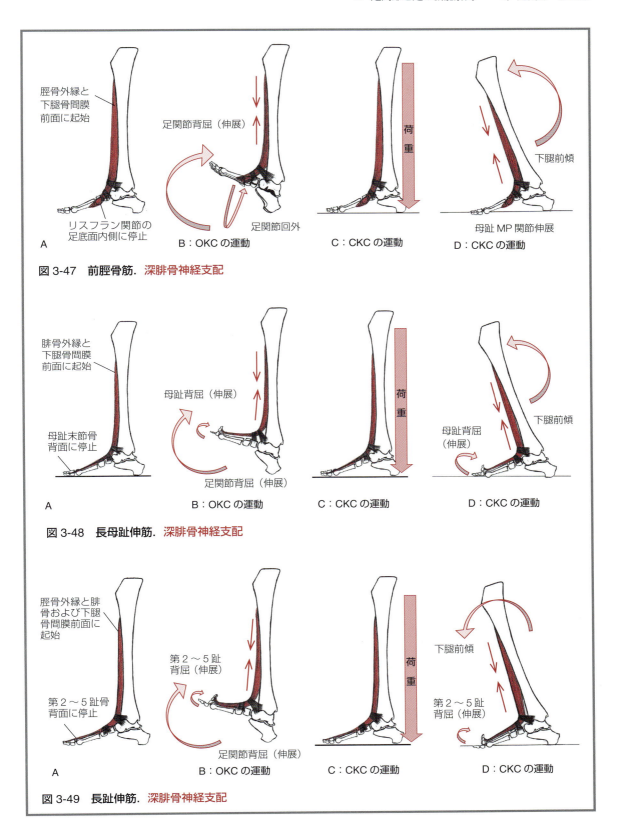

図 3-47　前脛骨筋．深腓骨神経支配

図 3-48　長母趾伸筋．深腓骨神経支配

図 3-49　長趾伸筋．深腓骨神経支配

第3章 足部

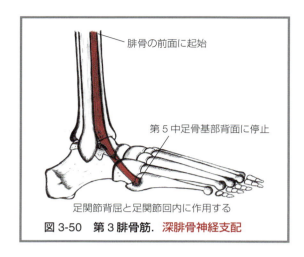

図 3-50 第3腓骨筋．深腓骨神経支配

用する（図 3-51 C, D）．

短腓骨筋（peroneus brevis）（図 3-52 A）

浅腓骨神経に支配され，腓骨外縁に起始し，第5中足骨基部に停止する．OKC として足関節回内，足関節底屈（図 3-52 B），CKC として下腿の外後傾，内傾制御，足アーチ維持に作用する（図 3-52 C, D）．

後方筋群

下腿三頭筋（triceps tertius）（図 3-53 A，B）

脛骨神経に支配され，大腿骨内顆後面から起始する腓腹筋内側頭および大腿骨外顆後面から起始する腓腹筋外側頭と，脛骨後面から起始するヒラ

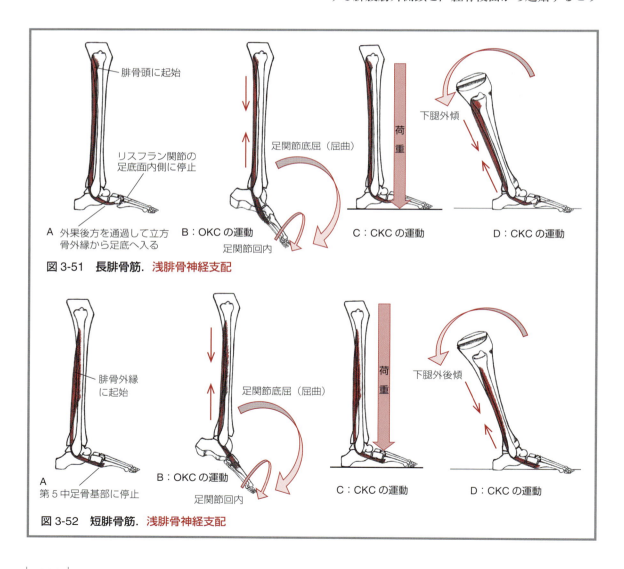

図 3-51 長腓骨筋．浅腓骨神経支配

図 3-52 短腓骨筋．浅腓骨神経支配

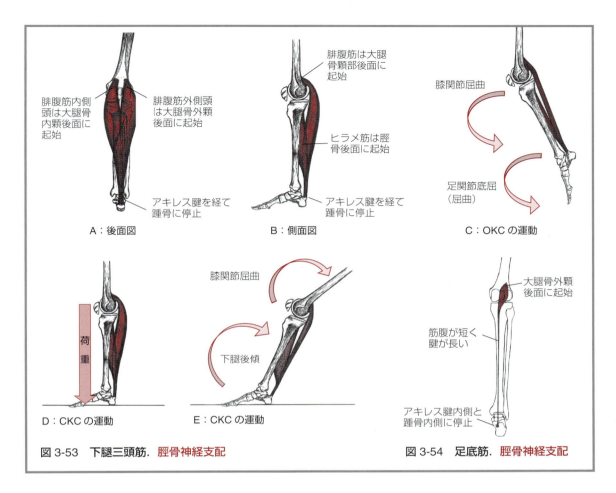

図 3-53 下腿三頭筋．脛骨神経支配

図 3-54 足底筋．脛骨神経支配

メ筋の 3 頭からなり，すべてアキレス腱を経て踵骨に停止する．OKC として足関節底屈，膝関節屈曲（図 3-53 C），CKC として下腿後傾，前傾制御に作用する．腓腹筋は二関節筋であり，膝関節屈曲にも作用する（図 3-53 D, E）．膝関節屈曲時は腓腹筋の作用が無効となり，ヒラメ筋のみで足関節底屈が行われる．

足底筋（plantalis）（図 3-54）

脛骨神経に支配され，大腿骨外顆後面に起始し，アキレス腱内側と踵骨内側に停止する．筋腹が短く，腱が長い筋である．足関節底屈に作用する．

内側筋群

後脛骨筋（tibialis posterior）（図 3-55 A）

脛骨神経に支配され，脛骨後面・腓骨後面・下腿骨間膜後面に起始して足根管を通り，舟状骨とリスフラン関節足底面内側に停止する．OKC として内返し（足関節底屈，足関節回外，足関節内転）に作用し（図 3-55 B），CKC として下腿後傾，前傾制御，内傾，外傾制御に作用する（図 3-55 C, D）．

長母趾屈筋（flexor hallucis longs）（図 3-56 A）

脛骨神経に支配され，腓骨後面・下腿骨間膜後面に起始し，3 つの内側筋群のうち最後方から足関節内果後方を通る．足根管内で載距突起下を通り，FDL の背面を交差して母趾底面に停止する．OKC として母趾底屈，足関節底屈，足アーチ挙上に作用し（図 3-56 B），CKC として下腿後傾，足アーチ挙上に作用する（図 3-56 C, D）．

長趾屈筋（flexor digitorum longs）（図 3-57 A）

脛骨神経に支配され，脛骨後面に起始し，内果

第3章 足部

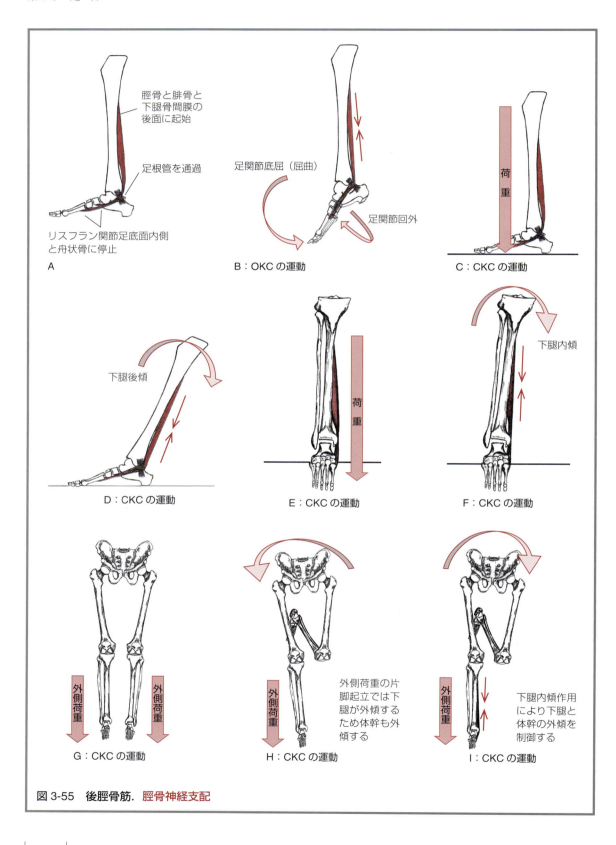

図 3-55 後脛骨筋．胫骨神経支配

2. 足関節と足の機能解剖 —— 6）足関節・足の筋

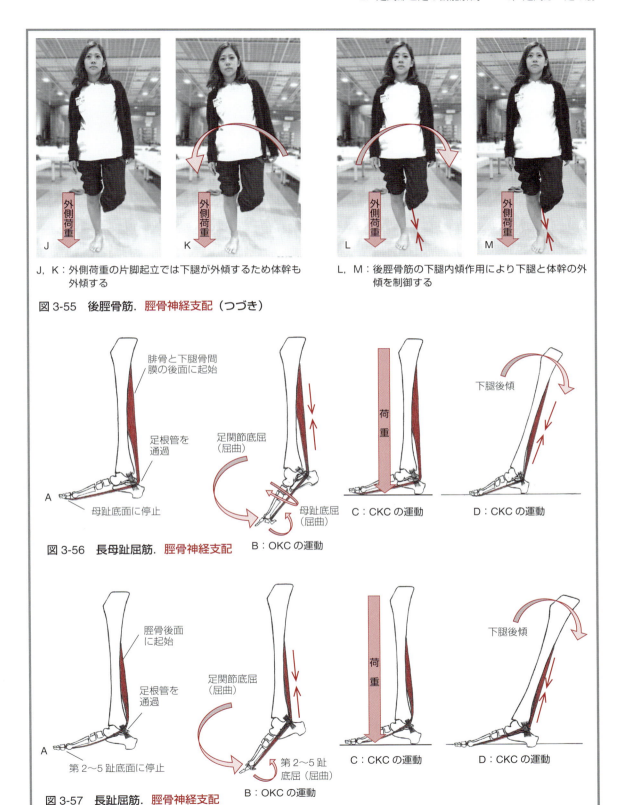

J, K：外側荷重の片脚起立では下腿が外傾するため体幹も外傾する

L, M：後脛骨筋の下腿内傾作用により下腿と体幹の外傾を制御する

図 3-55　後脛骨筋. 脛骨神経支配（つづき）

図 3-56　長母趾屈筋. 脛骨神経支配

図 3-57　長趾屈筋. 脛骨神経支配

121

第3章 足　部

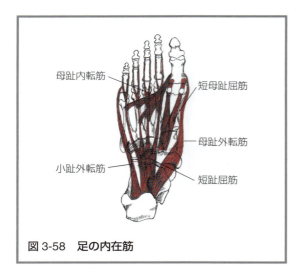

図 3-58　足の内在筋

後方から足根管内を通って足底へ入る．FHL の足底側を通って第 2〜5 趾底面に停止する．OKC として第 2〜5 趾底屈，足関節底屈（図 3-57 B），CKC として下腿後傾，足アーチ挙上に作用する（図 3-57 C，D）．

内在筋（図 3-58）

足の内部に起始・停止がある筋で，外来筋とは区別される．

母趾内転筋，母趾外転筋，短母趾屈筋，短母趾伸筋，短趾屈筋，短趾伸筋，小趾外転筋，短小趾屈筋，小趾対立筋，足底方形筋，骨間筋，虫様筋，足底筋膜である．

これら足の内在筋は，足のアーチ形成・維持や趾の運動を行う．

7）支帯と足根管

伸筋支帯および屈筋支帯（図 3-59 A，B）

筋収縮時に腱が浮上せず一定の位置を走行するために存在する．

足根管（tarsal tunnel）（図 3-60）

内果，踵骨，屈筋支帯からなる管腔で，内腔を

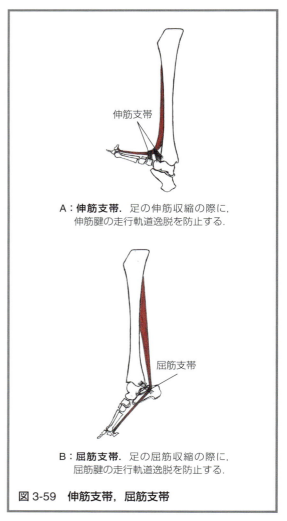

A：伸筋支帯．足の伸筋収縮の際に，伸筋腱の走行軌道逸脱を防止する．

B：屈筋支帯．足の屈筋収縮の際に，屈筋腱の走行軌道逸脱を防止する．

図 3-59　伸筋支帯，屈筋支帯

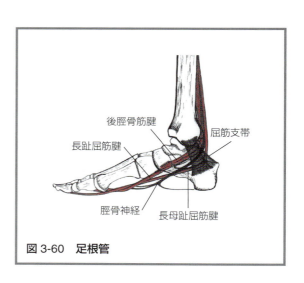

図 3-60　足根管

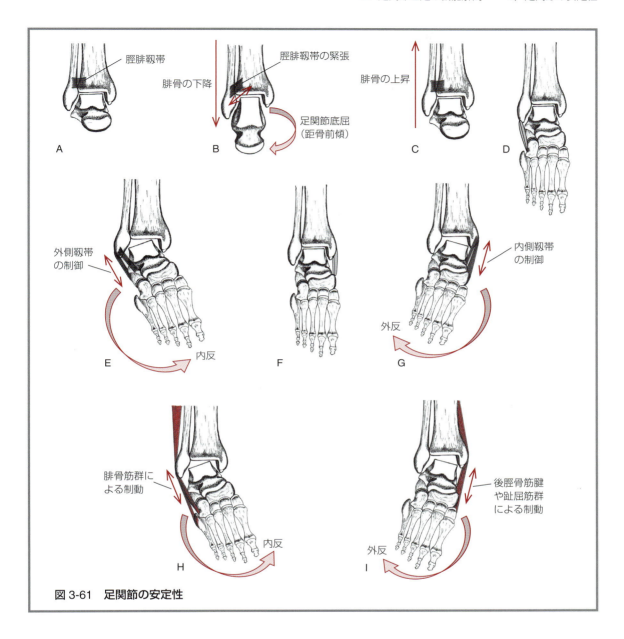

図 3-61 足関節の安定性

後脛骨筋腱・長母趾屈筋腱・長趾屈筋腱と脛骨神経・脛骨動静脈が通過する．足関節底屈時に屈筋腱の逸脱を防止する．

8）足関節の安定性（図 3-61）

骨性の制動

距骨滑車は前方が広いため，背屈位では内果・外果にはさまれて足関節が安定する．底屈位では腓骨筋に伸張され腓骨が下降するため，脛腓靱帯が緊張して安定する（図 3-61 A, B）．

靱帯の制動

外側靱帯は内反を制御し（図 3-61 E），内側靱帯は外反を制御する（図 3-61 G）．底屈位では前距腓靱帯と前脛距靱帯が緊張し，背屈位では後距

第3章 足　部

腓靱帯と後脛距靱帯が緊張する.

筋性の制動

回外・内反・内転位では腓骨筋腱が制動し（図3-61 H）, 回内・外反・外転位では後脛骨筋腱, 長母趾屈筋腱, 長趾屈筋腱が制動する（図3-61 I）.

3. 足部痛を生じる疾患

足部は, 衝撃吸収機能と, 推進力を地面に伝える強力なテコとしての機能という相反する役割を果たす複雑な部位である. また, 足部は多数の骨によって構成されており, それぞれが関節をなすため, 非常に精密で繊細な機能を有する. そのため, 軽度の機能障害によっても足部および全身の筋骨格系に多大な影響を与えることを臨床上経験する.

また, 足部は唯一地面に接している部位であり, 身体全体の質量を支える土台でもあることから, 足部に加わる負担は非常に大きく疼痛を生じることが多い箇所の一つである.

一般的に, 疼痛は時間的な分類によって①急性疼痛と②慢性疼痛に分けられ, 病態生理的な分類によって①侵害受容性疼痛, ②神経因性疼痛, ③心因性疼痛に分けられる. さらに, ①の侵害受容性疼痛は内臓痛, 関連痛, 体性痛の3つに分けることが可能である[1]. 肩や腰部などの部位と比較すると, 内臓痛や関連痛による疼痛は少なく体制痛が多い（フローチャート）.

1）全身疾患による疼痛（血流障害含む）

虚血による疼痛では痛風, 糖尿病による血流障害, これによる閉塞性動脈硬化症（arteriosclerosis obliterans：ASO）や小動脈血栓による閉塞性血栓性血管炎（thorombo angitis obiliterans：TAO）の足部痛が考えられる.

また, 関節リウマチでは腫脹や関節炎および骨破壊や変形などによる痛みが考えられ, 変形では外反母趾や足趾の亜脱臼および扁平足による疼痛が多い[2].

痛風（高尿酸血症）

血液中の尿酸値が異常に高くなる高尿酸血症を基礎にして, 足趾の激しい疼痛を症状とする. 高尿酸血症による結晶が炎症を引き起こし, とくに母趾中足指節関節に多発する. 病名の由来通り, 風が吹く程度の刺激によっても疼痛が生じ, 安静時痛および運動時痛ともに激しい疼痛が特徴である.

治療は, 薬物療法と食事療法が主体となる.

関節リウマチ

原因不明の自己免疫疾患である. 主病像は慢性, 対称性, 多発性, びらん性の滑膜炎であり, これが持続する中で関節構造変化と運動機能障害が発症する. 初期の疼痛は, 腫脹や関節炎が原因であり, 病期が進むにつれ骨破壊や変形を伴う. 疼痛を生じる主な足部変形としては, ①外反母趾変形に伴う疼痛, ②足趾の脱臼に伴う有痛性胼胝, ③外反扁平足に伴う疼痛がある.

関節リウマチによる骨破壊が基盤であったとしても, メカニカルストレスを把握し, そのメカニカルストレスを軽減させるように理学療法を行えば, 疼痛の軽減が可能である. また, 足底板などのアプローチも有効であり, とくに, 入谷式足底板は歩行各相での細かい誘導が可能であるので臨床上有用である.

その他, 必要に応じて薬物療法や, 観血療法が選択される.

虚血性疾患

血流障害により, 皮膚の冷感, 感覚障害, 跛行などの症状を呈する. 皮膚潰瘍や壊死などを合併する[2]. 主にASOやTAOなどの血行障害によって生じる. 少し歩行を続けると下肢に疼痛を訴え,

124

3. 足部痛を生じる疾患 —— 2) 炎症性疾患

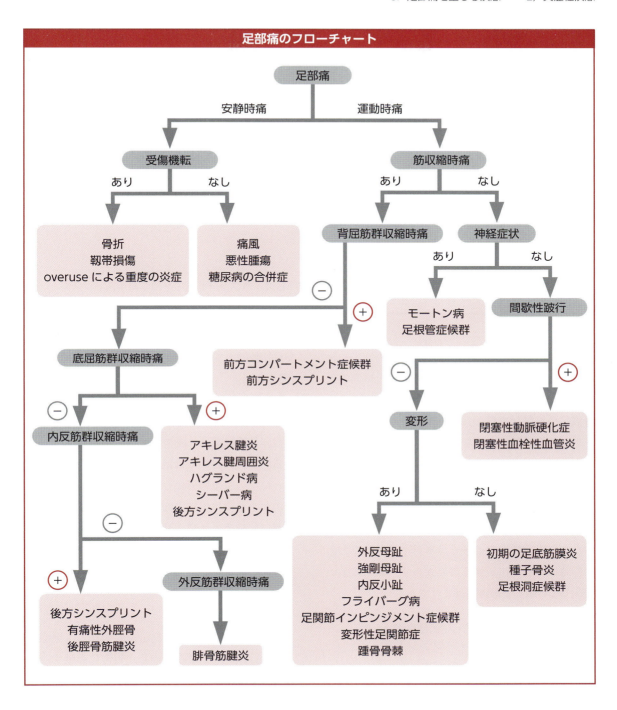

休息すれば軽減し，再び歩行すると疼痛を訴える間歇性跛行が特徴的である．

治療は，薬物療法やカテーテルによる循環改善が主であるが，病状が悪化すると切断を選択する可能性もある．

2) 炎症性疾患

1回から複数回の機械的刺激（メカニカルストレス）によって生じる炎症性疾患は多岐にわたる．代表的なものとしては腱炎や筋膜炎があげられ，

第3章 足部

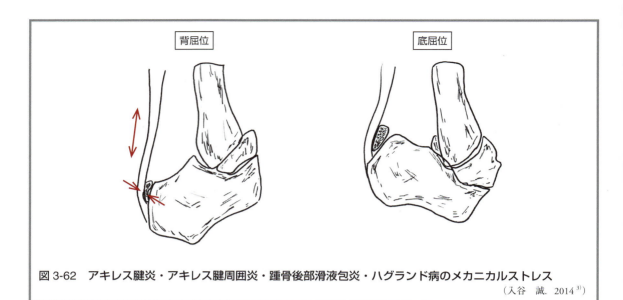

図 3-62　アキレス腱炎・アキレス腱周囲炎・踵骨後部滑液包炎・ハグランド病のメカニカルストレス
（入谷　誠．2014[3]）

腱炎ではアキレス腱およびアキレス腱周囲炎や後脛骨筋腱炎，腓骨筋腱炎，筋膜炎では足底筋膜炎がある．筋や腱のoveruseによって周囲に存在する滑液包や筋腱付着部の負担が増大し，炎症性疼痛を生じる踵骨後部滑液包炎やハグランド病も多くみられる．いずれの炎症性疾患も筋のoveruseを契機として生じるが，各疾患のメカニカルストレスは異なる．そのメカニカルストレスを軽減しない限り，安静や消炎鎮痛処置では根本的な治療にならない．炎症性疾患の多くは歩行や運動時などの動作時に疼痛が出現することが多く，非常に強い炎症でない限り安静疼痛はまれである．

アキレス腱炎・アキレス腱周囲炎・踵骨後部滑液包炎・ハグランド病

アキレス腱付着部近辺の障害には，アキレス腱の牽引刺激による踵骨付着部の微小損傷の繰り返しによるもの，足関節底背屈運動時に起こるアキレス腱深層と踵骨後上隆起の衝突によって起こるものなどがある．つまり，アキレス腱付着部炎ではアキレス腱への牽引ストレス，踵骨後部滑液包炎では足関節底背屈運動時の衝突，ハグランド病では比較的大きな踵骨後上隆起による圧迫である[3]（図 3-62）．

後脛骨筋腱炎（後方シンスプリント）

後脛骨筋腱炎は，後脛骨筋のoveruseにより発症する．歩行においては足圧中心が内方に移動することによって下腿外傾が増大し，その下腿外傾を制御するために下腿内傾作用を有する後脛骨筋が過剰に収縮する結果，腱の炎症や後方シンスプリントが生じる（図 3-63 A）．また，矢状面上では底屈運動増大が観察される．

腓骨筋腱炎

腓骨筋腱炎は，腓骨筋のoveruseによって発症する．歩行においては足圧中心が外方に移動することによって下腿内傾が増大し，その下腿内傾を制御するために下腿外傾作用を有する腓骨筋が過剰に収縮する結果，腓骨筋腱炎が生じる（図 3-63 B）．

前方コンパートメント症候群

下腿は筋区画（コンパートメント）によって前方，後方，内側，外側に分別することができ，下腿前

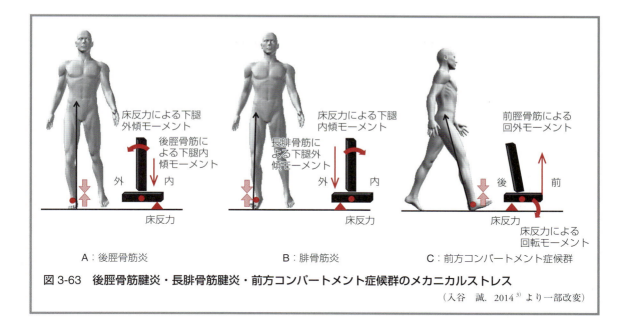

図 3-63　後脛骨筋腱炎・長腓骨筋腱炎・前方コンパートメント症候群のメカニカルストレス

(入谷　誠．2014[3]）より一部改変）

方コンパートメントの内圧上昇によって筋，血管および神経が障害される現象を総称して前方コンパートメント症候群という．

コンパートメント症候群は急性型と慢性型に分類可能で，急性型は骨折や挫傷による大量出血や腫脹を起因とし，慢性型は筋肉のoveruseによる筋の浮腫や肥大によって生じる．明らかな外傷がない場合は慢性型の前方コンパートメント症候群が考えられ，下腿前方コンパートメントに位置する足関節背屈筋のoveruseによって発症することが多い．足関節背屈筋は身体重心が後方にあり，床半力モーメントが足関節の後方を通過した場合，足関節には底屈方向の回転モーメントが加わり，釣り合うように足関節背屈筋が過剰に収縮する結果，下腿前方の慢性型コンパートメント症候群が生じる[4]（図3-63 C）．

足底筋膜炎・踵骨骨棘

足底筋膜へのメカニカルストレスについては，3つのものが局所的に考えられる．

1つ目は足底筋膜への伸張ストレスで，足底筋膜

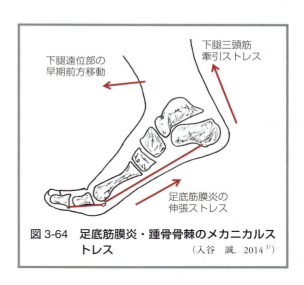

図 3-64　足底筋膜炎・踵骨骨棘のメカニカルストレス

(入谷　誠．2014[3]）

の伸張性が低下すると助長される．

2つ目は下腿三頭筋牽引ストレスによる早期踵離地で，過度なMP関節伸展が強いられ，下腿三頭筋の伸張性低下も助長されることになる．

3つ目は下腿遠位部の早期前方移動により距骨が後方に入り込み足関節背屈が強いられ，足底筋膜への伸張ストレスの一助となる[4]（図3-64）．足底筋膜に持続的な牽引ストレスが生じると，付着部

第3章　足　部

である踵骨に骨棘が形成され疼痛の原因となる.

足根洞症候群

　足根洞症候群とは，足関節捻挫後に継続する後足部外側の疼痛および腓骨外果部の前方にある足根洞外側出口の圧痛を訴えるもので，1958年O'Connor[5]により提唱された．この症候群には種々の疾患が含まれており，骨間距踵靭帯の損傷による滑膜炎を主体とする慢性炎症，損傷部への神経終末の侵入，骨間距踵靭帯の機能不全が原因とされている[6].

　歩行時のメカニカルストレスとしては，後足部の回内運動増大による足根洞への圧縮応力によって疼痛が生じることが多い.

有痛性外脛骨

　外脛骨は足部過剰骨の中で最も頻度が高く，後脛骨筋腱が付着する舟状骨内側後方にみられる．好発年齢は10〜15歳くらいの成長期で，急激な運動負荷や外傷を契機として後脛骨筋腱による外脛骨への牽引ストレスが増大すると同部位に疼痛が生じる．外反扁平足を合併することが多い．多くは後足部や中足部の回内運動増大，とくに舟状骨内側の下制によって後脛骨筋腱への牽引ストレスが増大し，外脛骨に疼痛が生じる.

種子骨障害

　第1中足骨頭底面にある種子骨が二分していたり，疲労骨折，骨壊死，関節症および炎症を生じて疼痛が生じる．内側種子骨に多い．母趾への過剰な圧縮ストレスや種子骨に付着する筋の過剰な収縮によって種子骨周囲に炎症が生じる．母趾種子骨の荷重増大による疼痛なのか，種子骨に付着する筋のoveruseによる種子骨を二分するストレスによる疼痛なのかを鑑別する必要がある.

3）腫瘍性疾患

　足部に発生する骨軟部腫瘍の頻度は低いが，診察時には必ず鑑別疾患として考慮すべきである．腫瘍性病変による病的骨折や出血により疼痛が出現することがある[2].

4）変形性疾患

　骨関節の変形は，頻回な関節軟骨の微小損傷が長期間にわたって加わることによって生じることが多い．身体の全質量を支えなければならない足部は，身体の微妙な動きの変化によっても微小損傷を招きやすく，荷重の加わり方や筋張力の増大によって骨棘や骨変形を助長し，インピンジメントによる疼痛やその結果生じる滑膜炎を惹起する.

変形性足関節症

　脛骨天蓋骨折などの重度な足関節内骨折後，また麻痺足などの筋力バランスの異常から生じるものなどの二次性関節症と，明らかな外傷歴がなく発症する一次性関節症とがある.

　一次性関節症は，通常脛骨内果と距骨関節面から発症し，進行すると脛骨天蓋，距骨滑車へと及ぶ．中年以上の女性は両側性に発症することが多く，構築学的に脛骨下端関節面の内反が関与していることが知られている．中高年者の変形性足関節症患者では，構築学的素因に捻挫などの外傷歴が関与し発症していると考えられる[7].

足関節インピンジメント症候群

　骨組織の衝突や軟部組織の挟み込みによる可動域制限と疼痛を引き起こす疾患である．インピンジメントは，①骨のインピンジメントと，②軟部組織性のインピンジメントの2つに分けられる．その部位より，①前外側インピンジメント，②前方インピンジメント，③前内側インピンジメント，④後方インピンジメント，⑤後内側インピンジメ

ントに分けられる[8]．足関節の不安定性がインピンジメントを引き起こす原因の一つである[9]．

外反母趾

母趾の外反変形と母趾MP関節内側の突出部（bunion）が歩行推進期に痛い，もしくは靴に当たって痛いという訴えが一般的な主訴である．しかし，外反母趾変形が進行し，開張足が進行すると第2中足骨骨頭部痛（metatalsalgia）を主訴として来院する患者も多い．さらに，母趾が第2趾の底側にもぐり込み，第2趾の槌趾変形が進行するとPIP背側に胼胝形成を生じ，同部位の疼痛にも発展する[7]．

外反母趾のメカニカルストレスとしては母趾MP関節に生じる外反ストレスである．多くは歩行時の荷重が母趾内側に集中し，母趾に対する外反ストレスが増大する．前述した開帳足も第1中足骨と第1基節骨のalignmentを外反位にさせる一要因である．

その他，趾骨の回旋変位や内側楔状骨と第1中足骨のalignment不良によっても母趾の荷重が変化し，外反ストレスを増大させることが多い．

強剛母趾

母趾MP関節の変形性関節症である．病因は中足骨骨長や骨頭の形状などが関与し発症する原発性のもの，外傷後や中足骨骨頭の離断性骨軟骨炎後に発症する続発性のものがあると考えられている．いずれも進行すると母趾中足骨骨頭背側の骨性隆起の増殖により背屈制限が生じ，歩行推進期の疼痛を引き起こす[7]．

フライバーグ病

第2～5中足骨頭の骨端症で，一般的には第2中足骨頭に生じる頻度が高い．MP関節の痛みと腫れおよび関節可動域制限を認める．

5）感染症性疾患

足部は地面と接している時間が長く，皮膚からの感染も少なくない．糖尿病やステロイド薬を内服している易感染者では，日常生活におけるケアが大切である．結核性関節炎では，熱感を伴わない疼痛や腫れが出現するため発見が遅れることがあるので注意が必要である[2]．

6）神経因性疾患

末梢神経に対して圧迫・牽引・摩擦などの機械的刺激が加わることによって神経の局所的障害をきたす．

モートン病

足のMP関節部底側で内側および外側足底神経を絞扼し，前足部に疼痛やしびれを生じる疾患である．とくに，第3趾と第4趾の間で圧迫されることが多い．神経腫などによっても絞扼されるが，中足骨横アーチの低下によって長時間の立位時や歩行時に神経が圧迫され，疼痛やしびれが生じる．

足根管症候群

脛骨神経は下腿内側を下行し，足関節内側において脛骨内果，距骨，踵骨と屈筋支帯で形成される足根管を通過する．この部位で外傷後の瘢痕やガングリオンなどの占拠性病変，足根管癒合症，長趾屈筋腱腱鞘炎，overuseにより足根管症候群が発症する．

足根管の遠位において母趾外転筋で障害を受けるものを遠位足根管症候群と呼ぶ[10]．症状としては，足関節内果から足底にかけての疼痛，時に灼熱痛と同部の知覚鈍麻を訴える．初期には間歇的であるが徐々に継続するようになる．この症状は夜間や就寝時に増悪することもある[6]．

第3章 足　部

表3-1　痛みの種類とその分類に基づく足部・足関節の代表疾患

疼痛の種類	病態病理的分類	疾患	
		急性疼痛	慢性疼痛
侵害受容性疼痛	① 全身性疾患（血流障害含む）	痛風発作（高尿酸結晶）・糖尿病	糖尿病性壊疽・関節リウマチ・閉塞性動脈硬化症（ASO）・閉塞性血管炎（TAO）・痛風性関節炎
	② 炎症性疾患	アキレス腱炎（急性期）・アキレス腱周囲炎（急性期）・後脛骨筋腱炎（急性期）・腓骨筋腱炎（急性期）・爪障害	足底筋膜炎・ハグランド病・種子骨障害・足根洞症候群・慢性型コンパートメント症候群・有痛性外脛骨
	③ 腫瘍性疾患	悪性腫瘍による骨破壊	爪下外骨腫・軟骨腫・類骨骨腫・色素性絨毛性滑膜炎（PVS）
	④ 変形（骨・関節）性疾患		胼胝・外反母趾・内反小趾・強剛母趾・ハンマー趾・槌趾・三角骨障害・インピンジメント症候群・扁平足・尖足変形・凹側変形・有痛性外脛骨・変形性足関節症
	⑤ 外傷性疾患	足関節靱帯損傷（急性期）・脱臼・骨折・腓骨筋腱脱臼・距骨骨軟骨損傷・コンパートメント症候群	陳旧性靱帯損傷・疲労骨折・足根洞症候群・距骨骨軟骨損傷（晩期）
	⑥ 感染性疾患	化膿性関節炎・急性骨髄炎	慢性骨髄炎
	⑦ 小児・先天性疾患		シーバー病・フライバーグ病・ケーラー病・イセリン病・小児扁平足・足根洞癒合症
神経因性疼痛	⑧ 末梢神経障害		足根管症候群・前足根管症候群・モートン病

（平野貴章ほか. 2011[2]より改変）

4. 足部の痛みの鑑別

1）問　診

病歴による予測

　まずは外傷性か非外傷性であるかを聴取する．外傷性であれば，発症時の状況を聞くことによって，どの靱帯や骨，腱および筋が傷害されているかが予測可能である．ダッシュやストップなどの急な動きによって突然に疼痛が出現した場合は，腱損傷や筋損傷などを考慮する．

　糖尿病などの合併症や，痛風発作による急性疼痛によっても足部痛が生じるので注意を要する[2]（**表3-1**）．

疼痛の出現状況による予測

　運動時痛および安静時痛の有無を聴取する．運動時の疼痛であれば骨や筋，腱，靱帯や神経などの疼痛を第一に考える．安静時痛がある場合は，痛風発作や悪性腫瘍などの内科疾患の可能性も考慮する．運動時痛であれば整形外科疾患を軸に考え，運動に伴い徐々に疼痛が増大する場合は，overuseによる筋性疼痛や腱炎を疑う．

　その他，徐々に疼痛が出現する疾患としては，血流障害であるASOも考えられるが，年齢を考慮して選択肢の一つに入れるべきである．スポーツ活動中のみ疼痛が出現し，スポーツ活動以外は疼痛がみられない場合は疲労骨折も考える必要がある．また，荷重部位の集中による圧縮応力増大を契機とした組織損傷や神経絞扼障害では，非荷重時の足部運動では疼痛が出現せず，荷重時に疼痛が生じる．起床時の歩行の第一歩目に激しい疼痛をきたす場合には，踵骨骨棘による疼痛が考えられる．

130

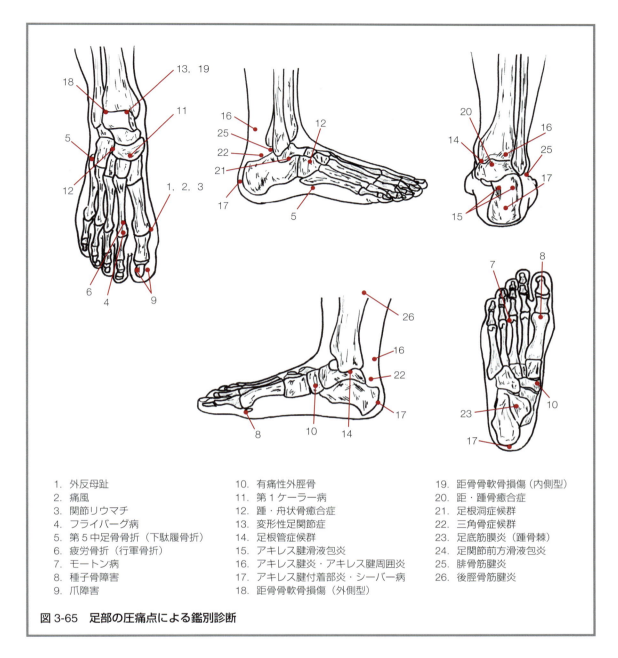

図 3-65 足部の圧痛点による鑑別診断

1. 外反母趾
2. 痛風
3. 関節リウマチ
4. フライバーグ病
5. 第5中足骨骨折（下駄履骨折）
6. 疲労骨折（行軍骨折）
7. モートン病
8. 種子骨障害
9. 爪障害
10. 有痛性外脛骨
11. 第1ケーラー病
12. 踵・舟状骨癒合症
13. 変形性足関節症
14. 足根管症候群
15. アキレス腱滑液包炎
16. アキレス腱炎・アキレス腱周囲炎
17. アキレス腱付着部炎・シーバー病
18. 距骨骨軟骨損傷（外側型）
19. 距骨骨軟骨損傷（内側型）
20. 距・踵骨癒合症
21. 足根洞症候群
22. 三角骨症候群
23. 足底筋膜炎（踵骨棘）
24. 足関節前方滑液包炎
25. 腓骨筋腱炎
26. 後脛骨筋腱炎

2) 視診・触診

足部の発赤および腫脹，変形などの有無を診る．また，各アーチの特徴や胼胝の有無，皮膚の状態や爪の変形なども合わせて評価する．足部の皮下組織が薄いため，比較的正確な触診が可能であり，圧痛点が明確である（図3-65）．

overuseによる疼痛では，足部や下腿のalignmentや形態を評価することによって動きの特徴から病態のつながりを予測することが可能である．

下腿 alignment 評価

下腿の骨形態やalignmentを評価することによって，動きの特徴を予測し，メカニカルストレスの

第3章 足部

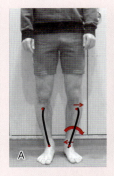
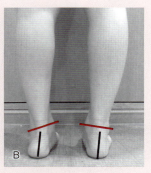

図 3-66　脛骨内弯と内外果高低差
A：脛骨内弯増大では脛骨遠位部が脛骨近位部に対して内方に位置し，脛骨外傾モーメントが増大する．
B：内果に対して外果は低位に位置するが，その高低差は個人差や左右差がある．高低差が大きいと後足部は内反する傾向を示すが，過度な高低差は代償として後足部を外反させる．

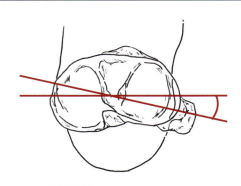

図 3-67　脛骨外捻
　内外果の前後方向の位置関係は脛骨外捻の評価に用いられ，外捻が増大すると内果に対して外果はより後方に位置することになる．外捻の正常範囲は20〜40°である．

推測を行うことが可能である．脛骨は前額面で内弯し，水平面で外捻しているが，その程度は個人差があり，個人でも左右差がある．脛骨内弯が増大すると脛骨遠位部が脛骨近位部に対して内方に位置するため，歩行時に下腿を外傾させるモーメントを発生させる（図 3-66 A）．

　内果に対して外果は低位かつ後方に位置するが，内外果の高低差が大きいと後足部を内反させる．内外果の高低差の減少は後足部の外反を招くことが多いが，過度な高低差は反対に後足部の外反を生じる（図 3-66 B）．臨床上，内弯の増大は歩行における下腿の外方傾斜を招き，内外果の高低差の増大は歩行時の骨盤外側方移動増大を招く傾向にある．内外果の前後方向の位置関係は脛骨外捻の評価に用いられ，外捻が増大すると内果に対して外果はより後方に位置することになる（図 3-67）．

　外捻の正常範囲は 20〜40° であり[11]，外捻が増大すると足部は外旋することが多い．足部の外旋が増大すると，歩行時立脚中期から推進期が早期に経過する特徴が出現しやすい．下腿 alignment を評価し，左右差を観察することによって動きやメカニカルストレスの予測が可能である．

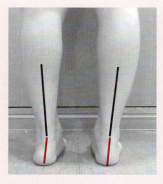

図 3-68　後足部 alignment 評価
　下腿遠位 1/3 の後方2等分線と踵骨後方2等分線が平行になる肢位が距骨下関節（ST 関節）中間位であり，下腿2等分線に対して踵骨線が外反している場合は ST 関節回内位，内反している場合は ST 関節回外位になる．

後足部 alignment 評価

　後足部は下腿より近位だけでなく，遠位の足部にも影響を与えるキーポイントとなる部位である．臨床では立位にて評価し，下腿遠位長軸に対して踵骨 alignment が内反位にあるのか，それとも外反位にあるのかを後方から観察する（図 3-68）．

　足部の内反は距骨下関節の回外ともとらえることができ，距骨下関節軸は水平面から 42°，矢状面から 16° に位置する．距骨下関節の回外は足部を強

固にし，回内は足部の柔軟性を向上する．また，後足部は中足部や前足部にも影響し，距骨下関節の回外は前足部，とくに第1列（第1中足骨と内側楔状骨からなるユニット）の可動性を減少させ，距骨下関節回内は前足部の可動域を増大させる[12]．

前足部 alignment 評価

前足部は足部の中でも大きな可動域を有し，歩行推進期においては身体を前方に移動させるための支点として機能する．後足部に対して前足部が内反しており，外反方向への可動域が制限されている場合では，前足部足底面を床に接地させるために後足部の外反で代償することが多く，前足部外反位では後足部内反で代償されることが多い．後足部足底面に対して前足部足底面が内反しているのかそれとも外反しているのか，被検者を荷重位と非荷重位にて観察する．

足趾 alignment 評価

足趾はメカニカルストレスの影響を受けやすく，alignment 変化や変形を生じやすい部の一つである．足趾変形の代表的なものとしては外反母趾があげられ，外反母趾の成因が遺伝的要因であったとしても，繰り返される母趾への外反ストレスが一要因になっていることは明らかである．

外反母趾には中足趾節関節（MP 関節）の外反と趾節関節（IP 関節）での外反が存在する．それぞれ母趾に対して外反ストレスを受ける部位と時期が異なるため，変形を観察することによって動きの予測が可能である．

内反小趾では小趾荷重時期に小趾が内反するようなストレスが生じており，2～4趾では床と身体運動方向によって生じる剪断力で外反変形していることも多い．足趾変形は足趾荷重時期の身体運動方向を示しており，その身体運動方向の移動も過剰であることを示唆している．

中足趾節関節が伸展位であり，中足骨頭が下制

している場合は，推進期の短縮が生じることを示しており，推進期の足圧中心の前方移動が早期に生じることを示唆している．反対に，中足趾節関節が屈曲し，中足骨頭が挙上している場合は，推進期の遅延が生じることを示しており，推進器の足圧中心の前方への移動が遅延することを示唆している．

足根骨 alignment 評価

骨は力の伝達に優れた器官である．足部は56個の骨から構成され，人体の約1/4が足部に集中している．骨が多いということは，関節が多いということを示しており，関節の微妙な alignment 変化によっても力の伝達の非効率性を助長し，身体運動の効率性を阻害し，メカニカルストレスの増大を招くことになる．

したがって，診察時は足根骨の骨 alignment やリスフラン関節の骨 alignment を評価し，関節の適合性を触診によって評価する．

筋緊張評価

筋緊張は動きの特性を示しており，筋緊張を評価することで動きの予測を行うことが可能である．

たとえば，前脛骨筋の筋緊張が高い場合は，歩行時の足圧中心が後方で停滞していることを示している．足圧中心が後方に停滞することによって床反力線が足関節の後方を通過しやすくなり，足関節に底屈モーメントが生じる結果として前脛骨筋の緊張が高くなる[4]．このような筋緊張は立位姿勢だけでなく座位や臥位姿勢にも反映されており，筋緊張を評価することで，ある程度の動作やメカニカルストレスの予測が可能である．

反対に，下腿三頭筋は足圧中心が前方で停滞し，床反力線が足関節の前方を通過することによって足関節に背屈モーメントが生じ，足関節底屈筋である下腿三頭筋が緊張する．

腓骨筋の緊張が高い場合は，足圧中心が外方に

133

第3章　足　部

移動し，下腿を内傾させるモーメントに対して下腿を外傾させるよう腓骨筋が緊張する．反対に，後脛骨筋の緊張が高い場合は，足圧中心が内方に移動し，下腿を外傾させるモーメントに対して下腿を内傾させるように後脛骨筋が緊張する．

3）機能評価

距骨化関節回内外可動域

距骨関節中間は下腿遠位部の長軸と踵骨の2等分線が平行に配列される位置であり，正常では中間位より回内に1/3，回外に2/3の可動域を有する．多くは中間位に対して回外に20°回内に10°の可動域がある[12]．

横足根関節可動域

横足根関節可動域は，ショパール関節の可動域で評価する．中足部を把持して回内外可動域を評価し，踵部底側ラインと前足部足底ラインが平行になる位置まで可動するかを観察する[13]．

1列可動域

中足骨と内側楔状骨から構成される1列は，底屈外反，背屈内反方向に運動が生じる．距骨下関節回内位では柔軟性が向上し，距骨下関節回外位では剛性が向上するために可動域が減少する．1列の正常化可動域は距骨下関節中間位で底背屈方向に各5mmである．

足趾グリップ機能評価

足趾グリップ機能は安定した立位や動作に必須の機能である．しかし，ただ短絡的に足趾グリップ動作を行わせるのではなく，どのような足部alignmentにするとグリップ機能が向上するのかを評価する必要がある．とくに，横アーチalignmentは足趾のグリップに大きく影響する．

4）動作分析

歩行分析

一般的に，正常歩行は平均歩行でしかなく，平均に近づければ結果が伴う道理はない．むしろどのように関節誘導を行うと合理的な歩行に変化するのかを精査する必要がある．

たとえば，ある患者の歩行観察を行った際に，平均歩行よりも足関節底屈運動が減少していたとしても，その観察だけでは足関節底屈運動を促通する理学療法を実施するべきなのかは判断できない．実際は，そのような患者に足関節底屈可動域訓練や足関節底屈運動を行っても，歩行が改善する場合としない場合のどちらもあり得る．目の前の患者が底屈したほうがよいのか，それとも背屈したほうがよいのかは，徒手などで誘導して歩行を行い，その歩行の変化をみて判断する必要がある．このことは，足関節底背屈の矢状面に限らず足関節の前額面運動や水平面運動でも同様である．

よい歩行の臨床判断基準として「体幹部の前額面のブレがない」「ロコモーターである下半身とパッセンジャーである上半身の矢状面のズレがない」「下肢に体幹部がしっかりと乗っている」などを用いている．

片脚立位

片脚立位は，歩行よりも観察が行いやすい利点がある．ただし，歩行と比較して自己補正が行いやすく，正確な判断がしにくい場合もあるので注意を要する．

歩行の立脚初期から中期を反映しており，支持側に体重を移動して反対側の足部が離床する瞬間の身体alignmentの動的変位を評価する（図3-69）．足部ではとくに内外反の動揺と矢状面の足圧中心の過剰な移動をとらえる必要がある．

134

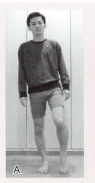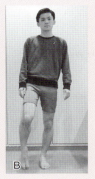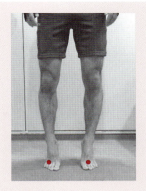

図 3-69 片脚立位評価
片脚立位は歩行の立脚初期から中期を反映しており，支持側に体重を移動して反対側の足部が離床する瞬間の身体 alignment の動的変位を評価する．

図 3-70 つま先立ち評価
つま先立ちは前足部支持機能を示しており，歩行立脚後期を反映している．矢状面からの観察では，前足部支持時の内外側への偏りを評価する．

つま先立ち

つま先立ちは前足部支持機能を示しており，歩行立脚後期を反映している．前足部支持時の内外側への偏りや，つま先立ちを行う際の下半身と上半身の矢状面上の位置関係を評価することによって，身体機能の特徴や動きの特徴をとらえることができ，各種動作や歩行機能の予測と解釈を行いやすい（図 3-70，71）．

クォータースクワット

クォータースクワットは，足部と下腿の動的 alignment を評価するのに簡便である．足圧中心を後足部から中足部までに位置させてスクワット動作を行う場合は歩行荷重応答期を反映し，中足部から前足部に足圧中心を位置させてスクワット動作を行う場合は立脚中期から踵離地を反映する（図 3-72）．足部に対する下腿の傾きや足部各アーチの低下などの程度を評価し，左右で比較する（図 3-73）．

ランジ動作

ランジ動作では，前方に踏み出した側は立脚前期から中期を，後方の側は立脚後期を反映してお

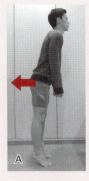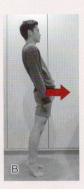

図 3-71 つま先立ちと重心位置の評価
つま先立ちを前額面から観察し，上半身重心・下半身重心・身体重心の変位を評価することにより，歩行推進期の身体 alignment を予測することが可能である．

り，とくに側方不安定性の評価を行いやすい．下肢の荷重割合によって評価するポイントが変化するので，解釈に注意が必要である．

徒手誘導操作による動作の変化

どの関節をどの方向に誘導すると動作の効率性が向上し，足部に加わるメカニカルストレスが軽減するのかを評価することは非常に重要であるが，その前に大まかな方向性を決定すると理学療法の展開がスムーズになる．福井[14]は，身体重心の観察方法として上半身重心と下半身重心位置を割り出し，その中点に身体重心が存在することを明ら

第3章 足部

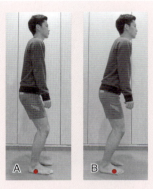

図3-72 歩行周期を意識したクォータースクワット
A：足圧中心を後足部から中足部の間に位置させてクォータースクワットを行うと，歩行荷重応答期の足部および下腿alignmentを反映しやすい．
B：足圧中心を中足部から前足部の間に位置させてクォータースクワットを行うと，立脚中期から踵離地付近での足部および下腿alignmentを反映しやすい．

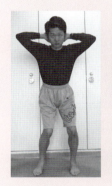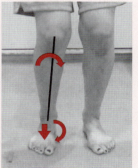

図3-73 クォータースクワット評価
クォータースクワット時に下腿外傾および内傾に伴う各アーチの観察を行う．

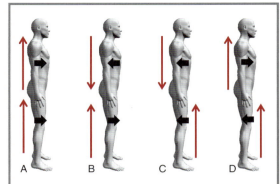

図3-74 徒手誘導評価による上半身と下半身重心前後誘導
A：上半身重心前方と下半身重心前方誘導
B：上半身重心後方と下半身重心前方誘導
C：上半身重心後方と下半身重心後方誘導
D：上半身重心前方と下半身重心後方誘導
↑ 皮膚上方誘導　↓ 皮膚下方誘導

かにしており，上半身重心と下半身重心をどのように移動させるかによって展開する方向性は異なる．

大きく分けると上半身重心前方と後方，下半身重心前方と後方の4つに分類することができるが，左右で反対の方向性を示す場合があるので注意が必要である．具体的には皮膚誘導を含む徒手誘導にて一時的に上半身および下半身重心を変位させ，前後方向のどちらに誘導したほうがよいかを評価する．誘導方法には「押す」，「引っ張る」，「皮膚を上方に誘導」，「皮膚を下方に誘導」があり[15]，押す種類としては「単方向」と「双方向」および「挟む」に分類することができ，それぞれ誘導後の関節の動き方は異なるので注意が必要である．

上半身重心および下半身重心を前後方向に適切に動かすためには，部分での誘導より下半身および上半身を全体的に動かす必要があり，そのためには上下方向への皮膚誘導が適している．上半身に対して後方から皮膚を上方誘導すれば上半身重心は前方に，下方に誘導すれば後方に移動する．下半身に対して後方から皮膚を上方誘導すれば下半身重心は前方に，下方に誘導すれば後方に移動する．これらを組み合わせて上半身重心および下半身重心を前後方向のいずれに誘導するのかを評価する（図3-74）．

上半身重心および下半身重心を前後方向のいずれかを決定したならば，どの部位で後方もしくは前方に誘導するのかを評価する．たとえば下半身重心を前方移動させたほうがよい場合は腸骨部，大腿，下腿，足部のどの部位で前方移動させたほうがよいのかを誘導評価でそれぞれ確認する．

5. 足部の症候に対する理学療法

1) 足底板

　足底板は，床反力線の位置と変化のタイミングを変化させることができる．とくに，入谷式足底板はアーチを複数に分類し，各アーチの役割を明確にしており，動きの詳細な調節が可能である[13, 15]．従来の足底板のように静的なアーチの評価や足部形態によって足底板の形状を決定するのではなく，動きを評価指標として各部のアーチの形状や高さを決定していくために，作成者の動作分析や評価・作成技術に大きく影響を受ける[16]．

　入谷式足底板と従来の足底板の違いの一つとして，矯正と誘導の違いがあげられる．矯正では，足底板を外した状態ではすぐに元の状態に戻りやすいが，入谷式足底板のように誘導を目的とした足底板であれば，装着時に理学療法士がハンドリングをして歩行運動療法を行っていることに類似しているため，足底板を外しても効果が持続しやすい利点がある．

　入谷式足底板では，全身 alignment を足底から操作することが可能である．本来であれば正式な作成手順に従って入谷式足底板を作成することが望ましいが，時間的余裕や設備的問題により作成が難しい場合では，パッドを用いて身体 alignment を変化させることも可能である．足部の前方にパッドを貼付すると身体は後方へ移動し，足部の後方にパッドを貼付すると身体は前方に移動する．入谷はその切り替わりの中心が内側リスフラン関節ラインであることを提唱しており，その法則を用いて臨床的効果を得ている．

　内側リスフラン関節ラインより前方の高さを高くすると身体は後方に移動するが，内側リスフラン関節に近い部位であれば下腿に，最も遠い位置では頭頸部に作用する．つまり，内側リスフラン関節ラインを基準にしてより遠位にパッドを貼付すると，足部を基準としてより高位に作用する[15]．この法則を利用して身体を前方，もしくは後方に移動させたい部位に応じた足底箇所にパッドを貼付するだけでも動きは大きく変わってくる．

2) 運動療法

足関節誘導と運動療法

足関節矢状面誘導と運動療法

　足関節を底屈および背屈方向に徒手で誘導するか運動を数回行った後，歩行や立ち上がり動作，片脚立位を行わせて動作の効率性を評価する．底屈で動作効率性が向上する場合は足関節底屈筋の運動療法を行い，足関節で動作効率性が向上する場合は背屈筋の運動療法を行う．反対に行った場合は動作効率性が低下し，他部位での代償動作が生じるとともに身体のバランスは崩れる．足関節底屈誘導が良好であった場合は足趾屈曲運動を行い，背屈誘導が良好であった場合は足趾伸展運動を行うと，動作効率性は向上するが，逆を行った場合，動作効率性は低下する．

足関節前額面誘導と運動療法

　足関節を内反および外反方向に徒手で誘導するか運動を数回行った後，歩行や立ち上がり動作，片脚立位を行わせて動作の効率性を評価する．足関節外反で動作効率性が向上する場合は足関節外反の運動療法を行い，足関節内反で動作効率が向上する場合は足関節内反の運動療法を行う．足関節外反誘導が良好であった場合は股関節外転運動を行い，足関節内反誘導が良好であった場合は股関節内転運動を行うと動作効率性が向上する．

足関節水平面誘導と運動療法

　足関節を内転および外転方向に徒手で誘導した後，歩行や立ち上がり動作，片脚立位を行わせて動作の効率性を評価する．足関節内転で動作効率性が向上する場合は股関節内旋運動を行い，足関節外転誘導が良好であった場合は股関節外旋運動

を行うと動作効率性は向上する．

足趾の運動療法

足趾屈曲および伸展運動

前述したように，足関節底屈誘導が良好であった場合は足趾屈曲運動，足関節背屈誘導が良好であった場合は足趾伸展運動を行わせる必要がある．

足趾内外転運動

足趾内外転筋は足部の横アーチ保持筋として機能しているため，足趾内外転筋の促通では前足部横アーチ保持に作用する．外来筋で足趾内外転運動を行わせないよう注意して行う必要がある（図3-75）．

身体バランスを考慮した運動療法

足底板の項目でも述べたように，全身alignmentと足部アーチ挙上部位には関連があり，足底から身体alignmentをコントロールすることが可能である．反対に身体alignmentの変化によって足圧中心の移動や足部機能の改善を行うことも可能である

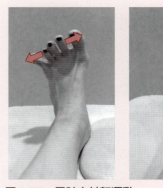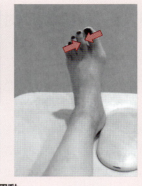

図3-75　足趾内外転運動
足趾屈伸運動が生じないよう足部外来筋をなるべく抑制した状態で足趾の内外転運動を行う．

ことを示している．足圧中心が後方に移動し，床反力線が関節の後方を通過することによって，何らかのメカニカルストレスが生じている場合は，身体のどの部位を前方に移動させればよいかを評価し，その部位を前方に移動させるような運動療法を展開することによって結果的に足部のメカニカルストレスを減少させることになる．

参考文献

1) 山下敏彦：痛みのメカニズム．整形外科 54：1325-1333，2003．
2) 平野貴章ほか：足と足関節の痛み―診断と治療―．MB Orthop 24(5)：100-110，2011．
3) 入谷　誠：筋・腱付着部損傷の治療―インソール―．MB Orthop 27(9)：65-70，2014．
4) 入谷　誠：入谷式足底板の現在．Sportsmedicine 102：6-12，2008．
5) O'Connor D：Sinus tarsi syndrome. A clinical entity. J Bone Joint Surg 40-A：720, 1958.
6) 矢島弘毅：Entrapment neutopathy（足根洞症候群を含む）．MB Orthop 24(5)：29-35，2011．
7) 永嶋良太：足部疾患の診断と治療．MB Orthop 28(1)：51-61，2015．
8) 岡田洋和ほか：足関節インピンジメントの画像診断．関節外科 29(7)：26-38，2010．
9) 原口直樹：足関節靱帯のバイオメカニクス．関節外科 29(7)：10-13，2010．
10) 安田稔人：足根管症候群．MB Orthop 22(13)：59-69，2009．
11) Milner E C, Soames W R：A comparison of four in vivo methods of measuring tibial torsion. J Anat 193：139-144, 1998.
12) Seibel O M（著），入谷　誠（訳），黒木良克ほか（監訳）：Foot Function．ダイナゲイト，1996，pp53-186．
13) 入谷　誠：入谷式足底板―基礎編―．運動と医学の出版社，21-112，2011．
14) 福井　勉：動作分析と運動連鎖―整形外科疾患をみるための方法について．PTジャーナル 32：237-243，1998．
15) 入谷　誠：アキレス腱炎の予防とインソール．PTジャーナル 50(5)：467-480，2016．
16) 小関博久，入谷　誠：変形性足関節症．(小関博久編：外来整形外科のための退行変性疾患の理学療法)．医歯薬出版，2010，pp42-66．

第4章

肩関節

1. 肩の痛みと肩こり

　肩関節は上肢の運動の支点となる関節であり，上腕骨と肩甲骨の間の運動と，肩甲骨と胸郭の間の運動によって上肢の運動がなされる．肩甲骨は肩鎖関節で鎖骨と連結し，鎖骨は胸鎖関節で胸骨と連結する．この胸鎖関節が支点となって肩甲骨の運動が起こる．肩甲骨は，肩甲胸郭関節として胸郭の背面で運動が起こる．鎖骨は，上肢の運動の際に肩鎖関節と胸鎖関節において運動が起こる．

　したがって，上肢の運動や alignment は肩甲骨周囲の環境に影響される．肩甲骨は胸郭の背面に位置するため，胸郭の alignment に影響を受ける．さらに胸郭は，胸椎・腰椎骨盤帯・下肢における動きや alignment に影響を受ける．

　肩甲骨の前傾によって，肩の痛みや上肢の異常が起こることは外来で多くみられるが，肩甲骨の前傾は胸椎後弯，上肢の筋や小胸筋の緊張亢進，側臥位での長時間の肩甲骨圧迫など，さまざまな誘因によって起こる．

　肩の痛みの程度の軽いものや，肩甲帯筋群の緊張亢進は肩こりとして自覚することが多い．一般に，肩の痛みや肩こりは上肢の運動時疼痛を呈する運動器疾患による症状であることが多いが，安静時の肩の痛みや肩こりでは，狭心症や心筋梗塞などの虚血性心疾患や胆石や胆道炎などの胆道疾患の関連痛や放散痛であることも少なくないため注意を要する．心臓疾患では左肩に，胆道疾患では右肩に痛みが放散する症候が多い．

　また，上肢運動時疼痛だけでなく安静時疼痛も呈するものは，石灰沈着性の腱板炎・滑液包炎など急性炎症性疾患や，肩手症候群などの交感神経反射異常亢進持続状態でみられる．

　肩の痛みを訴えて外来を受診する頻度の高い非外傷性疾患を以下に述べる．

1) 上腕二頭筋長頭腱炎
　（biceps brachii longhead tendinitis）

　肩甲骨が前傾すると，上腕二頭筋長頭腱の起始部である関節窩上縁も前方へ偏位するため，長頭腱にねじれが生じる．上腕二頭筋腱は上腕骨の結節間溝で固定されているため，腱に伸張負荷が加わって痛みを呈する．この状況が持続すると腱や腱鞘に炎症が生じる．症状として上肢運動時疼痛，とくに，上腕二頭筋が伸張負荷を受ける肩関節水平外転時に強い痛みを呈する．さらに，結節間溝の圧痛やヤーガソン（Yergason）テスト陽性所見がみられる（図 4-1）．

　肩甲骨の前傾を是正することで症状は改善していくことが多い．

　疼痛が強い場合は，ヒアルロン酸の結節間溝内注入を併用することもある．

2) 肩峰下滑液包炎
　（subacromional bursaitis）

　肩甲骨が前傾すると，肩峰も前方へ偏位するため，肩関節外転時に上腕骨大結節が肩峰に接触するインピンジメント（impingement）が起こる．肩

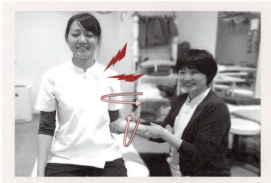

図4-1　ヤーガソンテスト

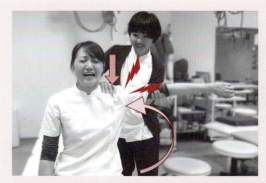

図4-2　Neerのインピンジメント徴候（90°外転位）

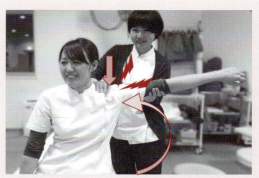

図4-3　Neerのインピンジメント徴候（90°を超える外転位）

関節外転時に棘上筋腱と肩峰下滑液包が大結節と肩峰にはさまれ，疼痛を呈する．この状態が繰り返されると，腱板や肩峰下滑液包に炎症を生じ，腱板炎・肩峰下滑液包炎をきたし，Neerのインピンジメント徴候（impingement sign）がみられる（図4-2，3）．

肩甲骨の前傾を是正することで症状は改善していくことが多い．

疼痛が強い場合は，ヒアルロン酸の肩峰下滑液包内注入を併用することもある．

3）烏口突起炎（cocoraidaitis）

肩甲骨の烏口突起には，烏口肩峰靱帯・烏口上腕靱帯・烏口鎖骨靱帯が付着し，上腕二頭筋短頭・烏口上腕筋・小胸筋などの筋群も付着して絶えず伸張負荷を受けている．上腕二頭筋短頭・烏口上腕筋・小胸筋などの筋群の緊張亢進は，烏口突起に強い伸張負荷を与え，痛みを呈する誘因となる．また，これらの筋群の緊張亢進は肩甲骨を前傾させて上腕二頭筋長頭腱炎や肩峰滑液包炎をきたすため，これらに烏口突起炎を伴うことも多い．

肩甲骨の前傾を是正することで症状は改善していくことが多い．

4）変性腱板炎（degenerative tendonitis）

肩回旋筋腱板（rotator cuff），とくに棘上筋腱は，立位・座位で上肢そのものの重量に絶えず伸張負荷を受けているため，退行変性期では腱に変性が生じて脆弱化をきたし進行していく．上肢運動時は，棘上筋・棘下筋・小円筋・肩甲下筋からなる回旋筋の収縮によって腱に伸張負荷が加わり，上肢下垂位では上肢重量に伸張負荷を受けるため，上肢・肩甲骨・胸郭のalignmentが偏位すると，腱板に走行異常によるねじれ負荷などが加わり，疼痛が起こりやすくなる．

上肢・肩甲骨・胸郭のalignmentを是正し，腱板に伸張負荷がなるべく加わらない周囲環境にすることで症状は軽減する．

5）石灰沈着性腱板炎 （calcific tendinitis）

腱板や肩峰滑液包にピロリン酸カルシウムが沈着し，急性炎症をきたして安静時に激痛を呈する．血液中のピロリン酸カルシウムは，血行が良好でない部位に集まりやすいと考えられるが，炎症部位に集まり，さらに強い炎症をきたす．

石灰沈着性腱板炎に肩甲骨の前傾がみられることが多いため，肩関節外転時のインピンジメントにより腱板や肩峰下滑液包に炎症が生じたことがピロリン酸カルシウム沈着の誘因と推察される．

急性炎症期はステロイドの肩峰滑液包注入やNSAIDs 内服などで消炎を図り，局所安静を要する．

6）癒着性関節包炎 （adhesive capsulitis）

石灰沈着性腱板炎の急性炎症が沈静化後は，炎症性癒合反応により肩関節包と周囲に癒着が生じて関節包内容積の著しい減少が起こり，肩関節可動域の著しい制限をもたらす．

上肢の運動において，肩甲骨の過剰な運動で代償するために肩甲骨周囲の筋緊張が亢進していく．

生理食塩液を肩関節内に注入し，関節包内容積を拡大させるパンピング療法を行ってから，可動域を改善させる訓練を行う．

7）肩手症候群 （shoulder-hand syndrome）

肩関節の疼痛性疾患，脳血管疾患後の麻痺性疾患，上肢の外傷後などに，持続する強い上肢の疼痛が起こることがある．これは，交感神経反射の持続亢進状態によるものと考えられている．疾病や外傷によって，四肢に疼痛の発生する状況が起こると，生体防御機構として出血や腫脹を防ぐために，交感神経反射が作動して末梢血管が収縮する．そして，疾病や外傷の治癒とともに，この交感神経反射は消退する．

しかし，何らかの原因により交感神経反射亢進が持続すると，末梢血管収縮による局所の虚血状態をもたらし疼痛をきたす．この疼痛がさらに交感神経反射を亢進させ，悪循環を形成する．

複合局所疼痛症候群 （complex resional pain syndrome：CRPS），あるいは，反射性交感神経ジストロフィー （reflex sympathetic dystrophy：RSD）ともいわれ，持続する疼痛・腫脹・皮膚の変化・関節拘縮・骨萎縮を主徴とする．骨萎縮は，発症後1カ月前後より手や足の骨にみられるもので，Sudeckにより報告されたため，ズデック （Sudeck）骨萎縮といわれる．

上肢，とくに肩と手に強い痛みをもたらすものが肩手症候群といわれる．心筋梗塞による肩や上肢への放散痛や脊髄損傷による放散痛が誘因となることもある．

星状神経節ブロックによって交感神経反射を遮断するが，四肢の腫脹が強いものは発症の誘因となるため，弾性包帯を用いた患肢圧迫により腫脹を改善させる必要がある．

8）野球肩 （baseball shoulder）

野球の投球動作によって生じる肩関節の有痛性障害である．投球動作は股関節や体幹が十分に回旋し，上肢が scapula plane 上を動くことが理想である．投球動作時の股関節や体幹の可動域が小さいと，肩関節や上肢にかかる負荷が大きくなり，障害が起こりやすい．

投球動作によって起こる肩痛の多くは，上腕二頭筋長頭炎や烏口突起炎であるが，上方関節唇損傷や腱板断裂を発症することもある．これらは，強く速い腕の振りによる投球動作で起こることが多い．

投球動作における cocking phase において肩関節外旋が大きいと，上腕二頭筋長頭腱にねじれを生じるため，付着する上方関節唇に伸張負荷が加わる．これが繰り返されると上方関節唇の損傷が起こる．

follow through phase において上腕が投球方向に投

げ出され，肩甲骨臼蓋から離れる際に，上腕二頭筋長頭腱や棘上筋腱に伸張負荷が加わる．これが繰り返されると上方関節唇や腱板に損傷が起こる．

上方関節唇損傷では，biceps tension テスト（図4-4），compresion rotation テスト（図4-5），crank テスト（図4-6）などに陽性所見がみられる．

腱板断裂では，drop arm テストに陽性所見がみられる（図4-7）．

上方関節唇損傷では，剥離がみられるものに縫着術が行われる．腱板断裂では，腱板修復手術が行われる．

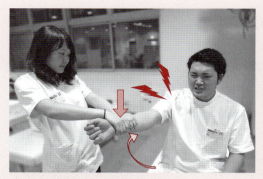
図4-4　biceps tention テスト
前腕回外位で上肢挙上に抵抗を加えると疼痛が誘発．

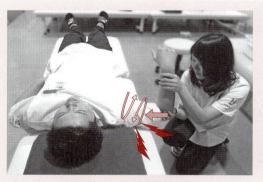
図4-5　compression rotation テスト
肩90°外転位で軸圧を加えながら肩関節の回旋を行うと疼痛が誘発．

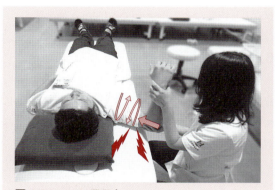
図4-6　crank テスト
肩160°外転位で軸圧を加えながら肩関節の回旋を行うと疼痛が誘発．

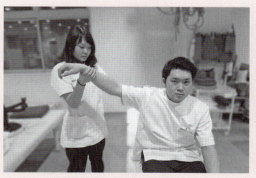
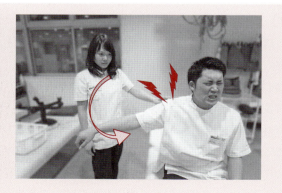
図4-7　drop arm テスト

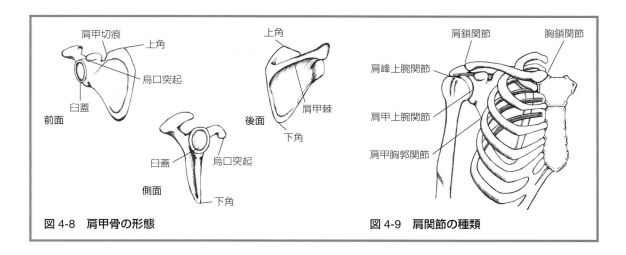

図 4-8　肩甲骨の形態

図 4-9　肩関節の種類

2. 肩関節の機能解剖

1）肩甲骨の形態（図 4-8）

前方から，臼蓋，烏口突起，上角，下角，肩甲下窩，前鋸筋粗面，肩峰，肩甲切痕，後方から，上角，下角，隆起した肩甲棘，肩峰がみられる．

側方から，臼蓋，関節上結節，関節下結節，肩峰，烏口突起がみられ，Y字状を呈す．

上方から肩峰・烏口突起が臼蓋を挟む形状がみられる．

2）肩関節の種類（図 4-9）

肩甲上腕関節（glenohumeral joint）

肩甲骨臼蓋と上腕骨頭の間の関節．狭義の肩関節．

肩峰上腕関節（acromiohumeral joint）

肩甲骨肩峰と上腕骨頭の間の関節．第二肩関節．

胸鎖関節（sternoclavicular joint）

胸骨と鎖骨の間の関節．

肩甲胸郭関節（scapulothoracic joint）

肩甲骨と胸郭背面の間の関節．

肩鎖関節（acromioclavicular joint）

肩甲骨肩峰と鎖骨の間の関節．

肩関節の可動域（range of motion：ROM）

屈曲（前方挙上）180°，伸展（後方挙上）50°（図 4-10），内転（側方挙上）0°（図 4-11），外転（側方挙上）180°（図 4-12），外旋 60°，内旋 80°（図 4-13）．

3）肩甲上腕関節の構成体

上腕骨頭（humeral head）

半球状を呈し，解剖頸部で骨幹部と連なる．その軸は水平面と約 45°をなす．

関節面は関節軟骨で覆われている（図 4-14）．

臼蓋（glenoid）

上腕骨頭の受皿としてやや上方を向き，前額面より約 45°前方を向く．

上腕骨頭より小さく，やや凹状をなすがほとんど平坦である．

第4章 肩関節

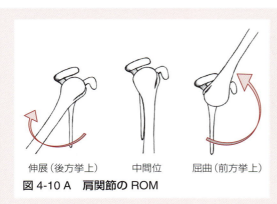

図 4-10 A　肩関節の ROM
伸展（後方挙上）　中間位　屈曲（前方挙上）

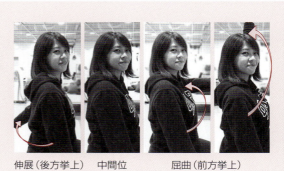

図 4-10 B　肩関節の ROM
伸展（後方挙上）　中間位　屈曲（前方挙上）

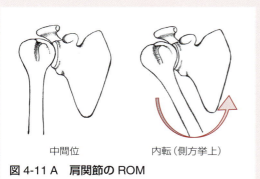

図 4-11 A　肩関節の ROM
中間位　内転（側方挙上）

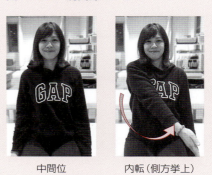

図 4-11 B　肩関節の ROM
中間位　内転（側方挙上）

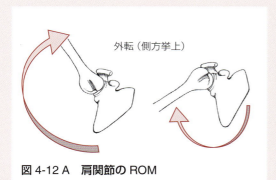

図 4-12 A　肩関節の ROM
外転（側方挙上）

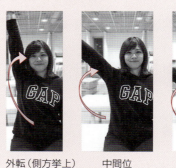

図 4-12 B　肩関節の ROM
外転（側方挙上）　中間位

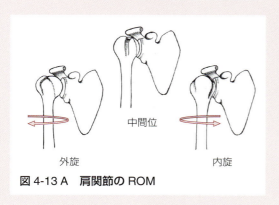

図 4-13 A　肩関節の ROM
外旋　中間位　内旋

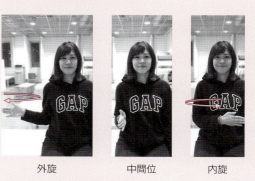

図 4-13 B　肩関節の ROM
外旋　中間位　内旋

144

関節面は関節軟骨で覆われている（**図 4-15**）．

関節唇 (labrum)

臼蓋に付着し，上腕骨頭の球形に適合し関節を安定させる線維軟骨である（**図 4-15**）．

関節包 (capcele)

上腕骨頭と臼蓋を包み込み，内壁は滑膜で覆われ，内腔は滑液で潤っている．大きさは上腕骨頭の約2倍で，関節包下部は上肢挙上以外の肢位では弛緩している（**図 4-16**）．

靭帯 (ligament)（**図 4-17**）

臼蓋上腕靭帯

臼蓋と上腕骨頸部を結ぶ靭帯で，上・中・下の3本からなる．

上腕骨頭の前方動揺を制御する．

烏口上腕靭帯

烏口突起と上腕骨結節部を結ぶ靭帯で，肩関節の屈曲と伸展を制御する．

烏口肩峰靭帯

烏口突起と肩峰を結び，肩関節の外転と内旋を制御する．

烏口鎖骨靭帯

烏口突起と鎖骨を結び，円錐枝と菱形枝の2本からなる．

鎖骨の上方への動揺を制御する．

4）肩甲上腕関節の筋

上腕二頭筋 (biceps brachii)

筋皮神経に支配される．長頭は関節上結節（臼蓋上縁），短頭は烏口突起に起始し，橈骨粗面と円回内筋の筋膜に停止する．長頭は結節間溝を通過する．

肩関節の屈曲・外転・内転と肘関節屈曲および前腕回外に作用する（**図 4-18**）．

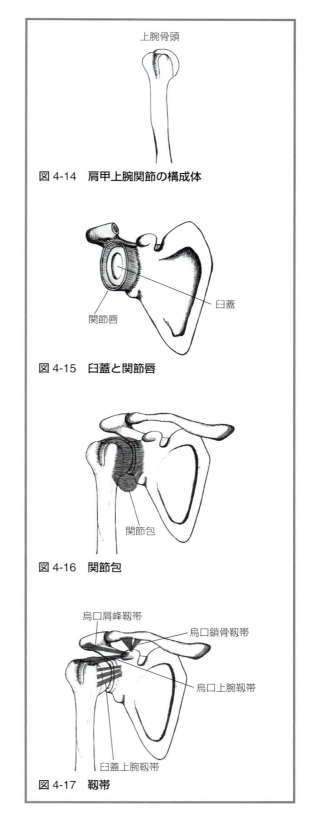

図 4-14 肩甲上腕関節の構成体

図 4-15 臼蓋と関節唇

図 4-16 関節包

図 4-17 靭帯

回旋筋（rotators）

棘上筋（spraspinatus）（図4-19）
肩甲上神経に支配され，肩甲骨棘上窩に起始し，上腕骨大結節に停止する．上腕骨頭回旋作用と上腕骨頭求心作用の機能を有する．

棘下筋（infraspinatus）（図4-19）
肩甲上神経に支配され，肩甲骨棘下窩に起始し，上腕骨大結節に停止する．肩関節の外旋・水平外転作用と上腕骨頭求心作用の機能を有する．

小円筋（teres minor）（図4-19）
腋窩神経に支配され，肩甲骨外縁に起始し，上腕骨大結節に停止する．

肩関節の外旋・水平外転作用と上腕骨頭求心作用の機能を有する．

肩甲下筋（subscapulalis）（図4-20）
肩甲下神経に支配され，肩甲骨肩甲下窩に起始し，上腕骨小結節に停止する．肩関節の内旋・水平内転作用と上腕骨頭求心作用の機能を有する．

回旋筋腱板（rotator cuff）（図4-19）
棘上筋・棘下筋・小円筋・肩甲下筋の4つの回旋筋の腱は集合して共同腱となり，上腕骨頸部に付着し関節包と癒合している．

安定作用と回旋作用の2つの機能を有する．
a) 安定作用：上腕骨頭を臼蓋に引きつけ，肩関節の運動中心を補強している．
b) 回旋作用：各回旋筋の各方向への肩関節回旋作用を上腕骨頭へ伝達する．

三角筋（deltoideus）

腋窩神経に支配される．前方線維は鎖骨遠位，中部線維は肩峰，後方線維は肩甲棘に起始し，上腕骨中央外側の三角筋粗面に停止する．

上腕骨を上方に引き上げ，棘上筋と協調して肩関節外転に作用する（図4-21）．

前方線維は肩関節の屈曲・内旋・水平内転作用をもつ．

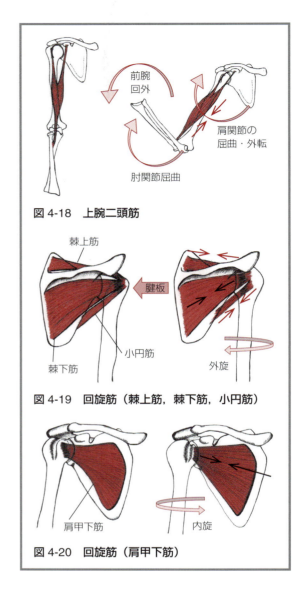

図4-18　上腕二頭筋

図4-19　回旋筋（棘上筋，棘下筋，小円筋）

図4-20　回旋筋（肩甲下筋）

後方線維は肩関節の伸展・外旋・水平外転作用をもつ．

大胸筋（pectoralis major）

外側・内側胸筋神経に支配され，鎖骨・胸骨・腹直筋鞘に起始して上腕骨の結節間溝を横切り，上腕骨大結節稜に停止する．

肩関節の屈曲・内転・内旋・水平内転に作用する（図4-22）．

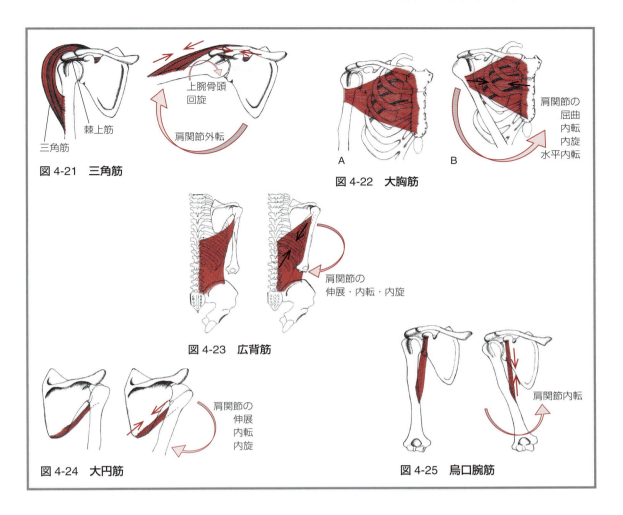

図 4-21 三角筋
図 4-22 大胸筋
図 4-23 広背筋
図 4-24 大円筋
図 4-25 烏口腕筋

広背筋 (latissimus dorsi)

胸背神経に支配され，下位胸椎棘突起・下位肋骨・腸骨稜に起始し，腋窩を通って前方へ出て上腕骨小結節稜に停止する．

肩関節の伸展・内転・内旋に作用する（図4-23）．

大円筋 (teres major)

肩甲下神経に支配され，肩甲骨外縁に起始し，腋窩を通って前方へ出て上腕骨小結節稜に停止する．

肩関節の伸展・内転・内旋に作用する（図4-24）．

烏口腕筋 (coracobrachialis)

筋皮神経に支配され，肩甲骨烏口突起に起始し，上腕骨内側に停止する．

肩関節の内転に作用する（図4-25）．

5) ゼロポジション (zero position)（図4-26）

肩甲骨肩甲棘と上腕骨の長軸が平行になる約150°肩関節外転位．

回旋筋や腱板が直線上に位置する肩関節の安静肢位．

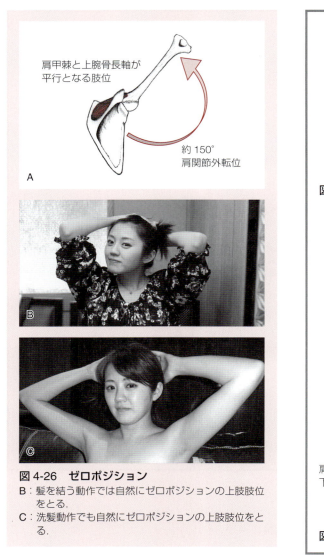

図4-26 ゼロポジション
B：髪を結う動作では自然にゼロポジションの上肢肢位をとる．
C：洗髪動作でも自然にゼロポジションの上肢肢位をとる．

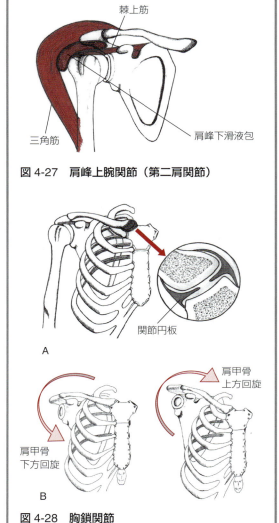

図4-27 肩峰上腕関節（第二肩関節）

図4-28 胸鎖関節

6）肩峰上腕関節（第二肩関節）
（acromiohumeral joint）

　肩峰と回旋筋腱板のあいだに介在する肩峰下滑液包（sub acromional bursa）がこの関節の動きを滑らかにしている．関節包は存在しないが滑膜性関節である（図4-27）．

7）胸鎖関節 (sternoclavicular joint)

　胸骨と鎖骨からなる滑膜性関節で，関節包が存在する．線維軟骨である関節円板が介在し，強靱な胸鎖靱帯に補強されている（図4-28 A）．

　肩甲胸郭関節運動では胸鎖関節が支点となって肩甲骨が胸郭上を滑動する（図4-28 B）．

8）肩甲胸郭関節 (scapulothoracic joint)

　肩関節運動において肩甲骨が胸郭上を動く際にこの関節の運動が起こる．

　肩甲骨と胸郭のあいだは肩甲下筋と前鋸筋が介在するが，滑膜と関節包は存在しない．

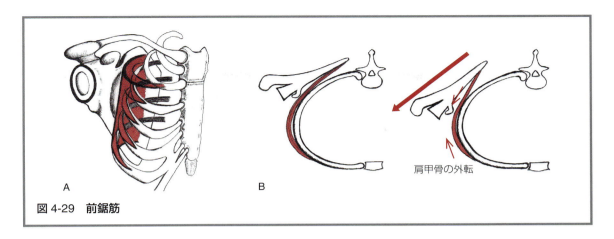

図 4-29　前鋸筋

肩甲骨は挙上・下制・外転・内転・上方回旋・下方回旋の6つの運動を行う．

肩甲上腕リズム（scapulohumeral rhythm）

上肢挙上の際に上腕骨に伴って肩甲骨も動く現象を肩甲上腕リズムという．

古典的にはCodmanの提唱した理論が有名である．肩関節外転30°以上では，上肢の外転に伴い，2：1の比率で肩甲骨が上方回旋するという説である．

最近の研究では運動速度や個人差によっても異なることが実証されたため，Codmanの説は否定されている．

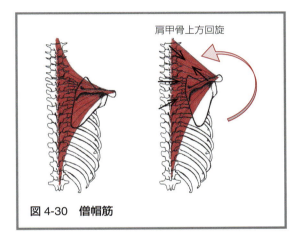

図 4-30　僧帽筋

9）肩甲胸郭関節の運動筋

前鋸筋（serratus anterior）

長胸神経に支配され，第1～9肋骨側面に起始し，肩甲骨胸郭面に停止する．

肩甲骨の上方回旋・外転（前方移動）・胸郭への固定に作用する（図4-29）．

僧帽筋（trapezius）

第XI脳神経（副神経）に支配され，上部線維は外後頭隆起・隆椎棘突起に起始し，鎖骨遠位と肩峰に停止する．中部線維は上位胸椎棘突起に起始し，肩峰と肩甲棘に停止する．下部線維は下位胸椎棘突起に起始し，肩甲棘に停止する（図4-30）．

肩甲骨の上方回旋に作用する．そのほか上部線維は挙上，中部線維は内転（後方移動），下部線維は下制にも作用する．

肩甲挙筋（levator scapulae）

肩甲背神経に支配され，第1～4頚椎横突起に起始して肩甲骨上角に停止する．

肩甲骨の挙上に作用する（図4-31）．

菱形筋（rhomboideus）

肩甲背神経に支配され，第5頚椎～第5胸椎の棘突起に起始して肩甲骨内縁に停止する．肩甲骨の下方回旋・内転（後方移動）・挙上に作用する（図4-32）．

第4章　肩関節

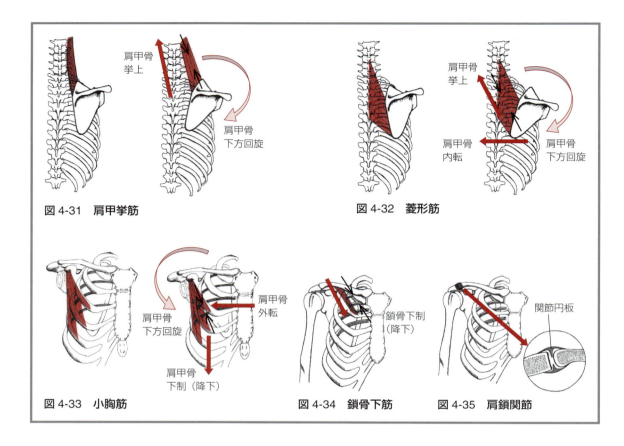

図4-31　肩甲挙筋
図4-32　菱形筋
図4-33　小胸筋
図4-34　鎖骨下筋
図4-35　肩鎖関節

小胸筋 (pectoralis minor)

内側・外側胸筋神経に支配され，第2〜5肋骨前面に起始して肩甲骨烏口突起に停止する．肩甲骨の下方回旋・外転（前方移動）・下制（降下）に作用する（図4-33）．

鎖骨下筋 (subclavius)

鎖骨下筋神経に支配され，第1肋骨の上面に起始して鎖骨中央下面に停止する．
鎖骨下制（降下）に作用する（図4-34）．

10）肩鎖関節 (acromioclavicular joint)

肩峰と鎖骨からなる滑膜性関節で，関節包が存在する．線維軟骨である関節円板が介在し，強靱な肩鎖靱帯に補強されている（図4-35）．
上肢挙上において鎖骨が回旋する際にこの関節の運動が起こる．

11）四辺形間隙（外側腋窩隙） (quadri lateral space)

上腕骨，上腕三頭筋長頭，大円筋，小円筋からなるスペースを四辺形間隙（外側腋窩隙；quadri lateral space）といい，三角筋と小円筋を支配する腋窩神経が通る（図4-36）．

3. 肩関節痛を生じる疾患

肩関節痛を生じる疾患は，①肩関節の筋・骨格系の疾患，②頸椎由来の疾患，③腕神経叢を含む末梢神経と血管の疾患，④胆石などの内科疾患，⑤心因性に大別することができる．肩関節痛は多岐にわたるため，疼痛部位や出現状況をもとに考えられる疾患を列挙し，問診や触診および整形外科テストや画像診断などによって消去法で判断し

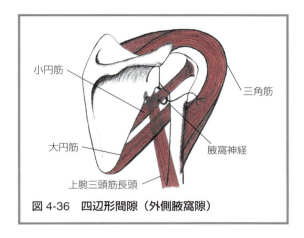
図 4-36 四辺形間隙（外側腋窩隙）

ていく必要がある．

1）肩関節の筋・骨格系の疾患

　肩関節を構成する筋や腱，関節包や滑液包，関節唇などの損傷や炎症によって疼痛が生じることが多い．必ず筋萎縮，圧痛，運動障害などの局所所見がみられ，肩関節の運動時痛や夜間時痛が特徴的である．肩関節構成体の炎症，外傷，腫瘍，変性，リウマチや全身性エリテマトーデスなどの全身疾患の部分症状によっても生じる[1]．

2）頸椎由来の疾患

　椎間板の変性，損傷，腫瘍などで第4〜第6頸神経根が刺激されると肩部および上肢橈側に疼痛が生じる．しかし，肩関節の感覚を第5と第6頸神経根由来の肩甲上神経と腋窩神経の関節枝が担っているので，肩関節疾患でも第5と第6頸神経の皮膚感覚領域に関連痛が生じる．
　肩関節の筋・骨格系の疾患と頸椎由来の疾患は一部の症状がきわめて似ている[1]．

3）腕神経叢を含む末梢神経と血管の疾患

　神経の圧迫や炎症で各神経の固有感覚領域に疼痛が生じ，しばしば支配筋の萎縮，麻痺を伴う．本来，皮膚感覚に関与しない神経（副神経，肩甲上神経，長胸神経など）の障害でも支配筋の部位に鈍く不快な深部痛が生じる．わが国では血管の障害が単一の原因となることはまれである[1]．

4）内科疾患

　内臓の疾患によっても肩関節に疼痛を生じることがあり，原因になる内臓によって痛みの部位は決まっている．
　食道は左鎖骨上窩および腋窩に，胆囊と十二指腸は右上腕と肩甲部に疼痛が生じる．また，心臓は左腋窩と上腕内側に，上行大動脈は右頸部，横行と下行大動脈は左頸部および肩部に，横隔膜は僧帽筋部に疼痛を生じることが多い[1]．
　内科疾患と整形外科疾患の肩部痛の違いとしては，頸部および肩関節の運動によって疼痛が増強しないことであり，肩に局所所見が全くないことである．

5）心因性

　心因性による肩関節痛の特徴としては，疼痛出現状況が一定せず，肩関節を評価しようとすると異常に強い疼痛を訴えることが多い．また，所見と症状が一致しないことも多く，筋萎縮などの局所所見に乏しい．ただし，心因性の問題がその疼痛を助長させている混在型も存在するので，肩関節に疼痛を生じる原疾患の存在の有無を確認したうえで正確な鑑別が必要である．

4. 肩関節の痛みの鑑別

　まず，理学療法の範囲であるのかどうかを判断することが重要である（**フローチャート**）．

1）問　診

受傷機転

　外傷および非外傷性の受傷機転かを聴取するこ

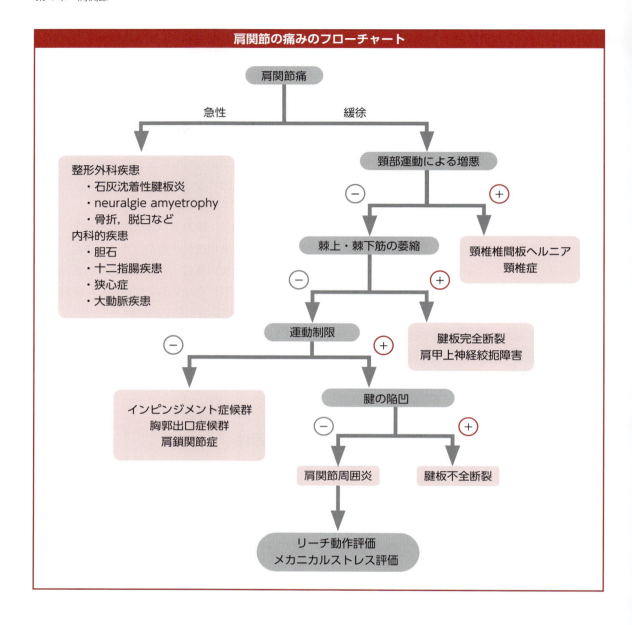

とにより，おおよその鑑別が可能である．とくに，外傷性の受傷機転では肩関節の筋・骨格系の損傷が疑われるので，どのようなメカニカルストレスが加わったのか，どの部位を打撲したのかを詳細に聞く必要があり，その聴取内容によってはある程度の判断が可能である．

非外傷性であっても，一回の外力で疼痛を引き起こしたのか，徐々に疼痛が増悪してきたのか，疼痛が増悪する前に何かしらの生活の変化があっ たかどうかを詳細に問診することにより，疾患を消去法で絞り込むことができる．

疼痛出現状況

疼痛の出現状況を詳細に聴取することによってメカニカルストレスを予測でき，疾患の絞り込みも可能となる．肩挙上時の途中でのみ疼痛が生じるものの最終域まで挙上可能である場合は，インピンジメントによる肩関節痛が疑われる．しかし，

ここで気をつけなければならないことは，インピンジメントはあくまでメカニカルストレスであり，炎症や損傷を生じている部位の判定ではないことである．インピンジメントによって炎症および損傷を生じている部位の特定には，その他の検査や評価を行う必要がある．

また，肩水平伸展や伸展動作にて肩前方に疼痛が出現する場合は，肩前方構成体の伸張ストレスによる炎症や損傷が考えられ，肩後方に疼痛が出現する場合は，肩後方構成体の収縮ストレスや挟み込みによる疼痛が考えられる．

疼痛の出現時間や経過を聴取することも大切であり，就寝中の一定時間に疼痛で覚醒し，座位で軽減するような夜間時痛は，腱板や肩峰下滑液包の炎症が考えられ，とくに強烈な夜間時痛は石灰沈着性腱板炎などが疑われる．しかし，夜間時痛は内科疾患によっても生じることがあるので注意が必要である．起床時や夕刻に疼痛が増強する場合は，頸椎椎間板ヘルニアも疑われる．逆に，一定に続く深部の不快な疼痛で，肩関節運動によって増強しない場合は，神経痛性筋萎縮症などの神経炎などが考えられる．急に発症する激烈な痛みは，帯状疱疹や偽痛風および石灰沈着性腱板炎も考慮に入れる必要がある．

疼痛範囲

疼痛範囲も情報の一つとなり，疼痛部位は患者自身に指示させる必要がある．肩関節固有の疾患では部位が限局的で指尖や手掌で示すことができることが多く，内臓からの関連痛では痛みが漠然として患者が自信なさそうに手掌でなで回して示す．頸椎由来や肩関節疾患による皮膚感覚への関連痛によっても疼痛範囲が拡大することがあるので注意が必要である．

既往歴やスポーツ歴

既往歴を詳細に聞くことは，肩関節痛を生じた原因とその過程を推測するうえで非常に有用であることが多い．

肩関節は可動域が大きいがゆえに不安定であり，その安定性の供給を多くの筋の働きに依存しているため，肩関節に付着する筋緊張バランスの崩れは肩関節を構成する骨のalignmentや動きの制限となり，疼痛を生じる結果となる．肩関節に付着する筋は骨盤や脊椎，肋骨だけでなく前腕や手部からも付着するため，ほぼ全身的なalignmentや機能障害の影響を受ける．

たとえば足関節捻挫を受傷し，その疼痛を逃避する歩行を行っていた場合，その歩容が学習されると骨盤や体幹のalignmentが崩れることになり，結果として肩関節に付着する筋の筋緊張に影響を及ぼす．それらの筋緊張の変化は，肩関節を構成する肩甲骨や鎖骨および上腕骨の動きを制限するだけでなく，適切な緊張力を適切なタイミングで発揮することが難しくなる．このような状態では肩関節構成体に対する微細損傷が生じやすくなり，ある一定期間および頻度を超えると疼痛を生じる結果となる．

足関節捻挫などの外傷だけでなく，手術による切開やその後の軟組織の滑走性低下，手術創をかばう動きの学習によっても肩関節のメカニカルストレスは増大することが多い．さらに，手指や手関節の腱鞘炎や外側上顆炎などのoveruseによる疼痛によって手指，手関節および肘関節の疼痛をかばいながら上肢を使用する日常生活動作を行わなければならない場合，必然的に肩関節に対する負担は増大し，肩関節に疼痛が生じることもある．

したがって，肩関節と直接関係ないと思われる既往歴や手術歴も聴取し，当該部位の機能障害が肩関節のメカニカルストレスの関連を評価する必要がある．

スポーツ歴や現在のスポーツ活動の有無や頻度および程度を聴取することも肩関節疾患を判断するうえで重要であり，スポーツ特有の関節唇損傷

や肩甲上神経損傷などの疾患も多い．また，以前に軽症の関節唇損傷を受傷し，肩関節の構築的損傷が存在していても小康状態である場合や，肩甲上神経損傷に棘下筋や棘上筋の筋萎縮がみられていたとしても無痛状態である場合，些細な原因であっても肩関節には過剰な負担が加わり疼痛が生じることも多いので，現在スポーツを行っていなかったとしても，スポーツ歴を聞くことは肩関節痛の根治療法を行ううえで重要である．

その他の既往歴では，Pancoast症候群，ステロイド性骨性壊死，放射線による骨障害，頸部手術後などの医原性副神経麻痺，化膿性肩関節炎を念頭におき，内科疾患，骨系統疾患の既往と治療歴を丹念に聴取する必要がある[1]．

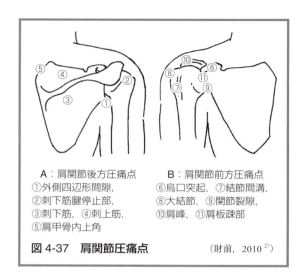

図4-37　肩関節圧痛点　　　（財前, 2010[2]）

2）視診・触診

視診や触診も肩関節痛を評価，鑑別するうえで重要であり，まずは筋萎縮の有無を確認する．棘上筋や棘下筋の筋萎縮が生じている場合は，腱板断裂だけでなく頸椎神経根損傷や末梢神経障害による上肢筋の筋萎縮を疑う．その他，肩手症候群による手指の腫脹なども確認し，肩の腫脹状態や，副神経麻痺による僧帽筋上部線維の非対称性なども視診や触診で観察する．上腕二頭筋の筋腹が末梢に移動している場合は，明らかな肘関節屈曲力が低下していなくても上腕二頭筋長頭腱の断裂が考えらえる．

その他，肩甲骨位置の左右差を把握し，肩甲胸郭関節の機能低下や三角筋拘縮の有無，骨盤および脊柱と肩甲骨を連結している筋の筋緊張の左右差などを確認する．肩鎖関節や胸鎖関節のalignment異常の確認も行う必要がある．さらに，圧痛の有無を検査するが，肩関節は圧痛があっても実際の炎症と無関係なことがあるので，圧痛のみで判断することは難しい（図4-37）[2]．

3）理学療法評価

肩関節に対する整形外科テスト

上腕二頭筋長頭腱に対するストレステスト

スピードテスト（speed test）（図4-38 A）

上腕二頭筋長頭腱の疼痛誘発テスト．前腕回外，肘伸展位で肩関節屈曲させる運動に対して抵抗を加える．陽性では結節間溝部に疼痛が生じる[2]．

ヤーガソンテスト（Yergason test）（図4-38 B）

肘90°屈曲位で検者の回内抵抗に対して被検者の前腕を回外させるように指示する．陽性では結節間溝部に疼痛が生じる[2]．

インピンジメント症候群
(impingement syndrome)

肩関節挙上時に，一定の角度で疼痛が出現する症状をimpingement syndromeやpainful arc syndromeとよんでいる．病態としては，烏口肩峰アーチに上腕骨頭や結節部が衝突し，間に介在する滑液包や腱板，上腕二頭筋長頭腱などが炎症や損傷をきたす．最近では，棘下筋の遠位が臼蓋と上腕骨頭によって挟み込まれるinternal impingementも報告されている[3]．

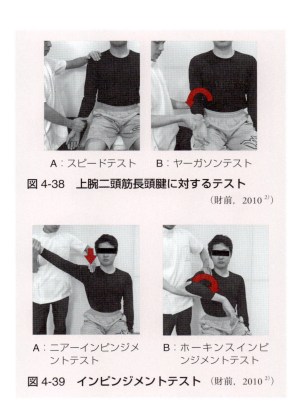

A：スピードテスト　　B：ヤーガソンテスト

図 4-38　上腕二頭筋長頭腱に対するテスト

(財前, 2010[2])

A：ニアーインピンジメ
ントテスト　　B：ホーキンスインピ
ンジメントテスト

図 4-39　インピンジメントテスト　(財前, 2010[2])

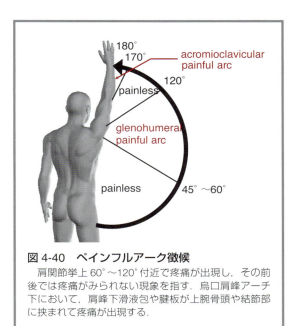

図 4-40　ペインフルアーク徴候
　肩関節挙上 60°～120°付近で疼痛が出現し，その前後では疼痛がみられない現象を指す．烏口肩峰アーチ下において，肩峰下滑液包や腱板が上腕骨頭や結節部に挟まれて疼痛が出現する．

インピンジメントテスト（impingement test）

　代表的なテストを以下に示す．ただし，あくまでインピンジメントテストは腱板や滑液包などの組織に対する衝突や挟み込みストレスの有無を評価するものであり，疼痛部位を特定するものではない．

ニアーインピンジメントテスト
（Neer impingement test）（図 4-39 A）

　肩甲骨を上方から押さえながら，もう一方の手で肩関節を屈曲もしくは外転させる．挙上角度 90°以上で大結節が烏口肩峰アーチに接近し，肩峰下滑液包や腱板などに圧縮ストレスが加わり疼痛が出現する[4]．

ホーキンスインピンジメントテスト
（Hawkins impingement test）（図 4-39 B）

　肩関節屈曲 90°で内旋させる．内旋位での疼痛出現は，結節部が烏口突起や烏口肩峰靱帯と衝突していることを表している[5,6]．

ペインフルアーク徴候（painful arc sign）
（図 4-40）

　肩関節挙上 60°～120°付近で疼痛が出現し，その前後では疼痛がみられない現象を指す．烏口肩峰アーチ下において，肩峰下滑液包や腱板が上腕骨頭や結節部に挟まれて疼痛が出現する[5]．また，170°～180°付近で生じる疼痛は acromioclavicular painful arc といわれ，肩鎖関節の損傷および alignment 不良による疼痛が考えられる．

後方インピンジメントテスト
（posterior impingement test）（図 4-41）

　肩関節外転・外旋位をとらせる．上腕骨頭の前方移動により臼蓋の後方部分と上腕骨頭が衝突し，棘下筋の関節面側が挟み込まれることで疼痛が生じる[2,7]．

肩峰下滑液包に対するストレステスト

ダウバーン徴候（Dawbarn sign）

　肩峰下滑液包炎の所見である．肩峰下滑液包炎では滑液包に圧痛を認めるが，患肢を外転させると，滑液包が肩峰下に隠れるため圧痛が消失し，外転を減じると再び滑液包の圧痛が生じる[8]．

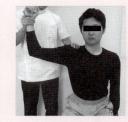

A：矢状面　　　　B：前額面

図4-41　後方インピンジメントテスト

(財前, 2010[2])

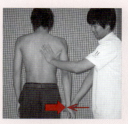 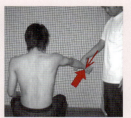

A：初期外転テスト　　　B：empty can test

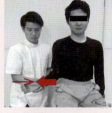 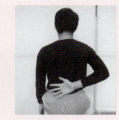

C：肩関節下垂位外旋　　D：Gerber lift off test
テスト

図4-42　腱板に対するストレステスト

(財前, 2010[2])

腱板に対するストレステスト

初期外転テスト（initial abduction test）
（図4-42 A）

下垂位で外転方向に等尺性収縮を行わせる．検者は内転方向に抵抗を加えることで，主に棘上筋の収縮や関節内圧の上昇による疼痛を検査することができる[2,9]．

empty can test（図4-42 B）

肩関節最大内旋位で母指が地面の方向を指すようにして，肩甲骨面90°挙上位で検者は下方向に抵抗を加える．主として棘上筋と棘上筋腱に対するストレスを加えることができる[2,10]．

肩関節下垂位外旋テスト（図4-42 C）

肩関節下垂位肘関節90°屈曲位で外旋させ，検者は内旋方向に抵抗を加える[4]．主として棘下筋と棘下筋腱に対してストレスを加えることができる[2]．

45°挙上位外旋テスト

肩甲骨面45°以上で外転させて肘関節90°屈曲位で外旋させ，検者は外旋方向に抵抗を加える．小円筋と小円筋腱に対してストレスを加えることができる[4]．

Gerber lift off test（図4-42D）

検査側の手背面を対側の肩甲骨の下端に置いた状態から手背面を持ち上げるように指示する．このテストでは，肩甲下筋と肩甲下筋腱に対するストレスを加えることができ，また，筋力を検査することができる[2,10]．

肩鎖関節に対するストレステスト

high arc test

上肢を挙上させ，160°～最大挙上位で肩鎖関節部に疼痛が出現するものを陽性とする．

horizontal arc test

肩関節を水平内転させた際に，肩鎖関節部に限局して疼痛が出現するものを陽性とする．

関連痛の鑑別

内臓疾患による肩痛の特徴

多くの内臓疾患は片側の肩部痛として現れることが知られており，胸腹部疾患に起因する横隔膜の炎症，食道，心膜や心筋の疾患もすべて片側の肩関節痛を起こしうる．また，脾臓の急性損傷でも肩への関連痛が生じることもあり，脾臓破裂における典型的な現病歴と症状は，腹部外傷，腹部硬直，悪心と嘔吐，およびKehr's徴候とよばれる左肩と上肢の約1/3に放散する反射性疼痛である．呼吸運動で肩部に鋭い疼痛が生じる場合は胸膜の炎症や他の肺疾患が考えられ，患側を下にした側

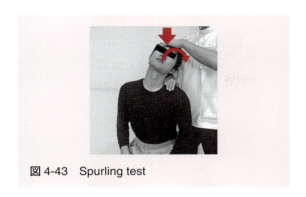

図 4-43　Spurling test

臥位で症状が緩和する．

頸椎疾患との鑑別

肩および上肢の疼痛および機能障害を主訴とする患者では頸椎が原因となることがあり，頸椎へのストレステストを行うことによって頸椎疾患を除外する必要がある．

Spurling test（図 4-43）

頸椎の伸展と同側への側屈，回旋を組み合わせた Spurling test は椎間孔を狭小化させ，椎間関節に圧力を与える．肩あるいは上腕部の疼痛が，後外側への椎間板の圧迫，神経根や椎間関節の炎症によって誘発される．

Overpressure test

頸椎を自動的に屈曲，伸展，側屈および回旋させ，それぞれの可動域が正常範囲で症状が再現もしくは誘発されない場合は，それぞれの最大可動域で他動的な圧迫を加える．肩や肩甲帯部の症状の再現は，患者の症状が頸椎由来である可能性を示唆する．

胸郭出口症候群との鑑別

胸郭出口症候群は，胸郭出口とその近傍で起こる神経・血管の圧迫によって生じ，症状としては，上肢のしびれ，疼痛，だるさ，肩甲骨部痛である．

Morley test

鎖骨上窩部の斜角筋三角部を母指で圧迫する．圧迫により局所と末梢への放散痛およびしびれが出現する場合を陽性とする．

Adson test

座位にて前斜角筋が緊張する頸椎の姿勢（疼痛側に頭部を頸椎伸展位で回旋）で深呼吸を行わせる．鎖骨下動脈が圧迫され橈骨動脈の脈拍が減弱あるいは停止した場合，陽性と判断する．

Eden test

胸を張った状態で両上肢を後下方に引いた際，橈骨動脈の脈拍が減弱あるいは停止すれば肋鎖間隙での圧迫を考える．

Wright test

両肩関節を外転，外旋，肘関節 90°屈曲位で両上肢を後方に引く．橈骨動脈の拍動が減弱および消失した場合，肋鎖間隙での圧迫を考える．

Allen test

一側の肩関節を水平外転，外旋，肘関節 90°屈曲位で頸部を検査側と反対に回旋させる．橈骨動脈の拍動が減弱および消失した場合，斜角筋群による圧迫を示唆する．

Roos test

肩関節 90°外転，外旋，肘関節 90°屈曲，前腕中間位で，指の屈伸運動をゆっくり行わせる．痛み，しびれ，筋疲労が 3 分以内に出現した場合に陽性となる．

リーチ動作評価

上肢の役割は手を効率的に作用させる位置へ持っていくことと，手を介して物体を動かす力を加えることである．肩関節はその上肢機能の土台であり，下肢や体幹で生み出した力を末梢に伝える中継としての役割も有する．つまり，上肢機能を十分に発揮させるためには，肩関節の安定性と可動性という相反する機能が必要となる．可動性を増大させるためには，関節は不安定な形状にならざるを得ず，力の伝達を効率的に行うためには関節は不動に近い形状が有利である．

肩関節の主体となる臼蓋上腕関節は，ほぼ平坦である臼蓋と半球体である上腕骨頭から構成され，

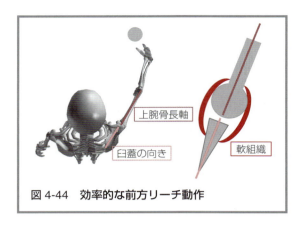

図 4-44　効率的な前方リーチ動作

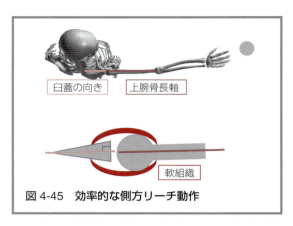

図 4-45　効率的な側方リーチ動作

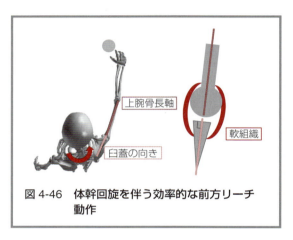

図 4-46　体幹回旋を伴う効率的な前方リーチ動作

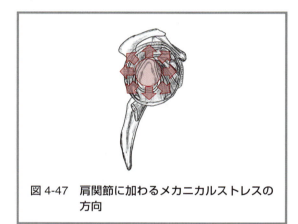

図 4-47　肩関節に加わるメカニカルストレスの方向

非常に不安定な形状の関節であるために軽度のmalalignmentも周囲の関節構成体に損傷をもたらす．リーチ動作時の動的malalignmentを評価することにより，痛みの原因となる部位の予測や治療効果の判定が可能となる．

合理的なリーチ動作では，肩甲骨の長軸と上腕骨の長軸が一直線に位置し，周囲の関節構成体に負担が生じない（図4-44，45）．さらに，遠くに手を伸ばす動作や力の伝達を効率的に行うためには体幹回旋動作を伴う必要があり，そのときも肩甲骨長軸と上腕骨長軸が一直線になることが好ましい（図4-46）．臼蓋上腕関節の構成体に加わるストレスは，臼蓋を中心として8分割すると臨床上理解しやすい（図4-47）．

肩関節前方構成体と後方構成体へのストレス

前方および側方リーチ動作時に上腕骨頭が前方に移動するmalalignmentを呈する場合，肩関節前方構成体に伸張ストレスおよび上腕骨頭制動として肩関節前面筋の遠心性収縮ストレスが生じる．後方には後方構成体を臼蓋と上腕骨頭で挟み込むストレスが生じるとともに，肩関節後面筋には収縮ストレスが生じる（図4-48）．この収縮ストレスが長期間持続すると筋が短縮する結果となり，さらなる上腕骨頭前方移動malalignmentを助長する．

反対に，上腕骨頭が後方に移動するmalalignmentでは，逆のストレスが生じることになる（図4-49）．また，前方リーチ動作ではリーチ動作側と反対方向への体幹回旋機能が低下していると効率的

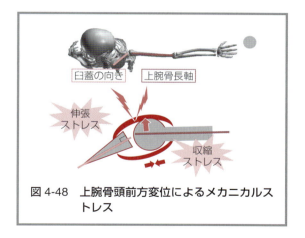

図 4-48 上腕骨頭前方変位によるメカニカルストレス

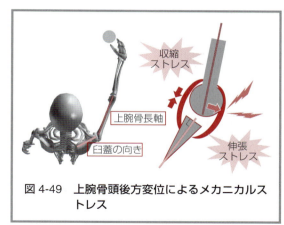

図 4-49 上腕骨頭後方変位によるメカニカルストレス

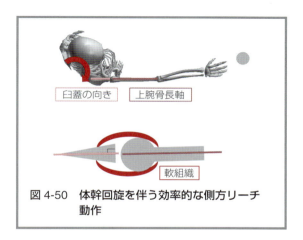

図 4-50 体幹回旋を伴う効率的な側方リーチ動作

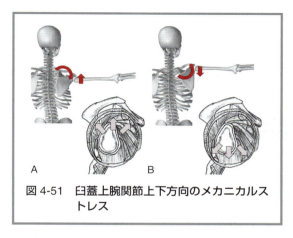

図 4-51 臼蓋上腕関節上下方向のメカニカルストレス

なリーチ動作が行いにくく，側方リーチ動作ではリーチ側と同側への体幹回旋機能が低下していると，効率的なリーチ動作が行いにくい（図 4-50）．

肩関節上方構成体と後方構成体へのストレス

前方および側方リーチ動作時に上腕骨頭が上方に移動するか，臼蓋が下方に移動する malalignment を呈する場合，臼蓋上腕関節上方構成体にインピンジメントストレスと筋に収縮ストレスが生じる（図 4-51 A）．上腕骨頭が下方に移動するか臼蓋が上方に移動する malalignment を呈する場合は，臼蓋上腕関節下方構成体に伸張ストレスが生じる結果となる（図 4-51 B）．

複合ストレス

上腕骨頭が前方かつ上方に変位する malalignment か上腕骨頭が後下方に変位する malalignment を呈した場合，臼蓋上腕関節の上前方および後下方構成体にストレスが生じる．反対に，上腕骨頭が前下方に変位するか，後上方に変位した場合，臼蓋上腕関節の前下方および後上方構成体へのストレスが増大する．

徒手誘導評価

徒手誘導によって一時的に関節の alignment や動きを変化させ，病態の原因や助長因子となる動きが改善されるかを評価する．臼蓋上腕関節の alignment はもちろん，鎖骨，肩甲骨，胸骨，胸郭，頸部，体幹などの alignment を変化させる必要がある．パフォーマンスの向上や，肩関節機能の改善

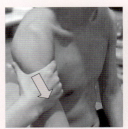 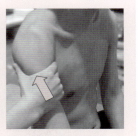

図4-52　肩関節伸展・屈曲誘導評価

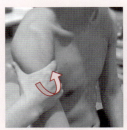 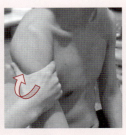

図4-53　肩関節内外旋誘導評価

による多部位の動作変化を目的とする場合は，肩関節挙上可動域変化や歩行を指標にする方法でもよい．

代表的な徒手誘導を以下に示す．

肩関節誘導評価

肩関節を伸展および屈曲方向に徒手で誘導し，その後の肩関節挙上可動域および疼痛の軽減，歩容の変化などで誘導方向を決定する．内旋と外旋，内転と外転誘導も併せて評価し，その変化を観察するとともに誘導方向を決定する（図4-52～54）．たとえ主訴が肩関節屈曲制限であったとしても，肩関節を伸展方向に誘導したほうが結果として肩関節屈曲可動域が改善する場合も多い．

肩甲骨内外転誘導評価

肩甲骨内転は肩関節の伸展と連動するため，肩関節伸展誘導が良好であった場合，肩甲骨内転誘導が良好であることが示唆される．反対に，肩関節屈曲誘導では肩甲骨外転誘導が良好であるケースが多い．肩甲骨内転は肩甲骨内側縁が前方に移動し，肩甲骨外側縁が後方に移動する動きとして捉えられるため，徒手で肩甲骨内上角を前方に，肩峰を後方に誘導した場合のどちらが良好な結果が得られるかを評価する（図4-55）．肩甲骨外転では肩甲骨内側縁が後方に移動し，肩甲骨外側縁が前方に移動する運動となるため，肩甲骨内上角を後方へ，肩峰を前方に誘導した場合のどちらが良好な結果が得られるかを評価する必要がある（図

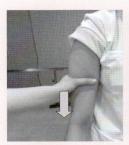 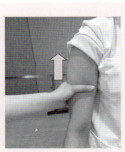

図4-54　肩関節内外転誘導評価

4-56）．

鎖骨誘導評価

肩甲骨内転運動を誘導する場合には，鎖骨外側端前方移動が必要であり，鎖骨外側端の前方移動には鎖骨内側端の後方移動を伴う．肩甲骨内転運動が示唆された場合，鎖骨外側端前方誘導と鎖骨内側端後方誘導のどちらが良好な結果が得られるかを評価する（図4-57）．

反対に，肩甲骨外転運動を誘導する場合には，鎖骨外側端後方移動が必要であり，鎖骨外側端後方誘導には鎖骨内側端の前方誘導を伴う．肩甲骨外転運動が示唆された場合，鎖骨外側端後方誘導と鎖骨内側端前方誘導のどちらが良好な結果が得られるかを評価する（図4-58）．

4. 肩関節の痛みの鑑別 —— 3）理学療法評価

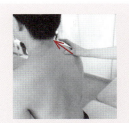 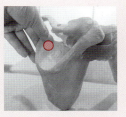 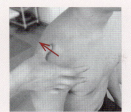 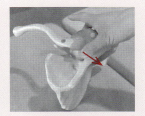

A：肩甲骨内上角前方誘導　　B：肩甲骨内上角前方誘導ポイント　　C：肩峰後方誘導　　D：肩峰後方誘導ポイント

図 4-55　肩甲骨内転誘導評価（肩甲骨誘導）

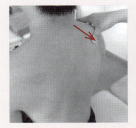 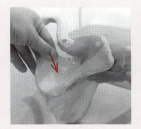 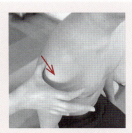 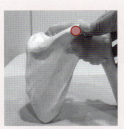

A：肩甲骨内上角後方誘導　　B：肩甲骨内上角後方誘導ポイント　　C：肩峰前方誘導　　D：肩峰前方誘導ポイント

図 4-56　肩甲骨外転誘導評価（肩甲骨誘導）

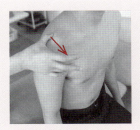 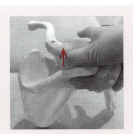 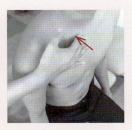 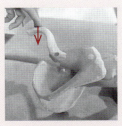

A：鎖骨外側端前方誘導　　B：鎖骨外側端前方誘導ポイント　　C：鎖骨内側端後方誘導　　D：鎖骨内側端後方誘導ポイント

図 4-57　肩甲骨内転誘導評価（鎖骨誘導）

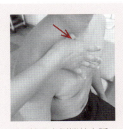 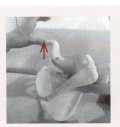 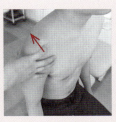 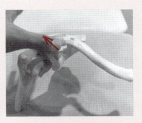

A：鎖骨内側端前方誘導　　B：鎖骨内側端前方誘導ポイント　　C：鎖骨外側端後方誘導　　D：鎖骨外側端後方誘導ポイント

図 4-58　肩甲骨外転誘導評価（鎖骨誘導）

161

第4章　肩関節

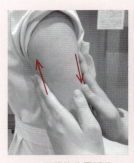
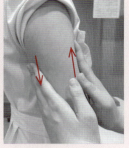

A：肩関節伸展誘導　　　B：肩関節屈曲誘導

図4-59　肩関節筋膜誘導評価

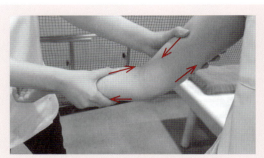

A：肘関節伸展誘導

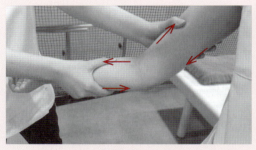

B：肘関節屈曲誘導

図4-60　肘関節筋膜誘導評価

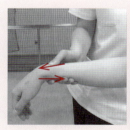
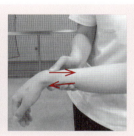

A：手関節掌屈誘導　　　B：手関節背屈誘導

図4-61　手関節筋膜誘導評価

上肢の運動連鎖を利用した筋膜誘導評価

　下肢と同様に上肢にも運動連鎖が存在し，肩甲骨内転と肩関節伸展運動連鎖では肘関節伸展—手関節掌屈—手指屈曲方向に筋膜を誘導すると良好な運動が獲得されやすい．反対に，肩甲骨外転と肩関節屈曲運動連鎖では肘関節屈曲—手関節背屈—手指伸展方向に筋膜を誘導すると良好な結果が得られやすい．この連鎖を利用して特定の筋膜を誘導し，上肢のどの部位が肩関節の運動に悪影響を与えているのかを推察することができる．筋膜の誘導方向は，肩関節伸展では上腕筋膜近位前部を遠位方向に誘導し，上腕筋膜近位後方部を近位方向に誘導する（図4-59 A）．

　反対に，肩関節屈曲では上腕筋膜近位前部を近位方向に誘導し，上腕筋膜近位後方部を遠位方向に誘導する（図4-59 B）．肘関節伸展では上腕筋膜遠位前部を遠位方向に誘導し，上腕筋膜遠位後方部を近位方向に誘導する．さらに，前腕筋膜近位前面を近位方向に誘導し，前腕筋膜近位後面を遠位方向に誘導する（図4-60 A）．肘関節屈曲では上腕筋膜遠位前部を近位方向に誘導し，上腕筋膜遠位後方部を遠位方向に誘導する．さらに，前腕筋膜近位前面を遠位方向に誘導し，前腕筋膜近位後面を近位方向に誘導する（図4-60 B）．手関節掌屈では前腕筋膜遠位掌側部を近位方向に誘導し，前腕筋膜遠位背側部を遠位方向に誘導する．反対に，手関節背屈では前腕筋膜遠位掌側部を遠位方向に誘導し，前腕筋膜遠位背側部を近位方向に誘導する（図4-61）．手指伸展では手背筋膜や指背腱膜を近位方向に誘導し，手指屈曲では手背筋膜や指背腱膜を遠位方向に誘導する（図4-62）．

テーピングによる誘導評価

　上肢の筋膜誘導評価を徒手ではなくテーピング

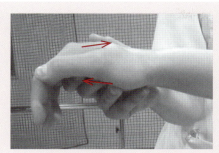

A：手指伸展誘導

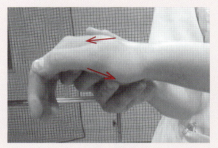

B：手指屈曲誘導

図 4-62　手指筋腱膜誘導評価

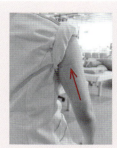

A：肩関節伸展誘導　　B：肩関節屈曲誘導

図 4-63　肩関節伸展・屈曲誘導テーピング

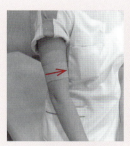 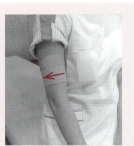

A：肩関節内旋誘導　　B：肩関節外旋誘導

図 4-64　肩関節内外旋誘導テーピング

で行う方法である．伸縮性のあるテーピングにて筋膜を誘導する．テーピング貼付により良好な結果が得られた箇所の機能低下が肩関節に対して影響を与えていることを示唆しているので，運動療法では，良好な結果が得られた部位とその運動を中心に機能の再構築を図る必要がある．

矢状面上の運動連鎖は前述したように，肩関節伸展—肘関節伸展—手関節掌屈—手指屈曲，肩関節屈曲—肘関節屈曲—手関節背屈—手指伸展であり，テーピング誘導もその運動連鎖に沿って行っていく．

肩関節誘導テーピング

肩関節伸展誘導テーピング（図 4-63 A）

　上腕後面に伸縮性テーピングを貼付する．テーピングは遠位に貼付し，近位方向へ多少の張力を加えて誘導する．

肩関節屈曲誘導テーピング（図 4-63 B）

　上腕前面に伸縮性テーピングを貼付する．テーピングは遠位に貼付し，近位方向へ多少の張力を加えて誘導する．

肩関節内旋誘導テーピング（図 4-64 A）

　上腕中央部に長軸方向と直交するよう伸縮性テーピングを貼付する．テーピングは外側面に貼付し，前面を通過して上腕を一周するよう軽度の張力を加えて誘導する．

肩関節外旋誘導テーピング（図 4-64 B）

　上腕中央部に長軸方向と直交するよう伸縮性テーピングを貼付する．テーピングは外側面に貼付し，後面を通過して上腕を一周するよう軽度の張力を加えて誘導する．

肩関節内転誘導テーピング（図 4-65A）

　上腕外側面に伸縮性テーピングを貼付する．テーピングは近位に貼付し，遠位方向へ多少の張力を加えて誘導する．

第4章　肩関節

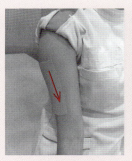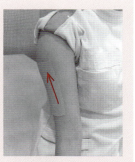

A：肩関節内転誘導　　B：肩関節外転誘導

図4-65　肩関節内外転誘導テーピング

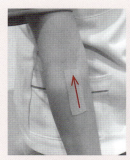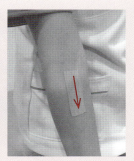

A：肘関節伸展誘導　　B：肘関節屈曲誘導

図4-66　肘関節伸展・屈曲誘導テーピング

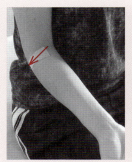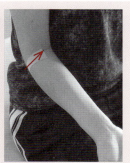

A：近位橈尺関節回外誘導　　B：近位橈尺関節回内誘導

図4-67　近位橈尺関節回内外誘導テーピング

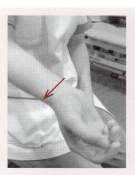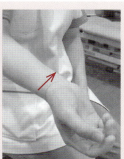

A：遠位橈尺関節回外誘導　　B：遠位橈尺関節回内誘導

図4-68　遠位橈尺関節回内外誘導テーピング

肩関節外転誘導テーピング（図4-65 B）

上腕外側面に伸縮性テーピングを貼付する．テーピングは遠位に貼付し，近位方向へ多少の張力を加えて誘導する．

肘関節誘導テーピング

肘関節伸展誘導テーピング（図4-66 A）

前腕近位前面に伸縮性テーピングを貼付する．テーピングは遠位に貼付し，近位方向へ多少の張力を加えて誘導する．

肘関節屈曲誘導テーピング（図4-66 B）

前腕近位前面に伸縮性テーピングを貼付する．テーピングは近位に貼付し，遠位方向へ多少の張力を加えて誘導する．

前腕誘導テーピング

近位橈尺関節回外誘導テーピング（図4-67 A）

肘関節前面から肘関節後面に向かって橈骨頭を取り巻くように伸縮性テーピングを貼付する．

近位橈尺関節回内誘導テーピング（図4-67 B）

肘関節後面から肘関節前面に向かって橈骨頭を取り巻くように伸縮性テーピングを貼付する．

遠位橈尺関節回外誘導テーピング（図4-68 A）

手関節掌側面から手関節背側面に向かって橈骨茎状突起を取り巻くように伸縮性テーピングを貼付する．

遠位橈尺関節回内誘導テーピング（図4-68 B）

手関節背側面から手関節掌側面に向かって橈骨茎状突起を取り巻くように伸縮性テーピングを貼

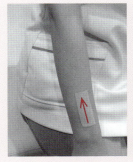 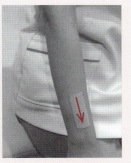

A：手関節背屈誘導　　B：手関節掌屈誘導

図4-69　手関節掌背屈誘導テーピング

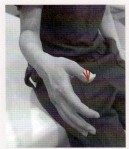 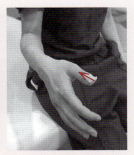

A：母指IP関節屈曲誘導　　B：母指IP関節伸展誘導

図4-71　母指IP関節誘導テーピング

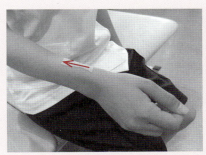

A：手関節橈屈誘導

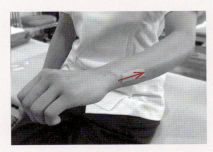

B：手関節尺屈誘導

図4-70　手関節橈尺屈誘導テーピング

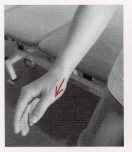 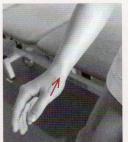

A：母指CM関節屈曲誘導　　B：母指CM関節伸展誘導

図4-72　母指CM関節誘導テーピング

付する．

手関節誘導テーピング

手関節背屈誘導テーピング（図4-69 A）

前腕遠位背側面に伸縮性テーピングを貼付する．テーピングは遠位に貼付し，近位方向へ多少の張力を加えて誘導する．

手関節掌屈誘導テーピング（図4-69 B）

前腕遠位掌側面に伸縮性テーピングを貼付する．テーピングは遠位に貼付し，近位方向へ多少の張力を加えて誘導する．

手関節橈屈誘導テーピング（図4-70 A）

手関節橈側で，遠位から近位に向かって伸縮性テーピングを貼付する．

手関節尺屈誘導テーピング（図4-70 B）

手関節尺側で，遠位から近位に向かって伸縮性テーピングを貼付する．

手指誘導テーピング

母指IP関節誘導テーピング（図4-71）

屈曲誘導では，母指末端にて背側から掌側に向かって，爪を覆うように伸縮性テーピングを貼付する．伸展誘導では逆に貼付する．

母指CM関節誘導テーピング（図4-72）

母指中手骨背側に伸縮性テープを貼付する．屈

第4章 肩関節

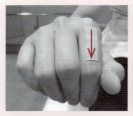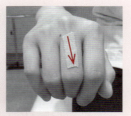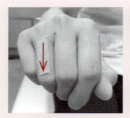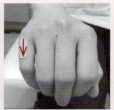

A：第2指MP関節屈曲誘導　　B：第3指MP関節屈曲誘導

図4-73　第2指・第3指MP関節誘導テーピング

A：第4指MP関節屈曲誘導　　B：第5指MP関節屈曲誘導

図4-74　第4指・第5指MP関節誘導テーピング

曲誘導では近位から遠位に向かって貼付し，伸展では遠位から近位に向かって貼付する．

第2指MP関節誘導テーピング（図4-73 A）

第2基節骨に伸縮性テーピングを貼付する．屈曲誘導では近位から遠位に向かって貼付し，伸展では遠位から近位に向かって貼付する．

第3指MP関節誘導テーピング（図4-73 B）

第3基節骨に伸縮性テーピングを貼付する．屈曲誘導では近位から遠位に向かって貼付し，伸展では遠位から近位に向かって貼付する．

第4指MP関節誘導テーピング（図4-74 A）

第4基節骨に伸縮性テーピングを貼付する．屈曲誘導では近位から遠位に向かって貼付し，伸展では遠位から近位に向かって貼付する．

第5指MP関節誘導テーピング（図4-74 B）

第5基節骨に伸縮性テーピングを貼付する．屈曲誘導では近位から遠位に向かって貼付し，伸展では遠位から近位に向かって貼付する．

alignment評価

alignmentは，動作や病態を推測するうえで重要な役割を果たす．たとえば，肩甲骨の外転alignmentを呈している場合，臼蓋は前方を向くために臼蓋上腕関節では伸展ストレスを生じやすい．また，肩甲骨の下方回旋が増大している場合は烏口肩峰アーチも下制し，上腕骨頭との間隙部分が狭

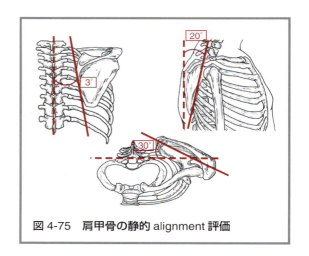

図4-75　肩甲骨の静的alignment評価

小化するためにインピンジメントストレスが増大する．

また，臼蓋に対して上腕骨頭が前方に変位している場合は，後方の関節内の組織衝突（internal impingement）や上腕二頭筋長頭腱に伸長ストレスが生じ，臼蓋に対して下方に位置している場合は，腱板を構成する筋の機能不全を示唆していることが多い．

肩甲骨の静的alignment評価

肩甲骨位置の指標としては，前額面から30°前方を向き，正中線に対して3°の上方回旋，20°前方傾斜（前傾）している（図4-75）[11]．また，肩甲骨は第2肋骨から第7肋骨間に位置し，肩甲骨棘内縁は第3胸椎棘突起，下角は第7～8胸椎棘突起の高

さにある[12].

肩甲骨の動的機能評価

Kibler 肩甲骨外側スライドテスト（Kibler lateral scapular slide test：LSST）

3種類のポジションで測定する．Kibler ポジション1は体側に腕を楽に下ろした立位，Kibler ポジション2は腸骨稜に母指を後方に向けて手を置いたハンズオンヒップポジション，Kibler ポジション3は肩甲上腕関節外転90°での最大内旋位である．

検者は，3種類の各ポジションで，両側の肩甲下角と脊椎棘突起の間隔をメジャーにて計測する．計測は，一般的にポジション1，2，3の順番で行う．無症状者では肩甲骨を固定するための筋機能は対照的であり，左右差が1.5 cm以上の場合は，肩甲骨の動的安定性が失われていると判断され，陽性となる[13].

DiVeta テスト

第3胸椎棘突起と肩峰角との直線距離と，肩甲棘基部から肩峰角までの直線距離を測定する．

〔肩甲棘基部から肩峰角÷第3胸椎棘突起から肩峰角までの距離〕を算出し，DiVeta の肩甲骨外転量を求める[14].

壁押しテスト

長胸神経麻痺でみられる翼状肩甲（winging）増強テストであり，患者には肘を伸展させた状態で壁を押すように指示する．長胸神経麻痺に限らず，前鋸筋や僧帽筋の機能低下が存在すると翼状肩甲が出現する．

姿勢評価

肩関節を構成する鎖骨と肩甲骨の働きは胸郭の形状や機能の影響を大きく受け，胸郭は姿勢の影響を多分に受ける．姿勢の評価は，肩関節機能や肩関節に生じるメカニカルストレスを予測することができる．一般的に，矢状面指標として耳垂－肩峰（肩関節の後方）－大転子－膝関節前部－外果の2〜5 cm前部とされている[15]が，あくまでも

指標であり，肩関節機能の回復を主として姿勢を評価する必要がある．姿勢評価は現状を観察するだけでなく，変化を加える部位と方向を把握することが大切である．

とくに，頸椎と胸郭誘導は肩関節機能に大きく影響を与えるため，詳細な評価が必要であり，矢状面，前額面および水平面において，どの方向に誘導すると肩関節機能の改善がみられるかを観察する．

歩行評価

肩関節および上肢の malalignment や機能低下が生じると歩行にも影響を及ぼし，とくに立脚中期から推進期にかけての変化が大きい．たとえば，右側の上肢 malalignment や機能障害が生じている場合は，右立脚中期から推進期にかけて前足部への荷重を阻害する．その結果，対側への早期荷重が生じ，右側の過度の内方移動によって生じる障害と，左の過度な外側移動によって生じる障害を発症することが多い．反対に，前足部の機能障害も上肢機能に影響を及ぼすことが臨床上観察される．

歩行観察の方法としては，骨盤から体幹にかけて両側に仮想線をイメージし，その仮想線から肩甲帯が左右に動揺するかを観察する（図 4-76）．徒手誘導評価や筋膜誘導評価およびテーピング誘導評価を行う際に，肩甲帯動揺が少なくなる誘導方向を選択し，効果的な運動方向を判別する．たとえ肩関節可動域訓練によって一時的に肩関節可動域が改善したとしても，歩行をはじめとする諸動作において肩甲帯を含む上肢の安定性や，効率的で協調された動きが獲得されていない場合は可動域改善の持続的効果に欠ける．

5. 肩関節の症候に対する理学療法

肩関節の疼痛の原因は多岐にわたり，その原因や時期によって治療方法や運動療法は異なる．

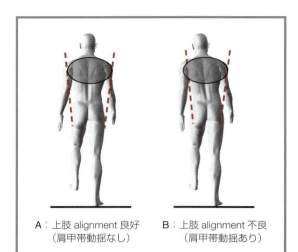

A：上肢 alignment 良好（肩甲帯動揺なし）　B：上肢 alignment 不良（肩甲帯動揺あり）

図 4-76　上肢 alignment の変化による歩行観察

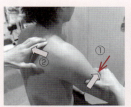 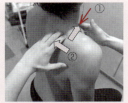

A：鎖骨外側端前方誘導　B：鎖骨内側端後方誘導

図 4-77　鎖骨誘導評価に基づく運動療法（肩甲骨内転誘導）

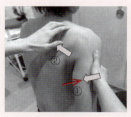 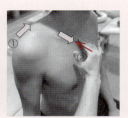

A：肩峰後方誘導　B：肩甲骨内側縁前方誘導

図 4-78　肩甲骨誘導評価に基づく運動療法（肩甲骨内転誘導）

前述した誘導評価に準じた運動療法について代表的なものを以下に示す．

1）鎖骨および肩甲骨徒手誘導評価に基づく運動療法

鎖骨や肩甲骨の徒手誘導評価によってどの箇所の誘導が肩関節機能に良好な結果をもたらすのかを評価する．たとえば，肩甲骨内転誘導が良好であり，鎖骨の外側端前方移動によって肩関節機能の改善がみられた場合は，鎖骨の外側端を固定して肩甲骨の外転運動を行わせると肩関節機能の改善がみられる．

肩甲骨内転誘導が良好な場合

鎖骨外側端前方誘導

徒手誘導評価によって鎖骨外側端前方誘導が良好であった場合，鎖骨外側端を前方移動させる方向に筋を働かせた状態で固定点を形成し，肩甲骨内転運動を行わせる．鎖骨外側端を前方移動させるモーメントを三角筋前部線維で発生させるため，肩関節を軽度屈曲させた状態で肩甲骨内転運動を行う（図 4-77 A）．

鎖骨内側端後方誘導

徒手誘導評価によって鎖骨内側端後方誘導が良好であった場合，鎖骨内側端を後方移動させて固定点を形成した状態で肩甲骨内転運動を行わせる．鎖骨内側端を後方移動させるためには相対的に胸骨柄を前方移動させる必要があり，そのためには胸椎を伸展させた状態で肩甲骨内転運動を行う（図 4-77 B）．

肩甲骨外側縁（肩峰）後方誘導

徒手誘導評価によって肩甲骨外側縁である肩峰の後方誘導が良好であった場合，肩峰を後方移動させて固定点を形成した状態で肩甲骨内転運動を行わせる．肩峰を後方移動させるモーメントを三角筋後部線維で発生させるため，肩関節を軽度伸展させた状態で肩甲骨内転運動を行う（図 4-78 A）．

肩甲骨内側縁前方誘導

徒手誘導評価によって肩甲骨内側縁前方誘導が

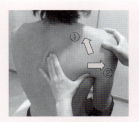 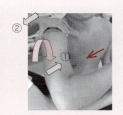

A：鎖骨外側端後方誘導　　B：鎖骨内側端前方誘導

図 4-79　鎖骨誘導評価に基づく運動療法（肩甲骨外転誘導）

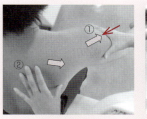 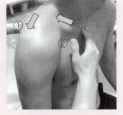

A：肩峰外側前方誘導　　B：肩甲骨内側縁後方誘導

図 4-80　肩甲骨誘導評価に基づく運動療法（肩甲骨内転誘導）

良好であった場合，肩甲骨内側縁を前方移動させて固定点を形成した状態で肩甲骨内転運動を行わせる．肩甲骨内側縁を前方移動させるモーメントを肩甲挙筋で発生させるため，肩甲骨を軽度挙上させた状態で肩甲骨内転運動を行う（図 4-78 B）．

肩甲骨外転誘導が良好な場合

鎖骨外側端後方誘導

　徒手誘導評価によって鎖骨外側端後方誘導が良好であった場合，鎖骨外側端を後方移動させて固定点を形成した状態で肩甲骨外転運動を行わせる．鎖骨外側端を後方移動させるモーメントを僧帽筋上部線維で発生させるため，肩甲骨を軽度挙上させた状態で肩甲骨外転運動を行う（図 4-79 A）．

鎖骨内側端前方誘導

　徒手誘導評価によって鎖骨内側端前方誘導が良好であった場合，鎖骨内側端を前方移動させて固定点を形成した状態で肩甲骨外転運動を行わせる．鎖骨内側端を前方移動させるモーメントを大胸筋鎖骨部線維で発生させるため，肩関節を水平内転させた状態で肩甲骨外転運動を行う（図 4-79 B）．

肩甲骨外側縁（肩峰）前方誘導

　徒手誘導評価によって肩甲骨外側縁である肩峰の前方誘導が良好であった場合，肩峰を前方移動させて固定点を形成した状態で肩甲骨外転運動を行わせる．肩峰を前方移動させるモーメントを三角筋中部線維で発生させるため，肩関節を軽度外転させた状態で肩甲骨外転運動を行う（図 4-80 A）．

肩甲骨内側縁後方誘導

　徒手誘導評価によって肩甲骨内側縁後方誘導が良好であった場合，肩甲骨内側縁を後方移動させて固定点を形成した状態で肩甲骨外転運動を行わせる．肩甲骨内側縁を前方移動させるためには，相対的に上部胸椎を後方移動させるように後弯した状態で肩甲骨外転運動を行う（図 4-80 B）．

2）筋膜誘導評価に基づく上肢運動療法

　上肢運動連鎖を利用した筋膜誘導評価の項で良好な結果を得られた場合，その部位の運動療法を行う．肩関節伸展で良好な場合は，短絡的に肩関節伸展運動を行うのではなく，筋膜を伸展方向に誘導することが重要である．肩関節伸展方向に筋膜を動かす場合は上腕近位の前部を遠位方向に，上腕近位後部を遠位方向に誘導した状態で肩関節の屈曲運動を行うことによって，上腕筋膜を大きく肩関節伸展方向に動かすことができる．筋膜を適切に誘導すると，筋膜の滑走と筋緊張が即時に改善される．たとえ肩関節屈曲制限が存在し，屈曲可動域の改善が目的であったとしても，肩関節伸展誘導が良好であった場合は，肩関節伸展方向へ筋膜を誘導することによって運動の自由度が増大し，結果として肩関節の屈曲可動域が改善する．

第4章 肩関節

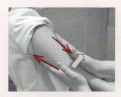
A：肩関節伸展方向への筋膜誘導

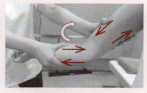
B：肘関節伸展方向への筋膜誘導

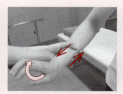
C：手関節背屈方向への筋膜誘導

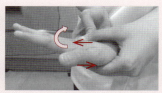
D：手指伸展方向への腱膜誘導

図4-81　肩関節伸展運動連鎖の筋膜誘導

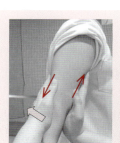
A：肩関節屈曲方向への筋膜誘導

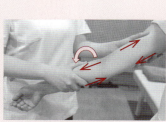
B：肘関節屈曲方向への筋膜誘導

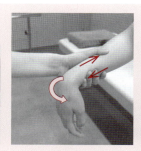
C：手関節掌屈方向への筋膜誘導

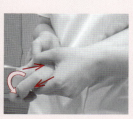
D：手指屈曲方向への腱膜誘導

図4-82　肩関節屈曲運動連鎖の筋膜誘導

肩関節伸展運動連鎖の筋膜誘導

肩関節伸展方向への筋膜誘導
　セラピストは上腕近位前部を遠位方向に，上腕近位後部を近位方向に徒手で誘導した状態を保持し，患者には肩関節屈曲運動を行わせる（図4-81 A）．

肘関節伸展方向への筋膜誘導
　セラピストは上腕遠位前部を遠位方向に，上腕遠位後部を近位方向に徒手で誘導し，前腕近位前部を近位方向に，前腕近位後部を遠位方向に誘導した状態を保持する．患者には肘関節屈曲運動を行わせる（図4-81 B）．

手関節背屈方向への筋膜誘導
　セラピストは前腕遠位背側部を遠位方向に，前腕遠位掌側部を近位方向に徒手で誘導した状態を保持し，患者には手関節背屈運動を行わせる（図4-81 C）．

手指伸展方向への筋膜誘導
　セラピストは手背部を近位方向に徒手で誘導した状態を保持し，患者には手指伸展運動を行わせる．MP関節を誘導するには中手骨部，PIP関節誘導では基節骨，DIP関節誘導では中節骨部を近位方向に徒手で誘導し，伸展運動を行わせる（図4-81 D）．

肩関節屈曲運動連鎖の筋膜誘導

肩関節屈曲方向への筋膜誘導
　セラピストは上腕近位前部を近位方向に，上腕近位後部を遠位方向に徒手で誘導した状態を保持し，患者には肩関節屈曲運動を行わせる（図4-82 A）．

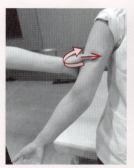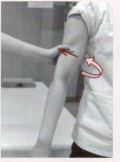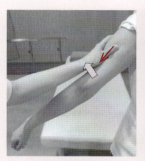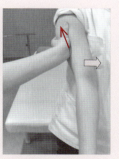

A：肩関節内旋方向への筋膜誘導　B：肩関節外旋方向への筋膜誘導

図 4-83　肩関節内外旋の筋膜誘導

A：肩関節内転方向への筋膜誘導　B：肩関節外転方向への筋膜誘導

図 4-84　肩関節内外転の筋膜誘導

肘関節屈曲方向への筋膜誘導

セラピストは上腕遠位前部を近位方向に，上腕遠位後部を遠位方向に徒手で誘導し，前腕近位前部を遠位方向に，前腕近位後部を近位方向に誘導した状態を保持する．患者には肘関節屈曲運動を行わせる（図 4-82 B）．

手関節掌屈方向への腱膜誘導

セラピストは前腕遠位背側部を近位方向に，前腕遠位掌側部を遠位方向に徒手で誘導した状態を保持し，患者には手関節掌屈運動を行わせる（図 4-82 C）．

手指屈曲方向への筋膜誘導

セラピストは手背部を遠位方向に徒手で誘導した状態を保持し，患者には手指屈曲を行わせる．MP 関節を誘導するには中手骨部，PIP 関節誘導では基節骨，DIP 関節誘導では中節骨部を近位方向に徒手で誘導し，屈曲運動を行わせる（図 4-82 D）．

肩関節内外旋の筋膜誘導

肩関節内旋方向への筋膜誘導

セラピストは上腕近位を内旋方向に徒手で誘導した状態を保持し，患者には外旋運動を行わせる（図 4-83 A）．

肩関節外旋方向への筋膜誘導

セラピストは上腕近位を外旋方向に徒手で誘導した状態を保持し，患者には内旋運動を行わせる（図 4-83 B）．

肩関節内外転の筋膜誘導

肩関節内転方向への筋膜誘導

セラピストは上腕外側部を遠位方向に徒手で誘導した状態を保持し，患者には肩関節外転運動を行わせる（図 4-84 A）．

肩関節外転方向への筋膜誘導

セラピストは上腕外側部を近位方向に徒手で誘導した状態を保持し，患者には肩関節内転運動を行わせる（図 4-84 B）．

前腕回内外の筋膜誘導

近位橈尺関節回外方向への筋膜誘導

セラピストは前腕近位部を回外方向に徒手で誘導した状態を保持し，患者には前腕回内運動を行わせる（図 4-85 A）．

近位橈尺関節回内方向への筋膜誘導

セラピストは前腕近位部を回内方向に徒手で誘導した状態を保持し，患者には前腕回外運動を行わせる（図 4-85 B）．

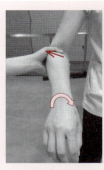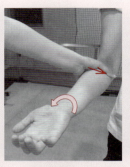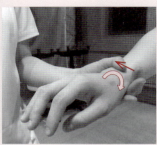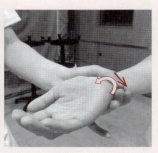

A：近位橈尺関節回外方向への筋膜誘導　B：近位橈尺関節回内方向への筋膜誘導　C：遠位橈尺関節回外方向への筋膜誘導　D：遠位橈尺関節回内方向への筋膜誘導

図4-85　前腕回内外の筋膜誘導

遠位橈尺関節回外方向への筋膜誘導

セラピストは前腕遠位部を回外方向に徒手で誘導した状態を保持し，患者には前腕回内運動を行わせる（図4-85 C）．

遠位橈尺関節回内方向への筋膜誘導

セラピストは前腕遠位部を回内方向に徒手で誘導した状態を保持し，患者には前腕回外運動を行わせる（図4-85 D）．

参考文献

1) 小川清久：肩部痛の鑑別診断．外科治療 84(1)：107-109，2001．
2) 財前知典：第3章 肩関節周囲炎（小関博久編：外来整形外科のための退行変性疾患の理学療法）．医歯薬出版，2010，pp143-168．
3) Walch G, Liotard JP, Boileau P, Noël E：Postero-superior glenoid impingement. Another shoulder impingement. Rev Chir Orthop Reparatrice Appar Mot, 77(8)：571-574, 1991.
4) 阪本桂造・他監訳：スポーツ傷害の手術テクニック―肩・肘・手の診断・治療からリハビリテーションまで．医道の日本社，1999，pp175-300．
5) 濱田一壽・他：腱板広範囲断裂保存療法例について．MB Orthop 12(11)：24-31，1999．
6) 相澤利武・他：肩インピンジメント症候群の概念，病因，診断．MB Orthop 11(8)：1-8，1998．
7) 杉本勝正：投球障害肩の病態と診断．MB Orhop 16(2)：43-50，2003．
8) 松崎昭夫：Dawbarn's sign 肩の検査．臨床スポーツ医学7，臨時増刊号：103，1990．
9) 山口光國：総論　理学療法士の立場から．MB Med Reha 33：11-20，2003．
10) TS エレンベッカー，高岸憲二総監訳：エレンベッカー肩関節検査法．西村書店，2008．
11) Kibler WB, McMullen J：Scapular dyskinesis and its relation to shoulder pain. J Am Acad Orthop Surg, 11(2)：142-151, 2003.
12) 山口光國：肩関節，Cuff-Y exercise（山嵜　勉編：整形外科理学療法の理論と技術）．メジカルビュー社，1997，pp202-251．
13) Kibler WB：The role of the scapula in athletic shoulder function. Am J Sports Med 26(2)：325-337, 1998.
14) Diveta J, et al：Relationship between performance of selected scapular muscles and scapular abduction in standing subjects. Phys Ther 70：470-479.
15) 中村隆一・他：基礎運動学，第6版．医歯薬出版，2003，pp347-377．

第5章 肘関節・手関節・手

1. 肘・手の症候

　肘と手と指は前腕を通る筋により連結され連動するため，互いに影響を受け合う．また，肘と前腕は上腕と連結され連動するため，肩甲骨や胸郭の影響を受ける．そして，これらは体幹や下肢とも連結され連動するため，当然のことながら体幹や下肢の影響も受ける．

　肘や手の痛みは，頸椎・上腕・肩甲骨・胸郭・体幹・下肢に関連して起こることも少なくない．手のしびれ感は，脳血管疾患や頸椎疾患による神経障害の初発症状や後遺症にもみられるため，注意を要する．

　明らかな知覚鈍麻や知覚消失がみられる場合は，脳や頸椎に由来する神経症状である可能性が濃厚であるが，しびれ感という患者の訴える知覚異常の場合は筋膜伸張症状であることも少なくない．患者の訴えにおいては，筋膜や腱の伸張痛を"しびれ感"として自覚し，表現することも多い．また，筋膜内圧上昇や筋膜の伸張が強いと前腕の表在神経が圧迫されることもある．

　指の腱や手掌腱膜への伸張負荷は軽度な痛みをきたすが，"ジンジンとしびれる"と表現することも多いため，前腕・上腕・肩甲帯へも注意深い診察を要する．肩甲帯とそれに連なる上肢の緊張亢進は指や手掌の腱へ伸張負荷を与え，筋膜伸張症状として手のしびれ感を自覚する．

　また，手のこわばり（morning stiffness）は手関節や指の関節炎による腫脹でみられる．これは，関節リウマチ（rhematoid arthritis）の症状として知られている．関節リウマチの手のこわばりは，ARA（アメリカリウマチ協会）の診断基準（1987年制定）において，少なくとも1時間以上持続し，かつ6週以上持続するものが該当すると明確に定義されている．

　次に，肘・手の痛みやしびれを呈する非外傷性の運動器疾患について述べる．

1）上腕骨内側上顆炎
（humerus medial supracondylitis）

　手関節屈筋群や円回内筋など前腕掌側の筋の過剰緊張は，起始部である上腕骨内側上顆に伸張負荷を与え，骨膜に炎症を生じさせて上肢運動時の肘の疼痛をきたす．疼痛が強いと肘関節伸展制限を呈する（図5-1）．

　上腕二頭筋の過剰緊張と上腕二頭筋長頭腱炎を

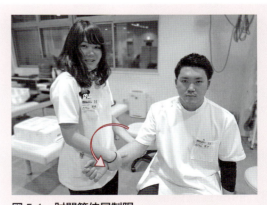

図5-1　肘関節伸展制限

伴っていることも多く，さらに肩甲骨も前傾し，胸郭と肩甲骨の malalignment を呈していることも多い．また，野球の投球動作によって生じることも多いため，野球肘ともいわれる．

進行すると肘内側靱帯の脆弱化をもたらし，肘外反不安定性を呈する．さらに進行すると，投球時に肘の腕橈関節のインピンジメントが起こり，これによって関節面の骨軟骨の損傷が起こり，骨軟骨片の剥離を生じる．このような状態を離断性骨軟骨炎（osteochondylitis discecans）という．骨軟骨片は関節内の遊離体となって上肢運動時の肘疼痛を呈し，関節鼠（joint maus）といわれる．

上肢運動時の肘外反不安定性が著しいと，肘関節内側を通過する尺骨神経への伸張負荷が繰り返され，尺骨神経麻痺を伴っていくこともある．

前腕筋群の異常緊張が弛緩する上肢・体幹の alignment に是正して治療する．肘の伸展制限を治療することは，進行を阻止するためにも重要である．肘外反不安定性が著しい野球選手の場合は，長掌筋腱を代用するジョーブ手術（俗にトミー・ジョン手術ともいわれる）が行われることが多い．

2）上腕骨外側上顆炎
（humerus lateral supracondylitis）

手関節伸筋群や指伸筋の過剰緊張は，起始部である上腕骨外側上顆に伸張負荷を与え，骨膜に炎症を生じさせて手関節運動時の肘痛をきたす．硬式テニスのラケットコントロールによって生じることが多いため，テニス肘ともいわれる．

Thomsen テスト（図 5-2），finger extention テスト（図 5-3），chair テスト（図 5-4）などの徒手テストで陽性所見がみられる．

前腕筋群の異常緊張が弛緩する上肢・体幹の alignment に是正して治療する．

3）肘部管症候群（cubital tunnel syndrome）

上腕骨内側の尺骨神経溝と尺側手根屈筋の二頭

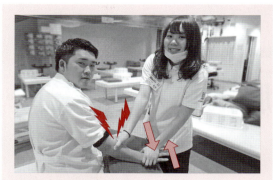

図 5-2　Thomsen テスト
抵抗を加えながら手関節を伸展させると肘の疼痛が増強．

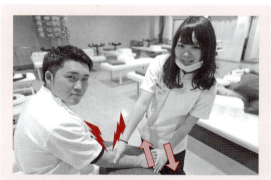

図 5-3　finger extention テスト
抵抗を加えながら指を伸展させると肘の疼痛が増強．

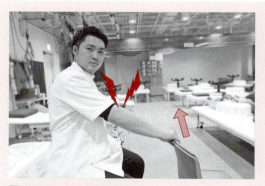

図 5-4　chair テスト
椅子を持ち上げようとさせると肘の疼痛が増強．

間からなる管腔を肘部管といい，内腔を尺骨神経が通る．この管腔が狭窄して尺骨神経が絞扼されると，尺骨神経麻痺を呈する．原因として，変形

性肘関節症による骨棘が肘部管を狭窄することが多い．肘部管に Tinel 徴候がみられる（図 5-5）．

尺骨神経支配である母指内転筋に筋力低下をきたすため，froment 徴候が陽性となる．尺側手根屈筋を含む上肢の緊張亢進を弛緩することで症状が緩和するが，麻痺症状が強い場合は肘部管の開放手術を行う．

4）回外筋症候群（spinator syndrome）

回外筋は橈骨を包むような形状で管腔をなし，Frohse のアーケードといわれる．その内腔を橈骨神経の深枝（後骨間神経）が通る．この筋の過剰な緊張亢進が橈骨神経深枝を絞扼し，前腕の疼痛をきたすことがある．

回外筋を含む上肢の緊張亢進を弛緩することで症状が緩和する．

5）手根管症候群（carpal tunnel syndrome）

手根骨の掌側と横手根靱帯からなる管腔を手根管といい，内腔を正中神経と浅指屈筋腱・深指屈筋腱・長母指屈筋腱が通る．この管腔が狭窄して正中神経が絞扼されると，正中神経麻痺を呈する．手関節掌屈により症状を誘発する Phalen テストが陽性となり（図 5-6），手根管に Tinel 徴候がみられる．（図 5-7）横手根靱帯に付着する母指球筋および小指球筋と前腕筋群の緊張亢進を弛緩することで症状が緩和するが，麻痺症状が強い場合は横手根管靱帯切離術を行う．

6）TFCC 症候群
（triangular fibro cartilage complex syndrome）

TFCC（三角線維軟骨複合体）は，手関節の捻挫や挫傷によって外傷性に損傷することも多いが，手根骨と尺骨に圧迫されて手関節の運動時疼痛をきたすことも少なくない．特に，回内・回外運動が疼痛により制限される．

尺骨が橈骨に比して長い variant plus では TFCC

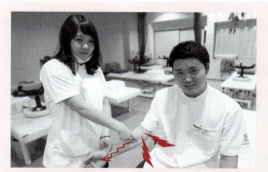

図 5-5　肘部管にみられる Tinel 徴候
肘部管を叩打すると末梢に電撃様放散痛がみられる．

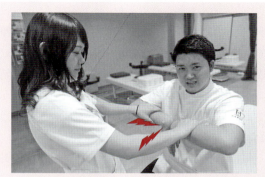

図 5-6　Phalen テスト
手関節を掌屈させると手掌の症状が増強．

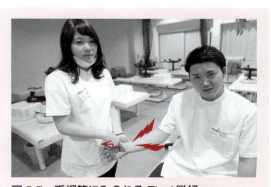

図 5-7　手根管にみられる Tinel 徴候
手根管を叩打すると末梢に電撃様放散痛がみられる．

が圧迫を受けやすい．先天性のものや，橈骨遠位端骨折短縮転位残存によって発症することがある．

前腕筋群の異常緊張が弛緩する上肢・体幹の alignment に是正して治療する．改善しない場合，

第 5 章　肘関節・手関節・手

variant plus を矯正する尺骨の短縮手術や，回内・回
外運動制限を改善する Sauvé-Kapandji 手術を行う．

7）手指の腱鞘炎
（tendosynovitis of the finger）

前腕の指屈筋群または伸筋群の過緊張は屈筋腱
または伸筋腱に伸張負荷を与え，屈筋腱腱鞘また
は伸筋腱腱鞘との摩擦を生じやすくなる．

指の運動によって屈筋腱または伸筋腱と，屈筋
腱腱鞘または伸筋腱腱鞘に，摩擦による炎症が生
じ，指の運動時疼痛をもたらす．

どの腱鞘にも起こり得るが，屈筋腱は A1 pulley,
伸筋腱は第 1 コンパートメントすなわち短母指伸
筋腱および長母指外転筋腱の腱鞘に好発する．
A1 pulley の腱鞘炎が寛解と再発を繰り返し，腱鞘
に線維化が生じると指の弾発現象がみられるよう
になる．このような状態を弾発指（snapping finger），
または，ばね指という．

伸筋腱第 1 コンパートメントに発症した腱鞘炎
をドゥケルバン病（de Quervain disease）という．
Finkelstein テストや Eichhoff テストで陽性所見がみ
られる．

前腕の屈筋群または伸筋群の過緊張が起こりや
すい上肢 alignment を是正することで，屈筋腱また
は伸筋腱への伸張負荷を低下させて治療する．

8）変形性指関節症
（osteoarthrosis of the finger）

指の関節軟骨量の減少により，関節の骨変形を
きたす．関節軟骨減少に伴って起こる関節の炎症
が疼痛をもたらす．関節の炎症が沈静化すると関
節の骨変形が起こり，多くの場合において疼痛は
消失する．母指 CM 関節，DIP 関節，PIP 関節に
好発する．DIP 関節に発症するものをヘバーデン
（Heberden）結節，PIP 関節に発症するものをブ
シャール（Bouchard）結節という．

母指 CM 関節に発症するものは，長母指外転筋

の過剰な緊張亢進による第 1 中手骨の外方偏位に
起因することが多い．この筋の弛緩する前腕の
alignment に是正することで疼痛の緩和を行う．

9）ギヨン管症候群（Guyon canal syndrome）

手根骨の豆状骨と有鉤骨，これに付着する靱帯
や支帯などの線維組織からなる管腔をギヨン管と
いい，内腔を尺骨神経が通る．この管腔の狭窄や
圧迫で尺骨神経麻痺が起こる．

日常生活動作における手の動きは肘関節との協
調が重要であり，介在する前腕の alignment に影響
を受ける．

また，上肢の運動は肩甲骨や鎖骨を介して体幹
の安定性に支えられる．

2. 肘関節の機能解剖

1）肘関節の構成体（図 5-8）

腕橈関節（humeroradial joint）（図 5-9）

上腕骨小頭と橈骨頭からなる球関節．

腕尺関節（humeroulnar joint）（図 5-10）

尺骨滑車切痕と円錐状の形状を呈する上腕骨滑
車部からなるらせん関節．

近位橈尺関節（proximal radioulnar joint）（図 5-11）

橈骨頭環状面と尺骨の橈骨切痕からなる車軸関
節．

3 つの関節とも関節面は関節軟骨で覆われ，1 つ
の関節包（capsule）で包まれている（図 5-12）．

肘関節の靱帯

内側側副靱帯（medial collateral ligament：MCL）

上腕骨内側上顆と尺骨鉤状突起内側を結ぶ索状
線維，上腕骨内側上顆と尺骨滑車切痕内縁を結ぶ
扇状線維，尺骨鉤状突起内縁と肘頭内側を結ぶ斜
走線維の 3 線維からなり，肘関節外反を制御する（図
5-13）．

176

2. 肘関節の機能解剖 ── 1) 肘関節の構成体

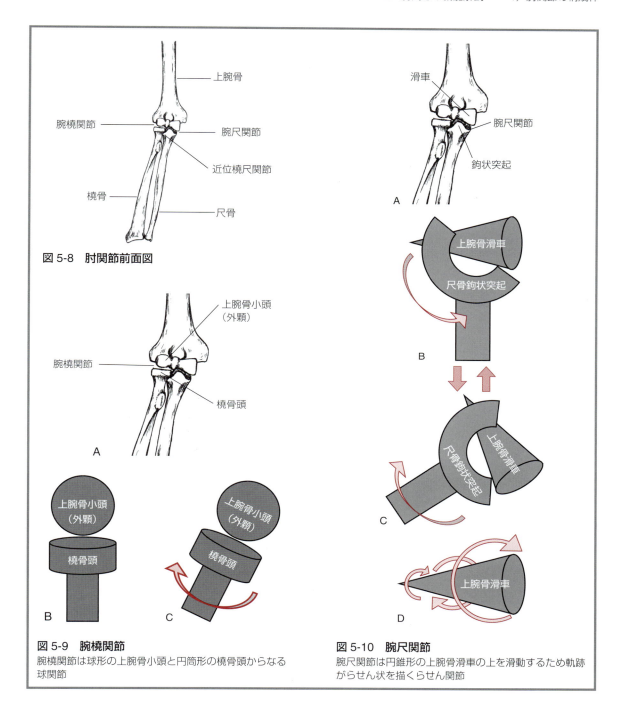

図 5-8　肘関節前面図

図 5-9　腕橈関節
腕橈関節は球形の上腕骨小頭と円筒形の橈骨頭からなる球関節

図 5-10　腕尺関節
腕尺関節は円錐形の上腕骨滑車の上を滑動するため軌跡がらせん状を描くらせん関節

橈骨輪状靱帯（annular ligament of radius）

尺骨の橈骨切痕の前方と後方を結ぶ輪状の靱帯で，橈骨頭を囲むように付着し，その逸脱を制御している（図 5-14 A）。

外側側副靱帯（lateral collateral ligament：LCL）

上腕骨外側上顆と尺骨鉤状突起外縁および橈骨輪状靱帯を結ぶ靱帯で，肘関節内反を制御する（図 5-14）。

177

第 5 章 肘関節・手関節・手

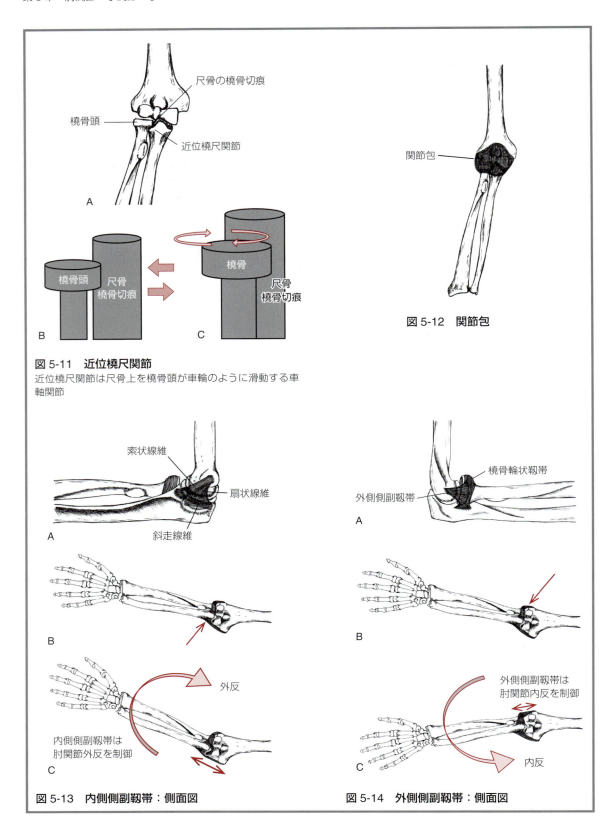

図 5-11 近位橈尺関節
近位橈尺関節は尺骨上を橈骨頭が車輪のように滑動する車軸関節

図 5-12 関節包

図 5-13 内側側副靱帯：側面図

図 5-14 外側側副靱帯：側面図

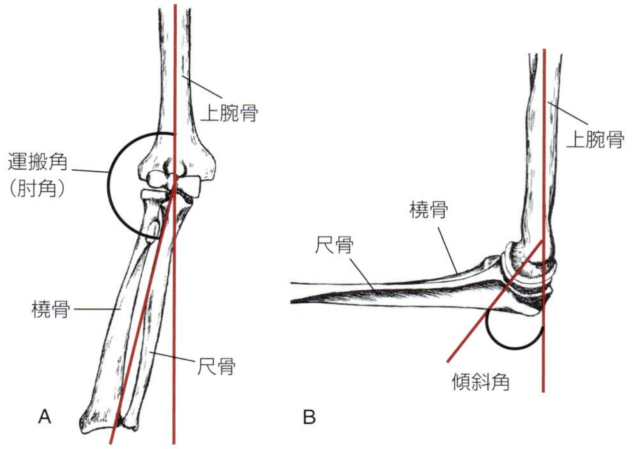

図 5-15　**運搬角（肘角）**

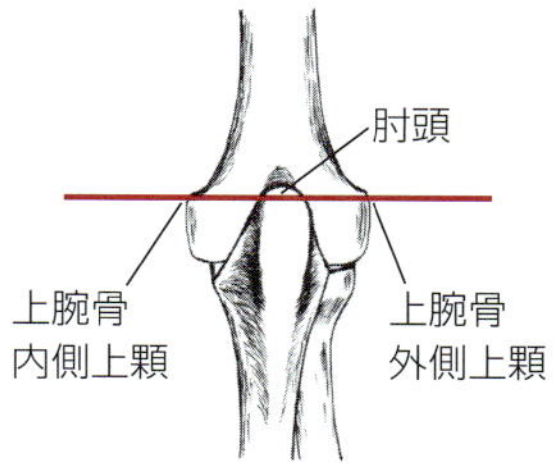

図 5-16A　**ヒューター線**

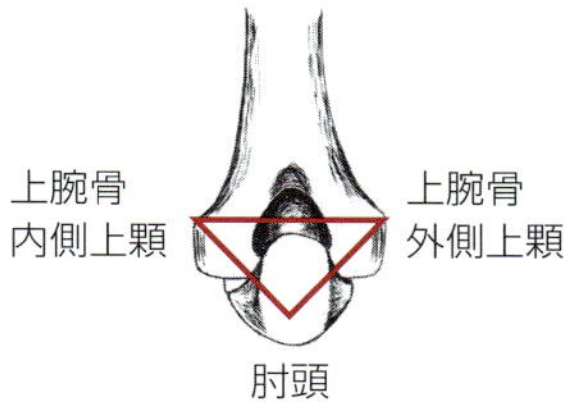

図 5-16B　**ヒューター三角**

2）肘関節の指標

運搬角（carrying angle）**または肘角**（cubital angle）（図 5-15A）

上腕骨と前腕の各長軸のなす角度．男性≒170°，女性≒165°．

傾斜角（tilting angle）（図 5-15 B）

上腕骨長軸と上腕骨滑車関節面のなす角度．約45°．

ヒューター線（Huter line）（図 5-16 A）

ヒューター三角（Huter triangle）（図 5-16 B）

肘関節屈曲 90° における肘頭と上腕骨の外側上顆・内側上顆を結ぶ線との三角．

3）肘関節の運動と可動域

屈曲（flexion）**145°，伸展**（extension）**5°**（図 5-17）

運動軸は carrying angle により矢状面よりやや外反した面となる．

回内（pronation）**90°，回外**（spination）**90°**（図 5-18）

橈骨頭の形状は楕円形のため尺骨周囲を円錐形の軌跡を描いて運動する．

4）肘関節の運動筋

上腕二頭筋（biceps brachii）（図 5-19）

筋皮神経に支配され，長頭は臼蓋上縁の関節上結節，短頭は烏口突起に起始し，橈骨粗面と円回内筋起始部の筋膜に停止する．

機能は肘関節屈曲，前腕回外，肩関節の屈曲・内転・外転．

上腕筋（brachialis）（図 5-20）

筋皮神経に支配され，上腕骨中央の外側（三角筋停止部の遠位部）と前面に起始し，尺骨粗面に停止する．

機能は肘関節屈曲．

腕橈骨筋（brachioradialis）（図 5-21）

橈骨神経に支配され，上腕骨遠位外側に起始し，橈骨茎状突起に停止する．

機能は肘関節屈曲・回内・回外．

第5章 肘関節・手関節・手

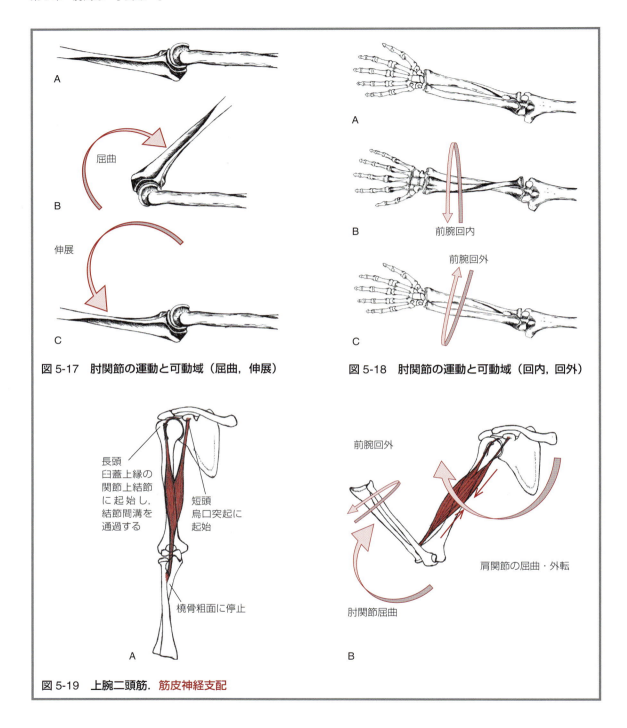

図 5-17　肘関節の運動と可動域（屈曲，伸展）

図 5-18　肘関節の運動と可動域（回内，回外）

図 5-19　上腕二頭筋．筋皮神経支配

上腕三頭筋（triceps brachii）（図 5-22）

　橈骨神経に支配され，長頭は臼蓋下縁の関節下結節，外側頭は上腕骨近位外側後面，内側頭は上腕骨遠位内側後面に起始し，尺骨肘頭後面に停止する．

　機能は肘関節伸展．長頭は二関節筋として肩関節伸展作用がある．

2. 肘関節の機能解剖 —— 4）肘関節の運動筋

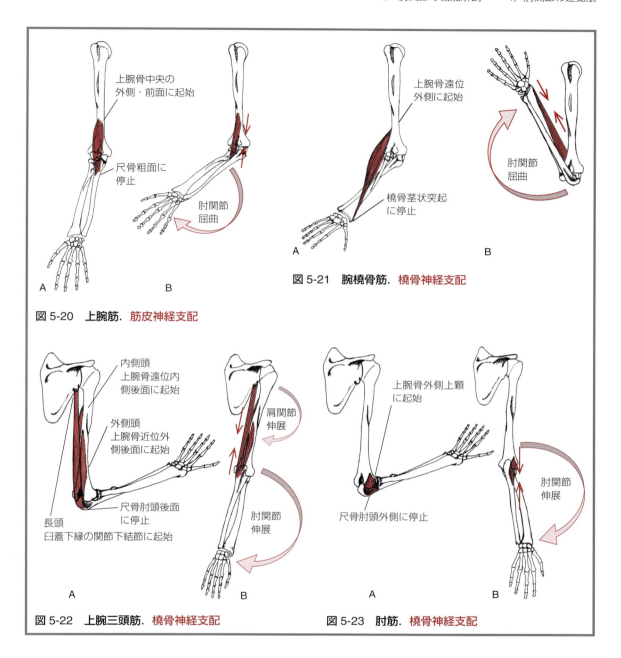

図 5-20 上腕筋. 筋皮神経支配

図 5-21 腕橈骨筋. 橈骨神経支配

図 5-22 上腕三頭筋. 橈骨神経支配

図 5-23 肘筋. 橈骨神経支配

肘筋（anconeus）（図 5-23）

橈骨神経に支配され，上腕骨外側上顆に起始し，尺骨肘頭外側に停止する．

機能は肘関節伸展．

円回内筋（pronator teres）（図 5-24）

正中神経に支配され，上腕頭は上腕骨内側上顆，尺骨頭は尺骨粗面の内側に起始し，橈骨前面中央に停止する．

機能は前腕の回内・屈曲．

回外筋（spinator）（図 5-25）

橈骨神経に支配され，上腕骨外側上顆に起始し，橈骨近位外側に停止する．

機能は前腕の回外．

181

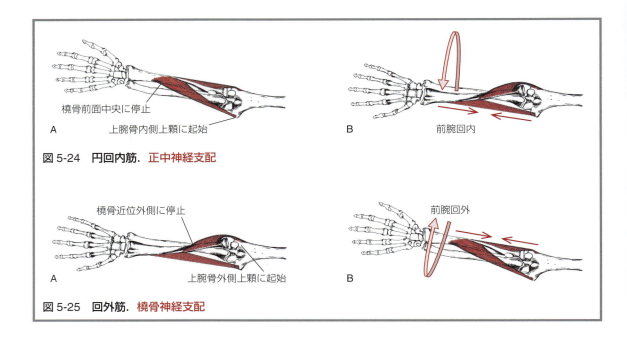

図 5-24　円回内筋．正中神経支配

図 5-25　回外筋．橈骨神経支配

3．手と指の機能解剖

1）手と指の骨構成

手根骨（carpal bone）（図 5-26）

舟状骨（scaphoid），月状骨（lunate），三角骨（triquetrum），豆状骨（pisiform），大菱形骨（trapezium），小菱形骨（trapezoid），有頭骨（capitate），有鉤骨（hamate）からなる．

中手骨（metacarpal bone）（図 5-27）

第 1 ～ 5 中手骨からなる．

指節骨（phalangeal bone）（図 5-28）

母指（thumb）は基節骨と末節骨からなる．

示指（index）・中指（middle）・環指（ring）・小指（little finger）は基節骨，中節骨，末節骨からなる．

2）指の関節の構成（図 5-29）

母指CM関節（carpal metacarpal joint of thumb）

大菱形骨と第 1 中手骨の間の鞍関節で，関節面は関節軟骨で覆われる．

Ⅱ～Ⅴ指のCM関節（carpal metacarpal joint of Ⅱ～Ⅴ finger）

手根骨と第 2 ～ 5 中手骨の間の関節で，関節面は関節軟骨で覆われる．

MP関節（metacarpal phalangeal joint）

中手骨と指節骨の間の関節で，関節面は関節軟骨で覆われる．

母指IP関節（inter phalangeal joint of thumb）

母指の基節骨と末節骨の間の蝶番関節で，関節面は関節軟骨で覆われる．

PIP関節（proximal inter phalangeal joint）

基節骨と中節骨の間の関節で，関節面は関節軟骨で覆われる．

DIP関節（distal inter phalangeal joint）

中節骨と末節骨の間の関節で，関節面は関節軟骨で覆われる．

3）手のアーチと機能的肢位

縦アーチ

手根骨，中手骨，指節骨からなるアーチ（図 5-30）．

3. 手と指の機能解剖 —— 3）手のアーチと機能的肢位

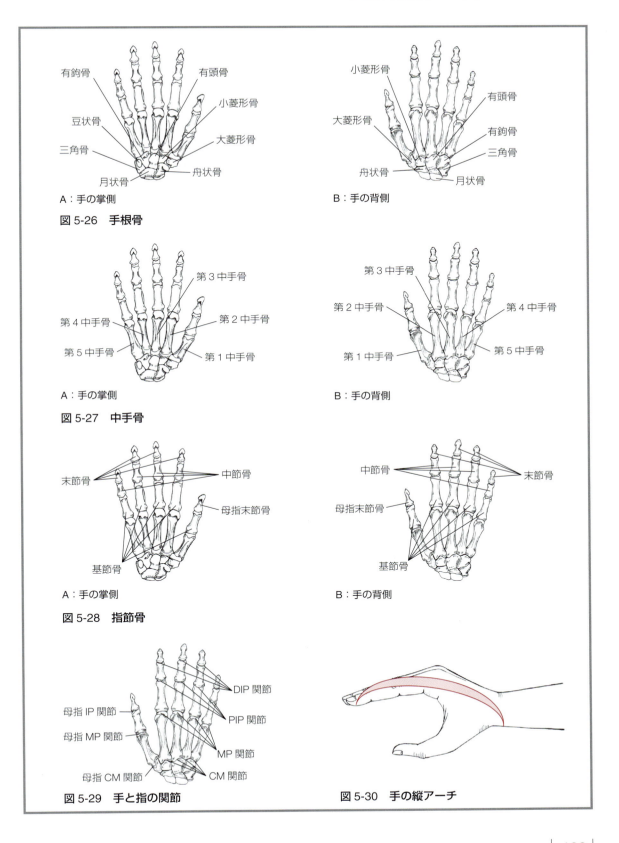

図 5-26 手根骨
図 5-27 中手骨
図 5-28 指節骨
図 5-29 手と指の関節
図 5-30 手の縦アーチ

第5章 肘関節・手関節・手

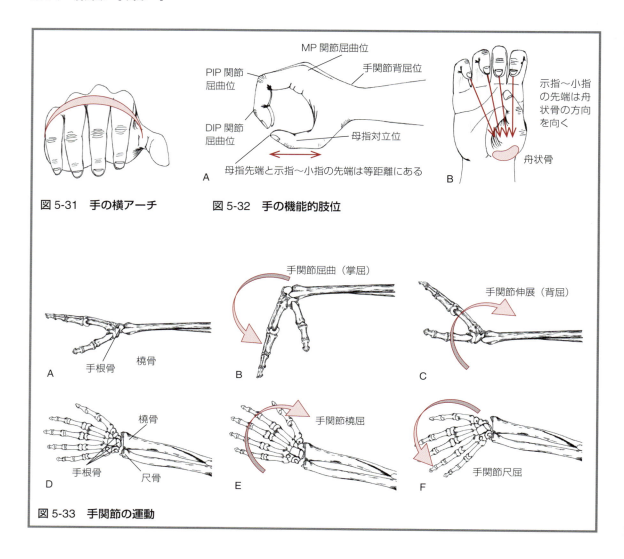

図 5-31 手の横アーチ　　図 5-32 手の機能的肢位

図 5-33 手関節の運動

横アーチ（図 5-31）
　手根骨アーチ：大菱形骨・小菱形骨・有頭骨・有鈎骨からなるアーチ．
　中手骨アーチ：第1～5中手骨からなるアーチ．
手の機能的肢位
　手関節軽度背屈位．MP・PIP・DIP関節軽度屈曲位．
　母指CM関節掌側外転位（対立位）．母指先端と示指～小指の先端は等距離で同位置にある（図 5-32 A）．
　示指～小指先端は舟状骨方向を向いている（図 5-32 B）．

4）手関節の運動と可動域（図 5-33）

　屈曲（掌屈）（flexion）90°，伸展（背屈）（extension）70°
　橈屈（radial flexion）25°，尺屈（ulnar flexion）55°
　回内（pronation）90°，回外（spination）90°

5）手関節の筋と運動

手関節掌屈筋（図 5-34）

橈側手根屈筋（flexor carpal radialis）
　正中神経に支配され，上腕骨内側上顆に起始し，

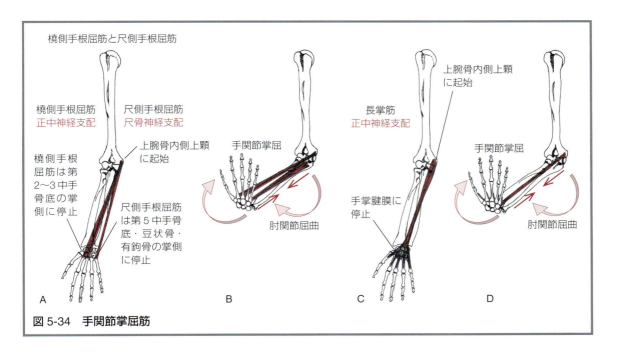

図 5-34　手関節掌屈筋

第 2～3 中手骨底掌側に停止する二関節筋．機能は手関節の掌屈・橈屈と前腕の回内および肘関節屈曲．

尺側手根屈筋 (flexor carpal ulnaris)

尺骨神経に支配され，上腕骨内側上顆と尺頭内側に起始する二頭筋で，豆状骨・有鉤骨・第 5 中手骨底掌側に停止する二関節筋．機能は手関節の掌屈・尺屈と肘関節屈曲．

長掌筋 (palmaris longs)

正中神経に支配され，上腕骨内側上顆に起始し，手掌腱膜に停止する二関節筋．機能は手関節掌屈と肘関節屈曲．

手関節背屈筋（図 5-35）

長橈側手根伸筋 (extensor carpal radialis longs)

橈骨神経に支配され，上腕骨外側上顆に起始し，第 2 中手骨底背側に停止する二関節筋．機能は手関節の背屈・橈屈と肘関節伸展．

短橈側手根伸筋 (extensor carpal radialis brevis)

橈骨神経に支配され，上腕骨外側上顆に起始し，第 3 中手骨底背側に停止する二関節筋．機能は手関節の背屈・橈屈と肘関節伸展．

尺側手根伸筋 (extensor carpal ulnaris)

橈骨神経に支配され，上腕骨外側上顆と尺骨近位に起始する二頭筋で，第 5 中手骨底背側に停止する二関節筋．機能は手関節の背屈・尺屈と肘関節伸展．

手関節回内筋（図 5-36）

方形回内筋 (pronator quadratus)

正中神経に支配され，尺骨遠位橈側に起始し，橈骨遠位橈側に停止する単関節筋．機能は前腕および手関節の回内．

6）指の関節の運動と可動域

母指の運動（図 5-37）

母指 CM 関節

橈側外転（radial abduction）60°，尺側内転（ulnar adduction）0°

掌側外転（volar abduction）90°，掌側内転（volar adduction）0°

第5章 肘関節・手関節・手

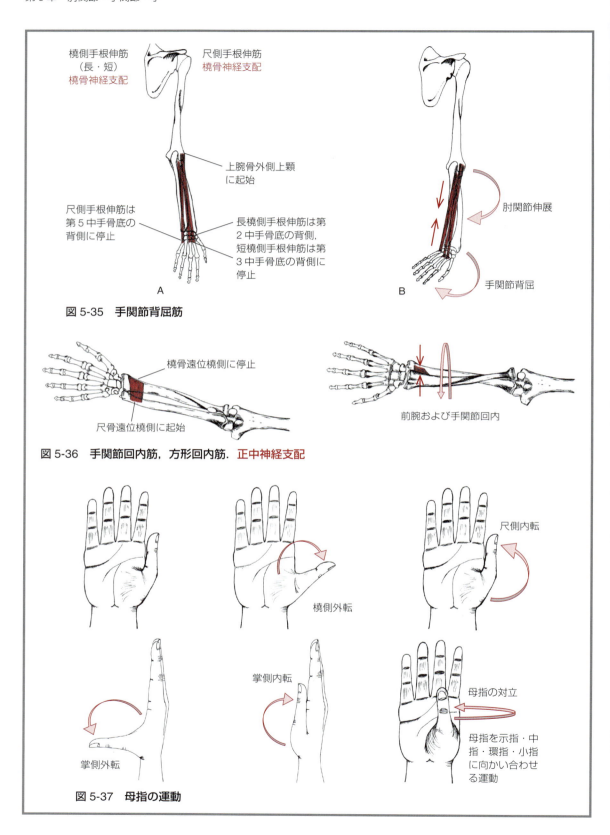

図 5-35 手関節背屈筋

図 5-36 手関節回内筋,方形回内筋. 正中神経支配

図 5-37 母指の運動

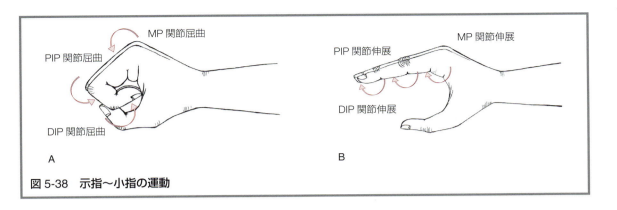

図 5-38 示指～小指の運動

母指の対立運動

母指が示指～小指の列に向かい合う運動を対立運動という．

母指 MP 関節

屈曲（flexion）60°，伸展（extension）10°

母指 IP 関節

屈曲 80°，伸展 10°

示指～小指の運動（図 5-38）

示指～小指の CM 関節の運動

環指と小指にわずかな動きがあるが，示指と中指では不動関節である．

示指～小指の MP 関節

屈曲 90°，伸展 45°

示指～小指の PIP 関節

屈曲 100°，伸展 0°

示指～小指の DIP 関節

屈曲 80°，伸展 0°

7）指の関節の筋と運動

外来筋（extrinsic muscles）

浅指屈筋（flexor digitorum superficialis）（図 5-39）

正中神経に支配され，上腕骨内側上顆・尺骨粗面・橈骨掌側に起始し，示指～小指の中節骨底掌側に停止する．機能は，示指～小指の PIP・MP 関節の屈曲，手関節掌屈，肘関節屈曲．

深指屈筋（flexor digitorum profundus）（図 5-40）

正中神経と尺骨神経の二重支配を受け，尺骨と前腕骨間膜の掌側に起始し，示指～小指の末節骨底掌側に停止する．機能は，示指～小指の DIP・PIP・MP 関節の屈曲，手関節掌屈．

長母指屈筋（flexor pollicis longs）（図 5-41）

正中神経に支配され，橈骨と前腕骨間膜の掌側に起始し，母指末節骨底掌側に停止する．機能は，母指の IP 関節・MP 関節の屈曲，母指 CM 関節の尺側内転．

総指伸筋（extensor digitorum communis）（図 5-42）

橈骨神経に支配され，上腕骨外側上顆に起始し，示指～小指の中節骨底の背側と末節骨底の背側に中央索・側索として停止する．機能は示指～小指の DIP・PIP・MP 関節の伸展，手関節背屈，肘関節伸展．

母指伸筋群（thumb extensors）（図 5-43）

橈骨神経に支配され，橈骨・尺骨・前腕骨間膜の背側に起始する．

長母指伸筋（extensor pollicis longs：図 5-43 A, B）は母指末節骨底背面に停止し，母指の IP・MP 関節伸展，CM 関節橈側外転，手関節橈屈に作用する．

短母指伸筋（extensor pollicis brevis：図 5-43 C, D）は母指基節骨底背面に停止し，母指の MP 関節伸展・

第5章 肘関節・手関節・手

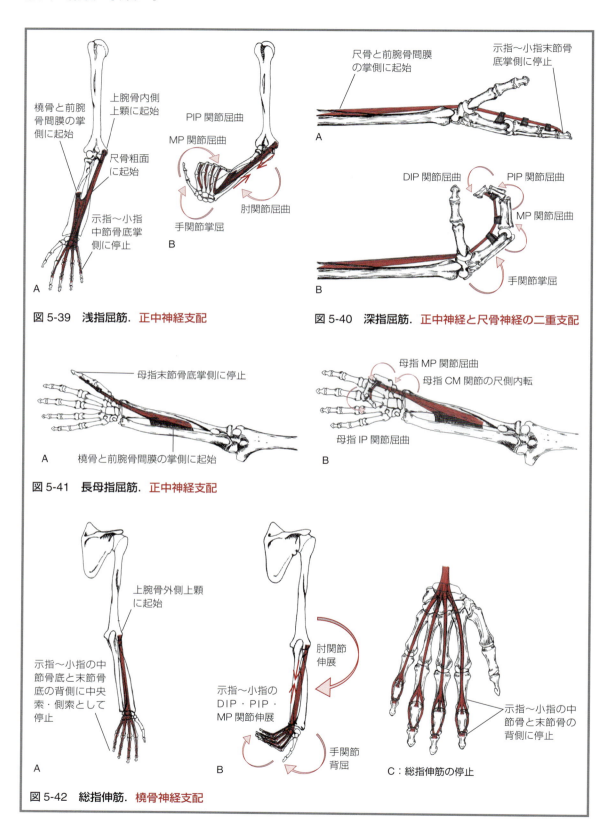

図 5-39 浅指屈筋. 正中神経支配

図 5-40 深指屈筋. 正中神経と尺骨神経の二重支配

図 5-41 長母指屈筋. 正中神経支配

図 5-42 総指伸筋. 橈骨神経支配

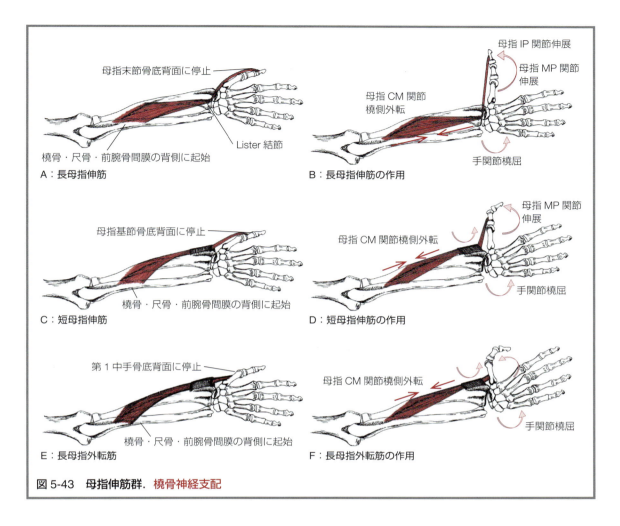

図 5-43　母指伸筋群．橈骨神経支配

CM 関節橈側外転，手関節橈屈に作用する．

　長母指外転筋（abductor pollicis longs：図 5-43 E，F）は第 1 中手骨底背面に停止し，母指 CM 関節橈側外転，手関節橈屈に作用する．

　snuff box（嗅ぎタバコ窩）は，長母指伸筋腱と短母指伸筋腱の間の皮膚の窪みのことで，深部に舟状骨を触れる（図 5-44）．

固有伸筋（extensor digitorum proprius）

　橈骨神経に支配され，示指固有伸筋（extensor digitorum index proprous）と小指固有伸筋（extensor digitorum minimum proprous）がある．

　示指あるいは小指の DIP・PIP・MP 関節を単独で伸展する．

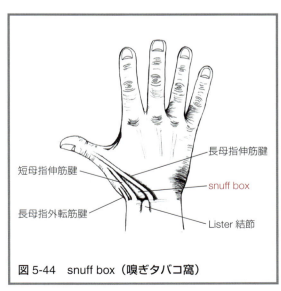

図 5-44　snuff box（嗅ぎタバコ窩）

189

第5章 肘関節・手関節・手

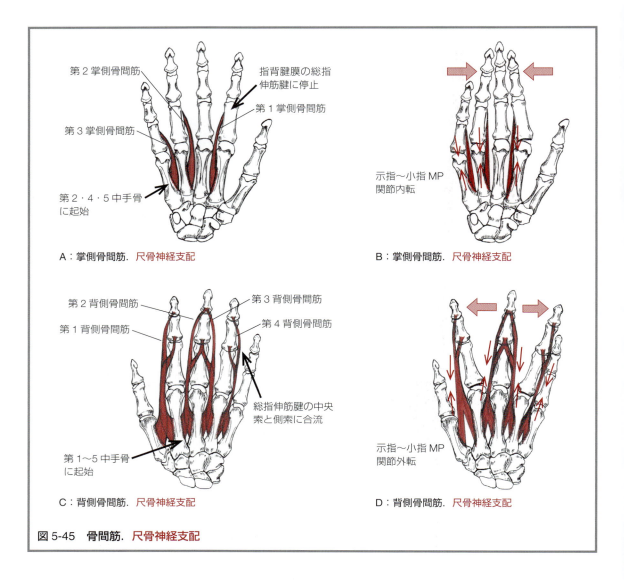

図 5-45　骨間筋．尺骨神経支配

内在筋 (intrinsic muscles)

骨間筋 (interosseous)（図 5-45）

尺骨神経に支配され，掌側骨間筋と背側骨間筋に分けられる．

掌側骨間筋 (voral interosseous)：図 5-45 A，B

第1掌側骨間筋：第2中手骨尺側に起始し，示指指背腱膜の総指伸筋腱の中央索と尺側の側索に停止する．

第2掌側骨間筋：第4中手骨橈側に起始し，環指指背腱膜の総指伸筋腱の中央索と橈側の側索に停止する．

第3掌側骨間筋：第5中手骨橈側に起始し，小指指背腱膜の総指伸筋腱の中央索と橈側の側索に停止する．

背側骨間筋 (dorsal interosseous)：図 5-45 C，D

第1背側骨間筋：第1中手骨尺側と第2中手骨橈側に起始し，示指指背腱膜の総指伸筋腱の中央索と橈側の側索に停止する．

第2背側骨間筋：第2中手骨尺側と第3中手骨橈側に起始し，中指指背腱膜の総指伸筋腱の中央

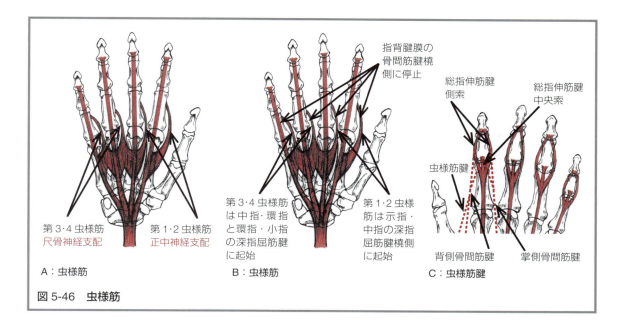

図5-46 虫様筋

索と橈側の側索に停止する．
　第3背側骨間筋：第3中手骨尺側と第4中手骨橈側に起始し，中指指背腱膜の総指伸筋腱の中央索と尺側の側索に停止する．
　第4背側骨間筋：第4中手骨尺側と第5中手骨橈側に起始し，環指指背腱膜の総指伸筋腱の中央索と尺側の側索に停止する．
　示指〜小指のPIP関節とDIP関節をMP関節屈曲時に伸展させる作用を有する．また，掌側骨間筋は示指〜小指のMP関節の内転を，背側骨間筋は示指〜小指のMP関節の外転を行う．

虫様筋（lumbricalis）（図5-46）

第1虫様筋：正中神経に支配され，示指深指屈筋腱橈側に起始し，示指指背腱膜の骨間筋腱橈側に停止する．
第2虫様筋：正中神経に支配され，中指深指屈筋腱橈側に起始し，中指指背腱膜の骨間筋腱橈側に停止する．
第3虫様筋：尺骨神経に支配され，中指・環指の深指屈筋腱に起始し，環指指背腱膜の骨間筋腱橈側に停止する．
第4虫様筋：尺骨神経に支配され，環指・小指の深指屈筋腱に起始し，小指指背腱膜の骨間筋腱橈側に停止する．
　2本に分岐した骨間筋腱はそれぞれ総指伸筋の中央索と側索に合流して癒合する．虫様筋腱は橈側の骨間筋腱に合流して癒合する．
　これらが指背腱膜を形成する（図5-47 A）．
　骨間筋と協調して，示指〜小指のPIP・DIP関節をMP関節屈曲時に伸展させる作用を有する（図5-47 B，C）．

母指球筋（thenar）（図5-48）

母指対立筋（opponens pollicis）：正中神経に支配され，大菱形骨に起始して第1中手骨橈側に停止する．母指の対立に作用する．
母指内転筋（aductor pollicis）：尺骨神経に支配され，第2・3中手骨の掌側に起始して母指基節骨底の尺側に停止する．母指CM関節の内転に作用する．
短母指屈筋（flexor pollicis brevis）：正中神経と尺骨神経に二重支配を受け，大・小菱形骨と有頭骨に起始して母指基節骨底の掌側に停止する．母指MP関節の屈曲に作用する．
短母指外転筋（abductor pollicis brevis）：正中神経に支配され，舟状骨に起始して母指基節骨の橈側に

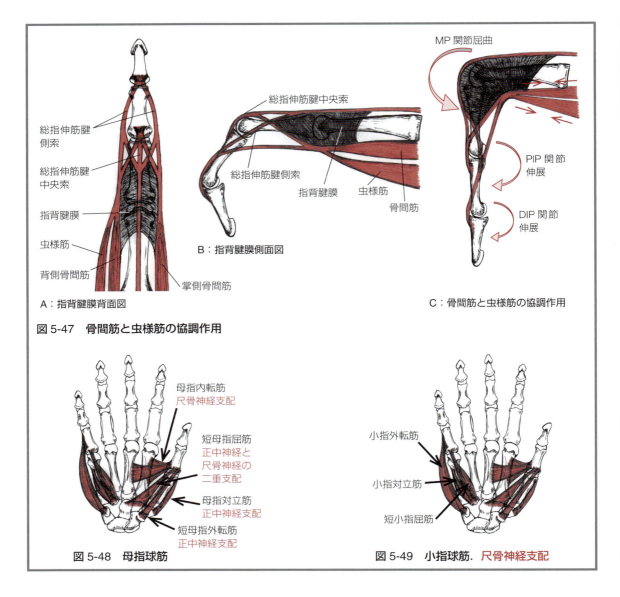

図 5-47 骨間筋と虫様筋の協調作用

図 5-48 母指球筋

図 5-49 小指球筋．尺骨神経支配

停止する．母指 CM 関節の掌側外転に作用する．

小指球筋（hypothenar）（図 5-49）

　尺骨神経に支配され，小指外転筋（abductor digitorum minimum），小指対立筋（opponens digitorum minimum），短小指屈筋（flexor digitorum minimum brevis），短掌筋（palmaris brevis）からなる．

8）手根管・腱鞘の機能と構造

　筋収縮時に手関節・指の関節の運動時に筋腱が逸脱せず一定の位置を走行するために存在する．

手根管（carpal tunnel：図 5-50 A，B）

　横手根靱帯と手根骨（大菱形骨，舟状骨，有鉤骨，豆状骨）からなる管腔．内腔を深指屈筋，浅指屈筋，長母指屈筋，正中神経が通過する．

腱鞘（tendon sheath：図 5-51）

滑液鞘：屈筋腱や伸筋腱を覆い滑液で潤っている．
線維鞘：滑液鞘を包む線維性の鞘で，腱の脱臼を防止する滑車の役目を担う．

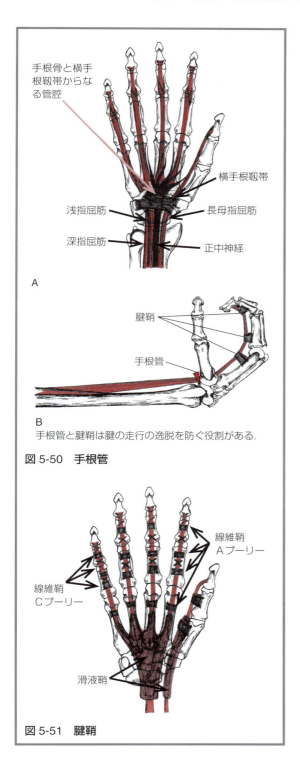

図 5-50　手根管
B　手根管と腱鞘は腱の走行の逸脱を防ぐ役割がある.

図 5-51　腱鞘

Aプーリー：輪状の線維鞘で4本存在する.
Cプーリー：十字の線維鞘で3本存在する.

4. 肘関節・手関節・手指の症候に対する理学療法

1）病態評価と機能障害評価

　筆者は肘関節・手部の理学療法評価を大きく分けて2つの観点から行っている. 1つめは"病態評価", 2つめは"機能障害評価"である. 病態評価とは何が障害されているかを評価し, 主訴となっている責任病巣を特定することである. 機能障害評価とはなぜその病態が発生したかを評価することである. この評価では, 対象が障害部位にとどまらず, 身体各部位から障害部位に与える影響を評価する.

2）肘関節・手関節・手指の症候について

　肘関節・手関節・手指障害の特徴は, 関節が小さく細やかな構成体・運動器を有することから病態把握が困難なことである. また, 日常生活やスポーツ活動において, 身体各部位と協調して働くことで用いられ, 単一の関節運動の理解ではその機能障害に対する理解が難しい. したがって, 肘関節・手関節・手指の理学療法を展開するためには詳しい解剖学的知識と, 身体各部位との関係性を考慮した機能解剖学・運動学的知識が不可欠である.

　肘関節・手関節・手指の理学療法の目標は, その疼痛や運動障害を改善し, 日常生活やスポーツ活動で"再び使える手"を取り戻すことである. そのため, "病態把握"と"機能障害把握"の2つの視点をもち, 検査・評価を実施していくことが求められる. 症状をもたらした責任病巣を特定し, その病態が発症した原因を多角的に抽出していくことが重要となる. この2つは深く関わり合っているため, どちらか一方への対処では効果的な結果が出せないことが多い.

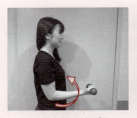 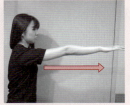 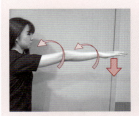 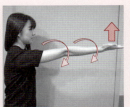

図5-52 肘関節の役割
A：物を持ち上げて身体に近づける．
B：身体から離れた場所に位置する物に対して上肢を伸ばす．またその逆．

図5-53 手掌の向く方向によるリーチ動作の違い
A：肩関節内旋→前腕回内にてリーチ動作を行う．
B：肩関節外旋→前腕回外にてリーチ動作を行う．
いずれも物の位置や大きさ，使用用途により変化する．

3）肘関節・手関節・手指の役割

日常生活における上肢の役割は各関節により異なり，各部位の障害はそれぞれの機能障害に直結する．

肘関節の機能

肘関節は物を持ち上げる機能やリーチ動作，スポーツ動作におけるアームの役割を有する（図5-52，53）．

手関節の機能

手関節は前腕と協調し，物体や目的に応じて手の位置を調整する機能を有する．目的や物体の形状，位置によってその機能は大きく異なる．また，手指を含む手は，手話や握手，いわゆる「身振り手振り」など多くのコミュニケーションに用いられることから，社会的な役割も大きい．

手指の機能

手指は物体を把持する機能を担う．物体の大きさや形状により，用いる指を変えながら，適切な把持動作を遂行していく．把持以外の機能として，物を支える・弾くなどの機能も有する．

各関節の役割に加え，肘関節・前腕・手部は肩関節を中心にその方向・範囲の変化が加わり，微細な調整をとりながら日常生活やスポーツ動作を行っている．

肘関節・手にみられるさまざまな症状と病態

外来整形外科でみられる主な症状と病態を**表5-1**に記す．これらの症状と病態は主に上肢に器質的な問題が生じる疾患である．肘関節・手の症状は，局所病変のみならず全身性疾患などを含み多岐にわたる．

4）肘関節・手部における理学療法評価

機能障害を理解するためのポイント

機能障害の中枢性因子と末梢性因子

障害部位に対して中枢性因子・末梢性因子に機能障害の要素を分類し，理学療法評価を展開する考え方である．中枢性因子は障害部位より中枢に位置する構成体の機能障害であり，末梢性因子は障害部位より末梢に位置する構成体の機能障害を指す．肘関節の場合，中枢性因子は肩関節・頸部・体幹・対側上肢・骨盤帯・下肢であり，末梢性因子は前腕・手関節・手指である．中枢性因子に対する評価では肩関節内・外旋や内・外転を含みながら，主訴と同様の症状を抽出できたテスト・動作を用いて行う．末梢性因子の評価では前腕位置・手関節位置を変化させながらテストを行う．

4．肘関節・手関節・手指の症候に対する理学療法 —— 4）肘関節・手部における理学療法評価

表 5-1　外来整形外科でみられる肘関節・手部障害の症状と病態

障害部位	症状	病態
肘関節内側部障害	疼痛	内側側副靱帯損傷，上腕骨内側上顆骨端線・骨端軟骨障害，上腕骨内側上顆炎
	神経症状	胸郭出口症候群，肘部管症候群
	その他（不安定性など）	内側側副靱帯損傷
肘関節外側部障害	疼痛	上腕骨外側上顆炎，離断性骨軟骨炎，腕橈関節炎，外側側副靱帯損傷，橈骨輪状靱帯炎
	神経症状	回外筋症候群（橈骨神経障害），筋皮神経障害
	その他（クリック・引っかかり感）	離断性骨軟骨炎，外側側副靱帯損傷
肘関節前方部障害	疼痛	円回内筋症候群，胸郭出口症候群，前腕屈筋炎
	神経症状	円回内筋症候群（正中神経障害），胸郭出口症候群
肘関節後方部障害	疼痛	肘頭疲労骨折，肘頭骨端障害，後方インピンジメント，回外筋症候群（橈骨神経障害）
	神経症状	回外筋症候群（橈骨神経障害）
手関節尺側部障害	疼痛	TFCC 損傷，豆状骨石灰沈着性腱炎，有鉤骨鉤骨折，尺側手根伸筋腱鞘炎
	神経症状	ギヨン管症候群（尺骨神経障害）
	その他（不安定性など）	遠位橈尺関節不安定症
手関節橈側部障害	疼痛	ドゥケルバン（de Quervain）病，EPL 皮下断裂，腕橈骨筋下障害（橈骨神経障害），舟状骨骨折
	神経症状	回外筋症候群，腕橈骨筋下障害
手関節掌側部障害	疼痛	手根管症候群，手掌腱膜炎
	神経症状	手根管症候群（正中神経障害），円回内筋症候群（正中神経障害）
手関節背側部障害	疼痛	手関節背側区画腱鞘炎，キーンベック病，月状骨周囲脱臼，変形性手関節症
	神経症状	橈骨神経障害
母指障害	疼痛	母指 CM 関節症，屈筋腱腱鞘炎
	神経症状	橈骨神経障害，正中神経障害
	変形	母指 CM 関節症，Z 変形，ボタンホール変形
手指障害	疼痛	屈筋腱腱鞘炎，屈筋腱断裂，伸筋腱断裂
	神経症状	橈骨神経障害，正中神経障害・尺骨神経障害
	変形	ヘバーデン結節，ブシャール結節，マレットフィンガー，ボタンホール変形，スワンネック変形

評価結果を陰性化する方法の検討

　肢位を変化させながら，まず主症状を陰性化する方法を検討する．中枢性因子においては肘関節→肩関節→頸部→体幹→骨盤帯→下肢，末梢性因子については肘関節→前腕→手関節→手指と動かしていき，解剖学的なつながりを断たないように注意する．動作および解剖学的連続性を断ってしまうと，障害部位に対する影響について推論が及ばず，関係性を理解することが困難となる可能性がある．

　また，やみくもに中枢性・末梢性因子を変化させるのではなく，機能解剖学的にその病態となる組織の機能を考慮しながら陰性化する方法を検討することが望ましい．

陰性化する方法への対処と注意点

　陰性化する方法を抽出した後，次にその機能障害がなぜ生じたのか仮説を立てる．overuse による疼痛は障害された機能に対する代償であることが多く，その障害されている機能の改善が図られなければ，症状を改善することは難しい．疼痛部位

第5章　肘関節・手関節・手

周囲の筋の過緊張や関節可動域の低下をただ改善するだけでは，疼痛が一時的に寛解しても，根本的な機能障害は改善されていないため，再度疼痛が生じる可能性が高い．このような一時的な寛解の繰り返しは病態を慢性化させ，組織における変性を助長するため注意が必要である．

5）肘関節・手関節・手指障害に対する理学療法評価

　肘関節・手部の理学療法は，症例によりその内容はさまざまである．疾患名が同じ症例であっても，発生原因は同一ではないことが多い．そのため，疾患名のみで評価することは避けるべきである．まず症例（患者）と向き合い，真の機能障害を見出し，理学療法に必要な評価を行うことが重要となる（**フローチャート**）．

　ここでは肘関節・手部の理学療法で筆者が臨床で行っている評価の概論を述べ，その後，理学療法評価例を詳述する．

問診

　問診は理学療法を展開するうえで基本となり，患者を把握する第一歩となる．問診では患者の一般情報・医学的情報を包括的に聴取することが必要で，なかでも障害発生における「時間の流れ」の聴取には重きを置くべきである．臨床上，症状を理解するためにとくに必要な問診項目は次の3つである．

　①いつから痛むのか
　②一日の中でいつ痛むのか
　③障害発生から現在までの症状の変化がどのようなものか．

　①では，具体的な受傷機転，同時期での身体・社会環境の変化，障害部位以外に異変を感じたことがあるかなどを中心に聴取する．それによって「障害発生の原因」を示唆することができる．

　②では，朝起きたときに肘が痛い，手を伸ばす

ときに肘が痛い，また，朝や動作中は痛くないが一日の終わりに近づくと手が痛いなど日常生活の経過に伴う症状の変化を聴取する．それによって，「障害発生に関与する姿勢や動作について示唆」できると考える．

　③では，障害発生後，理学療法介入前までに症状が徐々に回復しているのか悪化しているのか，変化はみられないのかを聴取することで「時間の経過に伴う症状の変化」を把握することができる．

肘関節・手部障害患者に対する問診

問診票を確認する

　問診票には，年齢，受傷機転，職業，主訴の種類などさまざまな情報が記載されている．肘関節・手部障害患者では，主訴の欄に「痛み」「しびれ」「違和感」など複数の回答を記入する例も少なくない．また，問診票を記載する利き手が障害されている場合，文字が波を打ったり，筆圧がなく字が薄いなどの所見もみられ，それらも重要な情報となる．問診票には，患者がなぜ病院を受診したのか，それを知る手がかりが示されているため，入念に目を通すよう心がける．

ドクター所見と画像所見を確認する（図5-54〜58）

　ドクター所見から診断名および，その診断に基づいた検査の結果を確認する．また，理学療法施行前に注射を行った場合は，注射部位も確認する．肘関節の場合，軟部組織障害などの関節外病変に対して行う場合と，関節炎などの関節内病変に行う場合が多い．手関節の場合，軟部組織，とくに腱鞘などに対して行う場合が多い．その他，投薬情報なども確認しておくことで，医師がどのような病態と仮説を立て治療しているかが推測できる．

　画像所見では正常例と障害例・左右差の比較を中心に確認する．肘関節障害では骨年齢の違いによる障害部位の変化や，撮影方法の違いによるみえ方の違いが生じる．また，手関節障害では左右差や個体差が大きいことから，障害部位のみでの

4．肘関節・手関節・手指の症候に対する理学療法 —— 5）肘関節・手関節・手指障害に対する理学療法評価

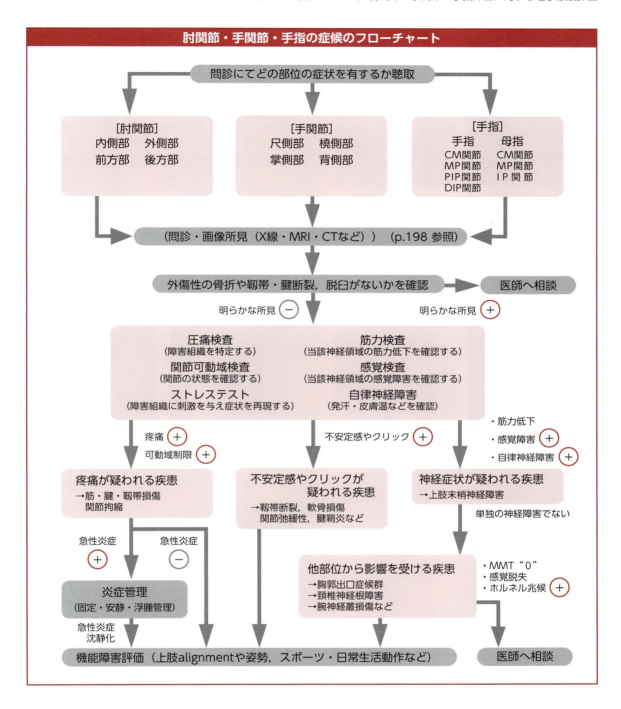

判断は避けるほうが望ましい．しかし，画像所見で異常がみられても実際に理学療法評価を進めていくと画像所見と症状が一致しない場合も多くみられる．そのため，画像診断は常に評価の補助として用いる．

ドクター所見や画像所見において不明な点や気になる点は，理学療法介入前に医師に相談し，リスク，禁忌事項を確認することが大切である．

患者の仕草を観察する

患者情報を十分に収集した後，実際に患者への

第5章 肘関節・手関節・手

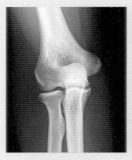
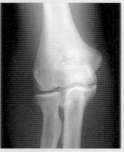

A：肘関節正常例　　　　B：変形性肘関節症例

図5-54　肘関節正面像における正常例との比較
　Aと比較してBでは内側上顆および鉤状突起周囲に骨棘増生・内側裂隙の狭小化を認める．また，近位橈尺関節面・橈骨頭に骨棘増生を認める．

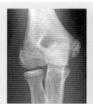 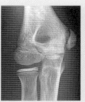 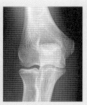

A：11歳，投手　　B：15歳，投手　　C：16歳，投手

図5-55　肘関節障害症例のX線所見（内側部）
　Aは内側上顆骨端核裂離損傷，Bは内側上顆裂離損傷，Cは鉤状結節剥離損傷である．X線所見では障害側のみの評価ではなく，非障害側との比較を行い，微細な違いを読影することが重要である．

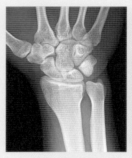
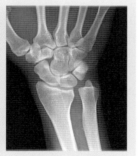

A：正常例　　　　　　B：遠位橈尺関節開大例

図5-56　正常例と手関節障害症例のX線所見の比較（正面像）

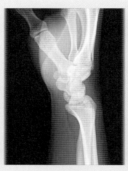 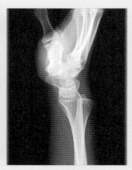

A：正常例　　　　　　B：尺骨頭背側脱臼例

図5-57　正常例と手関節障害症例のX線の比較（側面像）

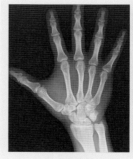 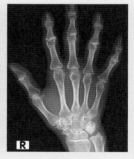

A：正常例　　　　　　B：手指結節症例

図5-58　正常例と手指障害症例のX線所見の比較

介入に移る．
　患者に自己紹介をした後，ベッドに向かうまでの間で肘関節障害患者は障害側の肘をかばうような動作や，肘を曲げ伸ばしする．手部障害患者は手をかばうような動作や，手をさすることがある．実際，問診で主訴の評価を行う際，どのような障害があるか仮説を立てたうえで行うことができるため，有用な情報となる．注意深く観察するよう心がけたい．

問診の実際
　問診は次の順序で行うことで，情報を整理しやすい．（**表5-2，3**）

①主訴は何か……痛み・動かしにくさ・引っかかり感・しびれなど
②主訴はどの部位にあるのか……肘関節：内側

4. 肘関節・手関節・手指の症候に対する理学療法 —— 5）肘関節・手関節・手指障害に対する理学療法評価

表5-2 肘関節・手関節・手指障害患者への問診例

1. 症状について
   - 受傷機転（思いあたる原因があるか否か）
   - 症状の発現時期（いつから痛いのか）
   - 症状の推移（症状が改善傾向にあるか否か）
   - 転倒歴（肘関節：小児の場合、骨端線損傷のおそれがある）
     （手関節：とくに舟状骨部の疼痛を訴える場合には、注意深く聴取する）
   - 疼痛部位、タイミング（日常生活でどの部位にどの動作で疼痛が誘発されるか）
   - 利き手（その症状により、どの程度日常生活に支障があるのか推察する）
   - 疼痛が出現する頻度（日常生活において常に痛みが出るか否か）
2. 家族・社会的背景
   - 出産の有無（約1年以内に出産経験があるかを聴取する）
   - 職業（事務などの書字動作が含まれる仕事や、介護職などの強い負荷が加わる仕事では難治化することがある）

表5-3 スポーツに起因する肘関節・手関節・手指障害患者への問診例

1. 症状について
   - 症状の発現時期
   - 症状の推移
   - 治療歴（手術の有無など）
   - スポーツ歴（スポーツ歴・ポジション）
   - 疼痛部位・タイミング（スポーツのどの動作で、どの部位に疼痛が誘発されるか）
   - 投球側（左・右）（オーバーヘッドスポーツの場合）
   - 練習頻度
2. 家族・社会的背景
   - 競技レベル
   - 今後の希望（ハイレベルの競技経験・試合の有無など）
   - 家族・周囲の支援・援助

   離断性骨軟骨炎が疑われる場合
   - 家族、チームスタッフなど周囲の喫煙歴
   - 兄弟発症の有無

部・外側部・後方部・前方部など、手部：尺側部・橈側部・掌側部・背側部・母指・手指など

③受傷機転……外傷性・非外傷性、スポーツによるoveruse障害（この場合、何のスポーツかを確認）、日常生活による障害、仕事による障害

④その他……利き手、余暇活動など

肘関節・手部の関節可動域検査

関節可動域検査では角度を定量的に測ることに加え、total archにおける円滑性や引っかかり感などの質的評価も重要となる。

臨床でみられる関節可動域制限の要因——拘縮

肘関節・手部の拘縮には、筋性拘縮・腱性拘縮・皮膚性拘縮などがあげられる。

筋性拘縮

筋自体の変性や短縮により制限をきたす。筋の損傷やコラーゲン架橋形成などによる筋伸張性低下により生じることが多い。外傷後の長期固定に伴う筋伸張や、筋自体への外傷、末梢神経麻痺による筋の不動化、中枢神経麻痺による痙性などがあげられる。筋性拘縮の鑑別では隣接関節の肢位を変化させ、当該関節の可動域変化が生じるか否

かを評価することが多い。

腱性拘縮

腱の滑走（近位滑走・遠位滑走）が障害されて生じる拘縮である。手指関節外傷後や腱断裂に対する修復術後の癒着などがあげられる。腱性拘縮ではどの部位で癒着しているかを検査するため、隣接関節の肢位を変化させながら可動域の改善がみられる肢位を評価していく。臨床では手外在筋と手内在筋が混在する手指における腱性拘縮がみられる。手の機能解剖を基盤に制限因子となる部位を示唆していくことが望ましい。

皮膚性拘縮

皮膚・皮下組織の損傷に伴い瘢痕化が生じると、関節運動に伴う柔軟性が低下し、皮膚性拘縮をきたす。臨床では主に術後症例や熱傷などによるものが多い。伸張性の低い皮膚では関節運動に伴い皮膚が蒼白し可動域を制限する。

その他の軟部組織による拘縮

ここでは靱帯や関節包などの柔軟性低下などによる可動域制限を示す。当該関節由来の拘縮であるため隣接関節からの影響を受けないのが特徴である。発症原因として、長期にわたる不良肢位による固定や長期的な浮腫によるフィブリンの沈着

第5章　肘関節・手関節・手

などがあげられる．外傷後症例では不良肢位での固定を避け，浮腫管理を徹底して行うことが望ましい．

肘関節・手部における筋力検査

臨床における筋力低下は神経性，筋性，機能低下性に分けられる．

神経性筋力低下

神経が何かしらの原因で損傷・絞扼を受けることにより，損傷高位より遠位の支配筋に筋力低下をきたす．

筋原性筋力低下

筋自体の攣縮や過伸張位により，筋の生理学的至適張力が乱れている場合，筋力低下をきたすことがある．外傷後症例や長期の固定により生じることが多い．廃用性筋萎縮に伴う筋力低下もこれに類すると考えられる．

機能低下性筋力低下

筋力発揮時，その筋の起始部に対応する骨の不安定性を有する場合，その筋は筋力低下をきたす．肘関節・手部の運動の多くは，下肢の運動と異なりOKCによる運動が主体となる．そのため中枢部の固定性不良が生じると空間における上肢動作が困難となる．機能低下性筋力低下の鑑別は，起始部に対応する骨を徒手的に固定し，筋力発揮を指示する．その際，筋力向上がみられた場合，機能低下性筋力低下が示唆される．

このような症例では，筋力低下を示した筋に対する筋力トレーニングで改善を図ることは難しい．

肘関節・手部における感覚検査

末梢神経損傷分類

臨床における肘関節・手部の末梢神経損傷分類はSeddonの分類を用いることが多い．

neuropraxia（一過性伝導障害）

絞扼性末梢神経障害などでみられる．絞扼部位を叩打すると絞扼部位より遠位に放散するTinel様

徴候がみられる．予後は比較的良好である．

axonotmesis（軸索損傷）

外傷性末梢神経障害でみられ，損傷部位ではワーラー（Waller）変性が生じる．軸索は次第に回復し，損傷高位より順に麻痺筋は回復していく．

neurotmesis（軸索断裂）

外傷性末梢神経障害でみられる．損傷分類において最も重篤な損傷であり，支配筋の筋力・感覚ともに脱失する．予後不良で治療は神経縫合術や移行術が行われるのが一般的である．

末梢神経の回復過程

末梢神経回復過程は次の順で回復していくことが一般的である．末梢神経の回復過程は基本的に1日1〜4 mmの速度で回復していくが，回復過程でさまざまな遅延が生じることを念頭に入れ，予後予測を行うことが望ましい．

initial delay（初期遅延）

軸索は再生初期に神経腫や偽神経腫を貫く必要があるため，神経縫合部を越えるのに約14日の遅延が生じる．

ワーラー（Waller）変性

損傷部より遠位が変性する．約14日かかる．

terminal delay（終末遅延）

再生軸索が再び効果器の神経終末に再形成するのに約14日遅延する．

例）末梢神経回復過程の概算（損傷部位から効果器までの距離が約10 cmの場合）
・Waller 変性（14 日）+initial delay（14 日）+terminal delay（14 日）=42 日
・神経損傷部から神経筋接合部までの距離約10 cm=100 日

42 日+100 日=142 日となる．

前述のように回復期間の概算を行い，予後予測に役立てる．

肘関節・手部における感覚支配

上肢における感覚支配領域は多くの神経線維に支配されている．末梢神経障害が疑われる症例で

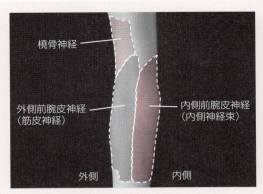

図 5-59　肘関節掌側の感覚支配

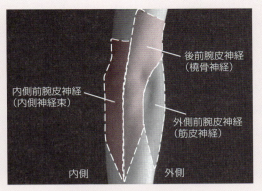

図 5-60　肘関節背側の感覚支配

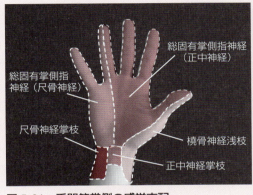

図 5-61　手関節掌側の感覚支配

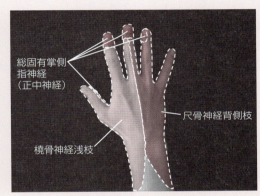

図 5-62　手関節背側の感覚支配

は，頸椎神経根・腕神経叢・各末梢神経に対する詳細な評価を行う必要がある．図 5-59〜62 に肘関節・手部における感覚支配領域を示す．

6）肘関節内側部障害の症候に対する理学療法

肘関節内側部障害の症状と代表的な整形外科疾患

臨床においてよくみられる肘関節内側部障害の主な症状は，内側部痛・不安定性，前腕尺側から手関節尺側にかけて生じる尺骨神経症状である．これらの症状は単一で生じる場合と混在する場合がある．主な病態は内側側副靱帯損傷，上腕骨内側上顆炎，肘部管症候群などである．受傷機転は，スポーツ障害・日常生活動作異常・退行変性によるものが多く，とくにスポーツ障害では「野球肘」として知られる肘関節内側支持機構の損傷が理学療法の対象になることが多い．退行変性では変形性肘関節症や，それに伴う尺骨神経障害がみられることもある．

病態

内側側副靱帯損傷（medial collateral ligament injury：MCL 損傷）

内側側副靱帯（medial collateral ligament：MCL）は，その走行から前斜走線維（anterior oblique ligament：AOL），後斜走線維（posterior oblique ligament：POL），横斜走線維の 3 種類に分類される[1]．AOL は上腕骨内側上顆下面から尺骨鉤状結

第5章　肘関節・手関節・手

節に付着し，POL の起始は AOL よりやや後方に付着している．MCL のなかでも，とくに AOL は肘関節外反制動に大きく貢献する．

投球における MCL 損傷をきたす要因

MCL 損傷の主たる受傷機転は投球障害であり，一般的に late cocking から acceleration phase において肘関節外反トルクが生じ，肘関節内側支持機構にメカニカルストレスを与える．これにより MCL 損傷，内側上顆骨端線離開，裂離骨折をきたす．成長における骨年齢により MCL・内側上顆骨端核損傷，内側上顆骨端線離開と病態が変わることを念頭に置く．

投球における内側上顆起始筋が過緊張をきたす要因

投球障害肘において MCL 損傷と併発しやすい症状に，内側上顆起始筋の過緊張があげられる．これは，肘関節外反ストレスに対する制動で生じると考えられる．arm cocking phase において肘関節には 64 ± 12 Nm の外反トルクが発生する[2]．これに対して MCL の破断強度は約 35 Nm[3] であり，MCL の強度は投球に伴う外反ストレスを大きく下回る．上腕骨内側上顆からは円回内筋，橈側手根屈筋，浅指屈筋，尺側手根屈筋が起始する．なかでも浅指屈筋と尺側手根屈筋は MCL の走行と類似する[4]．尺側手根屈筋と浅指屈筋の筋活動は，MCL の作用を補償する役割があると考えられる．

上腕骨内側上顆炎 (median epicondylitis)

上腕骨内側上顆炎は，上腕骨内側上顆に付着する前腕回内・屈筋群，とくに円回内筋と橈側手根屈筋の共同腱の骨付着部炎とされ[5]，約 50％の例で尺骨神経症状を合併する[6]．発生頻度は上腕骨外側上顆炎と比較し 1 割程度である[7]．受傷機転はスポーツ動作（とくにゴルフや野球）による前腕回内・屈筋群の overuse，重労働などが考えられる．

変形性肘関節症 (elbow osteoarthritis)

変形性肘関節症は，ほかの変形性関節症に比べてまれな疾患で，肘の関節炎の 1〜2％といわれて

おり[8]，関節軟骨の変性に比べて骨棘形成が強く，関節内遊離体や関節包の拘縮を生じる特徴がある[9]．主な症状は肘関節運動時痛，関節可動域制限である．可動域制限の原因は後斜走靱帯，前方関節包，滑車切痕・肘頭・肘頭窩・鉤状突起・鉤状突窩・橈骨窩の骨棘である．これに加え，関節内遊離体が確認されることもある．骨棘が繰り返し衝突することによる炎症が疼痛の主因とされている[10]．また，骨棘による軟部組織への刺激，靱帯と関節包の癒着や瘢痕化も加わり，肘関節の可動域制限が生じ疼痛の原因ともなる．

肘部管症候群 (cabital tunnel syndrome)

尺骨神経は上腕で内側筋間中隔から出て，上腕骨内側上顆にある尺骨神経溝を通り，尺側手根屈筋起始部の間を末梢へ進む．尺骨神経溝の部分は線維性腱膜で覆われている．この部分は肘部管というトンネルを形成しており，絞扼性神経障害を生じやすい[11]．種々の原因があるが，最も多いのは上腕骨外顆骨折後の偽関節などによる外反肘のために生じる遅発性尺骨神経麻痺と変形性肘関節症に伴う神経障害である．変形性肘関節症に加え，投球における肘部管症候群の発生機序として，Osborne 靱帯部での肘部管内圧上昇，肘関節屈曲位での尺骨神経亜脱臼，上腕三頭筋による神経圧迫[12]，尺骨神経の牽引[13] などがあげられる．

主な症状は尺骨神経領域の知覚障害，運動障害，支配筋の筋萎縮などである．

病態評価

圧痛検査 （図 5-63）

圧痛検査では病態組織を示唆する．圧痛部位と病態の推察は（表5-4）を用いて行う．

圧痛検査のポイント

①患者の年齢を考慮する（図 5-64）

肘関節内側部障害は成長期障害から退行変性障害まで幅広い．とくに，投球障害に起因する障害では，年齢により肘関節内側部における脆弱部位

4. 肘関節・手関節・手指の症候に対する理学療法 ── 6) 肘関節内側部障害の症候に対する理学療法

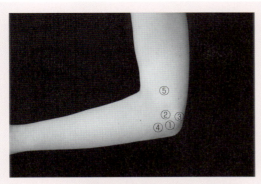

図 5-63 代表的な肘関節内側部障害の圧痛点
①内側上顆下端，②内側上顆前方，③内側上顆後方，
④尺骨鉤状結節，⑤内側筋間中隔

表 5-4 肘関節内側部障害の圧痛部位と病態の関係

圧痛部位	病態
上腕骨内側上顆下端	上腕骨内側上顆炎・内側上顆裂離損傷・内側側副靱帯損傷
上腕骨内側上顆前方	前腕屈筋群・円回内筋障害
上腕骨内側上顆後方	上腕骨内側上顆骨端線離開
尺骨鉤状結節	内側側副靱帯遠位付着部損傷
内側側副靱帯	内側側副靱帯実質部損傷
肘部管	肘部管症候群
内側筋間中隔	内側筋間中隔部の尺骨神経障害

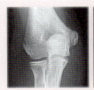 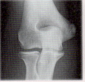 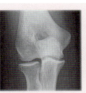

A：13歳　　　　B：15歳　　　　C：17歳
（内側上顆　　　（内側上顆　　　（骨化終了）
骨端線残存）　　骨端線閉鎖）

図 5-64 骨年齢により変化する肘関節内側部障害
肘関節内側部の骨年齢の増加に伴い，脆弱部位が変化する．脆弱部位は骨化終了前は骨端線・骨端軟骨，骨化終了に伴い，筋腱・靱帯に変化する．骨化終了の移行期は両方の障害が考えられる．

が変化をきたすことから，障害発生部位が異なる．図 5-64 に記した骨年齢による脆弱部位に準じた圧痛所見を確認する．

②組織別に目的をもって行う

肘関節内側部障害では，MCL の付着部・実質部に分け圧痛検査を行う．近位付着部は上腕骨内側上顆であり，遠位付着部は尺骨鉤状結節である．その間を MCL が走行する．また，上腕骨内側上顆には腱・靱帯，成長期では骨端核が存在することを考慮し，圧痛検査を行う．上腕骨内側上顆下端（内側上顆障害・MCL 損傷）・前方（内側上顆起始筋障害）・後方（内側上顆骨端線離開）に分けて触診する．

また，筋性疼痛では尺側手根屈筋・浅指屈筋・円回内筋に対する圧痛検査を行う．これらの筋は前述した病態のように，MCL と類似した走行であることから，肘関節外反制動に寄与する筋となる．

神経性疼痛では尺骨神経の触診を行う．肘部管周囲の Osborne 靱帯，内側筋間中隔など尺骨神経通過部を評価する．

組織別に圧痛所見を確認することで，各組織により運動学的機能が異なることから病態を推察しやすくなる．

スペシャルテスト

milking test（図 5-65）

示唆される病態：MCL 損傷．

方法：被検者は肘関節屈曲位とし，検者が母指を把持し，肘関節を外反させる．

陽性：肘関節 MCL 部に疼痛および肘関節外反不安定性がみられれば陽性とする．

moving valgus stress test（図 5-66）

示唆される病態：MCL 損傷．

方法：被検者の肘関節に外反ストレスを与えながら，肘関節を屈曲・伸展させる．

陽性：肘関節 MCL 部に疼痛および肘関節外反不安定がみられれば陽性とする．

golfer's elbow test（図 5-67）

示唆される病態：上腕骨内側上顆炎．

方法：被検者は前腕回外位，肘関節伸展位とし，検者が手関節背屈方向に抵抗を加える．

陽性：上腕骨内側上顆に疼痛が出現した場合，

第5章　肘関節・手関節・手

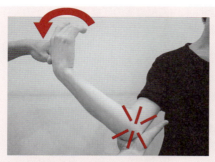
図 5-65　milking test

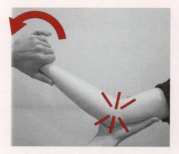
A：30°屈曲位

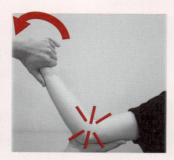
B：60°屈曲位

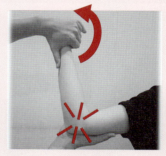
C：90°屈曲位

図 5-66　moving valgus stress test

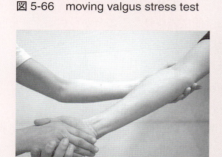
図 5-67　golfer's elbow test

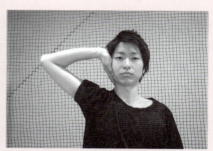
図 5-68　尺骨神経伸張テスト

陽性とする．

尺骨神経伸張テスト（図5-68）

示唆される病態：尺骨神経障害．

方法：被検者は自動にて手関節背屈・肘関節屈曲位をとり，手掌が同側の耳につくように肩関節を外転する．

陽性：尺骨神経領域に蟻走感やしびれが増大した場合，陽性とする．

関節可動域

関節可動域は肘関節屈曲・伸展，手関節背屈，手指伸展可動域における左右差を抽出する．

肘関節屈曲可動域

肘関節屈曲運動では，最終域におけるMCLの伸長に伴う内側部痛や尺骨神経領域における放散痛やしびれの出現，上腕三頭筋やそれに連なる関節包の伸張に伴う後方部痛・上腕二頭筋や上腕筋・関節包のインピンジメントや圧縮に伴う前方部痛が制限因子となることが多い．

また，MCLのAOLとPOLは肘関節屈伸軸のやや後方を走行することから，肘関節屈曲に伴いそ

の起始停止間距離が延長する．とくに，POL は肘関節屈曲角度が深くなるにつれ延長する[14]．これらのことから，MCL 損傷患者では肘関節屈曲角度の低下をきたすことがある．

前腕回外可動域

前腕回外可動域では，肘関節内側部に位置する前腕屈筋・回内筋群，とくに円回内筋の過緊張による制限をきたしやすい．

肘関節屈曲に外反を含んだ複合検査

肘関節内側部障害に対して，肘関節屈曲運動に肘関節外反を含んだ複合検査を実施する．これは主に肘関節内側支持機構に伸張ストレスを加えながら，どの肘関節屈曲角度で外反ストレスが疼痛や不安定感を出現させるかを確認する．

手関節背屈可動域

上腕骨内側上顆起始筋は手関節掌屈に作用することから，その過緊張をきたしている場合，手関節背屈可動域が低下する．

手指伸展可動域

上腕骨内側上顆起始筋である浅指屈筋の過緊張に伴い，母指および DTP 関節以外の手指伸展可動域が低下する．とくに環指・小指における手指伸展可動域の変化について検査する．

筋力検査

肘関節内側部障害における神経障害では，尺骨神経障害が多くみられる．

尺骨神経障害

尺骨神経は C7〜Th1 髄節から起こり，上腕内側を下降し，尺側手根屈筋，深指屈筋に枝を出す．尺側手根屈筋間を貫通し手根部で深枝と浅枝に分岐する．深枝は小指外転筋，短母指屈筋，小指対立筋，第 3，4 虫様筋，掌側・背側骨間筋，母指内転筋，短母指屈筋（深枝）に枝を出す．浅枝は短掌筋に枝を出す．臨床では，尺側手根屈筋間部での絞扼による肘部管症候群，豆状骨・有鉤骨鉤を結ぶ豆鉤靱帯下での絞扼によるギヨン管症候群がみられることが多い．

尺骨神経絞扼における手の変形では鷲手（claw hand）がみられる．

感覚検査

肘関節内側部障害症例では，内側神経束・尺骨神経支配領域に感覚障害をきたすことが多い．

内側神経束障害

内側神経束は C8〜Th1 髄節から分岐し，上腕内側を走行し感覚枝として主に内側上腕皮神経と内側前腕皮神経に分岐する．内側上腕皮神経は上腕内側の感覚を支配し，内側前腕皮神経は前腕尺側の感覚を支配する．

尺骨神経障害

尺骨神経は前腕尺側を走行したのち，背側枝・背側指神経・掌枝・固有掌側指神経と分岐する．背側枝・背側指神経は前腕遠位背側の尺側から手背部の尺側を支配し，掌枝・固有掌側指神経は前腕遠位掌側の尺側から環枝掌側の尺側から小指掌側の感覚を支配している．ギヨン管症候群が疑われる症例では，背側枝支配領域には感覚障害が生じないのが特徴である．

尺骨神経の知覚神経分布は手部尺側の掌背側にあり，手関節より近位の前腕尺側は内側前腕皮神経支配領域である．

神経の走行に沿った触診

尺骨神経障害が示唆された場合，尺骨神経に沿って触診を行い，障害部位（絞扼部位）を特定する．臨床では，尺骨神経障害に対し，頸椎性・胸郭出口性・内側筋間中隔・肘部管・ギヨン管の順で中枢から末梢に向けて評価を行っていく．

7）肘関節外側部障害の症候に対する理学療法

肘関節外側部障害の症状と代表的な整形外科疾患

臨床においてよくみられる肘関節外側部障害の主な症状は，肘関節外側部痛，引っかかり感（クリッ

第5章　肘関節・手関節・手

ク・ロッキング），手関節背屈・手指伸展筋力低下，肘関節外側部のしびれを中心とした橈骨神経障害症状・筋皮神経障害症状である．主な病態は，上腕骨外側上顆炎，離断性骨軟骨炎，外側側副靱帯損傷，腕橈関節障害，絞扼性橈骨・筋皮神経障害などがみられることが多い．受傷機転は，スポーツ障害（野球やテニスなど），日常生活動作異常によるものが多い．肘関節外側部障害は，手関節伸筋群筋腱付着部炎と腕橈関節構成体における骨・軟骨損傷に大別され，臨床上対応する機会の多い障害である．

病態

上腕骨外側上顆炎 (lateral epicondylitis)

　上腕骨外側上顆炎は，上腕骨外側上顆に付着する手関節伸筋群，とくに短橈側手根伸筋腱の付着部炎とされている．短橈側手根伸筋の起始部は上腕骨外側上顆の前深部から走行し，ほかの筋と比較し起始の範囲が狭いため[15]，限局してストレスが集中することが考えられる．しかし，現在報告されている病態は前述を含め26病態[16]存在することから，詳細な病態把握が必要である．（表5-5）

　また，難治性上腕骨外側上顆炎の病因では短橈側手根伸筋腱の entesopathy（付着部障害）を中心とした関節外病変に加え，滑膜ヒダ障害などの関節内病変の関与も考えられる[17]．

離断性骨軟骨炎 (osteochondritis dissecans)

　投球障害肘の1つである離断性骨軟骨炎は，上腕骨小頭に生じる骨化障害である．その原因は，投球動作の late cocking から acceleration phase における伸展・外反ストレスに伴う上腕骨小頭−橈骨頭間の圧迫力により生じると考えられている．また，前腕回内運動に伴う腕橈関節における圧負荷の増大もその発症に関与している可能性がある[18]．しかし，運動学的要因のみならず，兄弟発症や受動喫煙[19]，血流性のものなど，さまざまな要因が報告されていることから，病態は不明確である．

表5-5　肘関節外側部痛の病態

1. 外傷性骨膜炎
2. 腕橈関節の関節炎・滑膜炎・捻挫・癒着・関節包の損傷
3. 腕尺関節の関節炎・滑膜炎・捻挫・癒着・関節包の損傷
4. 輪状靱帯の炎症・損傷
5. 外側側副靱帯の捻挫・損傷
6. 腕橈関節包の石灰化・炎症
7. 皮下顆上包の炎症・石灰化
8. 腕橈関節と橈尺関節の滑膜フリンジ
9. 伸筋群の起始の線維形成
10. 回外筋群の線維形成
11. 回内筋群の損傷
12. 長橈側手根伸筋の損傷
13. 短橈側手根伸筋の損傷
14. 腕橈骨筋の線維形成
15. 総指伸筋の線維形成・捻挫・損傷
16. 伸筋群の損傷・筋炎
17. 肘筋の損傷
18. 橈側の不適合
19. 橈骨のねじれ
20. リウマチ・痛風・インフルエンザ後遺症・局所の敗血症・関節炎
21. 後骨間神経炎
22. 鉛中毒
23. 骨軟化
24. 肘頭の沈着物
25. 骨膜炎
26. 骨軟骨炎

後外側回旋不安定性 (posterior lateral rotation instability：PLRI)

　後外側回旋不安定性とは，外側側副靱帯複合体（lateral collateral ligament complex：LCLC）の損傷により，肘関節内反および尺骨外旋動揺性が生じる病態である．LCLC は外側側副靱帯の前方線維と後方線維，橈骨輪状靱帯，副靱帯から構成され，とくに後方線維は後外側回旋不安定性の primary stabilizer である[20,21]．

病態評価

圧痛検査 (図5-69)

　圧痛検査では病態組織を示唆する．圧痛部位と病態の推察は表5-6を用いて行う．圧痛所見では障害組織が示唆される．

206

4. 肘関節・手関節・手指の症候に対する理学療法 —— 7）肘関節外側部障害の症候に対する理学療法

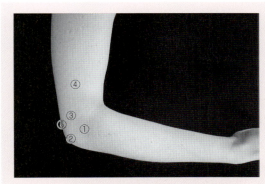

図 5-69　代表的な肘関節外側部障害の圧痛点
①腕橈関節，②回外筋部，③上腕骨外側上顆，④外側筋間中隔，⑤肘頭先端

表 5-6　肘関節外側部障害の圧痛部位と病態の関係

圧痛部位	病態
上腕骨外側上顆	上腕骨外側上顆炎
腕橈関節	腕橈関節炎・滑膜ヒダ障害
上腕骨小頭	離断性骨軟骨炎
橈骨輪状靱帯	橈骨輪状靱帯炎
外側側副靱帯	外側側副靱帯損傷
外側筋間中隔	橈骨神経障害

圧痛検査のポイント

①「関節内病変」と「関節外病変」を分類する

肘関節外側部障害では，関節内病変と関節外病変が存在する．関節内病変は理学療法の対象となる前に，医師の影響下にあることが多い．とくに，上腕骨小頭における離断性骨軟骨炎では軟骨の損傷程度や病期により安静指導や手術適応の可能性，腕橈関節では滑膜ヒダのインピンジメントの程度，炎症の程度により局所注射などの対応が必要になることがある．

②組織別に目的をもって行う

肘関節外側部障害における筋腱・靱帯性疼痛では，上腕骨外側上顆周囲の圧痛所見を確認できることが多い．上腕骨外側上顆周囲には複数の手関節伸筋群が付着する．とくに，短橈側手根伸筋腱・総指伸筋腱の付着部炎が多い．しかし，各筋における起始部の解剖を明瞭に区別することは難しい．

また，肘関節外側支持機構である外側側副靱帯や，それに連絡する橈骨輪状靱帯・回外筋の疼痛を鑑別する．

関節内病変の圧痛所見では，上腕骨小頭における離断性骨軟骨炎・腕橈関節における滑膜ヒダ障害が多い．

神経性疼痛では，橈骨神経溝から外側筋間中隔にかけて圧痛所見を確認できることが多い．また，上腕二頭筋部に存在する筋皮神経裂孔部の圧痛所見を確認する．

スペシャルテスト

middle finger extension test（図 5-70）

示唆される病態：短橈側手根伸筋腱・総指伸筋腱の付着部炎．

方法：被検者は肘関節伸展位・前腕回内位・手関節中間位とし，検者が被検者の中指に抵抗を加える．その抵抗に対し，被検者は対抗するように力を入れる．

陽性：短橈側手根伸筋腱および総指伸筋腱付着部の疼痛出現にて陽性と判断する．

fringe impingement test

示唆される病態：腕橈関節の滑膜ヒダのインピンジメント．

方法：被検者は肘関節伸展位・前腕回内位とし，検者がさらなる肘関節伸展を行う．

陽性：腕橈関節裂隙の疼痛出現にて陽性と判断する．

Cozen's test（図 5-71）

示唆される病態：上腕骨外側上顆炎．

方法：被検者は前腕回内位，手関節掌屈位とし，検者が前腕回内，手関節掌屈方向に抵抗を加える．

陽性：上腕骨外側上顆部の疼痛出現にて陽性と判断する．

橈骨神経伸張テスト（図 5-72）

示唆される病態：橈骨神経障害．

方法：被検者は自動にて手関節掌屈・前腕回内をとり，肩関節伸展を行う．この肢位に加え，頸

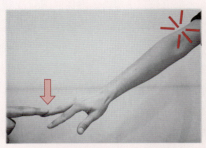
図 5-70　middle finger extension test

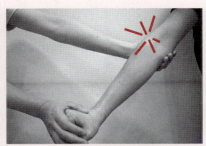
図 5-71　Cozen's test

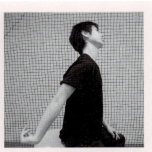
図 5-72　橈骨神経伸張テスト

部対側への側屈を行い，10 秒程度保持する．

陽性：橈骨神経支配領域の蟻走感・しびれの出現にて陽性と判断する．

関節可動域

関節可動域は，とくに肘関節伸展，前腕回内，手関節掌屈における左右差を抽出する．

肘関節伸展可動域

肘関節伸展可動域では，伸展最終域で腕橈関節における滑膜ヒダのインピンジメントなどにより疼痛をきたすことがある．

肘関節伸展に内反を含んだ複合検査

肘関節外側部障害に対して，肘関節伸展運動に肘関節内反を含んだ複合検査を実施する．これは主に肘関節外側支持機構に伸張ストレスを加えながら，どの肘関節角度での内反ストレスが疼痛や不安定感を出現させるかを確認する．

前腕回内可動域

上腕骨外側上顆起始筋や回外筋，外側側副靱帯や橈骨輪状靱帯，総指伸筋の緊張や疼痛により前腕回内，制限をきたすことがある．

手関節掌屈可動域

手関節背屈筋，とくに短橈側手根伸筋や総指伸筋の過緊張や疼痛により，手関節掌屈可動域が制限されることがある．

手指屈曲可動域

上腕骨外側上顆部から起始する総指伸筋の緊張亢進に伴い，手指屈曲可動域が低下することがある．

筋力検査

肘関節外側部障害における神経障害は，橈骨神経障害が多い．そのため，橈骨神経支配筋に対し，筋力検査を行う．

橈骨神経障害

橈骨神経は C5〜Th1 髄節から起こり，上腕三頭筋，肘筋，腕橈骨筋に枝を出す．その後，回外筋を貫通したのち，回外筋，総指伸筋，固有小指伸筋，尺側手根伸筋，長・短母指伸筋，固有示指伸筋，長母指外転筋に枝を出す．臨床では回外筋下における絞扼である橈骨神経管症候群がみられる．

橈骨神経絞扼における手の変形では，下垂手（drop hand）下垂指（drop finger）がみられる．

感覚検査

肘関節外側部障害における感覚障害は，橈骨神経・筋皮神経障害を認めることが多い．

筋皮神経障害

筋皮神経は C5〜C7 髄節から起こり，上腕筋に枝を出したのち，外側前腕皮神経・関節枝を分岐する．外側前腕皮神経は，肘関節外側部の感覚を支配し，関節枝は肘関節関節包前面を支配する．

橈骨神経障害

橈骨神経は，後上腕皮神経・下外側上腕皮神経・後前腕皮神経・浅枝を分岐する．後上腕皮神経は上腕近位背側の橈側を支配，下外側上腕皮神経は上腕中部の掌背側の橈側を支配，後前腕皮神経は

上腕から肘関節背側部を支配，浅枝は前腕遠位背側の橈側から中指と示指の DIP 関節までの背側および母指の背側から橈側を支配する．

神経の走行に沿った触診

橈骨神経障害が示唆された場合，橈骨神経に沿って触診を行い，障害部位を特定する．橈骨神経では三角間隙・橈骨神経溝・外側筋間中隔・回外筋下での絞扼が多い．中枢から末梢の順で評価を行っていく．

8）肘関節前方部障害の症候に対する理学療法

肘関節前方部障害の症状と代表的な整形外科疾患

臨床においてよくみられる肘関節前方部障害は，前腕屈筋群の疼痛，正中神経障害が多い．主な病態は，前腕屈筋炎，上腕二頭筋・円回内筋・浅指屈筋などの過緊張による正中神経障害（円回内筋症候群），胸郭出口症候群などがあげられる．受傷機転は，肘関節・手関節 overuse によるもの，不良姿勢によるものなどがあげられる．

病　態

円回内筋症候群

円回内筋，上腕二頭筋腱膜，浅指屈筋腱弓による絞扼性神経障害であり，これらの部位における正中神経本幹の絞扼性神経障害は総称して円回内筋症候群とよばれる[22]．主症状は正中神経領域の感覚障害および前腕掌側部の疼痛，母指球筋の筋力低下であり，前腕や手を過度に使用する症例において問題になりやすい[22, 23]．発生頻度は同一の正中神経障害を呈する手根管症候群と比較すると，非常に低い．

胸郭出口症候群（thoracic outlet syndrome：TOS）[24]

胸郭の上方の出口部から肋鎖間隙にかけての領域で，第 1 肋骨上面に付着する前斜角筋の前方を鎖骨下静脈が通過し，前斜角筋と中斜角筋の間を鎖骨下動脈と腕神経叢が通過する．前・中斜角筋間あるいは肋鎖間隙で腕神経叢，鎖骨下動・静脈が圧迫されて生じる症状が胸郭出口症候群である．狭窄の原因は第 7 頸椎の頸肋，斜角筋間隙，肩甲骨下方回旋による肋鎖間隙の狭小化など，不良姿勢に伴う肩甲骨 alignment 異常や上肢 overuse によるさまざまな要因が考えられる．疫学的には 20 歳代のなで肩の女性に多い．TOS は神経絞扼性と脈管絞扼性に分けられる．

神経絞扼性

胸郭出口部における絞扼性神経障害であり，TOS では正中神経・尺骨神経領域に症状を呈することが多い．症状は手指・前腕のしびれ（尺側が多い），冷感，支配領域の筋力低下が生じる．

脈管絞扼性

動脈性：鎖骨下動脈が肋鎖間隙・前・中斜角筋間で圧迫され，上肢に阻血が起こり，腕は蒼白，疼痛が自覚される．

静脈性：鎖骨下静脈が肋鎖間隙で圧迫されると，手・腕はチアノーゼ様になり，重苦感を訴える．

病態評価

圧痛検査（図 5-73）

圧痛検査では病態組織を示唆する．圧痛部位と病態の推察は表 5-7 を用いて行う．

圧痛検査のポイント

頸椎性・胸郭出口症候群を視野に入れる．

肘関節前方障害は筋・腱性障害に加え，正中神経障害をきたしやすい．肘関節より近位で正中神経が損傷を受け，肘関節周囲に疼痛をきたす例も少なくない．そのため，正中神経絞扼部の好発部位に関しても考慮する必要がある．

スペシャルテスト

円回内筋抵抗テスト（図 5-74）

示唆される病態：円回内筋症候群．

第5章 肘関節・手関節・手

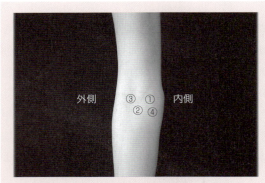

図 5-73 代表的な肘関節前方部障害の圧痛点
①円回内筋，②浅指屈筋腱弓，③上腕二頭筋腱，④尺側手根屈筋

表 5-7 肘関節前方部障害の圧痛部位と病態の関係

圧痛部位	病態
円回内筋	
浅指屈筋腱弓	円回内筋症候群
上腕二頭筋腱	
尺側手根屈筋	尺側手根屈筋腱炎

方法：検者が被検者に前腕回内・手関節屈曲の抵抗運動を行わせる．

陽性：肘関節前面から前腕前面の疼痛増強にて陽性と判断する．

上腕二頭筋抵抗テスト（図 5-75）

示唆される病態：上腕二頭筋腱膜部由来の円回内筋症候群．

方法：検者が被検者に前腕回外・肘関節屈曲の抵抗運動を行わせる．

陽性：肘関節前面から前腕前面の疼痛増強にて陽性と判断する．

浅指屈筋抵抗テスト（図 5-76）

示唆される病態：浅指屈筋由来の円回内筋症候群．

方法：検者が被検者に中指浅指屈筋の抵抗運動を行わせる．

陽性：肘関節前面から前腕前面の疼痛増強にて陽性と判断する．

Adson test（図 5-77 A）

示唆される病態：胸郭出口症候群（脈管絞扼性）．

方法：被検者が頸部後屈・患側に回旋し深呼吸を行う．

陽性：患側上肢の橈骨動脈の拍動低下および消失にて陽性と判断する．

Eden test（図 5-77 B）

示唆される病態：胸郭出口症候群（脈管絞扼性）．

方法：検者が被検者の上肢を後下方に牽引する．

陽性：患側上肢の橈骨動脈の拍動低下および消失にて陽性と判断する．

Allen test（図 5-77 C）

示唆される病態：胸郭出口症候群（脈管絞扼性）．

方法：被検者が頸部を健側に回旋し，検者が患側上肢の肩関節外転・外旋位にする．

陽性：患側上肢の橈骨動脈の拍動低下および消失にて陽性と判断する．

Wright test

示唆される病態：胸郭出口症候群（脈管絞扼性）．

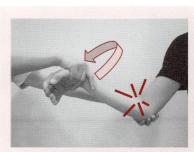

図 5-74 円回内筋抵抗テスト

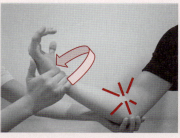

図 5-75 上腕二頭筋抵抗テスト

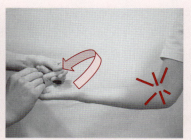

図 5-76 浅指屈筋抵抗テスト

4．肘関節・手関節・手指の症候に対する理学療法 ── 8）肘関節前方部障害の症候に対する理学療法

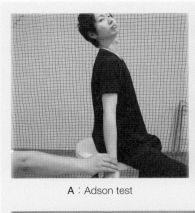
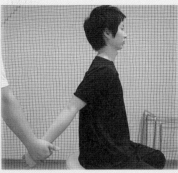
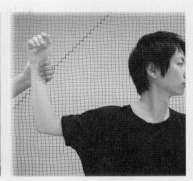

A：Adson test　　B：Eden test　　C：Allen test

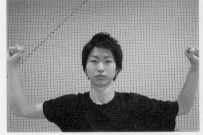
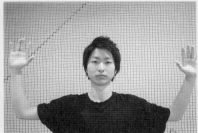

D：Roos test　　E：Morley test

図 5-77　胸郭出口症候群テスト

方法：検者が患側上肢を肩関節外転位にする．
陽性：患側上肢の橈骨動脈の拍動低下および消失にて陽性と判断する．

Roos test（図 5-77 D）

示唆される病態：胸郭出口症候群（脈管・神経絞扼性）．
方法：被検者が患側肩関節外転・外旋位をとり，手指を屈伸させる．1分間以上続けると症状が誘発される．
陽性：患側上肢の橈骨動脈の拍動低下および消失，手指のしびれの出現などにて陽性と判断する．

Morley test（図 5-77 E）

示唆される病態：胸郭出口症候群（神経絞扼性）．
方法：検者は被検者の鎖骨上窩の斜角筋三角部に圧迫を加える．
陽性：局所の圧痛と上肢への放散痛の出現にて陽性と判断する．

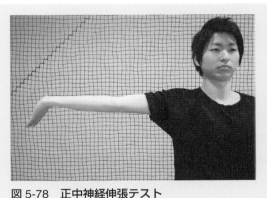

図 5-78　正中神経伸張テスト

正中神経伸張テスト（図 5-78）

示唆される病態：正中神経障害．
方法：被検者は前腕回外位にて両上肢を 90°外転位とする．その肢位で自動運動にて手関節背屈を行う．
陽性：正中神経支配領域の蟻走感・しびれの出

211

第5章　肘関節・手関節・手

現にて陽性と判断する.

関節可動域

関節可動域では，主に肘関節伸展，前腕回外，手関節背屈，手指伸展可動域における左右差を抽出する.

肘関節伸展可動域

上腕二頭筋・円回内筋の過緊張および正中神経の滑走性低下により伸展制限が生じることがある.

前腕回外可動域

円回内筋の伸張性低下による可動域制限をきたすことが多い.また，円回内筋による制限を抽出するには肘関節伸展位と屈曲位での前腕回内可動域の比較を行う必要がある.

手関節背屈・手指伸展可動域

浅指屈筋の過緊張に伴う手関節背屈・母指および DIP 関節以外の手指関節伸展制限を生じることがある.

筋力検査

肘関節前方部障害における神経障害は正中神経障害が多い.そのため，正中神経支配筋に対し筋力検査を行う.

正中神経障害

正中神経は C6〜Th1 髄節から起こり，円回内筋，橈側手根屈筋，長掌筋，浅指屈筋に枝を出す.その後，円回内筋を貫通し，前骨間神経となり，方形回内筋，長母指屈筋，深指屈筋に枝を出す.手根管を通過し，短母指外転筋，短母指屈筋（浅頭），母指対立筋に枝を出す.臨床では，円回内筋下での絞扼による円回内筋症候群や手根管部での絞扼による手根管症候群がみられる.

正中神経絞扼における手の変形は猿手（ape hand）がみられる.

感覚検査

肘関節前方部障害における感覚障害は，正中神経の障害を認めることが多い.

正中神経障害

正中神経は前腕を走行したのち，手根管の手前

で掌枝を分岐する.手根管を通過した正中神経は固有掌側指神経となる.掌枝は前腕遠位橈側部を支配し，固有掌側指神経は母指掌側から環指掌側橈側部および示指〜中指 DIP 関節背側部の感覚を支配する.手根管症候群が疑われる症例では，掌枝支配領域に感覚障害が生じないのが特徴である.

9）肘関節後方部障害の症候に対する理学療法

肘関節後方部障害の症状と代表的な整形外科疾患

臨床においてよくみられる肘関節後方部障害の主な症状は，肘関節伸展時における肘関節後方の痛みと手指伸展運動障害を基盤とした後骨間神経症状である.主な病態は，投球障害における肘頭疲労骨折や，成長期では肘頭の骨・軟骨障害，回外筋症候群による絞扼性橈骨神経障害である.

病　態

肘頭疲労骨折

肘頭疲労骨折は，投球障害肘において多くみられる疲労骨折である.投球による肘頭疲労骨折の原因は上腕三頭筋の牽引ではなく，肘関節外反ストレスと伸展ストレスによることが多いとされている[25].肘頭と肘頭窩の衝突，すなわちインピンジメントの原因は外反ストレスによる「ねじれ」とドア・ストップ・アクションによる「衝突」があげられる.肘頭疲労骨折は保存療法に抵抗する例[26]が報告されており，保存療法に抵抗する症例では手術療法の適応となる.

橈骨神経管症候群

回外筋浅層部中枢縁（Frohse's arcade）が膜様構造を呈している場合に生じる絞扼性橈骨神経深枝障害を，橈骨神経管症候群という.原因は，回外筋浅層部中枢縁，回外筋出口部，橈側反回動・静脈，短橈側手根伸筋，橈骨頭前面の橈骨神経上を横走

212

する線維性靱帯，ガングリオンによる圧迫，橈骨頭の脱臼・亜脱臼などさまざまな要因があげられる[27〜30]．症状は，手関節橈屈・伸展以外の手指外転・伸展が不能となる．橈骨神経管症候群は上腕骨外側上顆炎の18〜43%に合併し，上腕骨外側上顆炎と診断されたもののうち5%は橈骨神経管症候群の可能性がある[31]．

病態評価

圧痛検査（図5-79）

圧痛検査では病態組織を示唆する．圧痛部位と病態の推察は表5-8を用いて行う．

圧痛検査のポイント

後方部障害では「骨・軟骨障害」と「絞扼性神経障害」が存在する．

骨・軟骨障害では，肘頭疲労骨折，成長期では骨端軟骨障害がみられることが多い．骨・軟骨障害が示唆された場合，再度，画像所見を確認し，圧痛部位に骨・軟骨障害が認められるか確認する．必要があれば医師に相談し，理学療法の適応時期を検討することが望ましい．

絞扼性神経障害では回外筋で構成されるFrohse's arcadeにおける絞扼が主である．回外筋に圧痛が認められた場合，スクリーニングで手指伸展筋筋力が低下していないか確認する．手指伸展筋筋力低下が認められた場合，後骨間神経障害が示唆される．

スペシャルテスト

後方部障害では，肘頭障害と後骨間神経障害に対してスペシャルテストを行う．

肘関節伸展テスト（図5-80）

示唆される病態：肘関節肘頭障害．

方法：被検者は肘関節伸展位とし，検者はさらなる肘関節伸展を強制する．

陽性：肘関節後方の疼痛出現にて陽性と判断する．

回外抵抗テスト（図5-81）

示唆される病態：回外筋の過緊張に伴う橈骨神

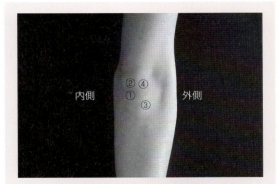

図5-79　代表的な肘関節後方部障害の圧痛点
①肘頭，②肘頭先端，③回外筋，④肘窩

表5-8　肘関節後方部障害の圧痛部位と病態の関係

圧痛部位	病態
肘頭	肘頭疲労骨折
肘頭先端	肘頭先端部骨軟骨障害
回外筋	後骨間神経障害
肘窩	肘窩脂肪体炎

経管症候群．

方法：被検者は肘関節屈曲位，前腕回内位とし，検者は前腕遠位部に対し，前腕回内方向に抵抗を加える．被検者はその肢位から前腕回外運動を行う．

陽性：回外筋部の疼痛出現および橈骨神経領域における蟻走感・しびれの出現にて陽性と判断する．

橈骨神経伸張テスト（図5-72参照）

示唆される病態：橈骨神経障害．

方法：被検者は自動にて手関節掌屈位・前腕回内位をとり，肩関節伸展を行う．この肢位に加え，頸部対側への側屈を行い，10秒程度保持する．

陽性：橈骨神経支配領域の蟻走感・しびれの出現にて陽性と判断する．

スペシャルテストのポイント

①肘関節後方部障害における骨・軟骨障害のメカニカルストレス

肘頭障害における主なメカニカルストレスは，

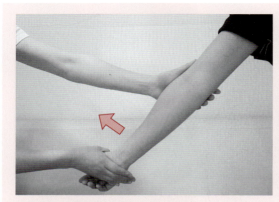

図 5-80　肘関節伸展テスト

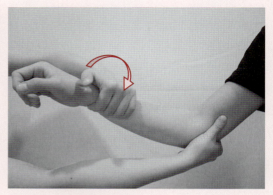

図 5-81　回外抵抗テスト

肘頭と肘頭窩におけるインピンジメントおよび肘関節外反ストレスが考えられる．

②肘関節後外側の疼痛では肘関節外側部障害と鑑別を要する

回外抵抗テストによる陽性は，肘関節外側部障害における短橈側手根伸筋腱付着部炎や外側支持機構の障害と部位が近似している．回外筋は外側側副靱帯や輪状靱帯と外側支持機構を構成することから，肘関節外側部障害における障害部位と鑑別する必要がある．

関節可動域

関節可動域では，主に肘関節伸展・前腕回内における左右差を抽出する．

肘関節伸展可動域

肘関節伸展可動域では，肘頭と肘頭窩におけるインピンジメントによる後方部痛や，上腕二頭筋などの肘関節屈筋群の伸張や前方関節包の伸張により，可動域が低下することが多い．

前腕回内可動域

前腕回内可動域では，回外筋の筋攣縮・筋短縮による前腕回内可動域の低下がみられることが多い．

筋力検査

肘関節後方部障害における神経障害は後骨間神経障害が多い．そのため，橈骨神経深枝支配筋に対し筋力検査を行う（肘関節外側部障害の項参照）．

とくに臨床では，短橈側手根伸筋および手指伸展筋の筋力低下をきたす症例が多く，これらの筋力低下から下垂指（drop finger）変形をきたす．

感覚検査

肘関節後方部障害における後骨間神経障害は，感覚神経が多く，橈骨神経浅枝の障害を含まないため，橈骨神経支配領域における感覚低下は認めないことが特徴である．

10）手関節尺側部障害の症候に対する理学療法

手関節尺側部障害の症状と代表的な整形外科疾患

臨床においてよくみられる手関節尺側部障害の主な症状は，手関節尺屈時痛・前腕回内・回外運動時痛，豆状骨・有鉤骨鉤周囲の疼痛，ギヨン管部における尺骨神経絞扼症状である．主な病態には，三角線維軟骨複合体損傷，遠位橈尺関節不安定症，豆状骨石灰沈着性腱炎，有鉤骨鉤骨折，ギヨン管症候群などがみられることが多い．受傷機転は，転倒や捻挫などに起因する外傷性と，手関節・前腕の overuse による非外傷性に分けられる．手関節尺側部の解剖は，小さな部位にさまざまな組織

4. 肘関節・手関節・手指の症候に対する理学療法 —— 10）手関節尺側部障害の症候に対する理学療法

が混在することから，臨床上，とくに病態把握が難しい部位の１つである．

病態

三角線維軟骨複合体（triangular fibrocartilage complex：TFCC）損傷

解剖と病態

TFCC は，尺骨頭と三角骨の間に介在する shock absorber であり，主に関節円板，浅深層・掌背側の橈尺靱帯の４線維，掌側の尺骨手根靱帯，尺側手根伸筋（extensor carpi ulnaris：ECU）腱鞘床，関節包から構成される[32]．とくに橈尺靱帯における尺骨小窩への連続性が橈尺間の安定性に大きく寄与していることが解明されており，その部の剥離断裂は遠位橈尺関節（distal radio-ulnar joint：DRUJ）の不安定性をきたすことが報告されている[33]．また，DRUJ の不安定性を有する症例は，保存療法に抵抗性が強く手術療法に移行する例が多い[34]．

TFCC 損傷は臨床上，次の３つに病態が大きく分れる．

①尺骨小窩部損傷……尺骨小窩（fovea）に付着する橈尺靱帯の剥脱損傷

②TFCC 実質部損傷……関節円板の損傷

③尺側手根伸筋腱鞘炎……尺骨頭の背側に位置する手関節背側第６コンパートメント腱鞘炎

豆状骨石灰沈着性腱炎

豆状骨は，尺側手根屈筋腱と小指外転筋腱の間に介在する骨であり，三角骨の掌側に位置する．尺側手根屈筋腱内に石灰（ピロリン酸カルシウム結晶）が沈着し，その石灰が関節包内に侵入し，炎症反応が生じ疼痛を呈する．剥離したピロリン酸カルシウム結晶に対する量依存性の炎症反応とされている[35]．

有鈎骨鈎骨折（hamate hook fracture）

解剖と病態

有鈎骨鈎骨折は手根骨骨折の中で比較的まれな骨折であるため，見逃されやすい外傷である[36]．

有鈎骨は遠位手根骨列の尺側に位置する骨で，短小指屈筋腱が付着する骨である．有鈎骨には有鈎骨鈎が存在し，バットスイングや転倒などにより有鈎骨鈎が骨折する．一般的に，スポーツに伴う受傷が多い．

ギヨン管症候群（尺骨神経管症候群：ulnar tunnel syndrome）

豆状骨と有鈎骨鈎を結ぶ豆鈎靱帯とその表面に位置する横手根靱帯との間を通過する尺骨神経が，浮腫やガングリオンなどの腫瘍などにより，尺骨神経症状を生じるものをいう．症状は，低位尺骨神経麻痺，尺骨管部の圧痛，遠位へ放散する蟻走感などである．

病態評価

圧痛検査（図5-82）

圧痛検査では病態組織を示唆する．圧痛部位と病態の推察は**表**5-9を用いて行う．

圧痛検査のポイント

①TFCC は損傷組織を細分化する

TFCC 損傷は臨床上，前述した３つの病態に大きく分けて評価を行う．

同じ手関節尺側部の疼痛でも病態が異なることから，細分化した病態把握が必要である．また，遠位橈尺関節の不安定性を呈する症例は手関節運動時に疼痛や脱力感が生じ，保存療法への抵抗する症例が多い[34]．そのことからとくに小窩付着部損傷への対応は難しい．

②豆状骨における疼痛と有鈎骨における疼痛の解釈

豆状骨における疼痛では，豆状骨石灰沈着性腱炎の可能性を考える．

有鈎骨における疼痛は有鈎骨鈎骨折の可能性を考える．これらの部位に圧痛所見を認めた場合，再度，画像を確認し，圧痛部位に石灰化や骨折が認められないか確認する．

215

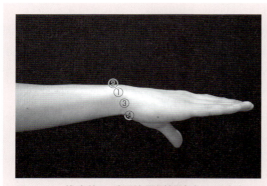

図 5-82　代表的な手関節尺側部障害の圧痛点
①尺骨小窩，②尺骨頭背側，③ TFCC，④豆状骨

表 5-9　手関節尺側部障害の圧痛部位と病態の関係

圧痛部位	病態
尺骨小窩	TFCC 小窩付着部損傷・尺側側副靱帯縦断裂
尺骨頭背側	尺側手根伸筋腱腱鞘炎
三角線維軟骨複合体（TFCC）	TFCC 実質部損傷
三角骨近位端	尺側側副靱帯損傷
月状骨－三角骨間	内側側副靱帯遠位付着部損傷
遠位橈尺関節裂隙	橈尺靱帯損傷・DRUJ 不安定症
ギヨン管	ギヨン管症候群

③ギヨン管症候群における尺骨神経障害

尺骨神経は，ギヨン管周囲で浅枝（主に感覚枝）と深枝（運動枝）に分岐し，手関節尺側部の感覚と運動を支配している．ギヨン管に圧痛所見を認めた場合，スクリーニングで尺骨神経の手内在筋の筋力低下をきたしていないかを確認する．尺骨神経支配の手内在筋の筋力低下が認められた場合，ギヨン管症候群が示唆される．

スペシャルテスト

DRUJ ballottement test （図 5-83）[37]

示唆される病態：遠位橈尺関節の不安定性．

方法：被検者は前腕回内外中間位とし，検者が橈骨遠位部と尺骨頭を把持し，尺骨頭を掌背側に移動させる．

陽性：掌背側移動量にて遠位橈尺関節の不安定性を示唆する．

piano key sign

示唆される病態：遠位橈尺関節の不安定性．

方法：被検者は前腕回内位とし，検者は尺骨頭背側を指で圧迫する．

陽性：掌背側移動量にて遠位橈尺関節の不安定性を示唆する．

fovea sign （図 5-84）[37]

示唆される病態：尺骨小窩部の剥脱および尺側側副靱帯の縦断裂．

方法：被検者は肩関節屈曲位，肘関節屈曲位，前腕中間位にて尺骨茎状突起掌側を圧迫し，疼痛の有無を確認する．

陽性：圧痛出現にて陽性と判断する．

synergy test （図 5-85）[37]

示唆される病態：尺側手根伸筋腱および sub sheath の炎症．

方法：被検者は前腕中間位とし，検者が中指尺側から抵抗を与え，被検者に手関節尺屈を指示する．

陽性：尺骨頭背側における疼痛の出現にて陽性と判断する．

carpal spinaton test （図 5-86）[37]

示唆される病態：尺側手根伸筋腱および sub sheath の炎症．

方法：被検者は肘関節 90°屈曲位・前腕回外位とし，検者は被検者の手指を把持し，過回外させ，背側第 6 コンパートメントの疼痛の有無を確認する．

陽性：尺骨頭背側における疼痛の出現にて陽性と判断する．

froment 徴候 （図 5-87）

示唆される病態：尺骨神経障害．

方法：被検者の示指と母指に紙を挟ませる．

陽性：長母指屈筋による母指 IP 関節屈曲がみられた場合，陽性とする．

perfect "O" sign （図 5-88）

示唆される病態：尺骨神経障害における深指屈

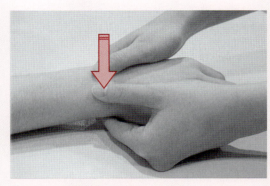
図 5-83　DRUJ ballottement test

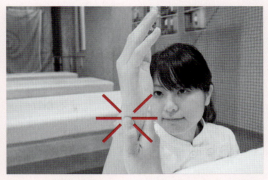
図 5-84　fovea sign

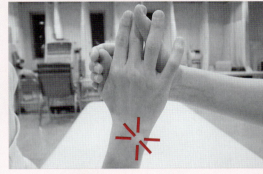
図 5-85　synergy test

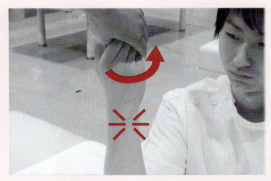
図 5-86　carpal spination test

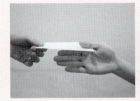
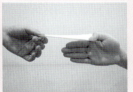
正常例　　　　　　　陽性例
図 5-87　froment test

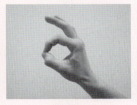
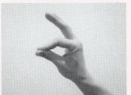
正常例　　　　　　　陽性例
図 5-88　perfect "O" test

筋麻痺.

方法：被検者に示指先端と母指先端でOサインをつくるよう指示する.

陽性：Oサインがつくれずに，涙滴様の形状を示したら陽性とする.

尺骨神経伸張テスト（図 5-68 参照）

示唆される病態：尺骨神経障害.

方法：被検者は自動にて手関節背屈・肘関節屈曲位をとり，手掌が同側の耳につくように肩関節を外転する.

陽性：尺骨神経領域に蟻走感やしびれが増大した場合，陽性とする.

関節可動域

関節可動域では，主に手関節尺屈・橈屈・掌屈

217

第5章　肘関節・手関節・手

可動域，前腕回内外可動域における左右差を抽出する．

手関節尺屈可動域

手関節尺屈可動域では，最終域付近での TFCC のインピンジメントによる疼痛やその疼痛制御における防御的手関節橈屈筋群の収縮により可動域が低下することが多い．また，尺骨 plus variance や radial inclination が大きい症例では，骨性因子のインピンジメント要素を含むため，画像診断を念頭に入れ評価を行うことが望ましい．

手関節掌屈可動域

手関節掌屈可動域では，尺側手根伸筋の過緊張により可動域が低下する可能性がある．

前腕回内可動域

前腕回内可動域では，TFCC の前腕回内外運動に伴う伸張により，疼痛をきたすことがある．また，遠位橈尺関節の不安定性に伴う運動軌跡の変化が生じ，クリックや違和感が生じることもある．

前腕回外可動域

前腕回外可動域では，遠位橈尺関節周囲で長母指屈筋や方形回内筋などの過緊張により制限をきたすことがある．また，ECU による尺骨頭背側部痛に伴う回外制限をきたしやすい．回外時尺骨頭を背側から支持するように ECU が走行することから，ECU 腱鞘炎症例では制限されやすい．

筋力検査

手関節尺側部障害における神経障害は，低位尺骨神経障害（深枝）が多い（肘内側部障害の項参照）．

とくに臨床では，環指・小指における屈曲筋力低下がみられることが多く，これらの筋力低下から鷲手（claw hand）変形をきたすことがある．

感覚検査

手関節尺側部障害における感覚障害は，尺骨神経浅枝の障害を認めることが多い（肘関節内側部障害の項参照）．

11）手関節橈側部障害の症候に対する理学療法

手関節橈側部障害の症状と代表的な整形外科疾患

臨床においてよくみられる手関節橈側部障害の主な症状は，手関節橈屈時痛・前腕回内・回外時痛，母指橈側外転痛，手関節背屈時の手関節痛である．主な病態は，短母指伸筋腱・長母指外転筋腱から構成される手関節背側第1コンパートメント腱鞘炎，長母指伸筋腱腱皮下断裂，舟状骨骨折などがみられることが多い．受傷機転は，転倒や捻挫などの外傷性と，手関節・母指の overuse による非外傷性に分けられる．これに加え，腱鞘炎は女性ホルモン分泌変化に伴う組織弾性の変化が発症に関与することがある．

病　態

ドゥケルバン病（de Quervain 病）

手関節背側区画第1コンパートメントを通過する短母指伸筋（extensor pollicis brevis：EPB）腱・長母指外転筋（abductor pollicis longus：APL）腱を包む腱鞘に生じる腱鞘炎である．手関節背側に存在する腱鞘は滑液性腱鞘が主体であるため，手関節橈側部に生じる激しい疼痛が特徴である．

ドゥケルバン病の病態は，解剖学的要因・運動学的要因・内分泌的要因が複雑に絡み合い，症例によりその病態は大きく異なる．解剖学的要因では，EPB 腱と APL 腱の間に中隔が存在すること [38]，運動学的要因では母指運動に伴う，橈骨との摩擦や伸張ストレス，内分泌的要因では女性ホルモン変化の大きい年齢（出産後1年以内や，閉経前後）にエストロゲンやプロゲステロンの働きに伴う筋腱・腱鞘の柔軟性低下により誘発されることがある [39]．このことから，女性に多く生じる疾患の1つである．これらの要因が症例ごとに異

なるため病態把握が難しい．

長母指伸筋腱皮下断裂

長母指伸筋（extensor pollicis longus：EPL）腱は，手関節背側第3コンパートメントを通過する腱である．第3コンパートメントは他のコンパートメントと比較し，狭小なコンパートメントであることから腱が腱鞘内を可動する余地が少ない．これに加えて，EPL は前腕から母指に向かい走行するためリスター（Lister）結節部を滑車に，約45°橈側への走行を変える．また，EPL のリスター結節周囲は血流に乏しい[40]ため自然治癒しにくい．この2つの要因から EPL 皮下断裂が生じやすい．橈骨遠位端骨折の転位のない，もしくは小さい例において EPL 皮下断裂をきたしやすい．

舟状骨骨折（scaphoid fracture）

舟状骨は，近位手根骨列の最橈側に位置する骨であり，手関節過背屈を伴う転倒により骨折が生じることが多い．骨折好発部位は舟状骨腰部であり，舟状骨の解剖学的特徴として末梢から栄養血管が流入していることから，腰部の骨折をきたすと腰部より中枢部の血流が途絶えて，偽関節になりやすいことが特徴である．

病態評価

圧痛検査（図5-89）

圧痛検査では病態組織を示唆する．圧痛部位と病態の推察は表5-10 を用いて行う．

圧痛検査のポイント

①短母指伸筋腱・長母指外転筋腱の圧痛

短母指伸筋腱・長母指外転筋腱に圧痛が認められた場合，ドゥケルバン病を疑う．

②長母指伸筋腱の触診

長母指伸筋腱に圧痛所見がみられた場合，スクリーニングで母指 IP 関節自動伸展運動が行えるかを確認する．

③snuff box の圧痛

snuff box に圧痛所見が認められた場合，再度，

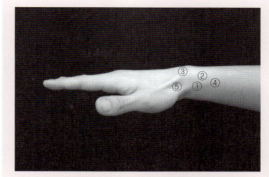

図5-89　代表的な手関節橈側部障害の圧痛点
①短母指伸筋腱，②長母指外転筋腱，③長母指伸筋腱，④腕橈骨筋，⑤snuff box

表5-10　手関節橈側部障害の圧痛部位と病態の関係

圧痛部位	病態
短母指伸筋腱	手関節背側第1コンパートメント腱鞘炎（ドゥケルバン病）
長母指外転筋腱	
長母指伸筋腱	長母指伸筋腱皮下断裂
リスター結節	リスター結節の不整・長母指伸筋腱皮下断裂
腕橈骨筋	橈骨神経浅枝障害（cheiralgia parasthetica）
snuff box	舟状骨骨折

画像を確認し圧痛部位に舟状骨骨折が認められるか確認する．必要に応じて医師に相談し，理学療法の適応時期を検討することが望ましい．

スペシャルテスト

Eichhoff test（図5-90）

示唆される病態：ドゥケルバン病．

方法：被検者は母指を握り込み，検者がその手関節を尺屈させる．

陽性：手関節背側第1コンパートメントの疼痛出現にて陽性と判断する．

Finkelstein test（図5-91）

示唆される病態：ドゥケルバン病．

方法：検者が被検者の母指を握り，手関節を尺屈させる．

陽性：手関節背側第1コンパートメントの疼痛

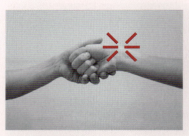
図 5-90　Eichhoff test

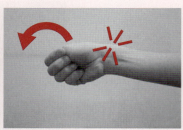
図 5-91　Finkelstein test

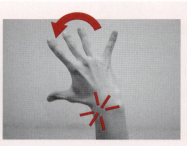
図 5-92　Brunelli test

出現にて陽性と判断する．

Brunelli test（図 5-92）

示唆される病態：ドゥケルバン病．

方法：被検者が母指を橈側外転させ，被検者自身がその手関節を橈屈する．

陽性：手関節背側第 1 コンパートメントの疼痛出現にて陽性と判断する．

橈骨神経伸張テスト（図 5-72 参照）

示唆される病態：橈骨神経障害．

方法：被検者は自動にて手関節掌屈・前腕回内をとり，肩関節伸展を行う．この肢位に加え，頸部対側への側屈を行い，10 秒程度保持する．

陽性：橈骨神経支配領域の蟻走感・しびれの出現にて陽性と判断する．

関節可動域

関節可動域では，主に手関節尺屈・橈屈・掌屈可動域，前腕回内外可動域における左右差を抽出する．

手関節尺屈可動域

手関節尺屈可動域では，手関節背側第 1 コンパートメントを通過する腱の伸張，手関節橈側部痛やその疼痛制御における防御的手関節橈屈筋群の収縮により，可動域が低下することが多い．

前腕回内・手関節掌屈可動域

前腕回内・手関節掌屈可動域では，短母指伸筋・長母指伸筋・長母指外転筋の伸張痛をきたすことがある．

母指尺側内転・掌側外転可動域

母指尺側内転・掌側外転可動域では，短母指伸筋・長母指外転筋の伸張により疼痛をきたすことがある．

筋力検査

手関節橈側部障害の筋力低下・神経症状を示唆する．

手関節橈側部障害における神経障害は橈骨神経浅枝障害が主体であるため，神経性筋力低下が認められることは少ない．しかし，長母指伸筋皮下断裂などの解剖学的破綻による筋力低下がみられることがある．

感覚検査

手関節橈側部における感覚障害は，橈骨神経浅枝の障害を認めることが多い（肘関節外側部障害の項，参照）．

前腕遠位 1/3 に存在する腕橈骨筋下での橈骨神経浅枝障害（cheiralgia parasthetica）により，遠位の橈骨神経浅枝領域の感覚障害を認めることがある．

12）手関節掌側部障害の症候に対する理学療法

手関節掌側部障害の症状と代表的な整形外科疾患

臨床においてよくみられる手関節掌側部障害の主な症状は，手関節掌背屈時痛，正中神経障害である．主な病態は，手前腕屈筋腱炎や手根管症候

群などが多い．受傷機転は，前腕屈筋腱炎では手関節の overuse が主体であるが，手根管症候群の場合，さまざまな原因が考えられ，外傷性・運動学的要因・炎症性・内分泌性・腫瘍性などがあげられ，原因が多岐にわたる．頸椎症性神経根症や頸椎症性頸髄症などの頸椎疾患や胸郭出口症候群，糖尿病性神経障害でも症状が出現し，手関節以外の要因が混在することから，病態把握が困難な障害である．

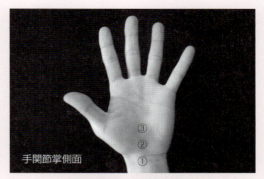

図 5-93　代表的な手関節掌側部障害の圧痛点
①手根管，②前腕屈筋腱鞘，③手掌腱膜

病態

手根管症候群（carpal tunnel syndrome：CTS）

手根管症候群は，手関節部での正中神経の圧迫によりその支配領域の知覚異常や神経麻痺をきたす疾患である[41]．CTS の有病率は，男性と比べて女性が約 3～10 倍である[42]．原因は Colles 骨折，月状骨掌側脱臼などの外傷，手根管部のガングリオンなどの腫瘍，リウマチ性屈筋腱腱鞘炎，妊婦などにみられる全身浮腫による圧迫，肥満[43]によるものなどがあげられる．また，特別な原因がなく単に日常生活で少し手を使いすぎた後で発症することが，中年女性にしばしばみられる．その症状が夜間に増強することもあり，夜間痛の原因として腱鞘滑膜の肥厚や正中神経の循環障害が関与する可能性がある[44]．

また，知覚障害の程度に比べて，母指球筋の萎縮が著しい症例では，正中神経反回枝が横手根靱帯を貫通する部位での圧迫を疑う必要がある[45]．

病態評価

圧痛検査（図 5-93）

圧痛検査では病態組織を示唆する．圧痛部位と病態の推察は表 5-11 を用いて行う．

圧痛検査のポイント

①正中神経障害の推察を行う

手関節掌側部では，正中神経障害を主体とした神経症状が多くみられる．

表 5-11　手関節掌側部障害の圧痛部位と病態の関係

圧痛部位	病態
手根管	手根管症候群
前腕屈筋腱腱鞘	前腕屈筋腱腱鞘炎
手掌腱膜	長掌筋腱膜炎

手根管部の圧痛が認められた場合，正中神経障害の 1 つである手根管症候群を疑う．正中神経は手根管より遠位では低位正中神経となり，母指側の手内在筋と感覚を支配する．手根管に圧痛所見を認めた場合，スクリーニングで正中神経支配の手内在筋の筋力低下をきたしていないかを確認する．正中神経支配の手内在筋の筋力低下が認められた場合，手根管症候群が示唆される．また，手根管部の圧痛を認めない手掌の神経症状として，頸椎性・胸郭出口症候群・糖尿病性ニューロパチーなどがあげられる．このことから，全身性症状としてとらえる必要がある．

②手根管症候群様の症状を呈する手掌腱膜炎

手根管と異なり，手掌腱膜に圧痛が確認された場合，長掌筋腱が付着する手掌腱膜炎を疑う．手掌腱膜炎は，手根管症候群のようなしびれや蟻走感などが主訴として訴えられることが多いが，低位正中神経領域支配筋のスクリーニングを行うと筋力低下はみられない．臨床上，手掌腱膜炎は正中神経障害によるものでないと分類している．

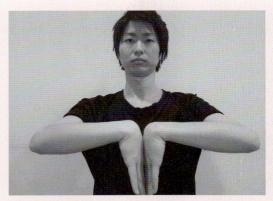
図 5-94　Phalen test

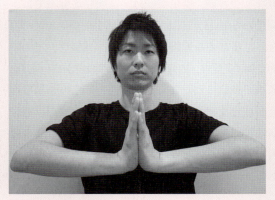
図 5-95　90°背屈テスト

スペシャルテスト

Phalen test（図 5-94）

示唆される病態：手根管部における正中神経障害．

方法：被検者は両手背を合わせて手関節を掌屈し，約1分間その肢位を保持する．

陽性：正中神経領域におけるしびれおよび蟻走感の増大にて陽性と判断する．

90°背屈テスト（図 5-95）

示唆される病態：手根管部における正中神経障害．

方法：被検者は両手掌を合わせて手関節を90°背屈させ，約1分間その肢位を保持する．

陽性：正中神経領域におけるしびれおよび蟻走感の増大にて陽性と判断する．

Tinel 様徴候

示唆される病態：正中神経障害．

方法：被検者は前腕回外位とし，検者は打腱器を用いて手根管部を叩打する．

陽性：正中神経領域における放散痛・蟻走感の出現にて手根管症候群が示唆される．

正中神経伸張テスト（図 5-78 参照）

示唆される病態：正中神経障害．

方法：被検者は前腕回外位にて両上肢を90°外転位とする．その肢位で自動運動にて手関節背屈を行う．

陽性：正中神経支配領域の蟻走感・しびれの出現にて陽性と判断する．

関節可動域

関節可動域では，主に手関節掌屈・背屈可動域，手指伸展可動域における左右差を抽出する．

手関節掌屈可動域

手関節掌屈可動域では，最終域での正中神経障害症状の増大や感覚障害制御における防御的手関節背屈筋群の収縮により可動域が低下することが多い．

手関節背屈可動域

手関節背屈可動域では，正中神経の伸張により正中神経支配領域に放散痛が生じることがある．

手指伸展可動域

手指伸展可動域では，手掌腱膜の緊張により可動域が低下することがある．

筋力検査

手関節掌側部障害の筋力低下・神経症状を示唆する．手関節掌側部障害における神経障害は低位正中神経障害であることが多い（肘関節前方部障害の項参照）．

感覚検査

手関節掌側部障害における感覚障害は，低位正中神経の障害を認めることが多い（肘関節前方部

障害の項参照).

13) 手関節背側部障害の症候に対する理学療法

手関節背側部障害の症状と代表的な整形外科疾患

臨床においてよくみられる手関節背側部障害の主な症状は,手関節掌屈・背屈時痛,手指運動時痛,月状骨・三角骨周囲の疼痛,手関節不安定性,橈骨神経障害による神経症状である.主な病態には,手関節背側コンパートメント腱鞘炎,キーンベック病,月状骨周囲脱臼,手根骨不安定症などがあげられる.受傷機転は,転倒や捻挫などに起因する外傷性と,手関節・手指のoveruseや仕事で重いものを扱う動作のoveruseなどの非外傷性に分けられる.キーンベック病や手根骨不安定症など骨・関節疾患が多いことが特徴である.

病態

キーンベック病

月状骨の骨壊死をきたす疾患である.キーンベック病では基本的にはulnar minus varianceが高率に発生する[46, 47].原因は,激しい手関節運動により手関節炎が発症すると,手関節に腫脹と疼痛などの症状が起こり,滑液が増加するにつれて手関節内圧は上昇するので,圧迫力に弱い細静脈が閉塞されることによる.とくに,月状骨の血流循環に深く関与する橈骨舟状月状骨靱帯内の静脈が圧迫されると,月状骨からの静脈血が還流しなくなり,月状骨内にうっ血が生じて月状骨内圧も上昇し,動脈血は月状骨内に流入できなくなるため,酸素供給が断たれ,月状骨は骨壊死に陥る[48].

変形性手関節症

SNAC (scaphoid nouunion advanced collapse) wrist

舟状骨骨折後の偽関節を放置すると生じる変形である.変形の進行は舟状骨橈骨間,舟状骨有頭骨間,有頭骨月状骨間の順に進行していく[49].しかし,骨折や転位の状態によりさまざまである.

SLAC (scapholunate advanced collapse) wrist

舟状骨月状骨解離(SL解離)は外傷性手関節不安定症のなかでもっとも頻度が高く,放置すればSLAC wristへ進行する[50].

手根骨不安定症

外傷により手根骨・手根骨間靱帯損傷に伴い発症することがある.月状骨と有頭骨の連動性が断たれ,月状骨が異常回転を示すDISI (dorsiflexion intercalated segment instability)変形やVISI (voralflexion intercalated segment instability)変形を生じる.手関節部の不安定症は有痛性運動制限に加え,手関節の脱力感を訴えることがある.

病態評価

圧痛検査 (図5-96)

圧痛検査では病態組織を示唆する.圧痛部位と病態の推察は表5-12を用いて行う.

圧痛検査のポイント

①各伸筋腱における腱鞘炎

手関節背側部障害において,手関背側コンパートメント腱鞘炎の発生頻度は比較的まれであるが,手指のoveruseや軽微な外傷後に発生することがある.

手関節背側部障害では,手根骨を中心としたmalalignmentが好発する.とくに,月状骨を中心とした近位手根骨列の障害が多いことが特徴である.月状骨・舟状骨・三角骨に圧痛所見を認めた場合,再度,画像を確認し,圧痛部位に変形が認められるかを確認する.必要に応じて医師に相談し,理学療法の適応時期を検討することが望ましい.

②手関節より近位で生じた橈骨神経障害

手関節背側部障害では,手関節より近位で生じた絞扼性橈骨神経障害症状が現れることが多い.橈骨神経の絞扼好発部位は,運動障害はFrohse's arcade,回外筋出口部が多く,感覚障害では腕橈骨

223

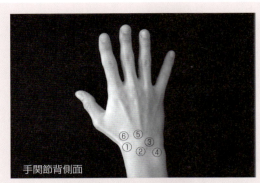

図 5-96　代表的な手関節背側部障害の圧痛点
①長・短手根伸筋腱，②長母指伸筋腱，③総指伸筋腱，
④固有小指伸筋腱，⑤月状骨，⑥舟状骨

表 5-12　手関節背側部障害の圧痛部位と病態の関係

圧痛部位	病態
長橈側手根伸筋腱・短橈側手根伸筋腱腱鞘炎	背側第2コンパートメント腱鞘炎
長母指伸筋腱	背側第3コンパートメント腱鞘炎
総指伸筋腱	背側第4コンパートメント腱鞘炎
固有小指伸筋腱	背側第5コンパートメント腱鞘炎
月状骨－三角骨間	三角月状骨間解離
舟状骨－月状骨間	舟状月状骨間解離・SLAC wrist（変形性手関節症）
骨折後の舟状骨	SNAC wrist（変形性手関節症）
月状骨	キーンベック病・月状骨周囲脱臼

筋下（cheiralgia paresthetica）などがあげられる．手関節背側部における橈骨神経障害症状が認められた部位に対し，評価を行う．

スペシャルテスト

手関節背側部障害の病態を明らかにするため，スペシャルテストを行う．

長母指伸筋抵抗テスト（図 5-97）

方法：被検者に母指橈側外転を指示し，検者がその母指に尺側内転方向に抵抗を加える．被検者はその抵抗に打ち勝つように力を入れる．

陽性：長母指伸筋腱鞘炎を示唆する．

橈側手根伸筋抵抗テスト（図 5-98）

方法：被検者に手関節掌屈位を指示し，検者が手関節に掌屈方向に抵抗を加える．被検者はその抵抗に打ち勝つように手関節背屈方向へ力を入れる．

陽性：橈側手根伸筋腱鞘炎を示唆する．

総指伸筋抵抗テスト（図 5-99）

方法：被検者に掌屈位をとらせ，被検者が中指に屈曲方向の抵抗を加える．被検者はその抵抗に打ち勝つように中指伸展方向へ力を入れる．

陽性：総指伸筋腱鞘炎を示唆する．

固有小指伸筋抵抗テスト（図 5-100）

方法：被検者に小指中間位をとらせ，検者が小指に対し MP 関節屈曲方向に抵抗を加える．被検者はその抵抗に打ち勝つように小指を伸展させる．

陽性：固有小指伸筋腱鞘炎を示唆する．

橈骨神経伸張テスト（図 5-72 参照）

方法：被検者は自動にて手関節掌屈・前腕回内をとり，肩関節伸展を行う．この肢位に加え，頸部対側への側屈を行い，10秒程度保持する．

陽性：橈骨神経支配領域の蟻走感・しびれの出現にて陽性と判断する．

関節可動域

関節可動域では，主に手関節掌屈・背屈可動域，手指屈曲可動域における左右差を抽出する．

手関節掌屈可動域

手関節掌屈可動域では，手根骨 malalignment による可動域制限や，最終域付近での疼痛や疼痛制御における防御的手関節背屈筋群の収縮により，可動域が低下することが多い．手関節拘縮患者では，手根部掌側の圧迫感・インピンジメント症状により制限されることがある．これは，手根中央関節および橈骨手根関節の関節内運動の不全によりきたしやすい．

手関節背屈可動域

手関節背屈可動域では，手根部背側でのインピンジメント症状により，背屈が制限されることが多い．これは，手根中央関節における可動域低下が原因となりやすい．

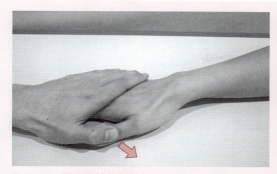
図5-97　長母指伸筋抵抗テスト

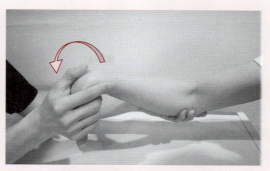
図5-98　橈側手根伸筋抵抗テスト

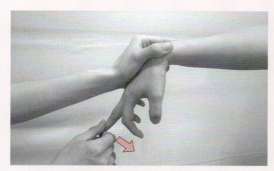
図5-99　総指伸筋抵抗テスト

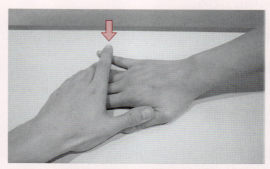
図5-100　固有小指伸筋抵抗テスト

手指屈曲可動域

手指屈曲可動域では，第4コンパートメント腱鞘炎に起因する総指伸筋の過活動により，屈曲可動域が低下することがある．

ダーツスローモーション

手関節の複合運動評価では，手関節背屈-橈屈，手関節掌屈-尺屈の複合運動であるダーツスローモーションを評価することが多い．ダーツスローモーションは，主に手根中央関節の動きで行われるため，手根骨malalignmentや手根骨の可動性低下をきたしている症例では障害されやすい．

筋力検査

手関節背側部障害の神経症状を示唆する．

手関節背側部障害における神経障害は橈骨神経障害が多い．そのため，症状としては橈骨神経支配の筋に対し，筋力検査を行う．前述した絞扼部位を特定する目的で橈骨神経総枝レベルから深枝レベルまで分岐する枝ごとに筋力を確認する（肘関節外側部障害の項参照）．

感覚検査

手関節背側部障害の感覚検査では，橈骨神経領域を中心に行う．

橈骨神経障害（肘関節外側部障害の項参照）．

神経の走行に沿った触診

橈骨神経障害が示唆された場合，橈骨神経に沿って触診を行い，筋力低下部位・感覚検査所見を元に障害部位を特定する．橈骨神経では，三角間隙・橈骨神経溝・外側筋間中隔・回外筋下の絞扼が多い．

14）母指障害の症候に対する理学療法

母指障害の症状と代表的な整形外科疾患

臨床においてよくみられる母指障害の主な症状は，母指対立・屈曲障害を含むつまみ動作障害，

母指屈曲・伸展に伴う引っかかり感，母指より近位レベルでの絞扼性橈骨・正中神経障害である．これに加え，母指変形に伴う二次的な母指痛などがみられる．主な病態としては，母指 CM 関節症・各種母指変形・屈筋腱腱鞘炎（ばね指）・絞扼性橈骨・正中神経障害などがあげられる．受傷機転は，退行変性に伴う変形や malalignment 障害に伴う母指関節痛・母指の overuse・母指より近位に位置する橈骨・正中神経通過部のタイトネスによる神経障害があげられる．

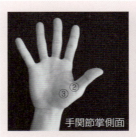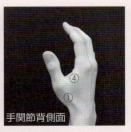

図 5-101　代表的な母指障害の圧痛点
①母指 CM 関節背側，②母指 MP 関節，③母指内転筋，④第 1 背側骨間筋

病　態

母指 CM 関節症

母指 CM 関節症は中高年の女性に多くみられ，進行すると疼痛，可動域制限，握力やピンチ力の低下などをきたす[51]．原因と症状進行について，把握や把持などの力強い作業により多大な負荷を負い，関節を支持する掌尺側の靱帯が弛緩し不安定性を生じることで，変性変化を生じるように関節症に至る．病態が進行すると，中手骨が橈側亜脱臼し母指は内転拘縮をきたす[52]．薬物療法や装具療法などの保存療法で効果のない場合に手術療法が適応となる．

母指ボタンホール変形

外傷や打撲によって生じることが多く，ほかの指のボタンホール変形と発生機序が異なる．橈背側腱膜および関節包の損傷とともに短母指伸筋が断裂もしくは部分断裂し，その結果，長母指伸筋腱が尺側亜脱臼することで MP 関節の伸展障害・IP 関節の過伸展となり，ボタンホール変形をきたすとされている[53,54]．

ばね指（母指屈筋腱狭窄性腱鞘炎）

ばね指の主症状は母指運動時における疼痛と locking であり，基本的には A1 Pulley で，その弾発現象が生じることが多い．ばね指の発生機序はまだ解明されていない．その一次性病変の発生部位は腱実質，滑膜性腱鞘，靱帯性腱鞘のどの部位

表 5-13　母指障害の圧痛部位と病態の関係

圧痛部位	病態
母指 CM 関節背側	母指 CM 関節症・母指スワンネック変形
母指 MP 関節（掌側・背側）	掌側：ばね指 背側：母指 MP 関節炎
母指内転筋・第 1 背側骨間筋	母指内転拘縮
円回内筋・浅指屈筋腱弓など	正中神経障害
回外筋・腕橈骨筋下など	橈骨神経障害

か解明されていない[55]．発生機序の 1 つとして，屈筋腱と靱帯性腱鞘の大きさが中手骨頭レベルで合わなくなるために生じるといわれている[56,57]．

病態評価

圧痛検査（図 5-101）

圧痛検査では病態組織を示唆する．圧痛部位と病態の推察は表 5-13 を用いて行う．

圧痛検査のポイント

①母指障害では変形に続発する疼痛が多い

母指障害では，変形に続発する malalignment などによる腱・関節炎が多い．圧痛部位によりその好発する変形は異なるが，CM 関節・MP 関節・IP 関節のうちいずれかの関節の腫脹，靱帯の弛緩，当該関節のバランス障害による肢位異常が原因で，経時的に近位・遠位関節に collapse 現象として二次的変形を生じ，特有の変形がみられる．

CM 関節に圧痛がみられた場合，母指 CM 関節や母指スワンネック変形が考えられる．スワンネッ

ク変形では，長母指外転筋腱の弛緩，橈側手根中手靱帯，中手骨間靱帯の変性を生じ，長母指外転筋の牽引によってCM関節の橈側亜脱臼と第1中手骨の内転を生じる．MP関節では，掌側副靱帯の弛緩とつまみ動作によって過伸展となり，IP関節は屈曲となる．MP関節に圧痛が認められた場合，母指ボタンホール変形が考えられる．MP関節の滑膜炎による短母指伸筋腱付着部の伸張，菲薄化した長母指伸筋腱の尺側脱臼によってMP関節屈曲となる．さらに，短母指外転筋・短母指屈筋・母指内転筋の拘縮とつまみ動作での外力が加わってIP関節伸展位となる．

②母指MP関節掌側の圧痛

母指MP関節掌側の圧痛では，ばね指が考えられる．ばね指は屈筋腱腱鞘の狭窄性腱鞘炎であり，腱鞘自体が肥厚する場合と，腱が肥厚する場合がある．また，母指自動屈曲・伸展時における一過性伸展制限および引っかかり感が特徴的な症状である．

③母指の神経障害

母指における神経障害は，掌側では正中神経障害，背側では橈骨神経障害が考えられる．母指より近位に絞扼部位が存在することがほとんどであるため，絞扼好発部位に対し圧痛検査を行うことが望ましい．

スペシャルテスト

母指障害の病態を明らかにするため，スペシャルテストを行う．

extensor and flexor pollicis longus test（図5-102）

方法：検者は被検者の母指MP関節を固定し，被検者に母指IP関節の屈曲・伸展を指示する．

陽性：長母指伸筋・長母指屈筋損傷を示唆する．

橈骨神経伸張テスト（図5-72 参照）

方法：被検者は自動にて手関節掌屈・前腕回内をとり，肩関節伸展を行う．この肢位に加え，頸部対側への側屈を行い，10秒程度保持する．

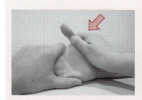 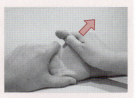

A：extensor（伸展）　B：flexor（屈曲）

図 5-102 extensor and flexor pollicis longus test

陽性：橈骨神経支配領域の蟻走感・しびれの出現にて陽性と判断する．

正中神経伸張テスト（図5-78 参照）

方法：被検者は前腕回外位にて両上肢を90°外転位とする．その肢位で自動運動にて手関節背屈を行う．

陽性：正中神経支配領域の蟻走感・しびれの出現にて陽性と判断する．

関節可動域

関節可動域では，主に母指CM関節・MP関節・IP関節の左右差を抽出するとともに，総合的な屈曲動作・伸展動作を確認する．母指は単一の関節の動きのみならず，総合的な関節複合運動評価を合わせて行うことが望ましい．IP関節のみやMP関節のみを使用する動作は少なく，基本動作ではCM関節・MP関節・IP関節が協調的に働く必要がある．また，関節の変形による痛みなのか，二次的な痛みなのかの識別が必要となる．

筋力検査

母指障害の筋力低下・神経症状を示唆する．

母指障害における神経障害は橈骨神経障害・正中神経障害が主体である．そのため橈骨神経・正中神経支配筋に対し，筋力検査を行う（肘関節外側部障害および肘関節前方部障害の項参照）．

感覚検査

母指障害における感覚障害は，橈骨神経・正中神経の障害を認めることが多い（肘関節外側部障害および肘関節前方部障害の項参照）．

第5章　肘関節・手関節・手

15）手指障害の症候に対する理学療法

手指障害の症状と代表的な整形外科疾患

　臨床においてよくみられる手指障害の主な症状は，変形，変形に伴う腱・関節痛，手指屈曲・伸展に伴う引っかかり感，上肢支配神経領域における神経症状である．主な病態としては，ヘバーデン結節・ブシャール結節・マレットフィンガー・ボタンホール変形・その変形に伴う腱・関節痛，屈筋腱腱鞘炎，橈骨・尺骨・正中神経障害があげられる．受傷機転は，退行変性に伴う変形やそのmalalignment障害に伴う手指関節痛・手指のoveruse・手指より近位に位置する橈骨・尺骨・正中神経通過部のタイトネスによる神経障害があげられる．

病　態

ヘバーデン（Heberden）結節

　手指のPIP関節の変形性関節症であるヘバーデン結節については，1802年にHeberdenが報告して以来，多くの報告がなされているが，いまだその病態・経過は明らかになっていない[58]．女性に多く，40歳から50歳台に多い．発生機序の1つとして，つまみ動作では示指・中指のDIP関節に機械的ストレスがかかりヘバーデン結節が生じやすいことがあげられる[59]．しかし，非利き手や両側性に発症することもあることから，機械的ストレス以外の要因も関与しているものと考えられる．

ブシャール（Bouchard）結節

　ブシャール結節の病態は，PIP関節の一次性の変形性関節症であるとされているが，加齢に伴う退行変性があることは明白であるものの，女性に圧倒的に多いこと，利き手や職業的な使いすぎとは関係なく発症すること，左右対称的に発症することが多いこと，経過中に急性炎症をきたすことがあること，ほかの変形性関節症を合併することが多いこと，など多様な因子が存在し，その成因はいまだ定かでない[60]．

マレットフィンガー

　指背腱膜の遠位端（terminal tendon）の末節骨基部背側への付着部が断裂すると生じる，DIP関節の屈曲変形である．末節骨背側の骨折による変形を骨性マレットフィンガー，腱の断裂のみの場合，腱性マレットフィンガーと分類する[61]．骨性マレットフィンガーでは，放置された場合，偽関節やDIP関節の亜脱臼が生じて疼痛や機能障害の原因となる[62]．野球選手によく好発することからbaseball fingerともいわれる．この変形にはPIP関節の過伸展を同時に示している場合が多い．これをスワンネック変形ともいう．

ボタンホール変形

　PIP関節屈曲，DIP関節過伸展位をとる変形である．指背腱膜の中節骨基部背面への付着部にて断裂し，張力変化に伴い，両側のlateral bandsが掌側に転位することによって生じる．

狭窄性屈筋腱腱鞘炎

　ばね指の症状は初期でA1 pulleyでの圧痛があり，症状の進行とともに弾発現象，さらに，PIP関節の屈曲拘縮が加わり，腱鞘炎症状の重篤化に伴い，屈筋腱の滑走が障害され，指関節可動域制限を常態化する[63]．とくに，PIP関節屈曲拘縮の要因は関節外要素と関節の要素があり，関節外要素としては腱の通過障害，屈筋腱の滑走床との癒着，浅指屈筋と深指屈筋の癒着[64]，弾発現象に伴う側索の掌背側移動により伸筋腱膜・横支靱帯の浮腫，線維化が惹起されることにより生じ[65]，関節の要素としてはPIP関節の拘縮（側副靱帯，掌側板など）である[66]．従来，A1 pulley下における障害が主体であったが，近年では拘縮の主要因は肥厚した屈筋腱のA2 pulleyでの滑走障害と考えられている[67,68]．

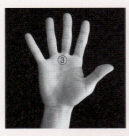 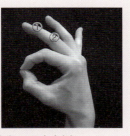

図 5-103 代表的な手指障害の圧痛点例
① DIP 関節背側，② PIP 関節背側，③ A1pulley

表 5-14 手指障害の圧痛部位と病態の関係

圧痛部位	病態
DIP 関節背側	DIP 関節炎・ヘバーデン結節・伸筋腱断裂・マレットフィンガー
PIP 関節背側	PIP 関節炎・ブシャール結節
MP 関節掌側（A1・A2pulley）	MP 関節炎・屈筋腱腱鞘炎（ばね指）
円回内筋・浅指屈筋腱弓など	正中神経障害
肘部管・ギヨン管など	尺骨神経障害
回外筋・腕橈骨筋下など	橈骨神経障害

病態評価

圧痛検査（図 5-103）

圧痛検査では病態組織を示唆する．圧痛部位と病態の推察は**表 5-14** を用いて行う．

圧痛検査のポイント

①手指障害では指の変形に続発する疼痛をきたすことが多い．

マレットフィンガーは，伸筋腱断裂や末節骨剝離骨折から生じるため，腱性マレットフィンガーと骨性マレットフィンガーに分けられる．

スワンネック変形は，関節リウマチの特徴的所見の1つである．PIP 関節掌側靱帯，手内在筋の痙性，PIP 関節の屈筋腱断裂，中節骨または基節骨骨折変形治癒などにより生じる．

ボタンホール変形は，関節リウマチの特徴的な症状の1つである．また，総指伸筋腱の中節骨付着部の中央索の破綻によるものがある．

② A1・A2pulley の圧痛

MP 関節掌側に位置する A1・A2 の圧痛は屈筋腱腱鞘炎を示唆する．ばね指は屈筋腱腱鞘の狭窄性腱鞘炎であり，腱鞘自体が肥厚する場合と，腱が肥厚する場合がある．また，母指自動屈曲・伸展時における一過性伸展制限および引っかかり感が特徴的な症状である．

③手指の神経障害

手指における神経障害は，掌側では正中・尺骨神経障害，背側では橈骨神経障害が考えられる．手指より近位に絞扼部位が存在することがほとんどであるため，各神経における好発絞扼部位に対し圧痛検査を行うことが望ましい．

スペシャルテスト

手指障害の病態を明らかにするため，スペシャルテストを行う．

profundus test（図 5-104）

方法：検者は被検者の PIP 関節を固定し，DIP 関節を自動屈曲させる．DIP 関節の屈曲位がとれなければ陽性とする．

陽性：深指屈筋腱の断裂．

subliminus test（図 5-105）

方法：検者は被検者の手を開排させ，患指以外の指をすべて固定し，患指を PIP 関節にて屈曲させる．その際，PIP 関節の屈曲位がとれなければ陽性とする．

陽性：浅指屈筋腱の断裂．

extensor digitorum communis test（図 5-106）

方法：被検者の握り肢位から開排肢位に開かせる．その際，指伸展が行えなければ陽性とする．

陽性：総指伸筋腱の断裂．

cross finger test（図 5-107）

方法：被検者に指を内転させ，指を交差させる．前述の肢位が取れなければ陽性とする．

陽性：尺骨神経障害．

intrinsic tightness test（図 5-108）

方法：検者は被検者の患側 MP 関節伸展位に保

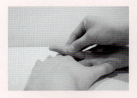

図 5-104　profundus test　A：伸展位　B：屈曲位

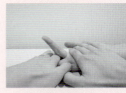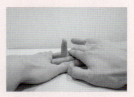

図 5-105　subliminus test　A：伸展位　B：屈曲位

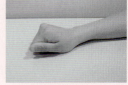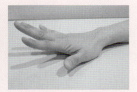

図 5-106　extensor digitorum communis test　A：伸展位　B：屈曲位

持し，PIP 関節屈曲を行わせる．前述の肢位がとれなければ陽性とする．

陽性：骨間筋・虫様筋の拘縮．

extrinsic tightness test（図 5-109）

方法：検者は被検者の患側 MP 関節屈曲位に保持し，PIP 関節屈曲を行わせる．前述の肢位がとれなければ陽性とする．

陽性：指伸筋腱における手背部での癒着瘢痕化．

橈骨神経伸張テスト（図 5-72 参照）

方法：被検者は自動にて手関節掌屈・前腕回内をとり，肩関節伸展を行う．この肢位に加え，頸部対側への側屈を行い，10 秒程度保持する．

陽性：橈骨神経支配領域の蟻走感・しびれの出現にて陽性と判断する．

正中神経伸張テスト（図 5-78 参照）

方法：被検者は前腕回外位にて両上肢を 90°外転位とする．その肢位で自動運動にて手関節背屈を行う．

陽性：正中神経支配領域の蟻走感・しびれの出現にて陽性と判断する．

尺骨神経伸張テスト（図 5-68 参照）

方法：被検者は自動にて手関節背屈・肘関節屈曲位をとり，手掌が同側の耳につくように肩関節を外転する．

陽性：尺骨神経領域に蟻走感やしびれが増大した場合，陽性とする．

関節可動域

関節可動域では，主に手指各関節における屈曲・伸展，MP 関節では内転・外転可動域の左右差を抽出するとともに，総合的な手指屈曲動作・伸展動作を確認する．手指可動域は，その自由度から多くの動作を可能にする．また，手の外在筋による

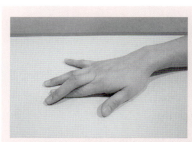

図 5-107　cross finger test

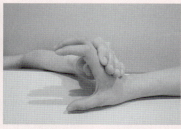

図 5-108　intrinsic tightness test

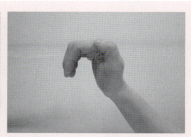

図 5-109　extrinsic tightness test

因子と内在筋による因子，その他の軟部組織による因子など多くの制限となり得る因子を有している．このことから，詳細な機能解剖に準じた制限因子の追求が必要となる．ここでは，各関節の特徴と複合運動にて可能となる動作，臨床上問題となることが多い可動域制限に着目し，述べる．

MP 関節

MP 関節の機能解剖学的特徴として，屈曲位で側副靱帯が緊張し，伸展位で弛緩することから屈曲制限をきたしやすい．手関節外傷後における拘縮ではMP関節屈曲制限をきたしやすいことから，遠位・近位手掌皮線よりか近位での固定を心がける．

PIP 関節

PIP 関節は，掌側板を有することや深指屈筋と浅指屈筋が交差する（キアズマ）Zone2 が位置することから，屈曲拘縮をきたしやすい．外傷後炎症に伴い伸筋腱の指背における癒着や滑走不全がみられることもある．また，ブシャール結節などの指変形をきたした症例では，屈曲・伸展可動域を障害されやすい．

DIP 関節

DIP 関節は，指関節の末端に位置する関節であり，指先（tip）を用いた巧緻動作の要となる．ヘバーデン結節などをはじめとする指変形では屈曲拘縮をきたしやすい．また伸筋腱断裂ではDIP関節自動伸展制限，屈筋腱断裂ではDIP関節自動屈曲制限をきたす．腱断裂症例ではZone分類を中心に，どの部位での損傷をきたしているかにより，運動可能な関節が異なることから医師と連携し，精査することが重要となる．

CM 関節

CM 関節は，各指により骨形態および可動性・役割が異なる．母指は鞍関節形状から橈側外転・尺側内転，掌側外転・掌側内転，対立動作が可能であることから自由度が高い．示指・中指CM関節は剛性が高く，可動性が低い．環指・小指CM関節は示指・中指CM関節と比較し可動性が高く，掌側への浮き上がり運動が可能となり，パワーグリップや母指との対立運動を可能にしている．母指CM関節障害では臨床上，掌側内転位・MP関節過伸展位をとり，母指外転運動を補償していることが多い．掌側内転位拘縮では短母指伸筋の伸張により，MP関節屈曲運動が障害，長母指伸筋の緊張によりIP関節屈曲運動が障害される．そのため，母指を用いた巧緻動作が障害されやすい．また，環指・小指CM関節障害では，中手骨頭レベルの横アーチ，外側縦アーチの破綻により，グリップ動作が主に障害される．環指・小指の浮き上がりが障害されると手掌内で器の形をつくれず，「水を手掌の中に溜められない」，「物品を手掌に収められない」などの障害が目立つ．このような動作障害から，指関節可動域においてどの関節に障害があるかを抽出していくことも臨床上大切である．

手指各関節は腱走行・張力の変化により大きく可動域が変化するため，さまざまな条件で手指関節可動域を確認する必要がある．このことから，総合的な関節複合運動を合わせて行うことが望ましい．MP関節のみ使用する動作や各IP関節のみ使用する動作はまれであり，基本動作においてMP関節・PIP関節・DIP関節が協調的に働く必要がある．

筋力検査

手指障害の筋力低下・神経症状を示唆する．

手指障害における神経障害は橈骨神経障害・正中神経障害・尺骨神経障害が主体である（肘関節外側部・前方部・外側部障害の項参照）．

感覚検査

手指障害における感覚障害は，橈骨神経・正中神経・尺骨神経領域の障害を認めることが多い．背側では橈骨神経領域，掌側では正中・尺骨神経領域に対し，感覚検査を実施する（肘関節外側部・前方部・外側部障害の項参照）．

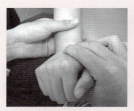
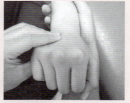

A：第2・3中手骨把持　　B：第4・5中手骨把持

図5-110　手関節運動時の把持パターン
A：手関節橈側より、第2・3中手骨を把持する.
B：手関節尺側より、第4・5中手骨を把持する.

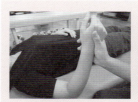
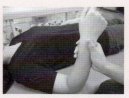

A：手関節を把持　　B：前腕遠位を把持

図5-111　肘関節運動時の遠位部把持パターン

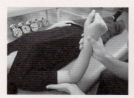
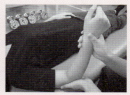

A：上腕遠位部を把持　　B：肘関節部を把持

図5-112　肘関節運動時の近位部把持パターン

16）肘関節・手関節・手指の理学療法評価における機能障害評価例

前述した各部位における病態評価結果から、症例の障害発生の経緯をひも解くため、その症例の特徴を示唆する機能障害評価を行う.

そこで、筆者が行っている評価例を記載し、臨床でみられることが多い機能障害について述べる.

肘関節・手部の被動性

肘関節・手部症例において被動性が低い、すなわち「力が抜けない」ことがある. 肘関節・手部は身体の末梢に存在し、自由度の高さゆえに不安定性が強い部位でもある. 関節運動において良好な被動性を確保することは、正確な評価のために不可欠である. そのため、各症例に即した可動方法を検討する必要がある.

以下に、筆者が臨床で行っている対処の一例を述べる.

手関節における対処（図5-110）

手関節被動性では、母指側から第2・3中手骨を把持するパターンと、小指側から第4・5中手骨を把持するパターンで分けている. どちらのパターンで被動性が確保できるかを評価する.

また、DRUJを閉鎖肢位にて把持するように中枢部の固定により、良好な被動性を確保できる症例も存在する.

肘関節における対処（図5-111, 112）

肘関節を可動する際、前腕遠位把持と手部把持パターンで分けている. また、肘関節を把持する必要がある症例や上腕骨遠位部の把持で良好な症例もみられる. 理学療法士が把持する部位に応じて、被動性は大きく変化する.

この他にも理学療法士ができる配慮として、タオルや枕などを用いた環境設定などが有効な場合もある.

上肢alignment評価

静的な上肢alignmentにより、障害組織にメカニカルストレスが生じる肢位を呈しているかを観察する. 上肢alignmentは、上肢が受けているメカニカルストレス過多を反映していることが多く、臨床上メカニカルストレスを示唆するのに有益な情報を得られることが多い.

前腕回内位（図5-113 A）

前腕回内位を生じさせる要因として、円回内筋や尺側手根屈筋などの前腕屈筋・回内筋群の過緊張が考えられる. これは、肘関節に対する外反ス

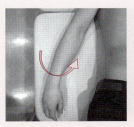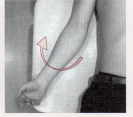

A：回内位　　　　　B：回外位

図 5-113　前腕 alignment

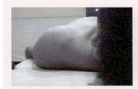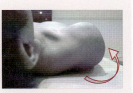

A：正常　　　　　B：外転位

図 5-114　肩甲骨 alignment

トレス制御として内側支持機構の過活動を示唆する．このことから，肘関節内側部障害症例では前腕回内位となることが多い．

前腕回外位（図 5-113 B）

前腕回外位を生じさせる要因として，回外筋や手関節背屈筋群などの前腕伸筋群・回外筋の過緊張が考えられる．これは，肘関節に対する内反ストレスに対する制御として外側支持機構の過活動や手関節伸筋群の overuse を示唆する．このことから，肘関節外側部障害や肘関節後方障害症例では前腕回外位となることが多い．

肘関節屈曲位

肘関節屈曲位となる要因として，肘関節屈曲筋群の過緊張が考えられる．肘関節屈曲位に伴い，前腕回外位を生じている場合，上腕二頭筋の過緊張が考えられる．これは，肩関節における上腕骨頭の前方偏位に対する上腕二頭筋の代償や円回内筋群症候群における上腕二頭筋腱膜由来の症状としてもみられることがある．また，肘関節屈曲位に伴い，前腕回内を生じる場合，上腕筋や腕橈骨筋の過緊張が考えられる．正中神経障害では代償的に肘関節屈曲位を取り，神経に対する緊張緩和を図る症例も存在する．

肩関節内旋位

肩関節内旋位がみられる場合，大胸筋や肩甲下筋などの肩関節内旋筋の過緊張が疑われる．内旋位では，肩甲下筋のタイトネスによるものと大胸筋のタイトネスによるものがある．両者では筋の走行から上腕骨頭に与える前後方向の偏位力が異なる．肩甲下筋のタイトネスは上腕骨頭の後方化，大胸筋のタイトネスでは上腕骨頭の前方化に作用する．

肩関節外旋位

肩関節外旋位がみられる場合，肩関節外旋筋のタイトネスが示唆される．とくに，棘下筋や三角筋後部線維などの過緊張が疑われる．外旋筋のタイトネスは上腕骨頭を前方に偏位し，肩関節前方不安定性に関与することが考えられる．上腕骨頭前方偏位により上腕二頭筋長頭腱が緊張することから，肘関節周囲における上腕二頭筋の関与が疑われる障害では注意深く観察する．

肩甲骨前傾や外転位（図 5-114）

肩甲骨の外転位がみられる場合，肩甲骨の前傾や外転にかかわる小胸筋のタイトネスが考えられる．また，僧帽筋下部線維や菱形筋などの肩甲骨内転筋の筋力低下・機能低下も考えられる．肩甲骨前傾位や外転位は肩甲骨の不動化を招き，上肢帯における自由度を大きく制限することがある．

肩甲骨内転位

肩甲骨の内転位がみられる場合，肩甲骨内転筋のタイトネスが示唆される．また，肩甲骨外転筋の筋力低下・機能低下が疑われる．肩甲骨内転位は，脊柱の伸展不全に対する補償としても用いられることがある．肩甲骨内転位は外転位と同様に肩甲骨の不動化を招き，上肢帯における自由度を大き

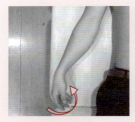
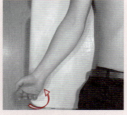

A：掌屈位　　　B：手指屈曲位

図 5-115　手部 alignment

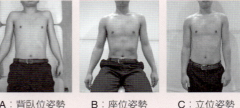

A：背臥位姿勢　　B：座位姿勢　　C：立位姿勢

図 5-116　姿勢観察

姿勢変化に伴う身体各部位の変化に着目し，評価を行う．
上肢における理学療法では，肩甲帯をはじめとした上肢帯の変化に着目することが多い．

く制限することがある．

手関節掌屈位（図 5-115 A）

手関節掌屈がみられる場合，手関節屈筋群・手指屈筋群のタイトネスが示唆される．また，橈骨神経障害における下垂手も同様に手関節掌屈位となるため注意が必要である．臨床において手関節掌屈位は，手関節解剖学的掌側傾斜の存在から生じることが多い．

手関節背屈位

手関節背屈がみられる場合，手関節背屈筋群・手指伸展筋群のタイトネスが示唆される．通常，手関節背屈位ではテノデーシス（腱固定作用）が働くため，手指は軽度屈曲位になることが多い．

手関節尺屈位

手関節尺屈位がみられた場合，手関節尺屈筋群のタイトネスが疑われる．臨床において手関節尺屈位は，手関節における尺側裂隙の幅が橈側に比べて大きいことや，radial inclination の存在から生じることが多い．また，橈屈位がみられることは尺側部の解剖学的不安定性と比較し安定性が高いためまれである．

手指屈曲位（図 5-115 B）

手指屈曲がみられた場合，手指屈筋群のタイトネスが示唆される．野球やテニスなどスポーツ障害における肘関節内側部障害症例で多くみられる．とくに，臨床では環指・小指における屈曲位がみられることが多い．手指屈筋群の浅指屈筋は深指屈筋と違い，各指において単独の筋腹をもつうえ，小指・環指線維の起始は内側上顆に付着するため，外反ストレスに対する制御として過活動をきたすことが考えられる．また，通常におけるパワーグリップは環指・小指におけるグリップが重要とされ，手関節の安定性・前腕運動軸の確保を目的に，テニスにおけるラケットグリップ時に意識的に握られることが多いことも 1 つの因子と考えられる．

肘関節・手部に着目した姿勢観察・評価（図 5-116）

ここでの姿勢観察・評価は，症状の変化に着目して行う．スペシャルテストの結果や関節可動域における各症例の特徴が，変化する肢位を模索する．

臨床ではとくに立位・座位・臥位といった大きな姿勢変換による支持基底面の変化を考察しながら症状変化を観察したのち，肩甲帯から末梢に位置する肘関節・手部における特徴を抽出する．良姿勢・不良姿勢といった観点ではなく，その患者の症状とその姿勢の関連性を考察するように心がける．

立位の特徴

立位の支持基底面は足底部に限局され，日常において最も不安定な姿勢である．立位姿勢評価は足部をはじめとした全身における特徴を全体的にと

らえるために有用である．臨床では立位における肩甲帯位置変化が生じやすい．下肢の脚長差や骨盤の側方傾斜，脊柱の側弯，肩甲胸郭関節の不安定性などの因子で肩甲帯の位置変化が生じる．姿勢変化をきたす要因は主に床反力と身体重心位置に依存する傾向がある．スクリーニングでは床反力・身体重心位置を模擬的に変化させ，症状の変化・肩甲帯位置変化を確認する．

座位の特徴

座位の支持基底面は，殿部〜大腿後面・足底面となる．座位での評価は主に骨盤帯より上部の身体的特徴を示唆することができる．また，座位では座圧を変化させ，症状や肩甲帯位置変化を確認する．

臥位姿勢の特徴

臨床では背臥位姿勢を中心に観察することが多い．背臥位では支持基底面が身体背部となり，比較的安定した姿勢といえる．臥位姿勢ではとくに上肢における局所病変が抽出されやすい．しかし，臨床において臥位姿勢が不安定な例では脱力できない患者が存在し，このような患者では，上肢における筋緊張も高い傾向になることが多い．

前述したように，さまざまな姿勢で症状変化を評価することは，各症例における姿勢が病態に与える影響を示唆し，あらゆる視点から症例をとらえることができる．

肘関節・手部における典型的な機能障害

肘関節によくみられる機能障害

肘関節屈曲・伸展運動における肩甲帯の前後移動（図5-117）

肘関節屈曲運動では肩甲帯が後退し，伸展運動時では前方突出する現象のことで，この代償は肘関節屈曲・伸展可動域低下に伴う肩甲帯の代償として観察されることが多い．また，肘関節より近位に位置する肩関節・肩甲帯の不安定症例では，肘関節屈曲運動時に肩甲帯が前方突出（前傾），伸

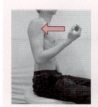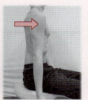

A：屈曲位　　　　　　　　B：伸展位

図 5-117　肘関節運動に伴う肩甲帯の代償

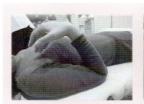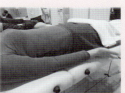

A：肘関節屈曲-手関節掌屈　B：肘関節伸展-手関節背屈

図 5-118　肘関節運動におけるスタインドラー効果

展運動時に後退（後傾）する動作が観察される．通常，前腕骨が上腕骨に近づく動作で肘関節屈曲が完了するが，その際，中枢部である肩関節・肩甲帯が不安定な場合，前腕骨の重量に牽引されて前方へ，伸展時では後方へ移動する．

肘関節筋力低下の代償におけるスタインドラー効果（図5-118）

スタインドラー効果とは，主動筋の筋力低下・機能低下を補助筋が収縮し，援助する代償動作である．肘関節におけるスタインドラー効果は運動時における前腕肢位によって異なり，屈曲動作では，回内位であれば手関節背屈・橈屈を伴い，回外位であれば手関節掌屈・指屈曲動作で補償する．伸展時動作では，回内位であれば手関節掌屈で補償し，回外位であれば手関節背屈で補償する．

前腕回内外運動における肩関節内・外転，内・外旋による代償（図5-119）

前腕回内外運動における肩関節の代償は，手関

235

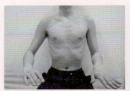
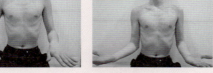

A：外転・内旋・回内　　B：内転・外旋・回外

図 5-119　前腕回内外運動における肩関節内・外転，内・外旋による代償

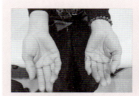

A：手根骨アーチ挙上例　　B：手根骨アーチ改善例

図 5-120　手根骨アーチ

節・手指障害全般に生じることがある．手関節と前腕は，ともに上肢の役割において調整機能を有していることから，手関節における調整機能障害を前腕機能で補償することとなる．しかし，前腕可動域にも限りがあるため，結果的に肩関節の代償が生じると考えられる．

手関節・手指によくみられる機能障害

手根骨アーチの挙上または低下（図 5-120）

　手根骨アーチの位置異常は，主に母指のグリップ動作障害で生じることが多い．母指対立動作や母指屈曲可動域障害に対し，近位手根骨列に存在する舟状骨を長掌筋・手掌腱膜の作用で挙上させ，近位橈側アーチの挙上をきたすことがある．また，内在筋拘縮により中手骨レベルの横アーチの低下をきたす症例も多く存在する．この障害では，中手骨レベルの横アーチを物体に対して適応することができないため，小さい物体や球形の物体に指を沿わせることができない把持動作障害きたす．

手関節尺屈 alignment

　手関節・手指疾患は手関節不安定症例においてよくみられ，その発生機序に関しては不明確であるが，手関節尺側部の解剖に準じた補償であると考えられる．手関節尺側部は橈側部と比較して骨性支持性が低いため，不安定である．その不安定な構造を補償するため手関節尺屈位を取り，尺骨茎状突起と三角骨を接近させ，二次的なスタビリティーを求めているものと考える．また，総指伸筋腱の走行は背側第 4 コンパートメント付近で尺

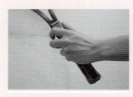
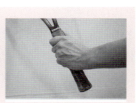

A：小指・環指グリップ　　B：示指・中指グリップ

図 5-121　ラケットの握り

側へ走行を変え，指骨に付着することもその発生要因の 1 つであると考えられる．

ラケットの握り[69,70]（図 5-121）

　ラケットの握りは，小指・環指誘導における前腕回内外運動（尺側グリップ）と，示指・中指誘導の前腕回内外運動（橈側グリップ）がある．示指・中指誘導における前腕回内外運動を行うと，小指・環指誘導における尺側回転ができず，ECRB の負担増による外側上顆炎の発生も見受けられる．

遠位橈尺関節不安定性に伴う手指グリップ時の脱力感

　手関節尺側部障害において遠位橈尺関節の不安定性はよくみられる症状である．遠位橈尺関節の不安定性は，手指グリップ時における手根骨の圧縮ストレスに対して開排するため，橈骨に必要な力学的伝導が得られない．

手指グリップ時における手関節掌屈運動（図 5-122）

　手指グリップ時において，手外在筋における手

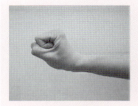
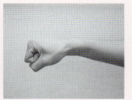

A：手関節背屈位保持　　B：手関節掌屈

図 5-122　手指グリップ時における手関節掌屈

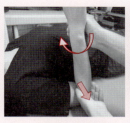
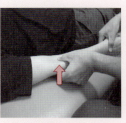

A：橈骨頭外方誘導　　B：橈骨頭前方誘導

図 5-123　前腕回内制限に近位橈尺関節に対するアプローチ例
A．前腕回内に伴い，橈骨頭を外方誘導する．
B．前腕回内に伴い，橈骨頭を前方に誘導する．

指屈曲運動に対して手関節が掌屈しないように，手関節背屈筋が手関節を固定する必要がある．手関節背屈筋筋力低下や機能低下をきたしている症例では，手指グリップ時における背屈位固定が行えず，手関節掌屈が生じることがある．

17）肘関節・手部の治療アプローチ例

肘関節・手部の治療アプローチは各症例により大きく異なるため，特定の手技でのアプローチによる症状改善は困難である．そのため，ここでは臨床においてみられることの多い機能障害に対するアプローチを述べる．

前腕回内制限に対するアプローチ

前腕回内制限症例では，近位橈尺関節における前腕回内運動に伴う橈骨頭偏位障害が多く見受けられる．橈骨頭は回内に伴い，前・外方へ偏位しながら近位橈尺関節における回旋運動を遂行する．そのため，橈骨頭の偏位障害をきたすと前腕回内運動が障害される．

アプローチの実際（図 5-123）

①肘関節屈曲位にて橈骨頭を治療者の母指で掌側から把持し，他動的な前腕回内運動に伴い，外側に押し出すように圧を加える．

②肘関節伸展位にて橈骨頭を治療者の示指または中指で把持し，他動的前腕回内運動に伴い，前方に押し出すように圧を加える．

手根骨アーチ挙上に対するアプローチ

手根骨アーチ挙上症例は，前腕回内制限に対する代償や母指 CM 関節の変形や可動域制限などにより生じることが多い．母指列（舟状骨および大菱形骨，第1中手骨）が母指の運動に伴い掌側偏位する．前腕回内制限症例では回内制限に対し，母指を過度に掌側外転・対立させその機能を代償することがある．この動作の習慣化により母指における手根骨アーチ挙上を生じる．主な制限因子は横手根靱帯や長掌筋から連なる手掌腱膜の過緊張，母指内転筋・母指対立筋の拘縮などがあげられる．母指列の挙上をきたすと，母指 IP 関節の運動機能低下をきたし，いわゆる舟状骨握りとなることが多い．

アプローチの実際（図 5-124）

舟状骨を掌側から把持し，矢印の方向に誘導する．誘導する程度は母指 IP 関節の屈曲運動において患者が動かしやすい肢位に舟状骨を誘導することが望ましい．そのため，アプローチ中に患者に対し母指 IP 関節屈曲運動を指示し，その至適誘導量を評価しながら行う．

遠位橈尺関節不安定に対するアプローチ

遠位橈尺関節における不安定性は，主に橈尺靱帯の損傷により生じる．不安定性をきたした遠位

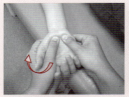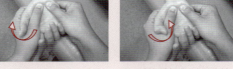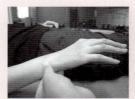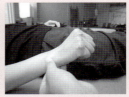

図5-124 手根骨アーチ挙上に対するアプローチ
A. 舟状骨を掌側から把持し,矢印の方向に誘導する.
B. 母指IP関節自動屈曲を指示し,易屈曲性を検査しながら至適位置を評価する.

図5-125 遠位橈尺関節不安定に対するアプローチ
A. 尺骨頭を背側から把持し,掌内側方向に誘導する.
B. グリップ動作を指示する.

橈尺関節は,尺骨の背側偏位を伴うことが多い.尺骨背側偏位をきたした場合,尺骨頭の直上を走行するECU腱鞘にストレスを与え,二次的な尺側部痛をきたすことがある.遠位橈尺関節の主たる動的安定性である方形回内筋は二層構造をもち,浅層は前腕回内筋力として機能し,深層は遠位橈尺関節の離開ストレスの制御として働く[73]ため,方形回内筋の深層機能が遠位橈尺関節の安定性に寄与する.

アプローチの実際（図5-125）

前腕中間位にて治療者の母指にて患者の尺骨頭を背側から把持し,掌・内側に圧迫するように力を加える.その後,患者に手指屈曲運動を指示し行わせる.尺骨頭の誘導はテーピングにて代用が可能である.

手指対立機能障害に対するアプローチ

手指対立機能障害は,母指または小指・環指における機能低下によって生じることが多い.母指CM関節障害や尺骨神経障害,小指における関節可動域制限を有する症例では,母指と小指の指尖部を一致させることができず,指腹部における対立を遂行することがある.指腹部での対立動作は,母指および小指のCM関節の過剰運動で行われるため,指先における巧緻性が障害されることが多い.巧緻性を伴う指尖部の運動の遂行には,CM関節～DIP関節の協調性を用いた円をつくるような軽度屈曲位が望ましい.手内在筋の運動獲得は外在筋の過緊張を抑制するため,肘関節における上肢筋緊張の緩和をきたすことがある.

アプローチの実際

治療者は患者の母指CM関節および小指CM関節を包むように把持し,徒手的に横アーチを形成する.患者に母指先端と小指先端を対立するように指示する.

参考文献

1) Gurbuz H, Kutoglu T, Mesult R : Anatomical dimensions of anterior bundle of ulnar collateral ligament and its role in elbow stability. Folia Med(Plovdiv) 47 : 47-52, 2005.
2) Fleisig GS, Andrews JR, Dilman CJ, Escamilla RF : Kinetics of baseball pitching with implications about injury mechanism. A m J Sports Med 23 : 245-250, 1995.
3) Ahmad CS, Lee TQ, ElAttrache NS : Biomechanical evaluation of a new ulnar collateral ligaments reconstruction technique with interference screw fixation. Am Jsports Med 31 : 332-337, 2003. Functional anatomy of the flexor pronator muscles group in relation to the medial collateral ligament of the elbow. Am J sports Med 23 : 245-250, 1995.

4）Davidson PA, Pink M, Perry J, Jobe FW : Functional anatomy of flexor pronator muscle group in relation to the medial collateral ligament of the elbow. Am J Spotrs Med 23 : 245-250, 1995.

5）和田卓郎，織田　崇：上腕骨外側・内側上顆炎の診療と最近のトピックス．MB Orthop 28（9）：11-14, 2015.

6）Gabel GT, Morrey BF : Medial epicondylitis. In : Morrey, BF, Sanchez-Sotelo J, ed. The elbow and its disorders. 4th ed. Philadelphia : saunders Elsevier : 643-649, 2009.

7）O'Dwyer KJ, Howie CR : Medial epicondylitis of elbow. Int Orthop 19 : 69-71, 1995.

8）三浪三千男：変形性肘関節症のX線学的研究．日整会誌 51：1223-1236，1977.

9）Cheung EV, Adams R, Morrey BF : Primary osteoarthritis of the elbow : current treatment options. JAAOS 16 : 116-126, 2009.

10）伊藤恵康：肘関節外科の実際．南江堂，2011，329-334.

11）荻野俊彦：標準整形外科学　第7版．医学書院，1999，347.

12）佐々木敦也，高原政利，荻野俊彦：スポーツによる肘周辺の尺骨神経障害．日肘会誌 13：9-10，2006.

13）青木光弘，射場浩介，辻　英機ほか：投球動作における尺骨神経の伸張率　脊椎・胸郭付き上肢した標本を用いた計測．日肘会誌 12：35-36，2005.

14）Morrey BF, An KN : Functional anatomy of the ligaments of the elbow. Clin Ortho Relat Res 271 : 84-90, 1985.

15）Bunata RE, Brown DS, Capelo R : Anatomy factors related to the cause of tennis elbow. J Bone Joint Surg Am 89 : 1955-1963, 2007.

16）Cyriax J : The pathology and treatment of tennis elbow. J Bone Joint Surg 15 : 921, 1936.

17）熊井　司：腱・靱帯付着部の構造と機能—上腕骨外側上顆炎の理解に必要な enthesis biology の知識—．整・災害 54：5-12，2001.

18）Morrey BF, An KN, Stormont TJ : Force transmission through the radial head. J Bone Joint Surg Am 70 : 250-256, 1988.

19）Kawakita A, et al : Nicotine acts on growth plate chondrocytes to delay skeletal through the alpha7 neuronal nicotinic acetylcholine receptor. PLoS ONE 3（12）: e3945, 2008.

20）O'Driscoll SW, Bell DF, Morrey BF : Posterolateral rotatory instability of the elbow. J Bone Joint Surg Am. 73 : 440-446, 1991.

21）平澤泰介：肘関節（辻　陽雄，石井清一編：標準整形外科学　第6版）．医学書院，1996.

22）長野　昭：絞扼性神経障害—肘部での entrapment nuropathy—円回内筋症候群，前骨間神経麻痺，後骨間神経麻痺．関節外科 11：1565-1570，1992.

23）田尻康人ほか：円回内筋症候群．整・災害 51：513-518，2008.

24）国分正一：標準整形外科学　第7版．医学書院，1999，420-422.

25）定地茂雄，村上恒二，濱田宣和ほか：肘周辺に発症した疲労骨折の8症例の検討．日肘会誌 2：105-106，1995.

26）Nuber GW, Diment MT : Olecranon stress fractures in throwers. A report of two cases and a review of the literature. Clin Orthop Rel Res 278 : 58-61, 1992.

27）Naam NH, Nemani S : Radial tunnel syndrome. Orthop Clin N Am 43 : 529-536, 2012.

28）長尾聡哉，長岡正宏：橈骨神経管症候群．MB Orthop22：27-31，2009.

29）近藤　真，三浪三千男，加藤貞利ほか：橈骨神経管症候群に対する診断と治療．日手会誌 22：818-821，2005.

30）杉山宏行，平野典和，坂井清司ほか：橈骨神経管症候群の1例．orthopedic surgery 51（9）：598，2000.

31）Lee JT, Azari K, Jones NF : Long term results of radial tunnel release-the effect of co-existing tennis elbow, multiple compression syndromes and workers' compensation. JPRAS 61 : 1095-1099, 2008.

32）村田景一ほか：遠位橈尺関節不安定性を伴う TFCC 尺骨小窩部断裂に対する suture anchor を用いた関節鏡援助下靱帯修復術の治療成績．日手会誌 30（2）：138-141，2013.

33）Nakamura T, et al : Functional anatomy of the triangular fibrocartilage comprex. J Hand Surg Br 21 : 581-586, 1996.

34）富田一誠ほか：TFCC 尺骨小窩剥脱に対する診断と治療．日手会誌 30（4）：571-574，2014.

35）Terkeltaub RA : Pathogenesis and treatment of crystal-incduced inflammation. In : Koopman WJ ed. Arthritis

第5章　肘関節・手関節・手

and Allied Conditions. 1. Baltimore. Williams & Wilikins, 1997, 2085-2085.

36）佐々木孝ほか：有鉤骨骨折—手根骨骨折の統計学的観察と治療結果 3. 日手会誌 10：696-699，1993.

37）石井　斉，平田史哉：メカニカルストレスからみた肘・手関節障害と理学療法．理学療法 31(7)：686-695，2014.

38）城石達光，安永　博，太田佳介ほか：de Quervain 病における第 1 区画の臨床的意義．整・災害 51(3)：570-574，2002.

39）Schned ES : De Quervain tenosynovitis in pregnant and postpartum woman. Obstet Gynecol 68 : 111-114, 1986.

40）Hirasawa Y, et al : Clinical and microangiographic studies on rupture of the EPL tendon after distal radial fractures. J Hand Surg Br 15 : 51-57, 1990.

41）津下健哉ほか：手の外科の実際　第 6 版．南江堂，1985，397-400.

42）Katz RT, et al : Carpal tunnel syndrome : a practical review. Am Fam Physician 49 : 1371-1379, 1994.

43）Gulliford MC, et al : Increased incidence of carpal tunnel syndrome up to 10 years before diagnosis of diabetes. Diabetes Care 29 : 1929-1930, 2006.

44）辻井雅也ほか：手根管症候群での臨床症状と gelatinage の関係．日手会誌 21：678-680，2004.

45）今村宏太郎：正中神経反回枝の変異—手根管症候群手術例 500 例の検討—．日手会誌．31(2)：84-87，2014.

46）田島達也，胡　顕宗：橈骨に対する尺骨遠位端相対長 "Variant" の統計的観察．整形外科 20：1472-1473，1969.

47）高田　聡：月状骨軟化症における骨病態の臨床的ならびにテトラサイクリン・マーキングによる実験的研究．日整会誌 46：661-674，1972.

48）上羽康夫：キーンベック病の成因と治療．日手会誌 30(6)：845-849，2014.

49）Vender MI, et al : Degenerative change in symptomatic scaphoid nonunion. J Hand Surg Am 12 : 514-519, 1987.

50）村田景一，矢島弘嗣ほか：外傷性舟状骨月状骨解離に対する靱帯再建術の成績．日手会誌 31(5)：626-629，2015.

51）神　裕道，藤　哲：母指 CM 関節症に対する Thompson 変法の短中期成績 30(4)：457-461，2014.

52）河野正明，森実　圭ほか：母指 CM 関節症に対する Weiland 法．日手会誌 30(3)：263-267，2013.

53）Baily R : Some closed injuries of the metacarpo-phalan-geal joint of the thumb. 45-B J Bone Joint Surg, 1963, 428-429.

54）Krause JO, et al : Isolated injuries to the dorsoradial capsule of the thumb metacarpophalangeal joint. 21-A J Hand Surg, 1996, 428-433.

55）斎藤　善，飯田　聖：成人母指ばね指におけるトリアムシノロン腱鞘内注射後の腱・腱鞘の形態学的変化—超音波画像による検討—．日手会誌 31(4)：449-452，2015.

56）Fahey JJ, et al : Trigger-finger in adults and children. J Bone Joint Surg, 36-A : 1200-1218, 1954.

57）Kolind-Sorensen V : Treatment of trigger-fingers. Acta Orthop Scand 41 : 428-432, 1970.

58）堀内孝一，堀内行雄ほか：Heberden 結節のアンケート調査．日手会誌 30(5)：776-778，2014.

59）清重佳郎：Heberden 結節の疫学．関節外科 10：27-32，1991.

60）麻生邦一：Bouchard 結節の臨床的検討．日手会誌 22(4)：497-500，2005.

61）高瀬史明，国分　毅ほか：受傷後 3 ヶ月以上経過した陳旧性骨性槌指に対する石黒法による治療成績．日手会誌 32(3)：195-198，2015.

62）大橋義徳ほか：陳旧性マレット骨折に対する治療経験．骨折 32：220-223，2012.

63）西尾泰彦ほか：ばね指の術後に残存する PIP 関節の屈曲拘縮にかかわる危険因子．日手会誌．25：223-226，2008.

64）森澤　妥，高山真一郎：手指ばね指に合併する PIP 関節屈曲拘縮—中長期予後—．日手会誌 31(2)：123-125，2014.

65）亀山　真，小宮山貴継ほか：重度狭窄性屈筋腱腱鞘炎に対する浅指屈筋腱切除の経験．日手会誌 32(3)：315-319，2015.

66）牧野正晴ほか：PIP 関節屈曲拘縮を特徴とするばね指症例の検討．日手会誌 12：241-244，1995.

67）Chiang CH, et al : The value of high-frequency ultrasonographic imaging for quantifying trigger digits : a correlative study with clinical findings in patients with different severity grading. Ultrasound Med Biol 39 : 967-974, 2013.

68）Sato J, et al : Sonographic analyses of pulley and flexor tendon in idiopathic trigger finger with interphalangeal joint contracture. Ultrasound Med Biol 40 : 1149-1153, 2014.

69）石井　斉，渡邉幹彦：テニス選手の上腕骨外側・内側上顆炎に対する理学療法．MB Orthop28（9）：49-57．2015.

70）稲垣郁哉：外来整形外科のためのスポーツ外傷・障害の理学療法（小関博久編）．医歯薬出版，2014，686-695.

71）Volz RG, Lieb M : Biomechanics of the wrist. Clin Orthop Relat Res 149 : 112-117, 1980.

72）小林　昭：新版第3版　整形外科カンファンレンス必携，協和企画，2010.

73）大山峰生ほか：方形回内筋の機能特性—筋電図学的検討—．日手会誌 29（6）：872-876，2013.

第6章
頸 部

1. 頸部の痛み，肩こり

　頸椎は，胸椎・腰椎・骨盤帯・下肢の上に載り，頭部・顔面を支えながら立位・座位でバランスを保っている．そのため頸椎のalignmentは胸椎・腰椎・骨盤帯・下肢の動きやalignmentに影響を受ける．

　首の痛みを訴えて外来を受診する人の多くに項部・頸部や肩甲帯の筋緊張がみられる．頸椎は頭部・顔面を支えているため，臥位以外の姿勢では荷重負荷が絶えず加わっている．この荷重負荷に対して，項頸部や肩甲帯の筋収縮により頭部・顔面を支持している．これらの筋群は胸郭や肩甲帯と頭部を連結しているため，胸郭や肩甲帯のalignmentに影響を受ける．

　頭部の位置が体幹に対して前方に偏位しているような姿勢（図6-1）では，頭部をより強く支持する筋力が求められるため，項部・頸部や肩甲帯の筋緊張は高くなる．このような姿勢の場合，多くは頸椎後弯alignmentを呈している．頸椎前弯alignmentは荷重による軸圧負荷への耐性が強いが，後弯alignmentでは後弯頸椎曲線の頂部に荷重による軸圧負荷が集中するため，椎間板内圧が高くなる．

　このような状態が持続すると，頸椎椎間板ヘルニアや変形性頸椎症をきたし進行していく．椎間板内圧上昇を防ぐため，頭部・顔面を支持する項頸部や肩甲帯の筋群の緊張はさらに高まっていく．

　項部・頸部や肩甲帯の筋，とくに胸鎖乳突筋は頭部帽状腱膜に付着するため，頭痛を呈することも少なくない．帽状腱膜の緊張は側頭部の筋緊張をきたして偏頭痛のような症状をきたすことがあるため，偏頭痛との鑑別を要する．

　胸鎖乳突筋と僧帽筋の付着部付近より大・小後頭神経が出る．このポイントをK点といい，強い圧痛がみられる．

　項頸部の痛みの程度の軽いものは肩こりとして自覚される．項頸部の痛みや肩こりは顎関節や聴覚器の異常，脳血管疾患初発時の関連痛や放散痛であることもあるため注意を要する．臥床時安静時の項頸部疼痛や肩こりは注意を要する．

　項頸部・肩甲帯の痛みや肩こりを訴えて外来を受診する頻度の高い非外傷性疾患を以下に述べる．

1）頸椎椎間板ヘルニア
（cervical disc herniation）

　頸椎椎間板の内圧が上昇し，髄核が線維輪から逸脱するものである．

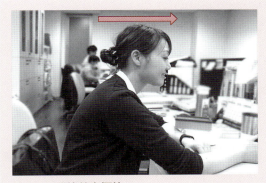

図6-1　頭位前方偏位

第6章 頸部

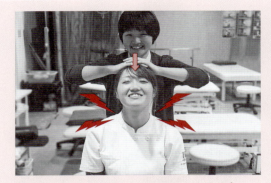

図6-2 Jackson head compression テスト

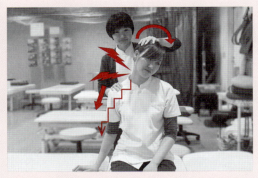

図6-3 Jackson shoulder distraction テスト

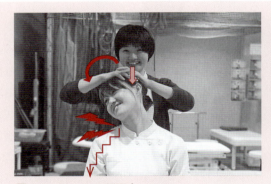

図6-4 Spurling テスト

頸椎への急激な負荷によって発症したものを除き，緩徐に発症するものは頸椎後弯 alignment による頭部・顔面の荷重軸圧負荷によって発症することが多い．頸椎後弯 alignment の頂部が第4・第5・第6頸椎であることが多いため，C5/6椎間板が好発部位として最も多い．C4/5・C6/7椎間板がこれに次ぐ好発部位である．頸椎後弯 alignment を是正し，頭位前方偏位姿勢を改善するため，胸郭や腰椎骨盤帯にアプローチして治療する．

逸脱した椎間板髄核が神経根を刺激すると，神経根刺激症状を呈する．

神経根が刺激されると，その支配域である上肢に疼痛・知覚鈍麻・筋力低下・深部反射低下などの神経根刺激症状を呈する．

徒手テスト

Jackson head compression テスト（図6-2）

頭部からの軸圧を頸椎に加えると症状増悪がみられる．

Jackson shoulder distraction テスト（図6-3）

患側の肩を下方に押しながら対側に頸椎を側屈させると，患側上肢に放散痛がみられる．

Spurling テスト（図6-4）

頸椎を患側に後側屈させ椎間孔を狭小化させると，患側上肢に放散痛がみられる．また，逸脱した椎間板髄核が脊髄を圧排刺激すると，脊髄刺激症状を呈する．頸髄が圧排刺激を受けると，刺激された髄節支配域である上肢にしびれ感・手の巧

緻動作障害・深部反射低下などがみられ，その髄節より下位の髄節支配域，とくに，下肢に深部反射亢進・筋力低下などの神経症状がみられる．

安静で寛解しない場合は，髄核摘出術を行う．

2）変形性頸椎症（cervical spondylosis）

椎間板は頭部・顔面の荷重負荷を受けながら，姿勢変化や頭位の変換による負荷を絶えず受けている．

頸椎後弯 alignment では，受ける負荷も前弯 alignment より強いため，椎間板の変性が起こりやすい．変性して前後左右の方向に膨隆した椎間板は安定性を失うため，代償性骨増殖性変化として椎体に骨棘が形成される．このような状況が長期間持続すると，椎間関節も malalignment をきたし，黄色靱帯も変性膨隆していく．

変性した椎間板にさらに荷重負荷が持続して加わり，頸椎運動時の負荷が加わると，項部・頸部に疼痛をもたらす．

頸椎後弯 alignment を是正すべく，胸椎・胸郭・腰椎骨盤帯・下肢からアプローチして治療する．

変性膨隆硬化した椎間板や椎体に形成された骨棘が神経根を刺激すると，頸椎症性神経根症（cervical spondylotic radiculopathy）をきたす．頸椎椎間板ヘルニアの場合と同様に，神経根が刺激されると，その支配域である上肢に疼痛・知覚鈍麻・筋力低下・深部反射低下などの神経根刺激症状を呈する．

また，変性膨隆硬化した椎間板や黄色靱帯，椎体に形成された骨棘などが脊柱管内で脊髄を圧排刺激すると，頸椎症性脊髄症（頸髄症）（cervical spondylotic myelopathy）をきたす．これも頸椎椎間板ヘルニアの場合と同様に，頸髄が圧排刺激を受けると，刺激された髄節支配域である上肢にしびれ感・手の巧緻動作障害・深部反射低下などがみられ，その髄節より下位の髄節支配域，とくに下肢に深部反射亢進・筋力低下などの神経症状がみ

られる．

圧排刺激が長期間持続して重症化していくと，痙性歩行や膀胱直腸障害がみられる．頸椎安静で症状の寛解をみることも多いが，脊髄症状の進行を阻止すべく徐圧手術を施行することもある．

3）頸椎後縦靱帯骨化症（OPLL：ossification of posterior longitudinal ligament）

椎体の前方を縦に連なり，脊柱管前壁を覆う頸椎後縦靱帯に骨化が生じたものである．発症原因は不明だが，遺伝傾向がみられる．

骨化膨隆した後縦靱帯が脊髄を圧排刺激すると，脊髄症状を呈する．圧排された髄節より下位の髄節支配域に深部反射亢進・筋力低下などの神経症状がみられる．

糖尿病患者に発症することが多く，全身の靱帯に硬化・石灰化・骨化が起こる傾向がある．

頸椎症性脊髄症と同様に，頸椎安静で症状の寛解をみることも多いが，脊髄症状の進行を阻止すべく徐圧手術を施行することもある．

4）胸郭出口症候群
（thoracic outlet syndrome）

頸椎神経根群は，頸椎椎間孔から出て前斜角筋と中斜角筋の間の斜角筋間を下行して腕神経叢となり，胸郭に入る．この神経群は鎖骨下動静脈とともに，鎖骨と第1肋骨の間の肋鎖間隙で鎖骨下筋の下をくぐって胸郭から出る．胸郭から出た神経群と血管群は小胸筋の下を通って上肢に向かう．

これらの絞扼部位が神経血管を圧迫刺激し，上肢にしびれ感・疼痛・脱力をきたす．胸郭が小さく，なで肩の女性に好発する．また，美容師など長時間の上肢挙上作業職種にも好発する．

徒手テスト

アドソン（Adson）テスト

患側への頸椎回旋時に深吸気を行わせると，患

第6章 頸部

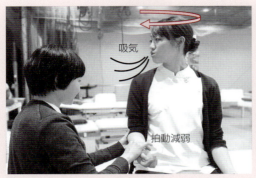

図 6-5　Adson テスト

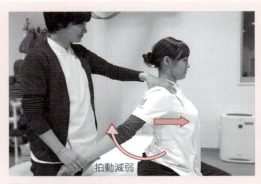

図 6-6　Eden テスト

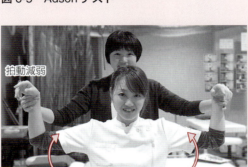

図 6-7　Wright テスト

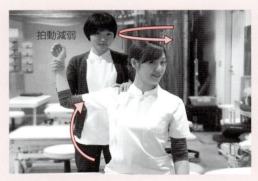

図 6-8　Allen テスト

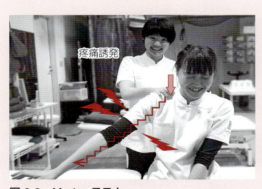

図 6-9　Morley テスト

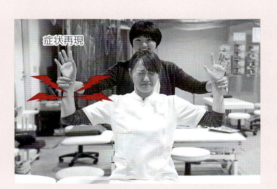

図 6-10　Roos テスト

側の橈骨動脈の拍動減弱がみられる（図 6-5）．

エデン（Eden）テスト

　胸を張りながら両肩関節を伸展させると，患側の橈骨動脈の拍動減弱がみられる（図 6-6）．

ライト（Wright）テスト

　橈骨動脈の拍動を触知しながら上肢を他動的に外転挙上すると，患側の橈骨動脈の拍動減弱がみ

られる（図 6-7）．

アレン（Allen）テスト

　患側の肩関節を 90°外転挙上させて，対側へ頸椎を回旋させると患側の橈骨動脈の拍動減弱がみられる（図 6-8）．

モーレイ（Morley）テスト（図 6-9）

　患側の鎖骨上窩を圧迫すると，患側上肢に放散

痛がみられる.

ルース（Roos）テスト（図6-10）

両側上肢を他動的に外転挙上し，両側の指を握ったり開いたりさせると，患側上肢にしびれ感・疼痛・脱力感など上肢症状の増強がみられる.

原則的には3分間行うことから，3分間挙上試験ともいわれる.

病態分類

斜角筋症候群

斜角筋の緊張亢進によって神経根群が刺激されたものを斜角筋症候群といい，1930年にNaffzigerによって報告されている.

過外転症候群

上肢挙上時間の長い作業によって神経群が伸張負荷を受け，さらに小胸筋に圧迫されたものを過外転症候群といい，1940年にWrightによって報告されている.

肋鎖症候群

斜角筋の緊張亢進による第1肋骨挙上，菱形筋緊張亢進による肩甲骨下方回旋がもたらす鎖骨下制，鎖骨下筋緊張亢進などにより，肋鎖間隙の狭小化によって神経群や血管群が圧迫されたものを肋鎖症候群といい，1945年にFalconerによって報告されている.

斜角筋の破格

斜角筋の破格が神経群を圧迫し刺激するものは，1970年にRoosが報告している.

頸肋

19世紀に頸肋の存在が発見されている. これは第7頸椎横突起が肋骨状を呈する先天性形成不全であり，これが腕神経叢を圧迫刺激するものである. 絞扼部位となっている筋の緊張亢進が弛緩するように頸椎・胸郭・肩甲帯のalignmentを是正して治療する.

上肢疼痛などの症状が強く，日常生活動作を阻害するような重症例では，第1肋骨切除術を行う.

2. 頸椎の機能解剖

頸椎は7つの椎骨からなり（図6-11），胸椎・腰椎の上に立っている. 腰椎は骨盤帯の上に立って支持されているため，7つの頸椎のalignmentは，下肢・骨盤帯・腰椎・胸椎のalignmentに影響を受ける. また，頸椎は肩甲骨と筋性の密な連結があるため，肩甲帯や上肢のalignmentにも影響を受ける.

頸椎の関節のうち，環椎後頭関節は後頭骨と環椎（第1頸椎）からなり，主に頸椎の屈曲（前屈）および伸展（後屈）運動を行う（図6-12）.

環軸関節は環椎と軸椎（第2頸椎）からなり，主に頸椎の回旋運動を行う（図6-13）.

頸椎の側屈運動は回旋運動を伴って起こる（図6-14）.

椎間関節は，上関節突起と下関節突起からなる滑膜性関節で関節包を有する.

この関節面は水平面に対して約45°の傾斜を有している. 関節面の表面は硝子軟骨で覆われ，頸椎の運動の際に相互に滑動する（図6-11 D，E）.

ルシュカ（Luschka）関節は椎体下縁の側縁と鉤状突起からなり，頸椎の側屈運動においてこの関節の運動が起こる. この関節は滑膜と関節包を有しない非滑膜性関節である（図6-11 B）.

頸椎は胸椎や腰椎と同様に，前柱と後柱とこれらに囲まれる脊柱管からなる. 前柱は椎体が縦に連結し，椎体間には椎間板が介在する.

椎間板は，球状で水分に富み弾力性のある髄核と，これを取り囲む無数の線維が形成する線維輪からなる. 頸椎運動の際の衝撃を緩和している.

椎体前方には前柱前方を縦に連なる前縦靱帯が付着し，頸椎伸展（後屈）運動を制御している. 椎体後方，すなわち脊柱管前方には前柱後方を縦に連なる後縦靱帯が付着し，頸椎の屈曲（前屈）運動を制御している. 脊柱管後方を形成する椎弓には黄色靱帯が付着し，頸椎屈曲（前屈）運動を

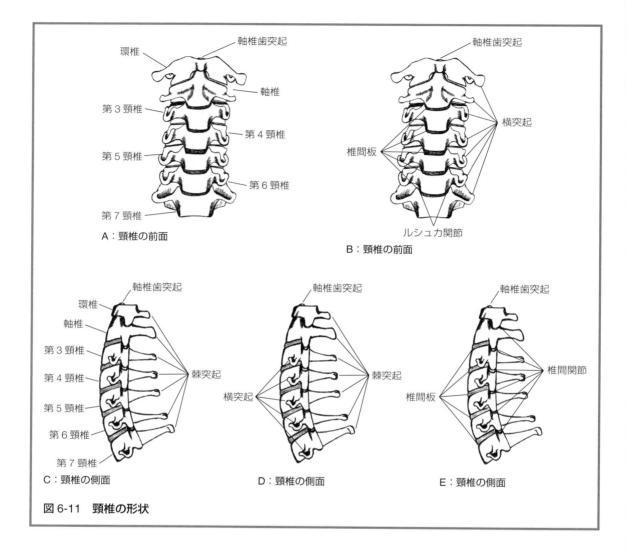

図6-11 頸椎の形状

制御している．後柱後方の棘突起間を棘間靱帯と棘上靱帯が縦に連なり項靱帯を形成し，頸椎屈曲（前屈）運動を制御している（図6-15）．

脊柱管の内腔には脊髄が通過し，8対の頸神経根を出す．

頸椎のalignmentは，骨盤帯・腰椎・胸椎のalignmentに影響を受けるが，直接的には頸椎に付着する筋群の緊張状態のバランスによって変化する（図6-16）．

頸椎の筋群は，前頸筋群，胸鎖乳突筋，斜角筋群，椎前筋群，固有背筋群に分けられる．頸部の筋は，2つの大きな筋膜からなる単位に包まれる．1つは，食物や空気の通路がある頸部前方の臓性単位の気管前葉で，前方の筋群はこの筋膜に包まれる．もう1つは，頸部後方の椎骨単位の椎前葉で，後方の筋群はこの筋膜に包まれる．この2つの筋膜は，ともに被包筋膜という頸部表層を包む大きな筋膜に包まれている（図6-17D）．

頸部と体幹は骨・筋で連結するだけでなく，後方では項筋膜の深葉が胸腰筋膜に，前方では頸筋膜が三角筋や胸筋の筋膜に連なるように筋膜で連鎖を形成している．体幹と四肢も筋膜による連鎖があり，頸部，上肢，体幹，下肢のおのおのが間接的に連鎖を形成している．全身が筋膜連鎖によっ

2. 頸椎の機能解剖

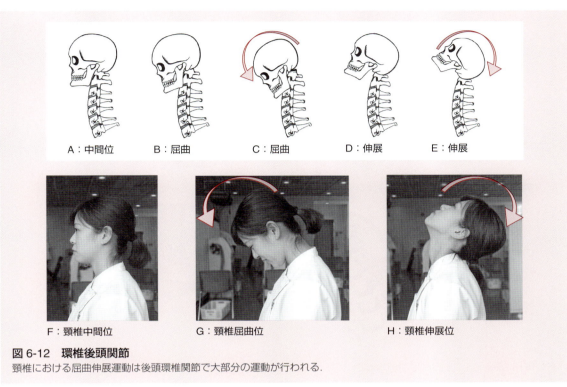

図 6-12　環椎後頭関節
頸椎における屈曲伸展運動は後頭環椎関節で大部分の運動が行われる．

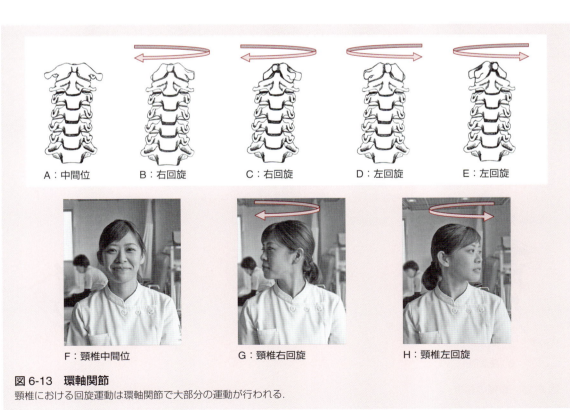

図 6-13　環軸関節
頸椎における回旋運動は環軸関節で大部分の運動が行われる．

249

第6章 頸部

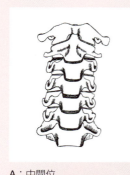
A：中間位

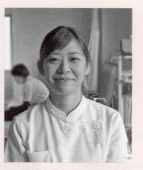
B：頸椎中間位

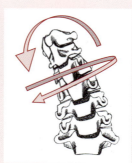
C：右側屈

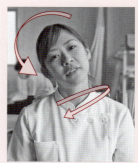
D：頸椎右側屈

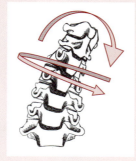
E：左側屈

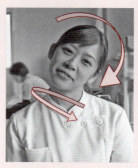
F：頸椎右側屈

図 6-14　頸椎の側屈運動
頸椎の側屈運動は回旋運動を伴って行われる．

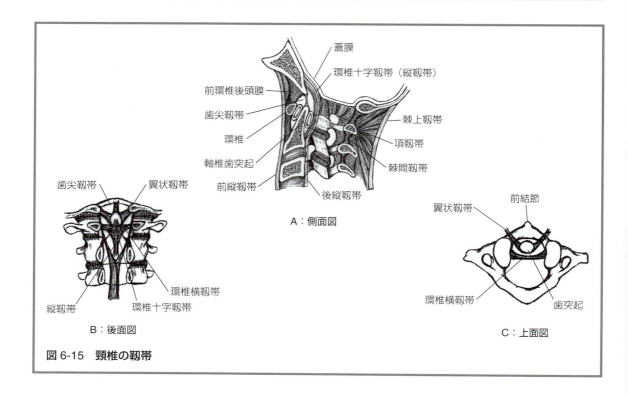

図 6-15　頸椎の靱帯

2. 頸椎の機能解剖

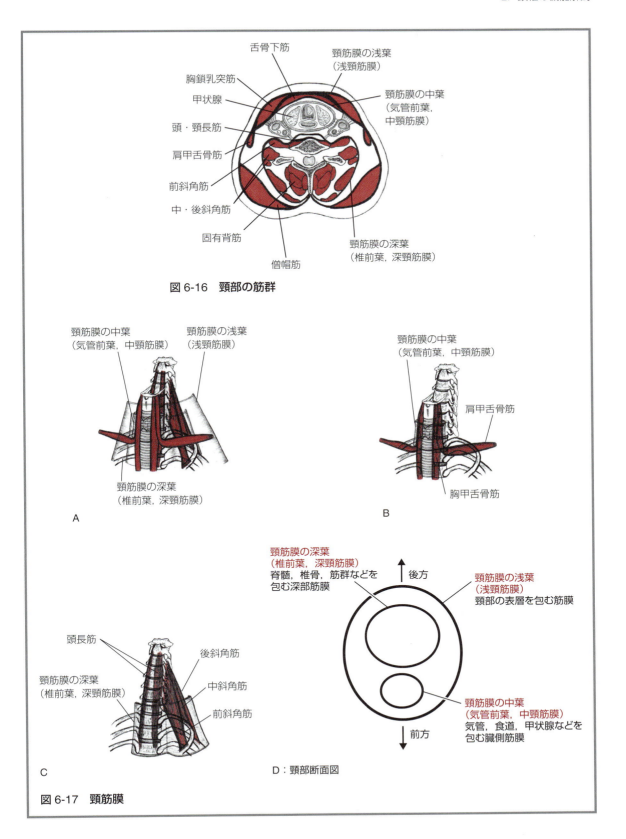

図6-16 頸部の筋群

図6-17 頸筋膜

第6章 頸部

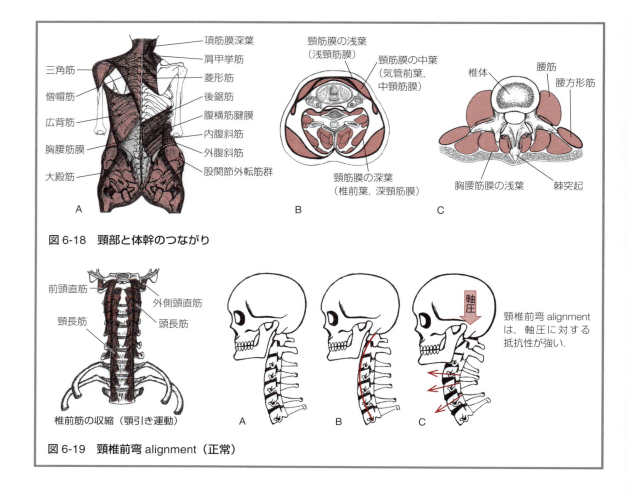

図6-18 頸部と体幹のつながり

図6-19 頸椎前弯 alignment（正常）

て影響し合う（図6-18）．

正常な頸椎のalignmentは前弯を呈して配列している．頸椎長軸方向への負荷に対しての抵抗性を有する（図6-19）．

頸椎後弯alignmentは，長軸方向への負荷に対する抵抗性が脆弱であるため，頭部・顔面の荷重負荷により椎間板内圧が上昇しやすい（図6-20）．

椎間板内圧が上昇していくと，防御的に頭部・顔面を支持する項頸部・肩甲帯の筋群の緊張が高まる．

3. 頸部痛について

頸部痛は，年間に一般人口の30〜50％に影響を与えているとされており，外来整形外科領域において多くの患者が悩まされる症状の一つである．その原因は多岐にわたり，最近ではパソコンやスマートフォンの長時間使用により症状を訴える例が増加している．頸部痛は，持続的な姿勢不良や頸椎の反復運動などによるoveruseや，コンタクトスポーツおよび交通事故などの外傷により発症する．さらに，頸部痛に加え頭痛やめまいなどの症状を伴うケースも数多く，内耳や顎関節など他部位に起因しているケースもある．また，くも膜下出血や髄膜炎などの致死的疾患により頭頸部痛が出現することからも，理学療法士は幅広い知識を備えて対応していく必要がある．

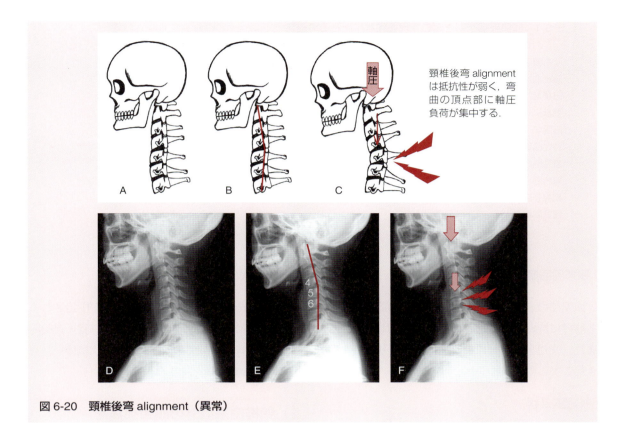

図 6-20 頸椎後弯 alignment（異常）

1）頸部疾患の主な症候について

頸部疾患における症候は，頸部運動時痛，しびれ，肩こりなどが多く，主に後頭部，後頸部，肩甲帯部に出現し，重症例では頭痛や上肢への疼痛なども観察される（**図 6-21**）．各症候の病態を把握するためには，以下に述べるおのおのの症候の特徴を理解しておく必要がある．

また，実際の臨床における症候は複数が混合しているケースが多いため，画像所見を含めた病態把握テストや頸椎機能評価および疾患別評価で症候の原因について理解を深めていくことが求められる．

頸椎構成体による疼痛

脊椎，椎間板，椎間関節の病変による局所痛で

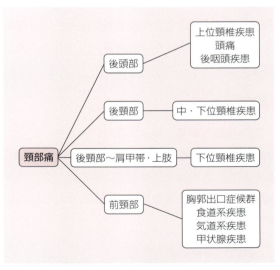

図 6-21 頸部痛を生じる疾患

あり，不良な頸椎肢位や頸椎運動などにより後頸部から肩甲帯部周囲に疼痛を生じる．

第6章　頸　部

表6-1　頭頸部痛を引き起こす代表的な疾患とその症状

疾患名	身体への影響	痛みの特徴	随伴症状
くも膜下出血	生命の危険性（＋）	突然発症，激しい頭痛	髄膜刺激症状，脳局所症状
脳出血	生命の危険性（＋）	突然発症の頭痛	脳局所症状，瞳孔異常
脳梗塞	生命の危険性（＋）	突然発症の頭痛	めまい，嘔吐，脳局所症状
髄膜炎	生命の危険性（＋）	頭全体の鋭い頭痛	発熱，髄膜刺激症状，脳局所症状
脳腫瘍	生命の危険性（＋）	朝方に増悪傾向のある頭痛	脳局所症状，瞳孔異常
急性頭蓋内血腫	生命の危険性（＋）	外傷による打撲痛，頭重感	歩行障害，瞳孔異常，認知障害
急性喉頭蓋炎	生命の危険性（＋）	咽頭痛	重症例で呼吸困難，喘鳴
緑内障	機能障害（＋）	前頭部痛	視力低下，視野欠損，眼痛，散瞳
副鼻腔炎	機能障害（＋）	頭重感	鼻閉感，眼痛
側頭動脈炎	機能障害（＋）	拍動性の激しい頭痛	側頭動脈の怒張

頸部周囲筋の筋性疼痛

　頭頸部の alignment 不良により，頭頸部を支持する筋群に持続的な過緊張が生じ疼痛を引き起こす．また，交通事故などによる筋損傷により疼痛を引き起こす．

神経根症状

　椎間間隙の狭小化による椎体辺縁の骨棘や椎間関節の変性により，椎間孔の狭小化が起こり，神経根を圧迫することで支配領域に限局性の疼痛が生じる．また，上肢への放散痛，しびれ感，脱力感などを伴う．

頭痛

　緊張型頭痛の発生機序は多岐にわたり，完全に解明されてはいない．しかし，頭頸部の不良姿勢，頸椎病変，顎関節異常などによる頭頸部筋群の持続性緊張により，緊張型頭痛が生じることは明らかである．

上肢血行障害による疼痛

　斜角筋症候群などの胸郭出口症候群では，鎖骨下動静脈が圧迫および牽引を受け，頸部から上背部・上肢にかけての痛み，頭痛，しびれ，冷感などを生じる．

脊髄症状

　頸椎構成体の退行変性により脊髄が圧迫されることで発症する．体幹や下肢に至る感覚・運動障害や排尿障害，痙性麻痺などの主症状に伴い，境界不明瞭な頸部痛を生じる．

2）頸椎由来以外の頭頸部痛を引き起こす代表的疾患について

　頭頸部痛は頸椎由来の疼痛だけではなく，脳や脊髄，眼窩，副鼻腔，咽喉頭などの異常が原因となっている可能性があり，危険性が高いものも存在する．したがって，理学療法士は痛みの質や強さ，持続時間，随伴症状などを聴取することで病態を推測し，医師と連携をとる必要がある．また，バイタルサインなどに異常をきたしている場合は，緊急度が高いため速やかに医師に報告する必要がある．代表的な疾患やその症状について[1]は**表6-1**に示す．

4．頸部痛に対する病態把握および評価

　一般的に，頸部痛を引き起こす整形外科疾患としては，変形性頸椎症，頸椎椎間板ヘルニア，頸椎捻挫などがあげられる．しかし，疾患名が同じであっても症状はさまざまであるため，問診をは

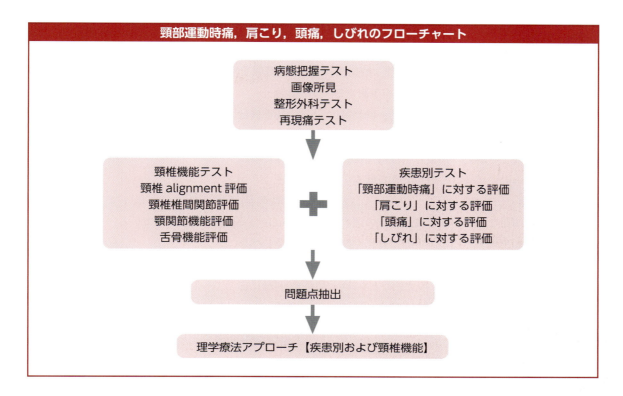

じめ画像診断や整形外科テストにより各人における病態を明確にする必要がある．さらに，その病態を引き起こす要因についても，頸椎 alignment を中心とした頸椎機能評価により明確にする必要がある．

本項では，臨床上多くみられる「頸部運動時痛」「肩こり」「神経根症状」「頭痛」などの症候について，関連する頸椎 alignment を中心に病態把握から評価・治療までの理学療法展開について述べる．（**フローチャート**）

1）問 診

問診は，病態を予測するうえで重要な情報となる．疼痛やしびれの質，部位，頻度などを聴取し，病巣を推測していく．頸椎疾患では関連痛として頭部や肩甲帯部に症状を呈する場合があるため，問診により症状の部位を的確にとらえておく必要がある．また，頭頸部痛は脳異常などの致死的疾患により生じる可能性があるため，その特徴的な症状について理解しておく必要がある．

2）疼痛評価

疼痛は主観的なものであり，客観的にとらえることは不可能である．しかし，疼痛部位，疼痛の強さ，疼痛の性状，疼痛の増悪因子および軽減因子を聴取することにより，おおよその病態を予測することが可能である．

疼痛部位

病態把握のために疼痛部位を明確にする．また，「限局的か全体的か」，「一カ所か複数カ所か」，「頭痛の有無」などを聴取する．さらに，疼痛部位を触診し，圧痛，しびれ，感覚低下なども合わせて確認する．

疼痛の強さ

numerical rating scale（NRS），visual analogue scale（VAS）を使用し，確認する．

第6章　頸　部

疼痛の性状

　疼痛の性質（鋭い・鈍い，急性・慢性，拍動性・放散性，持続性など）を聴取し，病態を予測する．また，疼痛が侵害受容性疼痛（体性痛），神経障害性疼痛であるかを判断する．体性痛は「鈍い」「うずくような」などを訴え，神経障害性疼痛は「灼けるような痛み」，「ビーンと走るような痛み」を訴える場合が多い．

　筋骨格系や関節などの疼痛では，特定の運動や肢位にて疼痛が出現するため，実際に動作や肢位変化をさせながら疼痛の有無を確認する．神経性の疼痛では，放散感，易疲労感，脱力感などを伴い，時に鋭い痛みを生じることがあるため，これらの症状についても聴取する．

疼痛の増悪因子および軽減因子

　これらの因子を聴取することは，メカニカルストレスを把握するうえで非常に重要である．疼痛が増悪および軽減する運動方向や肢位を特定することで，理学療法の方向性を定めることができる．

3）既往歴の聴取，バイタルサイン，髄膜刺激徴候のチェック

　頭頸部痛は頸椎由来による症状だけではなく，中には重篤な疾患により生じることがある．したがって，整形外科疾患のみならず他疾患についても聴取する必要がある．また，合わせてバイタルサインや髄膜刺激徴候のチェックも必要となる．異常な場合は，すぐに医師に報告をする．

バイタルサイン[2]（脈拍，呼吸，体温，血圧，意識レベル）

脈拍

　基準値は60〜85回／分である．60回未満は徐脈，100回以上は頻脈と定義されている．

呼吸

　基準値は成人で15〜20回／分である．9回以下は徐呼吸，20回以上は頻呼吸と定義されている．

体温

　基準値は 36.5 ± 0.5℃である．35.0℃未満は低体温，38.5℃以上は高熱，41.5℃以上は超高熱と定義されている．

血圧

　基準値は130/80 mmHg以下である．140/90 mmHgは高血圧と定義されている．

意識レベル

　Japan Coma Scale（JCS）にて，①覚醒している，②刺激に応じて一時的に覚醒する，③刺激しても覚醒しない，を判断する．

髄膜刺激徴候

項部硬直

　髄膜炎やくも膜下出血では，後頭部，項部の筋肉に持続的な収縮が起こる．この状態で頭頸部を他動的に前屈させると，髄膜や神経根部が緊張し，疼痛が誘発されるため，後頭部および項部の筋肉が反射的に緊張し，抵抗が生じる．この防御反応を項部硬直という．

neck flexion テスト

　直立した状態にて頭部を前屈した際に抵抗や疼痛が生じ，顎が胸につかなければ陽性である．

Kernig 徴候（ケルニッヒサイン）

　背臥位にて股関節を屈曲および膝関節を屈曲させた位置から伸展させようとした際に，膝関節が伸展できない場合を陽性とする．これは膝屈筋が攣縮するために起こる現象であり，疼痛由来のものではない．

Brudzinski 徴候（ブルジンスキーサイン）

　背臥位にて頸部を前屈させた際に，股関節および膝関節の屈曲がみられるようであれば陽性となる．

Jolt accentuation of headache（ジョルトサイン）

素早く頭部を左右に振り，頭痛が増悪するようであれば陽性となる．

4）画像所見

頸椎単純X線の基本撮影では正面像，側面像，斜位像の撮影が行われる．それぞれの画像から頸椎の状態を確認し，病態および頸椎機能をとらえていく．

正面像（図6-22）

正面像では，頸椎の前額面alignmentやルシュカ（Luschka）関節の変性などを確認する．退行変性によりルシュカ関節に形成された骨棘は，椎間孔を狭窄し神経根を圧迫する可能性がある．

側面像（図6-23）

側面像では，頸椎の矢状面alignment，椎間の広さ，棘突起間の距離，椎間関節傾斜角などを確認する．

椎間の広さは，正常例ではいずれも，だいたい等しく観察されるが，退行変性例では椎間の狭小化がみられる．

正常例の頸椎棘突起間距離は，第2/3頸椎棘突起間では他よりも幅が広いが，第3頸椎棘突起以下では棘突起間はだいたい等しい[3]．頸部の屈曲および伸展が反復的に強いられている分節では，棘突起間の距離が変化する．

頸椎椎間関節傾斜角は，傾斜角が大きい分節では前後への大きなすべり運動をなし，傾斜角が小さい分節では前後へのすべり運動が制限されやすい[4]．

頸椎矢状面alignmentは，正常では生理的な前弯がみられる．一方，頸部痛例では頸椎過前弯alignment，ストレートネックや頸椎後弯alignmentがみられる．頸椎alignmentは，頸部疾患の各症状を理解するうえで非常に重要であるため，**頸椎alignment分類として頸椎過前弯タイプと頸椎後弯タイプ（ストレートネック含む）に分類する．**

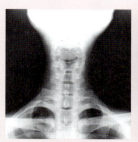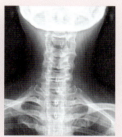

A：正常例　　　　　B：疾患例

図6-22　頸椎単純X線写真（正面像）

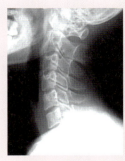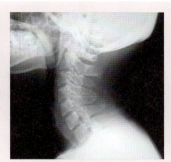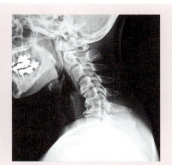

A：生理的前弯alignment　　B：過前弯alignment　　C：後弯alignment

図6-23　頸椎単純X線写真（側面像）

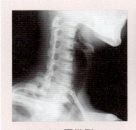 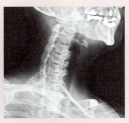

A：正常例　　　　B：疾患例

図 6-24　頸椎単純X線写真（斜位像）

斜位像（図 6-24）

斜位像では，椎間孔の広さを確認する．神経症状と合わせて評価する．

5）整形外科テスト

Spurling テスト（図 6-25）
方法：頸椎を伸展および症状側に回旋させ頭頂部より圧迫する．
陽性：検査側に痛みやしびれが生じた場合，神経根および小関節面の異常や挫傷を示唆する．

Jackson head compression テスト（図 6-26）
方法：頸椎を症状側に側屈させ頭頂部より圧迫する．
陽性：側屈および頭頂より圧迫を加えることで椎間孔が狭窄し，神経根が圧迫されている場合には放散を引き起こす．

Jackson shoulder distraction テスト（図 6-27）
方法：症状側の肩を押し下げ，頸部を反対側に側屈させる．
陽性：検査側に痛みが生じた場合，神経および血管束に圧迫が生じていることを示唆する．また，筋・筋膜の短縮や硬膜の癒着も示唆される．

distraction テスト（図 6-28）
方法：頭部を軽く持ち上げ，頸部に加わる頭部質量を除く．
陽性：筋・筋膜の短縮により伸張痛が生じる．
陰性：痛みが軽減および消失する場合は椎間孔圧迫が示唆される．

George's テスト
方法：左右の血圧測定および橈骨動脈の触知を実施する．
陽性：左右の収縮期血圧に 10 mmHg 以上の差がある場合や橈骨動脈の拍動が減弱している側では，鎖骨下動脈の狭窄および閉塞を示唆する．

Barr'e-Leiou 徴候
方法：左右に頭部を回旋させ，頭を動かすよう指示する．
陽性：頸椎回旋により椎骨動脈が圧迫され，めまい，ふらつき，吐き気，眼振などの症状が出現した場合，椎骨動脈症候群を示唆する．

Maigne's テスト
方法：座位にて頭部を患側に回旋し，さらに伸展した姿勢で 15～40 秒ほど保持させる．
陽性：めまい，ふらつき，吐き気などが発生すれば，椎骨・脳底・総頸動脈の圧迫や狭窄を示唆する．

Allen テスト（図 6-29）
方法：橈骨動脈を触診しながら頸椎を症状側と反対側を向かせ，症状側の肘を 90°屈曲させる．
陽性：橈骨動脈の脈拍減弱および消失した場合，斜角筋群による鎖骨下動脈の圧迫を示唆する．

Adson テスト（図 6-30）
方法：橈骨動脈を触診しながら頸椎を後屈および患側へ回旋させ，深呼吸を行わせる．
陽性：橈骨動脈の脈拍減弱および消失した場合，斜角筋群や鎖骨下筋などによる鎖骨下動脈の圧迫を示唆する．

Wright テスト（図 6-31）
方法：橈骨動脈を触診しながら肩関節過外転させたときの脈拍の変化と再現性をみる．
陽性：橈骨動脈の脈拍減弱および消失した場合，小胸筋か烏口突起に付着する筋による腋窩動脈の圧迫を示唆する．

Morley テスト
方法：鎖骨上窩の斜角筋上部を検者が圧迫する．

4. 頸部痛に対する病態把握および評価 ── 6）再現痛テスト

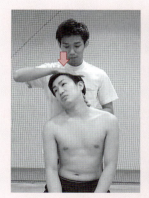
図 6-25 Spurling テスト

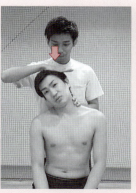
図 6-26 Jackson head compression テスト

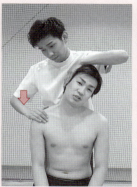
図 6-27 Jackson shoulder distraction テスト

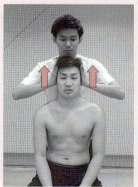
図 6-28 distraction テスト

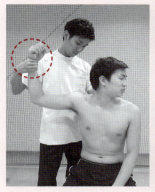
図 6-29 Allen テスト

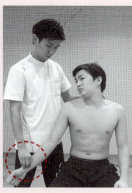
図 6-30 Adson テスト

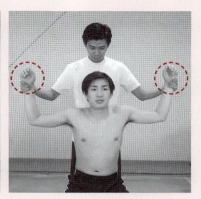
図 6-31 Wright テスト

陽性：局所の疼痛および上肢への放散痛を訴える．斜角筋による圧迫を示唆する．

6）再現痛テスト

再現痛テストは，詳細な病態を把握するための評価であり，どの運動方向で症状が増大または軽減するかを確認する．基本的に頸椎運動側では筋の収縮ストレス，神経根の圧迫ストレス，関節構成体の圧縮ストレスが増大し，反対側では筋の伸張ストレス，神経の牽引ストレス，関節構成体の離開ストレスが増大する（図6-32）．また，頸椎運動の高位を変化させることにより疼痛部位を予測することも可能である．

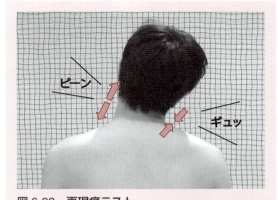
図 6-32 再現痛テスト
頸椎運動側では筋の収縮ストレス，神経根の圧迫ストレス，関節構成体の圧縮ストレスが増大し，反対側では筋の伸張ストレス，神経の牽引ストレス，関節構成体の離開ストレスが増大する．

259

第6章 頸部

頸部筋群による疼痛の再現

運動側では求心性収縮ストレスが生じ，反対側では遠心性収縮ストレスおよび伸張ストレスが生じる．

椎間関節痛の再現

頸椎伸展運動では両側の椎間関節への圧縮力が増大し，頸椎屈曲運動では両側の椎間関節への圧縮力は減少（離開）する．頸椎側屈・回旋運動では運動側の椎間関節への圧縮力が増大し，反対側の椎間関節への圧縮力は減少する．

神経根症状の再現

椎間孔は伸展運動で狭小化するため神経根が圧迫される．側屈・回旋運動では運動側の椎間孔が狭小化し神経根が圧迫される．また，反対側では神経根が牽引される．

椎間板症状の再現

椎間板への圧は頸椎伸展運動で増強し，脱出腫瘤は後方にある脊髄や神経根を圧迫する．

7）頸椎機能テスト（各症状にて施行）──頸椎椎間関節評価

頸椎椎間関節の運動は前上方および後下方へのすべり運動からなり，各方向への頸椎運動を可能にしている．頭頸部に症状をきたしている場合は，頸椎の alignment 不良をきたしていることが多く，その配列不良から椎間関節に圧縮および離開ストレスが加わる．椎間関節に過度な圧縮力が加わると，すべり運動が制限され，頸椎の運動時痛や可動域制限を生じる．また，頸椎椎間関節症の症状は頸椎局所のみならず頭部や肩甲帯部に生じる場合がある[5]．これらのことから，椎間関節部の触診や可動性評価などから椎間関節の状態を把握していく．

頸椎棘突起の触診（図6-33）

棘突起の触診により頸椎の回旋偏位を評価する．第2頸椎から第7頸椎の棘突起を触診し，上下の棘突起に対する偏位を確認する．また，頸椎棘突起の先端は二分しているため，回旋偏位と誤診しないよう注意する必要がある．

関節柱の触診（図6-34）

関節柱は頸椎関節突起の連なりである．この部位の触診により，各分節の椎間関節の偏位を評価する．触診では左右同分節の関節突起を触れ，膨隆の程度を左右比較する．椎間関節が後下方位を呈している側では，対側に比べ膨隆しているように触知できる．

頸椎椎間関節症の放散痛[5]（図6-35）

椎間関節の関節包には，頸神経後枝内側枝が分布している．椎間関節の異常により滑膜炎などが生じると，椎間関節性疼痛として肩や肩甲帯部への放散痛をきたす．

頸椎屈曲・回旋評価（前上方可動性評価）（図6-36）

頸椎過前弯タイプでは頸椎伸筋群に過緊張が生じている．このような場合，椎間関節の後下方位を定着させ，前上方へのすべり運動を制限する．評価では，頸椎を他動的に上位から下位にかけて屈曲させ制限部位を明確にする．また，左右差を確認する場合は頸椎を屈曲および回旋させ，前上方へのすべり運動の制限部位を特定する．

頸椎伸展・側屈評価（後下方可動性評価）（図6-37）

頸椎後弯タイプでは頸椎は屈曲位を呈している．このような場合，頸椎伸展制限をきたしやすく，椎間関節において後下方へのすべり運動が制限されている．評価では，頸椎を他動的に上位から下位にかけて伸展させ制限部位を明確にする．また，左右差の確認では頸椎を側屈させ，後下方へのすべり運動の制限部位を特定する．

8）顎関節機能評価

顎関節と頸椎の関連性については数多く報告されており，互いが協調し合い連動することが明らかになっている．したがって，顎関節の機能低下

4. 頸部痛に対する病態把握および評価 ── 7）頸椎機能テスト（各症状にて施行）── 頸椎椎間関節評価

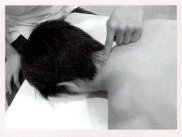
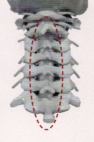

図 6-33　頸椎棘突起の触診
第2頸椎から第7頸椎の棘突起を触れることができる．

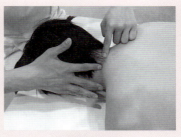
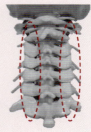

図 6-34　関節柱の触診
棘突起外側にて関節柱を触れることができる．

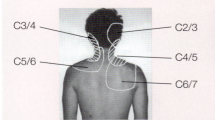

図 6-35　椎間関節造影を行い，各椎間関節に起因する疼痛の領域
頸椎運動時痛は関連痛として頸椎局所の痛みだけでなく肩甲帯部痛を生じさせる．
（Dwyer, A., et al. 1990[5]）

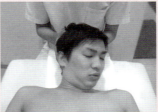

図 6-36　頸椎屈曲・回旋評価（前上方可動性評価）
頸椎を他動的に上位から下位にかけて屈曲させ制限部位を明確にする．また，左右差を確認する場合は頸椎を屈曲および回旋させ，前上方へのすべり運動の制限部位を特定する．

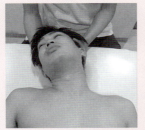

図 6-37　頸椎伸展・側屈評価（後下方可動性評価）
頸椎を他動的に上位から下位にかけて伸展させ制限部位を明確にする．また，左右差の確認では頸椎を側屈させ，後下方へのすべり運動の制限部位を特定する．

は頸椎機能に関連し，顎関節由来の頭頸部痛を引き起こすことが考えられる．よって，頸椎疾患に対する理学療法では，顎関節機能も含めた包括的な展開方法が求められる．

咬合評価

咬合位は頭位の傾きにより変化する．頭部が後方に傾いた姿勢（頸椎過前弯タイプ）では下顎が前方に偏位するため，前歯での咬合が優位になり，頭部が前方に傾いた姿勢（頸椎後弯タイプ）では下顎が後方に偏位するため，奥歯での咬合が優位になる．

また，頭位が側方に傾いた場合は傾斜側の咬合が優位になる．したがって，頭位に偏位が観察されるケースでは下顎偏位により咬合に偏りが生じ，咀嚼筋の筋活動に変化が生じる．

以上のことから，不良な頭頸部 alignment を呈し

第6章　頸部

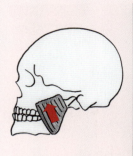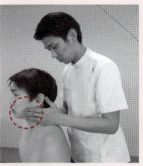

図 6-38　咬筋筋緊張評価
咬筋は下顎を前上方に引き上げる作用を有する．

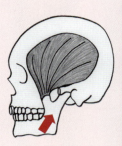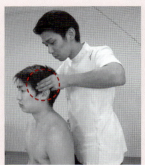

図 6-39　側頭筋筋緊張評価
側頭筋は下顎を後上方に引き上げる作用を有する．

ている場合は，咀嚼筋の筋緊張評価に加え，主咀嚼側の把握や頭蓋に対する下顎の位置関係を確認する必要がある．

咀嚼筋筋緊張評価

咀嚼筋は，咬筋，側頭筋，外側翼突筋，内側翼突筋の4筋で構成されるが，外側翼突筋および内側翼突筋は体表から触診が困難であるため，咬筋と側頭筋の触診を行う．
咬筋：下顎骨を前上方に引き上げる作用を有する．したがって，下顎前方位にて咬合する症例では，咬筋の緊張が高いことが多い（**図 6-38**）．
側頭筋：下顎骨を後上方に引き上げる作用を有する．したがって，下顎後方位にて咬合する症例では，側頭筋の緊張が高いことが多い（**図 6-39**）．

主咀嚼側の評価

咀嚼運動は，顎関節機能を把握するための評価となる．とくに，顎関節機能に支障をきたしている場合は，左右どちらかに偏った咀嚼運動を行っているケースが多い．咀嚼運動の偏りは下顎偏位と関連し，下顎位は主咀嚼側に偏位しやすいとされている．また，頭部は主咀嚼側に側屈し，肩の高さは主咀嚼側と反対側が下がりやすい[6]（**図 6-40**）と報告されている．頭位や下顎位を把握するため主咀嚼側の評価を行う．
客観的な主咀嚼側の決定：咀嚼課題において咀嚼

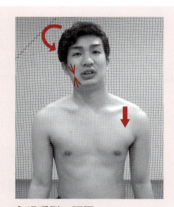

図 6-40　主咀嚼側の評価
頭位は主咀嚼側に側屈し，肩の高さは主咀嚼側と反対側の肩が下がりやすい．

回数の多い側とする．
主観的な主咀嚼側の決定：主観的な噛みやすさを聴取する．客観的主咀嚼側と主観的主咀嚼側の一致率は非常に高い[6]とされている．

9）下顎位の評価・アプローチ

下顎は頭部の傾きに対してその位置を瞬時に変化させ，頭部のバランス保持に作用している．したがって，下顎は常に頭部の傾きに対応できるよう自由度が高い状態が望ましい．しかし，頸椎過前弯タイプや頸椎後弯タイプなどの不良姿勢の定着は，下顎位の偏位およびその定着を引き起こし，

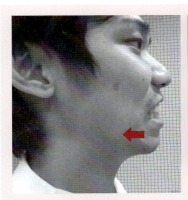 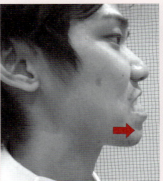 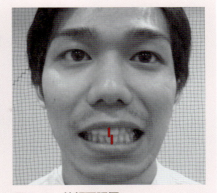

図 6-41　矢状面評価
安静位で咬合をさせ，上顎前歯と下顎前歯の矢状面上の位置関係を評価する．

図 6-42　前額面評価
上顎前歯正中線に対する下顎前歯正中線の側方偏位を評価する．

下顎運動のバリエーション低下により頭部の傾きに対するバランス保持機構が失われる要因となる．下顎による頭部バランス保持機構の破綻は，脊柱や肩甲帯における努力性のバランス反応を発生させるため，頚椎疾患などを引き起こす一要因となり得る．したがって，下顎位の評価は頭部との関係を理解しながら評価を進めていく．

矢状面評価（図 6-41）

矢状面上の下顎偏位として，下顎前方位および後方位があげられる．頭部を後方に傾けた姿勢では下顎前方位となり，頭部を前方に傾けた姿勢では下顎後方位となり，頭部と下顎位が相反する位置となる．したがって，矢状面上の頭位と下顎位を比較しながら評価を行う．評価方法は，安静位で咬合をさせ，上顎前歯と下顎前歯の矢状面上の位置関係を評価する．

前額面評価（図 6-42）

前額面上の下顎偏位として下顎挙上位および下制位があげられる．頭部側屈に対して下顎は常に水平位を保持しようとするため，頭部側屈位では，相対的に側屈側の下顎が挙上位となり対側の下顎が下制位となる．したがって，前額面上の頭位と下顎位を比較しながら評価を行う．評価方法は，上顎前歯正中線に対する下顎前歯正中線の側方偏位を評価する．

水平面評価（図 6-43）

水平面上の下顎偏位として下顎回旋位があげられる．頭部回旋において下顎は頭部のバランスを保つため反対側への回旋偏位をとる．したがって，水平面上の頭位と下顎位を比較しながら評価を行う．評価方法は，背臥位にて左右下顎角部の高低差を確認し，回旋偏位を評価する．

10）舌骨機能評価

舌骨は，関節を持たず複数の筋が付着している．とくに，前上方から付着する顎二腹筋前腹，後上方から付着する顎二腹筋後腹，下後方から付着する肩甲舌骨筋の活動によってその位置を保持している[7]．また，頚椎 alignment 良好例において舌骨は第 3 頚椎レベルの高さに位置しているが，頚椎 alignment 不良例では舌骨位置も偏位し，頚椎機能や嚥下機能に影響を及ぼしてしまう．したがって，舌骨も頚椎機能に関わる一要因として評価する必要がある．

舌骨に付着する筋群の触診（図 6-44）

顎二腹筋前腹

下顎の二腹窩から舌骨の間を触診し筋腹を確認する．

第6章 頸部

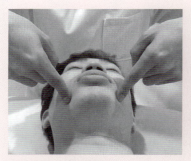

図6-43 水平面評価
背臥位にて左右下顎角部の高低差を確認し，回旋偏位を評価する．図では右側低位，左側高位であるため下顎の右回旋が示唆される．

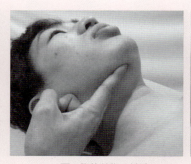
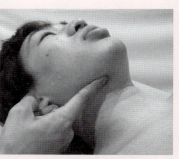

A：顎二腹筋前腹の触診　　　B：顎二腹筋後腹の触診

図6-44 舌骨に付着する筋群の触診

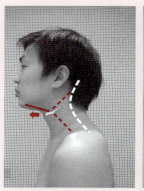
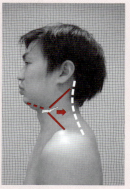

A：舌骨前方位の場合，頸椎前弯が増大する．
B：舌骨後方位の場合，頸椎前弯が減少する．

図6-45 前後方向の舌骨位の評価

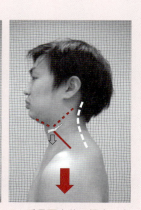

A：舌骨上方位の場合，下位頸椎の弯曲に異常を呈する．
B：舌骨下方位の場合，上位頸椎の弯曲に異常を呈する．

図6-46 上下方向の舌骨位の評価

顎二腹筋後腹

下顎角の後方を触診し，嚥下することにより収縮を確認する．

肩甲舌骨筋

肩甲舌骨筋は深層を走行するため触診は困難である．

舌骨位と頸椎 alignment の評価

舌骨前方位の場合（図6-45 A）

下顎を前方に突き出す姿勢では，顎二腹筋前腹の張力が増加し，舌骨が前方偏位する[8]．臨床上，舌骨が前方偏位することにより頸椎前弯が増大する．

舌骨後方位の場合（図6-45 B）

下顎を後方に引く姿勢では，顎二腹筋前腹の張力は減少し，顎二腹筋後腹と肩甲舌骨筋の張力によって舌骨は後方偏位する[8]．臨床上，舌骨の後方偏位することにより頸椎前弯が減少する．

舌骨上方位の場合（図6-46 A）

肩甲骨が挙上した姿勢では，肩甲舌骨筋の張力が減少し，舌骨は上方偏位する[8]．臨床上，舌骨の上方偏位することにより下位頸椎の動きが優位になるため下位頸椎の弯曲に異常を呈する場合があ

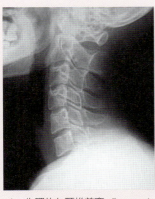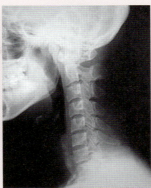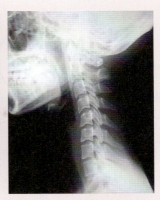

A：生理的な頸椎前弯 alignment　　B：ストレートネック　　C：頸椎後弯 alignment

図 6-47　頸椎 alignment

舌骨下方位の場合（図 6-46 B）

　肩甲骨が下制した姿勢では，肩甲舌骨筋の張力が増加し，舌骨は下方偏位する[8]．臨床上，舌骨が下方偏位することにより上位頸椎の動きが優位になるため上位頸椎の弯曲に異常を呈する場合がある．

5. 各症状に対する理学療法展開

　本項では，頸部疾患に多く観察される「頸部運動時痛」「しびれ」「頭痛」「肩こり（安静時痛）」の代表的な症状に対する理学療法展開について説明する．また，これらの症状は頸椎 alignment との関連性がみられるため，代表的な頸椎 mal alignment である「頸椎過前弯タイプ」と「頸椎後弯タイプ（ストレートネックを含む）」に分類し，各症状について説明していく．

1）頸椎 alignment 分類

　脊柱には生理的な弯曲が存在し，頸椎においては生理的な前弯 alignment がみられる．頸椎に何らかの障害をきたしている場合，生理的な頸椎前弯 alignment から逸脱した「頸椎過前弯」，「ストレートネックおよび頸椎後弯」などが多くみられ，異常な頸椎 alignment を呈している（図 6-47）．頸椎における生理的な前弯の存在と椎間板の機能は，脊柱に作用する大きな軸圧に対して優れた適応を可能にする．生理的な頸椎前弯 alignment は，頭部の重い質量を支え，その質量に対する抵抗性を増大することができる（図 6-48）．

　しかし，頸椎過前弯 alignment やストレートネックや後弯 alignment など alignment が不良な状態では，頸椎の軸圧に対する抵抗性が低下し，（図 6-49）頸部外傷の危険性が上がるとの報告[1]もある．

　また，頸椎疾患例における各症状は頸椎 alignment の違いにより特徴的な症状が観察される．そのため，各症状を理解するうえで頸椎 alignment を分類することは非常に重要である．

　したがって，画像所見により**頸椎過前弯タイプと頸椎後弯タイプ（ストレートネック含む）の 2 つに分類**し，各症状との関連性を把握していく必要がある．以下に，頸椎疾患に多くみられる各症状について頸椎 alignment 分類をしたうえで説明していく．

2）頸椎運動時痛に対する理学療法展開

　頸椎運動時には，椎間関節に圧縮力・離開（牽引）力・剪断力が生じる．これらの応力は正常な

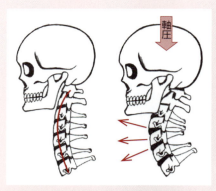

図 6-48 生理的な頸椎前弯 alignment
前弯 alignment では軸圧に対する抵抗性が強い．

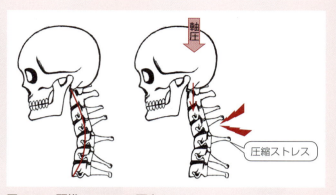

図 6-49 頸椎 alignment 不良
ストレートネック，後弯 alignment では軸圧に対する抵抗性は弱い．

alignment においても加わるものの，alignment 不良が生じた場合には，椎間関節に対して過度な応力（メカニカルストレス）が生じ，頸椎運動時痛として表出される．また，局所に加わるメカニカルストレスは頸椎過前弯タイプと頸椎後弯タイプにより異なるため，症状が出現する部位にも違いが生じる．以下に，頸椎 alignment 分類別の症状について説明する．

頸椎過前弯タイプにおける椎間関節のメカニカルストレスの一例

頸椎過前弯タイプは，第5頸椎を境に上位頸椎が伸展位，下位頸椎が屈曲位となることが多い．よって，上位頸椎の椎間関節は後下方へすべり，下位頸椎の椎間関節は前上方へすべる状態となる．この状態における各頸椎運動のメカニカルストレスの一例について説明する．

頸椎屈曲運動時痛（図 6-50）

頸椎過前弯タイプにおける頸椎屈曲運動は，下位頸椎の屈曲が優位となる．よって，下位頸椎の椎間関節面において過剰な前上方へのすべり（離開ストレス）が生じるため，下位頸椎後面部に疼痛を引き起こしやすい．また，頸胸椎移行部には屈曲応力が生じやすい．

頸椎伸展運動時痛（図 6-51）

頸椎過前弯タイプにおける頸椎伸展運動は，上位頸椎の伸展が優位となる．よって，上位頸椎の椎間関節面において過剰な後下方へのすべり（圧縮ストレス）が生じるため，上位頸椎後面部に疼痛を引き起こしやすい．また，伸展運動において下位頸椎の伸展は制限されるため，上位と下位の境である上下位頸椎移行部（C5 周囲）に剪断ストレスが生じやすい．

頸椎回旋および側屈運動時痛（図 6-52）

頸椎過前弯タイプにおける頸椎回旋および側屈運動は，上位頸椎では回旋・側屈側の椎間関節において後下方のすべりが優位となり，下位頸椎では反対側の椎間関節において前上方のすべりが優位となる．よって，上位頸椎では回旋側の椎間関節面に圧縮ストレスが生じ，下位頸椎では反対側の椎間関節面に離開ストレスが生じやすい．

頸椎後弯タイプにおける椎間関節のメカニカルストレスの一例

頸椎後弯タイプは，第5頸椎を境に上位頸椎が屈曲位，下位頸椎が伸展位（上位頸椎と比べ伸展位）

5. 各症状に対する理学療法展開 ── 2）頸椎運動時痛に対する理学療法展開

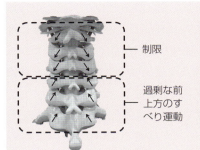

図6-50 頸椎過前弯タイプにおける頸椎屈曲運動
下位頸椎の椎間関節面において過剰な前上方へのすべりが生じる．
また，頸胸椎移行部には屈曲応力が生じやすい．

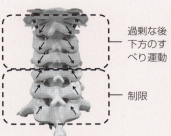

図6-51 頸椎過前弯タイプにおける頸椎伸展運動
上位頸椎の椎間関節面において過剰な後下方へのすべりが生じる．
また，上下位頸椎移行部（C5周囲）に剪断ストレスが生じやすい．

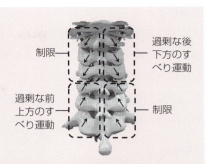

図6-52 頸椎過前弯タイプにおける頸椎回旋・側屈運動
右側屈・回旋の場合，上位頸椎では回旋側の椎間関節面に圧縮ストレスが生じ，下位頸椎では反対側の椎間関節面に離開ストレスが生じやすい．

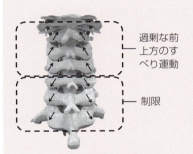

図6-53 頸椎後弯タイプにおける頸椎屈曲運動
上位頸椎の椎間関節面において過剰な前上方へのすべりが生じる．
また，上下位頸椎移行部に屈曲応力が生じやすい．

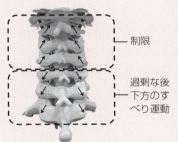

図6-54 頸椎後弯タイプにおける頸椎伸展運動
下位頸椎の椎間関節面において過剰な後下方へのすべりが生じる．
また，頸胸椎移行部に剪断ストレスが生じやすい．

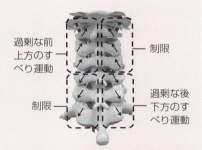

図6-55 頸椎後弯タイプにおける頸椎回旋・側屈運動
右側屈・回旋の場合，上位頸椎では回旋・側屈側と反対側の椎間関節面に離開ストレスが生じ，下位頸椎では回旋・側屈側の椎間関節面に圧縮ストレスが生じやすい．

となることが多い．よって，上位頸椎の椎間関節は前上方へすべり，下位頸椎の椎間関節は後下方へすべる状態となる．この状態における各頸椎運動のメカニカルストレスの一例について説明する．

頸椎屈曲運動時痛（図6-53）

頸椎後弯タイプにおける頸椎屈曲運動は，上位頸椎の屈曲が優位となる．よって，上位頸椎の椎間関節面において過剰な前上方へのすべり（離開ストレス）が生じるため，上位頸椎後面部に疼痛を引き起こしやすい．また，上位と下位の境である上下位頸椎移行部に屈曲応力が生じやすい．

頸椎伸展運動時痛（図6-54）

頸椎後弯タイプにおける頸椎伸展運動は，下位頸椎の伸展が優位となる．よって，下位頸椎の椎間関節面において過剰な後下方へのすべり（圧縮ストレス）が生じるため，下位頸椎後面部に疼痛を引き起こしやすい．また，伸展運動において上位頸椎の伸展は制限されるため，頸胸椎移行部に剪断ストレスが生じやすい．

頸椎回旋および側屈運動時痛（図6-55）

頸椎後弯タイプにおける頸椎回旋および側屈運動は，上位頸椎では回旋・側屈側と反対側の椎間

関節において前上方のすべりが優位となり，下位頸椎では回旋・側屈側の椎間関節において後下方のすべりが優位となる．よって，上位頸椎では回旋・側屈側と反対側の椎間関節面に離開ストレスが生じ，下位頸椎では回旋・側屈側の椎間関節面に圧縮ストレスが生じやすい．

評価項目

頸椎 ROM 評価

各頸椎運動方向への可動域を確認し，疼痛部位および可動域制限部位を特定する．

椎間関節評価（頸椎機能評価を参照）
関連痛の評価

頸椎運動時痛は，関連痛として頸椎局所の痛みだけではなく肩甲帯部痛を生じさせる．頸椎椎間関節は，頸神経背側枝の内側枝により支配されており，この神経は椎間関節由来の関連痛を引き起こすとされている．

理学療法の方向性

椎間関節におけるすべり運動の増減および椎間関節肢位の定着は，前述したように頸椎 alignment に依存する．椎間関節の過剰なすべり運動はメカニカルストレスになりやすい．メカニカルストレスを軽減させる方法としては，過剰な椎間関節運動を抑制させるために，減弱している椎間関節運動を学習させる（例：過剰な前上方のすべり運動がメカニカルストレスになっている場合，下後方のすべりを誘導する）ことで調和のとれた椎間関節運動を獲得する．

頸椎過前弯タイプでは，上位頸椎の屈曲運動（前上方すべり），下位頸椎の伸展運動（後下方すべり）を学習させる．

頸椎後弯タイプでは，上位頸椎の伸展運動（後下方すべり），下位頸椎の屈曲運動（前上方すべり）または伸展運動（後下方すべり）を学習させる．頸椎後弯タイプにおいて下位頸椎のアプローチが

両方（屈曲・伸展）ある理由として，下位頸椎は，上位頸椎に対しては伸展しているものの胸椎に対しては相対的に屈曲している場合がある．したがって，胸椎に対する下位頸椎の相対的な位置を評価し，適切なアプローチを行う．

これらのアプローチを実施し，ROM および定着した頸椎 alignment が改善されていくかを確認する．

前述のタイプ別アプローチは広義な方向性である．同じタイプであっても弯曲の違いがあるため，椎間関節の評価により詳細にすべり運動をとらえアプローチをしていく．

3）肩こりに対する理学療法展開

肩こりは，筋に対する持続性の収縮や伸張により生じる．また，筋の持続性の収縮や伸張は，筋に対するメカニカルストレスだけではなく，神経や血管などに対しても牽引や圧縮ストレスを加えることになる．これらの事象は，外傷などの直接的な要因により生じることもあるが，基本的には alignment 不良の結果として生じることが多い．また，頸椎過前弯タイプと頸椎後弯タイプに分類することで，おのおのにおける特徴的な筋緊張分布を理解することができる．

一般的に，肩こりに対するアプローチは，過緊張を引き起こしている筋に対してマッサージもしくはストレッチが用いられることが多い．しかし，その効果は持続性に欠けることから，これらのアプローチには限界があると考えられる．一方，頸椎 alignment の改善により症状が緩和する例を数多く経験する．つまり，肩こりは頸椎 alignment 不良による筋緊張変化から生じる可能性が高いことが考えられる．

したがって，肩こりが生じる理由について頸椎過前弯タイプと頸椎後弯タイプにおける特徴的な筋緊張分布を理解し，各評価により問題点を抽出したうえで，理学療法を展開していく．

頸椎 alignment 分類における特徴的な筋緊張分布

頸椎過前弯タイプの筋緊張分布

頸椎過前弯タイプは，上位頸椎の伸展に伴い後頭下筋群や板状筋群の過緊張が生じやすく，下位頸椎の屈曲に伴い斜角筋の過緊張が生じやすい．また，肩甲骨は挙上・内転・上方回旋を伴うことが多く僧帽筋上部線維の過緊張が生じやすい．

頸椎後弯タイプの筋緊張分布

頸椎後弯タイプは，上位頸椎の屈曲を伴うことから頭部を前下方に引く胸鎖乳突筋の過緊張が生じやすい．また，肩甲骨は下制・外転・下方回旋を伴うことが多く肩甲挙筋，菱形筋の過緊張を生じやすい．

「肩こり」好発部位について

臨床上，肩こりの好発部位は上位頸椎部，肩中央部，肩甲骨上角部，肩甲骨内側部があげられる（図6-56）．おのおのの特徴について説明する．

上位頸椎部

後頭下筋や頭板状筋の停止部と一致する部位に症状が観察される．頸椎過前弯タイプでは，上位頸椎が伸展位となり後頭下筋，板状筋群などに持続的な筋収縮が生じる（図6-57）．よって，これらの筋群の筋緊張亢進が上位頸椎部周囲に「肩こり」を生じさせると考えられる．中でも後頭部筋群は，圧迫により生じる疼痛が他筋と比較して弱い刺激で生じることが明らかにされている[9]．また，筋の神経支配の密度は骨の付着部に近づくにつれて濃厚になっていくことが知られており，臨床研究からも骨膜と腱は筋腹に比べ圧迫に対して感受性が高い[10]と報告されている．したがって，板状筋群の停止部に症状が出現しやすいことも理解できる．加えて，上頭斜筋，下頭斜筋，大後頭直筋で構成される後頭下三角には椎骨動脈が蛇行して通過するため，この部位の筋緊張亢進は椎骨動脈

の圧迫を意味し，血行不良を引き起こすことも考えられる．

肩中央部

僧帽筋上部線維の前縁と一致する部位に症状が観察される．僧帽筋の各筋束には独立した栄養動脈が認められることが多く[11]，これらの栄養動脈は，僧帽筋の過緊張により圧迫および牽引されることが考えられる．頸椎過前弯タイプでは肩甲骨の挙上・上方回旋を伴うことが多いため僧帽筋上部線維の過緊張が生じる（図6-58）．これらの事象は僧帽筋への血行不良を招き，肩こりの症状を引き起こすと考えられる．また，僧帽筋の中でも各筋束によって症状が異なるのは栄養動脈が独立していることが理由としてあげられる．

肩甲骨上角部 （図6-59）

肩甲挙筋および小菱形筋の肩甲骨付着部と一致する部位に症状が観察される．中でも頸椎後弯タイプでは肩甲骨の下方回旋を伴い肩甲挙筋の過緊張が観察され，上角部痛の一要因としてあげられる．また，肩甲挙筋の過緊張は肩甲骨内上角滑液包炎とも関連性が強い．

肩甲骨内側部 （図6-60）

肩甲骨内側部は菱形筋の付着部に一致する部位である．頸椎過前弯タイプでは菱形筋や僧帽筋中部線維の持続的な活動により肩甲骨の内転が生じ，肩甲骨内側部の肩こり症状をきたすことが多い．

評価項目

頸椎および肩甲骨 alignment 評価 （図6-61）

頭頸部と肩甲骨は多数の筋により連結している．したがって，頸椎および肩甲骨のalignmentは相互に依存し合うため相対的な位置関係を確認しながら評価を行う．

頸部周囲筋の触診

症状を誘発している筋を特定するために触診を行う．

第6章 頸部

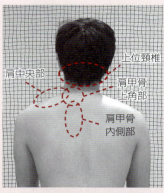

図 6-56 肩こりの好発部位
肩こりの好発部位は上位頸椎部，肩中央部，肩甲骨上角部，肩甲骨内側部があげられる．

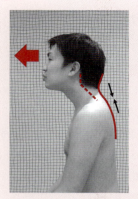

図 6-57 上位頸椎部
後頸部〜背部の筋緊張を増大させる．

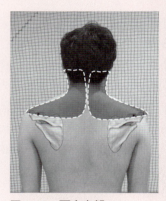

図 6-58 肩中央部
頸椎過前弯タイプでは肩甲骨の挙上・上方回旋を伴うことが多いため，僧帽筋上部線維の過緊張が生じる．

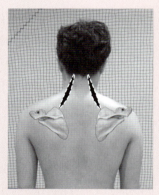

図 6-59 肩甲骨上角部
頸椎後弯タイプでは肩甲骨の下方回旋を伴うため，肩甲挙筋の過緊張が観察される．

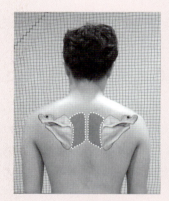

図 6-60 肩甲骨内側部
頸椎過前弯タイプでは菱形筋の過緊張が観察される．

頸部後面〜背部における筋緊張亢進部位の確認

後頭下筋群（大後頭直筋，小後頭直筋，上頭斜筋，下頭斜筋）（図 6-62）
触診：後頭部の最深層に位置する筋であり，後頭骨からC1・2に付着する．
緊張亢進肢位：頭部前方位

頭板状筋（図 6-63）
触診：後頭下部に付着している筋のうちの最外層の筋である．
僧帽筋上部線維と胸鎖乳突筋の間で触知できる．

胸鎖乳突筋の後縁を触れ，頸部を伸展させると収縮が触知できる．
緊張亢進肢位：頭部前方位

肩甲挙筋（図 6-64）
触診：両手を後方で組み，肩甲骨を下方回旋させ肩甲骨をわずかに挙上させることにより，肩甲骨上角部に収縮を触知できる．
筋緊張亢進肢位：頭部前方位，肩甲骨挙上・下方回旋位

僧帽筋上部線維（図 6-65）

5．各症状に対する理学療法展開 —— 3）肩こりに対する理学療法展開

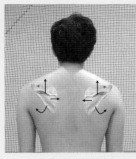
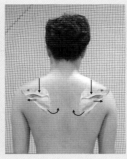
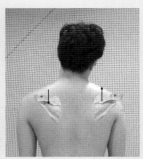

A：頸椎過前弯タイプ　　B：頸椎後弯タイプ　　C：頭部側方位

図 6-61　頸椎および肩甲骨 alignment 評価

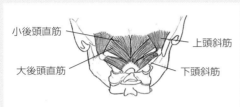
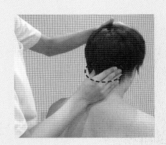

図 6-62　後頭下筋群

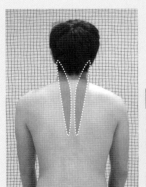

図 6-63　頭板状筋

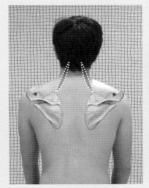
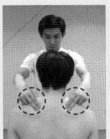

図 6-64　肩甲挙筋

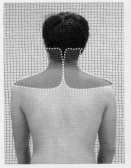
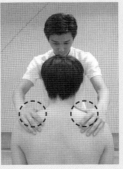

図 6-65　僧帽筋上部

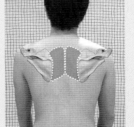
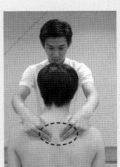

図 6-66　菱形筋

271

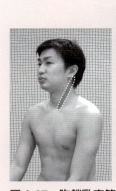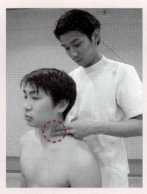

図 6-67　胸鎖乳突筋

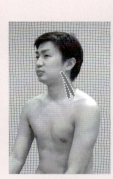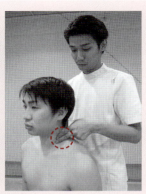

図 6-68　斜角筋

触診：後頭骨上項線・項靱帯から鎖骨の外 1/3 に走行する僧帽筋上部線維を触知する．
筋緊張亢進肢位：頭部前方位，肩甲骨挙上位

菱形筋（図 6-66）
触診：C6-Th4 棘突起と肩甲骨の間を触知する．肩関節伸展，内転，内旋位からより肩関節の伸展を加え，肩甲骨の下方回旋を誘導すると筋腹を触知できる．
筋緊張亢進肢位：肩甲骨内転・下方回旋位

頸部前側面の筋緊張亢進部位の確認

胸鎖乳突筋（図 6-67）
触診：触診側と反対側の回旋と触診側へ側屈により膨隆してくる．触診は停止部と筋腹部を触知する．
筋緊張亢進肢位：頭部前方位，頭部回旋位

斜角筋（図 6-68）
触診：胸鎖乳突筋中央と僧帽筋上部線維の間で触知できる．
筋緊張亢進肢位：頭部前方位，頭部側屈位

分離性の評価

頭頸部と筋を介して連結する部位（肩甲骨・鎖骨・胸郭）の分離性を評価する．正常であれば，頭頸部の運動が円滑に遂行され，筋の適度な張力により連結する部位に良好な運動連鎖が生じる．しかし，連結する筋の筋緊張が亢進している場合，頸

部運動時に早期に連結部位が可動してしまう（図 6-69）．このような場合，頸椎をはじめ肩甲骨，鎖骨に非生理的な運動が波及し病態の一因となる可能性がある（図 6-70，71）．

理学療法の方向性

肩こりの各好発部位は，前述したように頸椎 alignment に依存する．不良な頸椎 alignment の定着は，頭部質量を保持するための持続的な筋活動を伴う．この持続的な筋活動は「肩こり」として表出されるため，これらを抑制することが理学療法の方向性となる．

頸椎過前弯タイプでは，後頭下筋群，板状筋群，斜角筋，僧帽筋上部線維の過緊張が生じやすい．したがって，上位頸椎屈曲運動，下位頸椎伸展運動および肩甲骨下制・下方回旋運動により過緊張を引き起こしている筋群を抑制する．

頸椎後弯タイプでは，胸鎖乳突筋，肩甲挙筋，菱形筋の過緊張を生じやすい．したがって，上位頸椎伸展運動，下位頸椎屈曲または伸展運動，肩甲骨挙上・上方回旋運動により過緊張を引き起こしている筋群を抑制する．

これらの頸椎運動および肩甲骨運動が適切に学習できた場合，各筋群の筋緊張抑制に伴い頸椎 alignment 改善が確認できる．

5. 各症状に対する理学療法展開 ── 3) 肩こりに対する理学療法展開

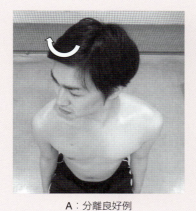
A：分離良好例

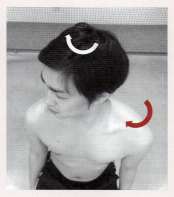
B：分離不良例

図6-69　分離性の評価

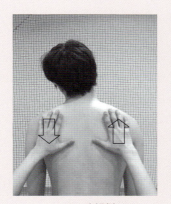
A：良好例

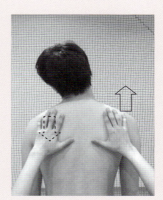
B：不良例

図6-70　頸椎側屈時の肩甲骨分離性の評価
各頸椎運動を実施し，連結部位の反応を確認する．異常な場合は，連結部の過剰な運動や左右非対称な運動が観察される．

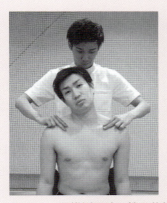
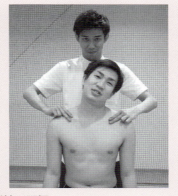

図6-71　頸椎側屈時の鎖骨分離性の評価
各頸椎運動を実施し，連結部位の反応を確認する．異常な場合は，連結部の過剰な運動や左右非対称な運動が観察される．

第6章　頸　部

4）頭痛に対する理学療法展開

　頭痛の原因は多岐にわたり，いまだ解明されていないものも多く存在する．頸椎由来の頭痛の疫学に関する報告では，一般人口の 1～4.1% が頸性頭痛である [12] としている．また，高度頭痛では 17.5% が頸性頭痛である [13] とも報告している．よって，理学療法では頸椎由来の頭痛に対しての効果が期待できる．本項における頭痛は，不良姿勢に関与する緊張型頭痛を中心に述べる．

　緊張型頭痛の有病率は 22.3% で，男性が 18.1%，女性 26.4% と，女性が男性の 1.5 倍で，男性は 10～40 代に多く，女性では 20 代，30 代，50 代に多い [14] とされている．

　緊張型頭痛の発生機序は多岐にわたり，完全に解明されてはいない．精神的ストレスに加え頭頸部の不良姿勢，頸椎機能低下，頸椎病変，顎関節異常など頭頸部の筋肉に緊張を与える病態が影響し，緊張型頭痛を引き起こすと考えられている．中でも上位頸椎機能と頭痛には強い関係があり，環椎後頭関節や環軸関節に侵害刺激を加えることにより，頸部から後頭部に痛みが生じると報告している．

　また，環軸関節をブロックすると後頭部から頭頂部の痛みが改善する [15] 報告もされている．加えて，上位頸椎の不安定性は C1 や C2 神経根障害を引き起こし，その高位での脊髄障害を引き起こすことで三叉神経脊髄路核由来の頭痛を発現しうる [16] との報告もある．

　以上のことから，上位頸椎を構成する環椎後頭関節や軸椎関節に由来する頭痛が存在することは明らかになっている．

　他には，第 1～3 頸髄からの感覚神経支配を受ける僧帽筋，胸鎖乳突筋，頭板状筋，頭半棘筋，大後頭直筋，上頭斜筋，下頭斜筋などの機能低下や椎間関節の異常 [17]，大後頭神経や小後頭神経の圧迫も緊張型頭痛の原因となり得る [18]．頸椎過前弯

タイプでは，上述したように後頭下筋群や板状筋などの伸筋群に過緊張を引き起こしやすいため，伸筋群に由来した緊張型頭痛を招くと考えらえる．一方，頸椎後弯タイプでは，胸鎖乳突筋の過緊張を引き起こしやすいため，胸鎖乳突筋に由来した緊張型頭痛を招くと考えられる．

　したがって，緊張性頭痛に対する理学療法では頸椎 alignment 分類および評価により問題点を抽出し理学療法を展開していく．

評価項目

頭痛の原因になる筋群評価

　頸椎由来の頭痛は，上述したように多数の頸部筋群が関与するため，おのおのを触診し筋緊張を確認する．また，頭痛に関与する大後頭神経は下頭斜筋迂回部・頭半棘筋貫通部・僧帽筋貫通部で，圧迫および伸張されやすい特徴を有している [19] ため，これらの筋に対する触診は注意深く行う必要がある．

下頭斜筋（図 6-72 A）

　軸椎棘突起から環椎横突起に向かって触診する．

頭半棘筋（図 6-72 B）

　頭半棘筋の最上部は僧帽筋に覆われず，表層から確認ができる．後頭骨の上項線と下項線の間で触診する．

圧痛検査

大・小後頭神経の圧痛検査（図 6-73 A）

　頭痛の原因となる大・小後頭神経の圧痛の有無を確認する．大後頭神経は外後頭隆起から外側へ約 2.5 cm 部に位置し，小後頭神経はさらにその外側 2.5 cm 部に位置する．

K 点の圧痛検査 [20]（図 6-73 B）

　国分による K 点は，胸鎖乳突筋の鎖骨後頭骨頭の筋腱移行部に相当する部位で，乳様突起先端から約 5 cm 後内方にあたり，直径が 7 mm 程度の大きさである．頸部痛例の 90% 以上で圧痛が陽性であり，圧痛陽性例では，激痛を訴えるので同点を

274

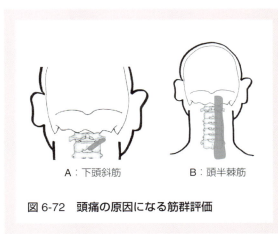

図 6-72　頭痛の原因になる筋群評価
A：下頭斜筋　　B：頭半棘筋

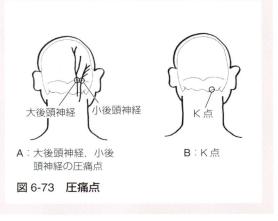

図 6-73　圧痛点
A：大後頭神経，小後頭神経の圧痛点　　B：K点

容易に同定できる．K点にブロックを行うと，頸部痛とともに随伴の諸愁訴が著しく改善し，陽性所見の大方が陰性化することから，頸部痛やそれに伴う諸愁訴の発生機序は特異的に胸鎖乳突筋の鎖骨後頭骨頭にあると推測されている．

上位頸椎評価

環椎後頭関節 alignment 評価（図 6-74）

環椎後頭関節の主たる運動は屈曲伸展であり，頭部制御においても矢状面上の対応が主となる．したがって，不良姿勢である頭部前方位では環椎後頭関節は伸展位で定着する．この状態では，後頭下筋群の過緊張が生じ頭痛の一因となる．したがって，環椎後頭関節の alignment および伸展位保持に関与する後頭下筋群の筋緊張を確認する．

環軸関節 alignment 評価（図 6-75）

環軸関節の主たる運動は回旋である．臨床上，頸椎の回旋運動に左右差が生じている場合，環椎および軸椎に回旋偏位が観察される．この状態では，一側の後頭下筋群（とくに下頭斜筋）に過緊張が生じ，頭痛の一因となるため，環椎および軸椎偏位の評価やそれに伴う後頭下筋群の筋緊張を評価する．

理学療法の方向性

頭痛に対する理学療法の方向性は，上述した「肩こり」に対する理学療法の方向性と同様である．タイプ別に示した運動を学習させ頭痛に関与する筋群が抑制されているかを確認する．加えて，咀嚼筋による過緊張も頭痛に関与するため下顎に対するアプローチも必要となる．

頸椎過前弯タイプでは，下顎が前方偏位した咬合となるため咬筋の過緊張が生じる．このパターンを解除させるためには，下顎を後方に誘導する必要がある．

頸椎後弯タイプでは，下顎が後方偏位した咬合となるため側頭筋の過緊張が生じる．このパターンを解除させるためには，下顎を前方に誘導する必要がある．

5）しびれに対する理学療法展開

頸椎症性神経根症について

神経根症は一側の神経根痛で初発することが多く，前根（運動線維）と後根（感覚線維）のいずれか，または両者の刺激によって発生する．後根の刺激では神経痛様の刺すような激痛が支配領域に放散する．前根の刺激では筋に局所的な筋緊張が生じ，筋内の感覚神経を刺激するため，筋肉痛様の痛みが支配筋に生じる．この痛みは安静臥床によっても軽快せず，咳，排便時のいきみなど，

第6章 頸部

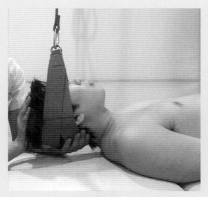
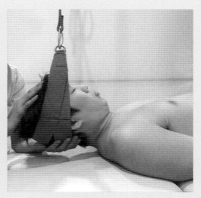

A：環椎後頭関節を伸展させ可動性を確認する．
B：環椎後頭関節を屈曲させ可動性を確認する．

図 6-74　環椎後頭関節の alignment および可動性評価

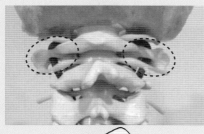
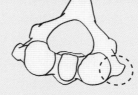

A：回旋偏位側の横突起は背面から触れやすい．
環椎の偏位評価

B：回旋偏位側の横突起は背面から触れやすい．
軸椎の偏位評価

図 6-75　環軸関節の alignment 評価

脊柱管内圧を上昇させるような刺激で増強する．また，頸椎運動によって増悪し，頸椎伸展や病変側への側屈によって疼痛が誘発される[21]．さらに，初発症状は頸部もしくは肩甲骨周囲部の疼痛が多く，神経根のレベルにより痛みの部位は異なり，C5，C6 では肩甲上部と上腕外側に出現することが多く，C7 では肩甲間部・肩甲骨部と上肢後側が，C8 では肩甲間部・肩甲骨部と上肢内側が多いと報告されている[22]．特殊例として C7 神経根障害例では，一側の大胸筋部に疼痛がみられ，左側の場合には狭心症と類似しているので cervical angina または pseudo-angina pectoris とよばれる[23]．

頸椎 alignment 分類において，頸椎過前弯タイプでは，C5 より上位で伸展が強まるため C5 付近での椎間孔が狭小化し，神経根症状をきたすことが多い．一方，頸椎後弯タイプでは，C5 付近に加わる屈曲応力により椎間間隙が狭小化し，椎体辺縁の骨棘や椎間関節の変性をきたし，結果的に椎間

孔および脊柱管の狭小化をきたす場合が多い．いずれにおいても，頸椎症は C5 周囲に高頻度でみられる．

胸郭出口症候群について（斜角筋症候群を中心に）

斜角筋症候群

前斜角筋と中斜角筋と第1肋骨によって形成される斜角筋三角を通過する鎖骨下動脈および腕神経叢が，圧迫および牽引されて症状が発現する．前斜角筋の関与は前方から後方への圧作用となり鎖骨下動脈の圧迫を引き起こし，中斜角筋の関与は後方から前方への圧作用となり腕神経叢の圧迫を引き起こす[24]と考えられている．

肩甲背神経，肩甲上神経，長胸神経は中斜角筋を貫通して下降し，肩甲挙筋，大・小菱形筋，棘上筋，棘下筋，前鋸筋を支配する．頸椎側屈姿勢の長時間保持では中斜角筋が過緊張し通過する神経が絞扼される．症状としては支配する筋群の痛みがあり，上肢へも放散する．頸部を患側へ傾け，患側の手を後頭部へ上げるという特異な姿勢をとることが多く，これは中斜角筋の緊張を減少させ疼痛を軽減するためと考えられている．

頸椎機能分類において，頸椎過前弯タイプでは下位頸椎は屈曲位となるため，斜角筋の過緊張がみられる．また，頸椎後弯タイプにおいても上位頸椎に対し下位頸椎は相対的に伸展位であるものの頸椎ユニットとして屈曲位になっているため，斜角筋に過緊張がみられる場合が多い．

脊髄症について

脊髄症は，神経根痛を伴わず，上肢のしびれで発症することが多い．症状としては，痛み・しびれなど，四肢・体幹の運動障害，膀胱・直腸障害などが生じる．手の巧緻性障害も特徴的な症状であり，手指の素早い把握動作とその解除や内転，外転動作が障害され，myelopathy hand[25]とよばれている．

脊髄障害は脊髄中心部（上肢症状）から始まり，徐々に後側索（下肢の痙性麻痺），最後に前側索（下肢の温痛覚障害）に広がる[26]と報告されている．

頸椎伸展時に椎体下縁と下位椎弓上縁の間で脊髄圧迫がみられる[27]と報告されており，また，C3/4，C4/5 高位が責任高位である[28]と報告されている．これは頸椎過前弯タイプに一致すると考えられる．また，頸椎後弯タイプは屈曲応力により椎間間隙が狭小化し椎体辺縁の骨棘や椎間関節の変性をきたし，結果的に脊柱管の狭小化をきたす．

評価項目

頸椎症性神経根症の評価

神経根の分布に沿った痛み，麻痺，感覚異常症，筋力低下は，神経根の絞扼を示唆する[29]．これらの神経症状を呈している場合，問診の情報からおおよその責任神経根を絞り，深部腱反射，感覚検査，筋力，画像診断にて，より正確な病態を判断していく（**表6-2**）．

胸郭出口症候群の評価

胸郭出口症候群の症状誘発テスト

Allen テスト，Adson テスト，Morley テスト（p 259 参照）．

上肢血行障害の評価

胸郭出口症候群では，鎖骨下動静脈が圧迫または牽引ストレスを受け，頸部から上背部・上肢にかけての痛み，頭痛，しびれ，冷感などが生じる．以下の方法で血流障害を評価する．

橈骨動脈の拍動

鎖骨下動静脈が圧迫または牽引されている場合，圧迫側の橈骨動脈の拍動が減少する．

皮膚温

鎖骨下動静脈が圧迫または牽引されている場合，圧迫側の皮膚温が減少する．

第6章　頸　部

表 6-2　Yoss の提唱する頸部神経根症診断

神経根	痛み	手指	筋力低下	腱反射減弱
C5	肘以遠になし	なし	肩周囲筋	上腕二頭筋 腕橈骨筋
C6	前腕橈側	母指（および示指）	上腕二頭筋 腕橈骨筋 手関節背屈筋	上腕二頭筋 腕橈骨筋
C7	前腕背側または掌側	示指と中指	上腕三頭筋	上腕三頭筋
C8	前腕尺側	環指と小指	ハンド	上腕三頭筋

皮膚の色調

動脈の圧迫では腕や手指の色が蒼白になり，静脈の圧迫では腕や手指の色が暗青紫色になる．

パルスオキシメーターによる動脈血酸素飽和度（SPO$_2$）の確認

鎖骨下動静脈が圧迫または牽引されている場合，圧迫側の SPO$_2$ が減少する．

脊髄症の評価

手の巧緻性障害（grip and release test）

手掌を下にしてできるだけ速く，グー，パーを 10 秒間繰り返す．20 回に達しない場合，脊髄症を疑う（正常者では 25～30 回）．

小指離れ徴候（finger escape sign）

手を握らせると小指が離れて付かない現象が観察される．

病的反射：Hoffmann 徴候

被検者の中指を検者自身の母指と中指で挟み，示指で被検者の中指の DIP 関節を屈曲し，急に母指を離すことにより深指屈筋を伸張する．脊髄症状があれば，深指屈筋の伸張反射の亢進がみられるとともに，母指の屈曲が生じる[30]．

Hoffmann 徴候は圧迫性頸髄病変に対する感度が 58%，特異度が 78% と非常に高い陽性率を示している[31] との報告がある．

神経症状について

脊髄症における神経症状の範囲は，神経根の圧迫の場合とは異なる．

C5 神経根は C4／5 間から出るが，脊髄レベルでは，さらに一髄節上にある．すなわち，C5 神経は脊髄では C3／4 レベルにある．C3／4 間で脊髄が圧迫されると 3 分の 2 の症例で全指尖がしびれ，C4／5 では半分の症例で 1～3 指がしびれ，C5／6 では半分の症例で 3～5 指がしびれる．C6／7 では指のしびれは起こらない[32] とされている．

理学療法の方向性

頸椎 alignment 不良により神経根および脊髄に対するストレスが生じている場合，頸椎 alignment を改善させることにより局所に加わるストレスを軽減させる必要がある．基本的には前述してきた各理学療法の方向性と同様に，定着した頸椎 malalignment を改善させることで椎間孔および椎間を拡大し，屈曲応力の減少を図る．また，斜角筋の過緊張により腕神経叢に圧迫または牽引ストレスが加わっているケースでは，過剰な斜角筋筋活動の抑制を図る必要がある．

6. 頸部痛に対する理学療法アプローチ

頸部疾患における各症状は，基本的に頸椎の機能低下により生じる．しかし，頸椎機能は，上・下位頸椎における機能低下だけではなく隣接する顎関節や脊柱および肩甲骨などさまざまな問題により生じる．したがって，前述した評価により問題点を抽出し，各人の病態に合わせた適切な理学療法アプローチ（図 6-76）を選択していく．

278

6. 頸部痛に対する理学療法アプローチ ── 1）上位頸椎へのアプローチ

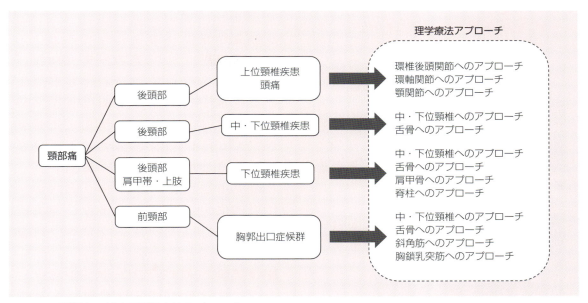

図 6-76　頸部痛に対する理学療法アプローチ

1）上位頸椎へのアプローチ

後頭下筋群のストレッチ

後頭下筋群は，上頭斜筋，下頭斜筋，大後頭直筋，小後頭直筋の4対の筋から構成され頸椎の最深層に位置する．上頭斜筋・下頭斜筋・大後頭直筋は後頭下で構造的三角形を形成しており，頭頸部を安定させるような解剖学的特徴を有している．

上位頸椎伸展位の定着により後頭下筋群は短縮位になり，伸張性が低下する．後頭下筋群の伸張性低下は，頭部のコントロール不良をきたし頭痛や肩こり，頸部運動時痛に通ずるため機能改善が求められる．方法は，上位頸椎屈曲位を強制し後頭下筋群を伸張させる．左右差がある場合は，頭部を緊張側と反対側にわずかに側屈させ伸張を図る（図6-77）．

環椎後頭関節運動へのアプローチ

屈曲運動の促通（図6-78）

後頭下筋群に過緊張が生じている例には，環椎後頭関節の屈曲運動を学習させる．環椎後頭関節の屈曲運動により，後頭下筋群の抑制とともに頭長筋，頸長筋などの頸椎前弯alignment保持に必要な筋群を活動させる．

頸長筋，頭長筋は深部に位置し，頸椎前面の両側に存在する．これらの筋は，動的な前縦靱帯のような役割を果たし，頸椎の垂直方向への安定性に重要な要素を供給する．頸長筋の横断面積が小さくなるほど頸椎前弯角度が大きくなる[33]との報告もあり，頸椎alignmentに影響を与えていることがわかる．頸椎性の頭痛や頸部痛は，この深部筋の弱化により発生する[34]との報告もある．

伸展運動の促通（図6-79）

上位頸椎の屈曲が定着している例には，環椎後頭関節の伸展運動を学習させる．環椎後頭関節の伸展運動により，頸椎前面筋群の伸張を図り，後頭下筋群の収縮を促す．

環軸関節へのアプローチ

環軸関節を構成する軸椎には，歯突起が存在し，特徴的な形態をなしている．頸椎の回旋運動は，

第6章 頸部

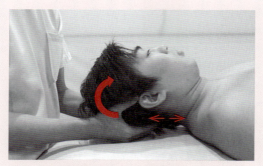

図6-77　後頭下筋群のストレッチ

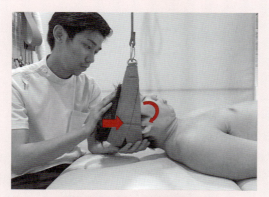

図6-78　環椎後頭関節．屈曲運動の促通

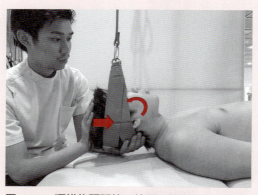

図6-79　環椎後頭関節．伸展の促通

この軸椎を中心として行われ，安定した回旋運動を獲得するためには，環椎および軸椎の適切なポジショニングが必要である．しかし，頸部運動時痛（とくに回旋運動）や頭痛を呈している場合，環椎および軸椎が左右どちらかに偏位し，頸椎回旋運動制限をきたしていることが多い．したがっ

て，環椎および軸椎の偏位を是正し，安定した頸椎回旋運動の獲得を図る．

環椎の回旋偏位に対するアプローチ（図6-80）

乳様突起の直下前方にて環椎横突起を触診し，背側から触れやすい側に回旋偏位が生じている．したがって，回旋偏位側の横突起を前方に誘導することにより，回旋偏位を是正することができる．

軸椎の偏位に対するアプローチ（図6-81）

軸椎の横突起を触診し，背側から触れやすい側に回旋偏位が生じている．したがって，回旋偏位側の横突起を前方に誘導することにより，回旋偏位を是正することができる．

軸椎側方偏位に対するアプローチ（図6-82）

軸椎の側方偏位側の椎弓と対側の頭部を把持し，頭部を固定した状態で軸椎側方偏位側と逆方向へ圧迫することで軸椎の側方偏位を是正する．

2）中・下位頸椎へのアプローチ

中・下位頸椎における頸椎運動は，左右の椎間関節が担う．頸椎椎間関節面は水平面に対して45〜60°の傾斜をもち，前上方と後下方へのすべり運動が生じる．中・下位頸椎が屈曲した際，椎間関節は前上方にすべり，伸展した際は後下方にすべる．回旋および側屈した際は，回旋・側屈側の椎間関節の後下方のすべり運動と反対側の椎間関節の前上方のすべり運動が生じる．頸椎運動時痛が存在する場合，これらの椎間関節の運動に異常をきたしている場合が多い．したがって，異常な分節を確認し適切な椎間関節運動の獲得を図る．

中・下位頸椎の屈曲アプローチ（図6-83）

椎間関節評価にて中・下位頸椎屈曲に伴う前上方のすべりが生じにくい分節を明確にする．屈曲アプローチは，その分節の棘突起を挟むように左右の椎弓を把持し，屈曲に合わせて把持した椎骨を前上方にすべらせる．

6. 頸部痛に対する理学療法アプローチ ── 2）中・下位頸椎へのアプローチ

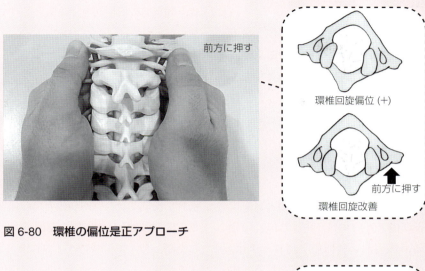

図 6-80　環椎の偏位是正アプローチ

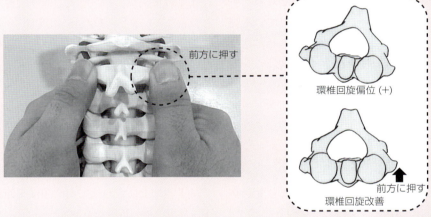

図 6-81　軸椎の偏位に対するアプローチ

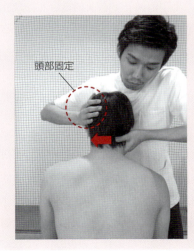

図 6-82　軸椎の偏位に対するアプローチ

第6章　頸　部

中・下位頸椎の伸展アプローチ（図6-84）

椎間関節評価にて中・下位頸椎伸展に伴う後下方のすべりが生じにくい分節を明確にする．伸展アプローチは，その分節の棘突起を挟むように左右の椎弓を把持し，伸展に合わせて把持した椎骨を後下方にすべらせる．

中・下位頸椎の側屈・回旋アプローチ（図6-85）

椎間関節評価にて中・下位頸椎の側屈・回旋に伴う前上方および後下方のすべりが生じにくい分節を明確にする．側屈および回旋アプローチは，前上方へのすべりが制限されている側を対象とする．その分節の前上方すべりが制限されている側の椎弓を把持し，側屈および回旋に合わせて把持した一側の椎間関節を前上方にすべらせる．

3）肩甲骨へのアプローチ

頸椎過前弯タイプに対する肩甲骨アプローチ（図6-86）

頸椎過前弯タイプでは，頭部制御により菱形筋や僧帽筋上・中部線維が活動し，肩甲骨は挙上，内転，上方回旋を強める．これらの定着は，肩甲骨幹部の肩こりなどの症状を引き起こす．したがって，肩甲骨下制・外転・下方回旋を促通し，菱形筋，僧帽筋上・中部線維の過緊張を抑制する．方法は肩関節および関節90°屈曲位にて両上肢を前方で合わせ，前鋸筋や大胸筋を促通する．

頸椎後弯タイプに対する肩甲骨アプローチ（図6-87）

頸椎後弯タイプでは，頭部制御により前鋸筋や大胸筋が活動し，肩甲骨は外転，下方回旋を強める．このような場合，肩甲骨内転および上方回旋を促通し，前鋸筋や大胸筋の過緊張を抑制する．方法は，肩関節伸展および内転位にて両上肢を後方で合わせ，菱形筋や僧帽筋中部線維を促通する．

4）顎関節へのアプローチ

頸椎後弯タイプに対する下顎アプローチ

頸椎後弯タイプでは，下顎は後方位となり舌骨上筋群が短縮位となる．舌骨上筋群の短縮は，上位頸椎伸展制限の原因となり，頸椎の異常な運動へと波及する．また，下顎後方位では，奥歯での咬合が優位となり側頭筋後方部の過緊張が生じる．さらに，側頭筋の過緊張は，頭痛を招く要因となる．したがって，頸椎後弯タイプにみられる下顎後方化を是正するため，舌骨上筋群や側頭筋の伸張性改善などにより下顎の前方化を図る．

舌骨上筋ダイレクトストレッチ（図6-88）

オトガイ下部を圧迫し，オトガイ舌骨筋，顎舌骨筋の伸張性改善を図る．

側頭筋後方部のダイレクトストレッチ（図6-89）

側頭筋後方部を伸張させる．

下顎挙上による舌骨上筋群のストレッチ（図6-90）

下顎挙上に合わせて上位頸椎を伸展させ，舌骨上筋群の伸張性改善を図る．

下顎前方位における咬合学習（図6-91）

上顎前歯と下顎前歯を合わせた状態での咬合を学習させ，下顎前方化に伴う頭部後方化を図る．

頸椎過前弯タイプに対する下顎アプローチ

頸椎過前弯タイプでは，下顎は前方位となり舌骨上筋群が伸張位となる．舌骨上筋群の伸張位は，上位頸椎屈曲制限の原因となり，頸椎の異常な運動へと波及する．また，下顎前方位では前歯での咬合が優位になり咬筋や外側翼突筋の過緊張が生じる．したがって，頭部前方位に伴う下顎後方化を獲得するため，舌骨上筋群の収縮や咬筋の伸張性改善などにより下顎後方化を図る．

282

6. 頸部痛に対する理学療法アプローチ ── 4）顎関節へのアプローチ

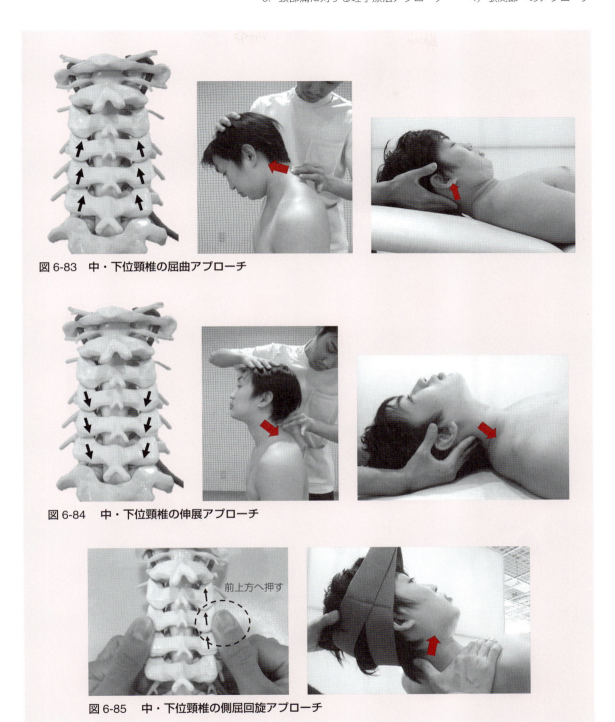

図 6-83　中・下位頸椎の屈曲アプローチ

図 6-84　中・下位頸椎の伸展アプローチ

図 6-85　中・下位頸椎の側屈回旋アプローチ

第6章 頸　部

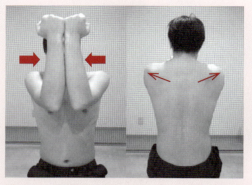
図6-86　頸椎過前弯タイプに対する肩甲骨アプローチ

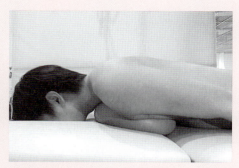

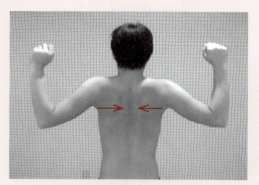
図6-87　頸椎後弯タイプに対する肩甲骨アプローチ

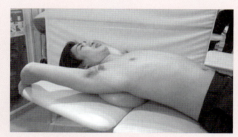

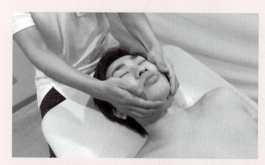
図6-88　舌骨上筋ダイレクトストレッチ

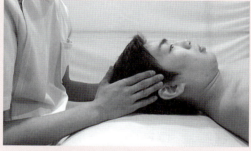
図6-89　側頭筋後方部のダイレクトストレッチ

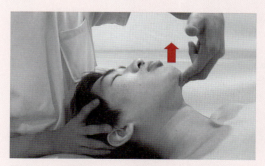
図6-90　下顎挙上による舌骨上筋群のストレッチ

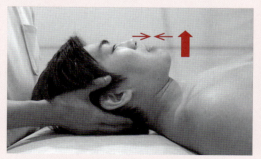
図6-91　下顎前方位における咬合学習

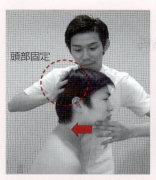

図6-92 下顎後方位の促通

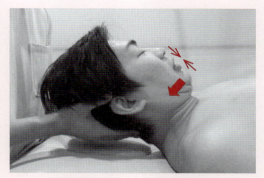

図6-93 下顎後方位における咬合学習

下顎後方位の促通（図6-92）

下顎を後方に移動させ側頭筋後方部および舌骨上筋群の収縮を促通する．

下顎後方位における咬合学習（図6-93）

下顎を後方に位置させた状態での咬合を学習させ，下顎後方化に伴う頭部前方化を図る．

5）舌骨へのアプローチ

舌骨が前上方に位置している例へのアプローチ

下顎前方位や肩甲骨挙上位が定着している場合，顎二腹筋後腹と肩甲舌骨筋の張力が低下し，顎二腹筋前腹の張力が増大することで，舌骨は前方および上方に位置する．この状態では，舌骨下部の緊張が低下することから頸椎前弯の増大を招いてしまう．したがって，舌骨を下方および後方に誘導することで舌骨位のニュートラル化を促し，頸椎alignmentの適正化を図る．

顎二腹筋後腹の張力を利用した舌骨後方化（図6-94）

上位頸椎を屈曲することにより顎二腹筋後腹は伸張され，その張力により舌骨は後方に誘導される．

肩甲舌骨筋の張力を利用した舌骨下方化（図6-95）

肩甲骨を下制することにより肩甲舌骨筋は伸張され，その張力により舌骨は下方に誘導される．

舌骨が後下方に位置している例へのアプローチ

下顎後方位や肩甲骨下制位が定着している場合，顎二腹筋前腹の張力が低下し，顎二腹筋後腹と肩甲舌骨筋の張力が増大することで舌骨は後方および下方に位置する．この状態では，舌骨下部の緊張が増大することから頸椎前弯の減少を招いてしまう．したがって，舌骨を上方および前方に誘導することで舌骨位のニュートラル化を促し，頸椎alignmentの適正化を図る．

顎二腹筋前腹の張力を利用した舌骨前上方化（図6-96）

上位頸椎を伸展することにより顎二腹筋前腹は伸張され，その張力により舌骨は前上方に誘導される．

肩甲舌骨筋の張力を利用した舌骨上方化（図6-97）

肩甲骨を挙上することにより肩甲舌骨筋の張力は減少する．その張力減少により舌骨の下方への牽引力は低下する．

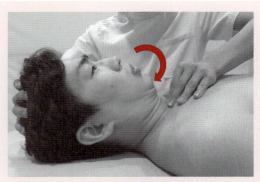

図6-94 顎二腹筋後腹の張力を利用した舌骨後方化

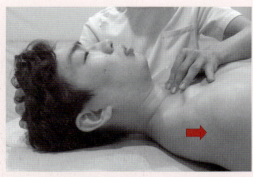

図6-95 肩甲舌骨筋の張力を利用した舌骨下方化

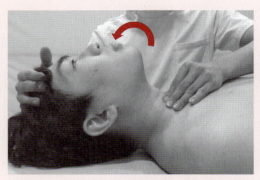

図6-96 顎二腹筋前腹の張力を利用した舌骨前上方化

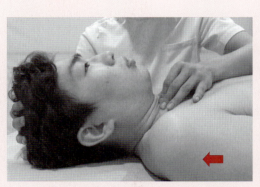

図6-97 肩甲舌骨筋の張力を利用した舌骨上方化

6) 前側方に分布する筋群へのアプローチ

頸椎疾患例によく観察される側屈および回旋位が定着した状態では，一側の斜角筋や胸鎖乳突筋に過緊張が生じている場合が多い．また，斜角筋や胸鎖乳突筋はその走行から頸椎の側方安定化に関与し，その側方安定性を得るためには各筋が左右対称的に走行する必要がある．しかし，頸部痛を訴える多くの症例では側屈および回旋位の定着がみられ，斜角筋および胸鎖乳突筋の張力に左右差が生じている．したがって，頸椎の側方安定性を獲得するために短縮している斜角筋および胸鎖乳突筋へのアプローチを行い，張力の左右均等化を図る．

斜角筋・胸鎖乳突筋のストレッチ（図6-98）

頸椎の側屈・回旋位が定着している場合，側屈・回旋側の斜角筋は短縮位となる．このような状態では，左右の斜角筋および胸鎖乳突筋の筋活動に左右差が生じ，頸椎の側方安定化が得られにくい．したがって，短縮した斜角筋および胸鎖乳突筋のストレッチを行い，張力を左右均等にすることで頸椎側方安定化を図る．

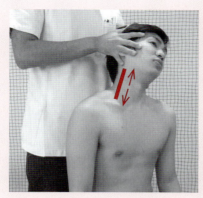
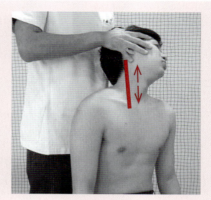

A：斜角筋ストレッチ　　　　　　　　B：胸鎖乳突筋ストレッチ

図6-98　斜角筋・胸鎖乳突筋のストレッチ

参考文献

1) 福田充宏：″頭痛″（日本救急医学会監修：救急診療指針，改訂第3版）．へるす出版．2008，116-22．
2) 入江聰五郎著，宮城征四郎監修：病態を見抜き，診断できる！バイタルサインからの臨床診断 豊富な症例演習で実践力が身につく．羊土社，2011．
3) John H Harris : The radiology of acute cervical spine trauma, the Williams & Wilkins, 1978.
4) 岡田征彦：ヒト頸椎椎間関節の傾斜角に関する研究．東邦医会誌 24：400-420，1977．
5) Dwyer A, et al : Cervical zygapophyseal joint pain patterns I: a study in normal volunteers. Spine 15 : 453-457, 1990. figure4.
6) 奥田眞夫，吉岡麻美，上田恭史ほか：咀嚼側差と姿勢の関係について．顎機能 11：199-204，1993．
7) 上條雍彦：第1章　頭頸部の筋肉．口腔解剖学　筋学．第1版．アナトーム社，1981，295-300．
8) 森澤雄一郎：舌骨と下顎骨偏位の相関に関する臨床X線学的検討　第3報：舌骨逆偏位節．歯科放射線 49(2)：16-25，2009．
9) Petersen KL, Brennum J, Olesen J : Cephalalgia 12 : 33-37, 1992.
10) Bogduk N, Jensen R : The Head-ache 2nd ed（Olesen J, et al eds）. Lippincott Williams & Wilkins, Philadelphia, 2000, pp551-559.
11) 高藤豊治：ヒトの僧帽筋の動脈分布について．解剖誌 59：110-121，1984．
12) Sajaastad O : Cervicogenic headache : comparison with migraine without aura : Vaga study. CePhalalgia 28（Suppl 1）：18-20, 2008.
13) Lord, SM, et al : Third occipital headache : aprevalence study. f IVeurol. IVeurosurg. Psychiatry 57 : 1187-1190, 1994.
14) 五十嵐久桂，坂井文彦：緊張型頭痛の疫学調査．日本頭痛学会誌 25：17-19，1997．
15) Bogduk N and Govind J : Cervicogenic head-ache: an assessment of the evidence on clinical diagnosis, invasive tests, and treatment Lancet Neurol 8 : 959-968, 2009.
16) 矢吹省司ほか：頭蓋頸椎移行部における脊髄損傷2例報告．臨床整形外科 37：763-766，2002．
17) 清水利彦，鈴木則宏：緊張型頭痛の診断と治療．BRAIN MEDICAL 17(1)：21-32，2005．
18) Hammond SR, Danta G : Occipital neuralgia. Clin Exp Neurol 15 : 258-270, 1978.
19) 上田泰久，小林邦彦：大後頭神経の走行および圧迫・伸張部位について─1例の肉眼解剖学的観察から得られた知見─．第49回日本理学療法学術大会．2014．
20) 国分正一：頸部痛に対するK点ブロック．整形・災害外科 53：39-46，2010．
21) 安藤哲朗：頸椎症の診療．臨床神経学 52(7)：469-479，2012．
22) 田中靖久，国分正一：頸部神経根症と頸部脊髄症の症候による診断（越智隆弘，菊地臣一編：NEW MOOK 整形外科，No.6 頸椎症）．金原出版，1999，30-38．

第6章 頸 部

23）Booth Jr RE, Rothman RH : Cervical angina. Spine 1 : 28-32, 1976.

24）千綿国彦，森貞近見，宇宿勝博：斜角筋症候群（第1報）．整形外科と災害外科．20(2)：151-155，1971.

25）Ono K, Ebara S, Fuji T, et al : Myelopathy hand- New clinical signs of cervical cord damage. J Bone Joint Surg Br 69(2) : 215-219, 1987.

26）服部　奨ほか：脊椎外科の診断・整形外科の立場から，あすへの整形外科展望，金原出版，31-61，1974.

27）Penning L : Some aspects of plain radiography of the cervical spine in chronic myelopathy. Neurology 12 : 513-519, 1962.

28）Hayashi H, Okada K, Hashimoto J, Tada K, Ueno R : Cervical spondylotic meylopathy in the aged patient. A radiographic evaluation of the aging changes in the cervical spine and etiologic factors of myelopathy. Spine 13 : 618-625, 1988.

29）Yoss RE, Corbin KB, MacCarty CS, et al : Significance of symptoms and signs in localization of involved root in cervical disk protrusion. Neurology7: 673-683, 1957.

30）内山　靖：中枢神経系障害の特殊検査．評価学．医学書院，2002，190-191.

31）Glaser JA, Cure JK, Bailey KL, Morrow DL : Cervical spinal cord compression and the Hoffmann sign. Iowa Orthop J (2001) 21, 49-52.

32）平林　洌，里見和彦ほか：単一椎間固定例からみた頸部脊椎症の神経症状－とくに頸髄症の高位診断について．臨整外 19：409-415，1984.

33）mayoux-Benhamou MA, et al : Longus collihas a posture function on cervical curvature. Surg Radiol Anat 16(4) : 367-371, 1994.

34）Jull GA, et al : Further clinical clarification of the muscle dysfunction in cervical headache. Cephalalgia 19 : 1999. P.179-185.

第7章

胸背部

1. 胸背部痛と診療の進め方

　外来整形外科領域において胸背部痛を訴える患者は，まず腹腔や胸腔内臓器疾患および整形外科疾患との鑑別をする必要がある．胸背部痛を訴える患者では，致死的となる疾患を有することが多いため，「的確かつ迅速な病歴聴取」をしつつ，バイタルサインと身体所見の評価を行う．必要に応じて各種検査を用い「緊急処置を要する疾患」，「準緊急処置を要する疾患」，そして「その他の疾患」の順序で鑑別することが望ましい．その際，急性冠症候群（acute coronary syndrome：ACS），急性大動脈解離（acute aortic dissection：AAD），肺血栓塞栓症（pulmonary thromboembolism：PTE）などの致死的疾患を見逃さないことが重要である[1]（**表7-1**）．

　内臓疾患が除外され，筋骨格系の疾患が考えられるとき，緊急の対処や特異的治療が必要な疾患を分類する作業に移行していく．外来整形外科領域では，致死的疾患に遭遇する場面は少ないが，整形外科領域のみならず包括的に観察し柔軟な対応が必要である．

1）医療面接

　胸背部痛の鑑別には医療面接による症状，現病歴の聴取が大切である（**図7-1**）．痛みの一般的な特徴として，発症の様子，性質，程度，誘因・悪化要因，随伴症状，全身症状，既往歴，職業歴などを聴取する．急性冠症候群，大動脈解離，肺塞

栓症などは生命の危険に至る疾患であり，見落とすと死亡や重篤な合併症につながるため，これらの疾患に特徴的な症状の有無を必ず聴取する（**表7-2**）．

　安静時胸部痛が20分以上持続し，硝酸薬が無効なハイリスク例や，2週間以内に軽労作や安静時胸部痛のある中等度リスク例では，ただちに入院のうえ，早期侵襲的治療を含めた対応が必要である．胸部痛の持続時間と誘因，安静時胸部痛の有無を

表7-1　胸背部痛における鑑別疾患

1. 緊急処置を要する疾患
- 急性冠症候群（急性心筋梗塞 / 不安定狭心症）
- 急性大動脈解離
- 大動脈瘤破裂 / 切迫破裂
- 肺血栓塞栓症
- 不安定な頻脈 / 徐脈
- うっ血性心不全
- 緊張性気胸

2. 準緊急処置を要する疾患
- 労作性狭心症
- 急性心膜心筋炎
- 弁膜症
- 不整脈
- 肺炎 / 膿胸
- 胸膜炎
- 縦隔炎
- 急性膵炎 / 胆嚢炎胆石症
- 食道破裂

3. その他の疾患
- 心臓神経症
- 不安神経症
- 過換気症候群
- 帯状疱疹
- 肋間神経痛
- 乳腺炎

289

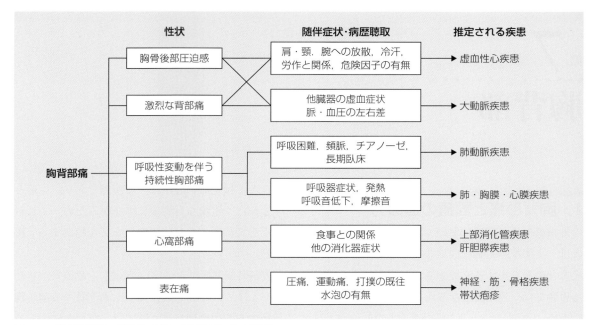

図 7-1 胸背部痛における症状・現病歴からの鑑別

必ず問診する.
　これに対して，症状のわりに重症感が少ないパニック障害による心因性胸部痛がある．パニック障害は心臓神経症ともいわれ，胸部痛，動悸，息苦しさなどの症状を伴い，強い不安や恐怖感が引き金となる．急性の胸部痛で救急を受診する患者の約 10％は，パニック障害および心身の障害に起因しているものである．そのため，診断の際には循環器，呼吸器疾患などを除外し，心因性胸部痛の存在も考慮する必要がある．
　背部痛では，まず胸腔内臓器の疾患を除外する．たとえば，心・大血管，肺，胸膜などの疾患に注意する．また，膵，腎疾患，婦人科，大動脈疾患をはじめとする腹腔内臓器の疾患の放散痛として，背部痛をきたす可能性を検討する．胆嚢疾患では右上背部に放散痛をきたすことがある．腹腔内臓器由来の背部痛では，安静時でも痛み，姿勢や身体の動きによる増悪がない．このような疾患が除外される場合，速やかな対処や特異的治療が必要となる疾患として，癌転移や感染性脊椎炎あるいは骨折があげられる．このような疾患を示唆する腰部痛における警戒症候は，50 歳以上，発熱，体重減少，癌の既往歴，安静でも軽快しない腰部痛，夜間の腰部痛，1 カ月以上続く痛みである[2]（表 7-3）．腰部痛で知られる警戒徴候は，胸背部痛においても有用である．外傷後の突然の発症があれば骨折が疑われるが，明らかな外傷の病歴があるものは 30％とされる[2]．

2）身体診察のポイント

　胸背部痛における性状の種類にかかわらず，すべての疾患を鑑別診断にあげて検査を進めるべきではない．バイタルサイン（血圧，脈拍，体温，呼吸，意識状態）が安定していれば，年齢や既往歴，高血圧や糖尿病などの合併症を考慮し，疑わしい疾患に対する問診と身体所見をとる．そのうえで循環器疾患，呼吸器疾患の可能性がある場合は基本的検査を行う[3,4]．バイタルサインに異常があれば致死的な疾患を念頭において問診を簡潔に行い，内臓疾患を除外するための診察が必要となる．こ

1. 胸背部痛と診療の進め方 —— 2）身体診察のポイント

表7-2　循環器疾患による胸部痛の鑑別点

疾患	部位	性質	期間	特徴	検査所見	鑑別の要点
心筋梗塞	前胸部の絞扼感，頸部，下顎，上腹部，左腕への関連痛	重圧感，圧迫感，絞扼感，灼熱感	突然出現し，30分以上の胸部痛持続	冷汗，悪心，嘔吐，息切れ．易疲労感などの随伴症状がみられる	心電図上ST上昇血清CK（CKW）およびトロポニンT値の上昇	胸部痛は安静やニトログリセリン舌下では消失しない，冠動脈危険因子を有する例が多い
狭心症	前胸部痛（心筋梗塞に類似するが，程度は弱い）	圧迫感，灼熱感，絞扼感	通常，2〜10分，長くとも20分以内	労作，寒冷，精神的ストレスで増悪．安静で軽快．冠攣縮性狭心症では安静時に出現，しばしば早朝に発症しやすい	胸部痛出現時一過性の心電図ST低下またはST上昇心筋シンチグラフィでは，虚血部のTl摂取低下と再分布	ニトログリセリン舌下により症状の軽快，消失がみられる
急性心膜炎	前胸部痛，頸部，左肩への放散痛．虚血性心疾患より軽く，より前胸部に限局	刺すような鋭い痛み	数時間〜数日持続し，一時的に増悪後，次第に軽快	深呼吸，体位変換，立位や臥位で前胸部痛が増悪，座位や軽度の前屈位で軽減	心電図上全誘導でのST上昇心エコー図での心膜液貯留ウイルス性心膜炎では，中和抗体の上昇（ペア血清で4倍以上）	感冒様症状の先行と聴診上の心膜摩擦音がある
急性大動脈解離	胸部〜背部の激痛	激烈で割けるような痛み	突然発症，胸部痛の持続時間は病型により多彩	大動脈弁逆流性雑音，脳神経系の虚血症状により麻痺や失語などの神経症状を伴う	胸部X線上，拡大した瘤または上縦隔の拡大胸部造影CT上，拡大した瘤および解離腔の存在	通常，高血圧症を伴うときにマルファン症候群の合併や上行大動脈解離による心タンポナーデがある
肺塞栓	胸骨下，左右の前胸部，胸部痛がないこともある	頻脈，呼吸困難を伴う前胸部の重圧感	突然発症，数分〜1時間以内	頻呼吸，頻脈，低血圧．急性右心不全，塞栓子が大きい場合，肺性ラ音，胸膜摩擦音，血痰を認めることがある	心電図および心エコーでの急性右室負荷所見，動脈血液ガスで低酸素血症，血漿D−ダイマー値上昇，胸部造影CT上の肺動脈内血栓，肺シンチグラムでの欠損	長期臥床，下肢静脈血栓症など危険因子がある
肺高血圧	胸骨下の鈍痛	圧迫感	労作により増強	胸部症状は，呼吸困難に伴って出現	心電図上右室肥大，心エコーでの右室圧上昇所見	心音ⅡPの充進や傍胸骨拍動などの肺高血圧所見を認める

表7-3　腰痛患者が重篤な疾患をもつ可能性を高める red flag（警戒症候）

- 最近の重要な外傷，あるいは軽度の外傷でも年齢50歳超の場合
- 説明できない体重減少
- 説明できない発熱
- 免疫抑制
- 癌の既往
- 不法な薬物の静脈内使用
- 骨粗鬆症や副腎皮質ステロイドの使用
- 年齢70歳超
- 進行性や顕著な神経学的所見
- 6週間以上の持続

※腰痛で知られる警戒徴候は，胸背部痛においても有用である．

のため，バイタルサインをはじめ，背部痛であっても胸部，腹部の診察が必要であり，関連痛の可能性も考慮する．背部の診察としては，肋骨角および脊柱棘突起の叩打痛を確認する．筋骨格系由来の痛みでは，脊柱の前屈や側屈の制限があることが多いため，可動域を確認する．背部痛で下肢の症状がある場合には，脊髄横断症状の可能性がないか注意する．

基本的検査

　胸部痛，背部痛とも内臓疾患が疑われればそれ

第7章 胸背部

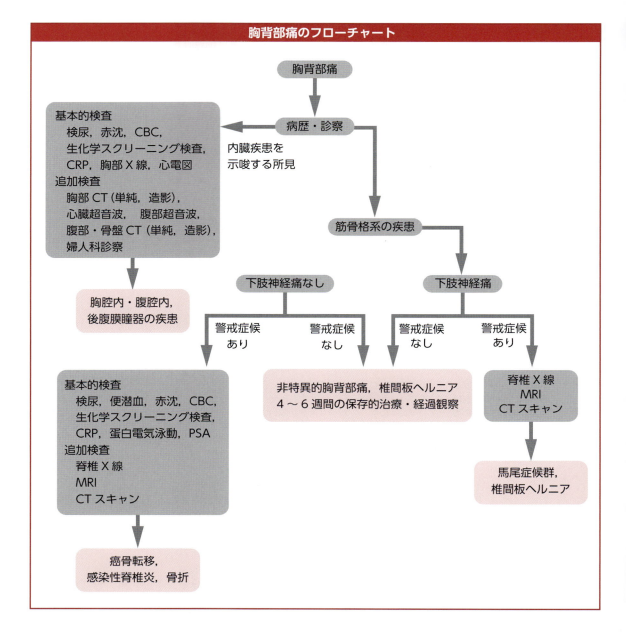

胸背部痛のフローチャート

に応じた検査を行う．警戒症候がない場合はとくに検査をせず，4～6週の経過観察も可能である[5～7]．このような患者では，すぐに画像検査を実施しても痛みや機能状態，心理的尺度に違いがない[8]．警戒症候がある場合や保存的治療に反応しない場合は，赤沈，CRP，末梢血，生化学スクリーニング検査，脊椎単純X線など一般的な検査が有用である．

診断の流れ

胸部痛，背部痛患者での診断の流れを**フローチャート**に示す．警戒症候がある場合，進行性あるいは顕著な神経学的異常所見がある場合，血液検査や脊椎単純X線で異常がある場合などでは脊椎のCT，MRI撮影を施行する．とくに，MRIは癌転移，感染性脊椎炎に対して有効である[6]．MRI

では疼痛のない患者の約50%でも椎間板の変化が認められる[9]．このため，MRIによる椎間板ヘルニアの診断は臨床的な徴候と合わせて行われるべきである．末梢神経系の機能の確認には筋電図検査も有用である[10]．

2. 整形外科領域にみられる胸背部痛

警戒症候がみられず，胸腔および腹腔内臓器の疾患が否定されるケースでは，筋骨格系の問題があげられ，理学療法の介入が選択される．

ここでは，外来整形外科領域で遭遇する疾患を中心に，部位ごとで考えられる疾患について詳述していく．

1) 胸郭前面の疼痛から考えられる疾患

肋軟骨疾患

肋軟骨疾患では，胸骨と肋骨の間に存在する肋軟骨に炎症が生じ疼痛を訴える．なかでもティーチェ病は肋軟骨が膨隆し，圧痛・自発痛を訴える．40歳前後の女性に多く，第2～5肋骨に好発する．X線像は正常であることが多いが，いくつかの症例では石灰沈着が存在している．本態は不明とされているが，肋軟骨細胞の変性や石灰沈着，壊死などが考えられ，肋骨腫瘍や肋軟骨腫瘍との鑑別が必要である．

自然治癒の傾向にあるが，必要に応じて湿布，非ステロイド系消炎剤の投与を行う．

肋骨骨折

肋骨骨折は全骨折の10%を占めるとされており，原因としては直達外力や介達外力，疲労骨折があげられる．直達外力によるものでは肋骨が内方に向かって骨折し，介達外力では外方に向かって骨折することが多い[11]（**図7-2**）．1ないし2本程度の骨折が多いが，外力の大きさによっては多数の骨折がみられることもある．2カ所以上で骨折が生

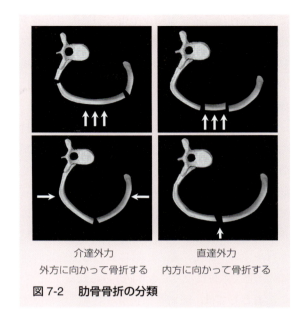

介達外力　　　　　直達外力
外方に向かって骨折する　　内方に向かって骨折する

図7-2　肋骨骨折の分類

じることもあり，気胸や血胸あるいは胸壁動揺による奇異呼吸を伴うことがある．

症状としては，骨折部に一致して限局性の圧痛や介達痛がみられ，第1肋骨骨折の場合は鎖骨上窩に圧痛がみられる．また，深呼吸や咳をしたときの背部，肩甲骨部の疼痛も特徴的である．画像診断としては単純X線が有用である．しかし，骨折線が明らかでなく仮骨ができてから初めてわかる場合もある．

治療は，伸縮性包帯で圧迫したり，胸壁バンドを用いることが多い．骨折部分の保護とともに胸郭運動をできる限り制限することで疼痛を緩和させることを目的とする．骨折部は1カ月程度の安静で骨癒合する．

肋間神経痛

肋間神経痛とは，肋骨に沿って走る神経が何らかの原因で疼痛を引き起こす症状のことで，その原因は不明なものが多い．原因としては，原発性と続発性に分けられる．原発性は，長時間座位後の急激な姿勢変化や，運動によって神経が骨や筋肉に絞扼され疼痛が突然生じることが原因となる．

第7章　胸背部

また続発性は，帯状疱疹ウイルスが原因で疼痛を生じることが原因となる．通常であればウイルスに感染すると疱疹が現れるが，まれに現れない場合がある．発作的症状の度合とは著しく異なり，疼痛が非常に激しくなる．

症状の特徴は，姿勢の変化時や呼吸時，物を持ち上げるときに疼痛が生じることである．とくに，骨粗鬆症の症状が表面化しやすい中年女性に多く認められる．また，胸椎圧迫骨折や癌の転移によっても起こる．このケースにおいては，脊柱部分に疼痛が生じることがあるため，診断において発見されやすい．また，癌の転移における発症は，疼痛の影響で臥位になっても疼痛がみられる．

治療としては，鎮痛薬を服用したり，湿布を塗布して様子をみる．外傷による発症の場合は，肋骨を固定するためバストバンドを使用する．長期的に疼痛がみられる場合は，局所麻酔薬を使用し神経をブロックする．

注意すべきは，狭心症などの肋間神経痛と似た疼痛である．肋間神経痛の治療法を続けていても快方に向かわず，疼痛が周期的に継続する場合は，狭心症もしくは他の臓器系の疾患を疑い，しかるべき対応をとる．

2）胸郭後面の疼痛から考えられる疾患

棘上靱帯炎

中腰位で重量物を持ち上げたり背部を強打した際に棘突起間が拡大し，後方の靱帯が伸張されることで発生する．とくに，棘間靱帯は弾力性が乏しいため，屈曲時に強い力が加わると損傷しやすい．外力が強い場合には靱帯の断裂が生じることもある．通常では，腰椎最下2棘突起間に好発するが，背部にもみられることがある．断裂すると棘突起間の陥没と局所疼痛がみられる．単純X線写真では棘突起間の拡大はみられない．

治療としては，ギプス包帯固定を行い，体幹の屈曲を制限する．陳旧例では，生活動作の指導や理学療法を施行し，柔軟に対応できる身体を構築していく[12]．

胸椎圧迫骨折

胸椎圧迫骨折の原因は，比較的軽微な外力で生じる骨粗鬆症によるものや，転移性骨腫瘍による病的椎体骨折，強い外力により生じる外傷性椎体骨折があげられる．高齢者に起こるものは，骨粗鬆症に起因することが多く，転倒などにより殿部を強打し外力が集中した部位の椎体を圧迫することで発生する．

また，中腰の姿勢や重量物を持つことで力の支点が上位胸椎から胸腰移行部へ移行し，椎体圧迫骨折が生じることもある．とくに高齢者の女性に多く，胸腰椎移行部に好発する．X線写真上，椎体が圧平されると楔状化を呈することがある．腰背部痛を主症状とするが，神経症状は通常みられない．

治療の基本方針としては，安静療法を中心とした保存療法が適応となる．さらなる変形を防ぐため，臥位になり脊椎にかかる負担を極力減らすことや，患部を固定するためコルセットや矯正ギプスを使用する．腰背部の疼痛に対しては，消炎鎮痛薬を使用し，疼痛の緩和がみられてくれば徐々に理学療法を開始する．疼痛の軽減が長期的にみられない場合や，神経症状がみられる場合には，椎体形成術などの観血療法を施行する．

胸椎椎間板ヘルニア

胸椎は，肋骨によって可動性が制限されているため，椎間板ヘルニアを発症することは，腰椎や頸椎に比較するとまれである．男女差はなく，下位胸椎部が好発部位（第9～12胸椎）となっており，30歳以降に発症することが多い．

治療は，ヘルニアが側方型か中央型かによって決定される．一般的に，中央型のヘルニアでは脊

髄が圧迫されると胸部脊髄症（thoracic myelopathy）と総称され，錐体路障害としての痙性対麻痺と下半身の知覚障害が出現する．そのため，深部腱反射亢進やバビンスキー反射がみられる[13]．

また，進行すると排尿障害を呈することもある．側方型のヘルニアでは，神経根圧迫症状も伴うため，より多くの症状が生じる．画像診断はMRIが有効で，脱出腫瘤と脊髄圧迫所見がみられる．保存療法では，硬膜外注射や鎮痛薬などの薬物療法，理学療法，装具療法が適応となる．観血療法では，開胸により前方から椎間板を切除し，椎体間固定を行う．後方からの椎弓切除による摘出手術では，脊髄麻痺を増悪させる危険がある[14]．

腰背筋膜炎

筋膜とは，身体の筋肉を包む膜である．浅い部分は皮膚の下から，深い部分は骨に至るまでの軟部組織をも包む．筋膜は筋線維を束ねており，歩行や日常生活動作などで生じる衝撃を吸収する役割を担っている[15]．腰神経後枝の知覚枝が腰背筋膜を貫通する部位，あるいは筋膜に分布する終末枝に牽引，絞扼などの物理的刺激や炎症性変化が出現することによって生じる疼痛を筋筋膜性腰背部痛という．

発生機序は主に，急激な腰背部の捻転や中腰からの立ち上がり時に神経が牽引または絞扼されて急性発症する．または，不良姿勢によって腰背部の筋膜などに過緊張が生じ，筋膜が肥厚する．この肥厚した筋膜に外傷や疲労によるストレスがさらに加わると，筋膜貫通部で知覚枝が刺激され徐々に疼痛が生じたり，慢性的な症状を呈することもある．

症状は，一般的にヘルニアや骨折などにみられるような強い疼痛を伴うことは少ない．下肢腱反射，大腿神経伸展テスト，Lasègue徴候に異常はみられず，筋力低下や知覚鈍麻を伴うことも少ない．棘突起外縁や仙棘筋部などに好発し，体幹屈曲時に疼痛を伴うことが多い．X線検査では特別な異常所見を認めない．

急性期には，十分な安静が必要となってくる．また，治療としては圧痛点にステロイド薬を加えた局所麻酔薬を注入することで効果が得られることもある．しかし，この疾患では筋疲労の蓄積が問題となってくるため，理学療法にて姿勢や動作時のストレスを軽減させる必要がある．とくに，胸郭や脊柱のrealignmentは重要である[12]．

その他の胸郭の痛み

胸郭の特定部位に，一定以上の負荷が生じることにより，診断名が明確にならない胸郭の痛みを呈するケースが存在する．直接的または間接的な胸郭への機械的有害刺激により，胸郭を構成する能動要素や受動要素に損傷が起こる．また，肋骨を介し胸郭を構成する関節alignmentの異常が生じることもある．その異常を生じる因子としては，体幹の回旋動作をはじめとする基本動作や，咳などにより筋の収縮が急激に生じることによる間接的な因子と，胸郭を殴打することによる直接的な因子があげられる．

これらの痛みは慢性的もしくは急性的に生じ，さまざまなケースが存在する．

1つ目は，肋椎関節や肋肋関節に関与する靱帯や関節包など受動要素の損傷である．関節包には豊富な感覚神経終末（機械受容器）が分布する．機械受容器は痛覚を受容する侵害受容器と位置覚，運動覚などを受容する固有感覚受容器に分類される．椎間関節包の神経組織には，疼痛受容の機能を有する自由神経終末を含んでおり[16]，この部分に伸張または圧縮ストレスが生じることで痛みを引き起こすものと考えられる．

2つ目には，胸郭に付着する筋などの能動要素の損傷があげられる．急激な筋の収縮や外傷により直達外力が加わることで急性的に発生するケースや，繰り返し行われる動作により発生する慢性的

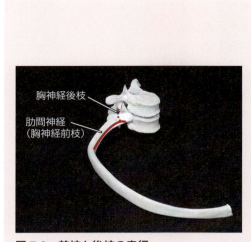
図 7-3 前枝と後枝の走行

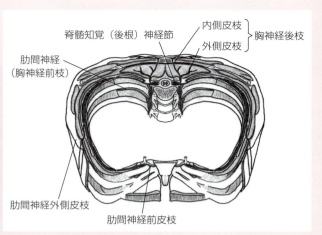
図 7-4 胸神経の神経分布

なケースがある．繰り返される動作や関節 alignment の異常に対し，位置関係を維持するために生じる持続的な筋の収縮が疼痛を引き起こすこともある．

3つ目には，胸神経支配域に痛みを伴う場合である．この場合，椎体や肋骨 alignment 異常による神経の絞扼を考慮する必要がある．脊椎椎間孔から出た胸神経は前枝と後枝に分岐する（図 7-3）．前枝は肋間神経とよばれ，肋骨内縁を走行した後，外側皮枝と前皮枝に分かれて，胸郭の前面と外側面に分布する．後枝は脊椎椎間孔を出た後，上関節突起の外側面に沿って斜めに後下方へ走行し，後皮枝として胸郭後面に分布する[17]（図 7-4）．これらは椎体横突起間に存在する横突間筋や横突間靱帯の緊張によって絞扼されるものと考えられる．たとえば，右側に神経の絞扼による痛みが生じる場合，下位の椎体に対し上位の椎体が左回旋することで右横突間靱帯に緊張が生じ，右側椎間孔後方部が縮小化することが原因と考えられる．また，脊髄後枝は前枝に比較すると著しく細く，その直径は 2 mm 以下であるため[16]，脊髄前枝よりも後枝の障害が多く，胸神経後枝支配域に痛みが出現しやすいものと考えられる（図 7-5）．後枝は感覚

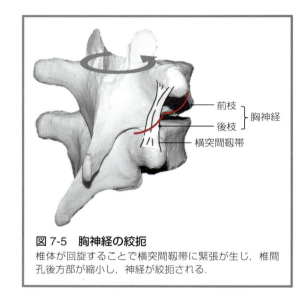
図 7-5 胸神経の絞扼
椎体が回旋することで横突間靱帯に緊張が生じ，椎間孔後方部が縮小し，神経が絞扼される．

神経であり，その支配筋である脊柱起立筋部に痛みが生じるものと考えられる．前枝は運動神経であるが肋間神経は混合神経であるため前方部，側方部の痛みも生じる場合がある．胸郭前方部，側方部，後方部のいずれにも痛みが生じている場合には，胸神経の絞扼などにより痛みが生じていることを考える必要がある．そのため，各動作や痛みの種類，部位などにより，どの組織由来の疼痛かを鑑別する必要がある．これらの痛みを呈する

患者の多くは胸郭可動性が低下しており，機械的侵害刺激に対して胸郭本来の役割である力を分散する衝撃吸収作用が不十分となっているケースが多い．もしくは過剰に胸郭を動かすことにより，過度な外力が加わることが問題となっているケースもある．慢性的なケースでは筋筋膜性腰背部痛となりやすい．

急性期には，十分な安静が必要となる．慢性期では，体幹動作時に胸郭可動性の制限が生じているケースや，他部位の可動性が減少し胸郭の動きが過剰となっていることが多いため，理学療法にて改善を目指す．

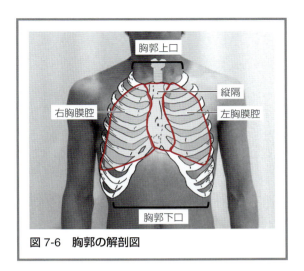

図 7-6　胸郭の解剖図

3. 胸郭の機能解剖

胸郭（thorax）は，12個の胸椎（thoracic vertebrae），12対の肋骨（rib），1個の胸骨（sternum）から構成され，全体的には籠状の形態をしている．これらは胸腔を取り囲み，上方部に頸部と連結する胸郭上口（superior thoracic aperture），下方部に，横隔膜と連結する胸郭下口（inferior thoracic aperture）とよばれる開口部が存在する．胸腔は，胸壁と横隔膜で構成される腔で左右の肺をそれぞれ取り囲む胸膜腔（pleural cavity）と心臓，食道，気管や主要な神経や血管が存在する縦隔（mediastinum）の3つの主要な区画に分割される（図 7-6）．

胸郭は，頭頸部の土台としての役割や，胸郭内の心臓や肺など人体には欠かせない重要な臓器を取り囲み，外圧から保護する役割を担っている．さらに，胸郭は呼吸運動を行う呼吸器でもあり，体幹の動きを円滑にするための運動器でもある[18]．

1）骨（bone）

胸椎（thoracic vertebrae）

脊柱は，椎骨と椎骨間の関節系が規則正しく配列し，椎骨間を通過する脊髄やそこから分岐する前根，後根および脊髄神経を保護する役割を担っている．

胸椎は，関節を介して肋骨と連結しており，12個の椎骨から構成されるため，脊柱における大きな割合を占めている．胸椎の構造的特徴として，椎体の厚さは後方よりも前方で薄いことがあげられる[19〜21]．また，上下に隣接する頸椎と腰椎の形態を反映する．第1〜4胸椎までは頸椎の名残を受け，棘突起が小さく水平に伸びている．第5〜8胸椎は胸椎の典型的な形をとっており，棘突起は長く下方を向き，上位から下位へ向かうほど長さが短縮する．また，第9〜12胸椎は腰椎の特徴をもつ．

胸椎の最大の特徴は，肋椎関節によって肋骨と連結していることであり，肋骨と関節を構成する肋骨窩があることである．椎体後面に肋骨頭と関節を構成する肋骨頭窩が存在し，第1胸椎では最上方部に楕円形，下方部に半楕円形の関節面をもつ．第2〜9胸椎までは上方と下方に半楕円形の関節面をもち，2つで1つの関節面を構成する．第10〜12胸椎までは楕円形の関節面が1つずつ存在する．また，第2〜10胸椎では横突起が大きく後外側に突出しており，肋横突関節窩が存在し肋骨結節と連結している．また，第11，12胸椎横突起は肋骨結節と関節を構成しない（図 7-7）．

第7章 胸背部

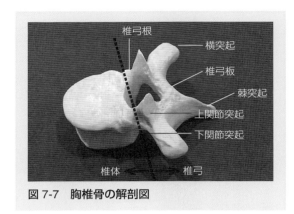

図7-7 胸椎骨の解剖図

胸骨 (sternum)

胸骨は，胸郭前面部にある扁平骨で，上方から胸骨柄，胸骨体，剣状突起の3つの部分から構成され軟骨性に結合している（図7-8）．胸骨柄の上端には頸切痕が存在し，左右上端には鎖骨頭と関節を構成する鎖骨切痕が存在する．また，胸骨柄と胸骨体の間に存在する突出部は胸骨角といわれ，成人になるまでは軟骨で加齢とともに骨化する場合がある．胸骨体は男性のほうが長く柔軟性がある．

胸骨の両側には，第1〜7肋軟骨と連結する肋骨切痕が存在する．指標としては，第2肋骨切痕は胸骨角の高さにあり，第7肋骨切痕は胸骨体から剣状突起に移行する部分にある．剣状突起は人によりさまざまな形態をとっていることがある．

胸骨の上端や下端の位置関係を観察することで，胸骨の左右前後傾斜を理解することができる．脊椎に投影した際には上端が第3胸椎に，下端が第9胸椎に存在するため臨床的に重要である．

肋骨 (ribs)

肋骨は，外方へ弓なりに彎曲した形状を呈しており，前方部を肋軟骨，後方部を肋硬骨とよぶ．肋硬骨は肋骨頭，肋骨頸，肋骨体から構成されている．中央部は肋骨体といわれ，彎曲が最も強い部位である．肋骨頸と肋骨体は肋骨結節によって分けることができる．前方部は肋軟骨と結合しており前端といわれている（図7-9）．

肋骨は全部で左右12対あり，全体的には籠状の形状を呈している．真肋，仮肋，浮遊肋に分けられる．真肋は第1〜7肋骨のことを指し，肋軟骨を介して直接胸骨に付着する．仮肋は第8〜12肋骨のことを指す．第8〜10肋骨は肋軟骨が第7肋軟骨に付着し，間接的に胸骨に付着する．最下部の第11，12肋骨のことを浮遊肋といい，肋軟骨をもたず胸骨には連結しない（図7-10）．

肋骨の前方部である肋軟骨は胸骨と連結する．肋軟骨は弾性に富んでおり，これによって胸郭の

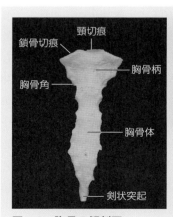

図7-8 胸骨の解剖図

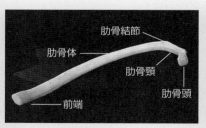

図7-9 肋骨の解剖図

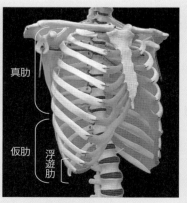

図7-10 肋骨の全体図

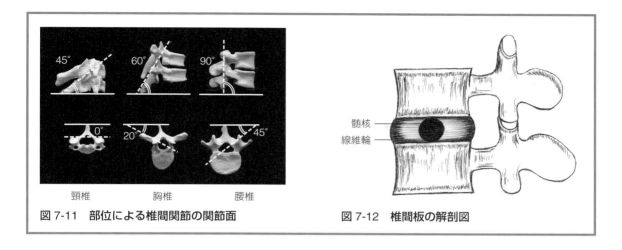

図 7-11　部位による椎間関節の関節面

図 7-12　椎間板の解剖図

弾性は確保されている．肋軟骨の弾性は加齢とともに失われ，胸郭全体の可動性も減少する．肋骨が対応する胸肋関節に対して下方にあると，吸気時に肋軟骨はトージョンロッドのようにねじれる．1本の棒が長軸方向にねじれると，棒の弾性はねじれのエネルギーを蓄え，力が除かれたときに元の位置に戻ろうとする[22]．

2）関節，靱帯

椎間関節（zygapophysial joint）

　椎間関節は平面関節に分類され，上位椎体の下関節突起と下位椎体の上関節突起が関節面を構成し，脊柱の後方支持機構を構成している．関節内には滑膜が存在し，その外側を関節包が覆っている．椎間関節とその周囲組織には，豊富な感覚神経終末（機械受容器：mechanoreceptor）が分布している．機械受容器は，痛覚を受容する侵害受容器（nociceptor）と，位置覚，運動覚などの固有感覚の受容に関与する固有感覚受容器（proprioceptor）に分類される．椎間関節は周囲組織（筋，腱，靱帯）と比較し，侵害受容器が多く存在することから疼痛の発生源となりやすい[23, 24]．

　脊柱には，椎体後方部の関節突起間に24対の椎間関節が存在する．それぞれの関節面は小さいが，運動部分が総和されると大きな可動性をもつことができる[25]．椎間関節における関節面の向きは部位ごとに異なり，それに応じた可動性の相違が生じる．頸椎では前額面に近い関節面をもち，側方運動，前方および後方傾斜，わずかな回旋が可能である．胸椎では斜断面のような関節面をもち，主に側屈と回旋が行われ，わずかな屈曲と伸展が可能である[26]．腰椎ではほぼ矢状面と平行な位置をとり，主に屈曲と伸展が可能となる．また，わずかではあるが回旋も可能である[27]（図 7-11）．

椎体間関節（interbody joint）

　椎体間関節は半関節に分類され，上下の椎体，椎間板，椎体終板から構成される．上下の椎体間には，衝撃吸収とともに負荷分散作用をもつ椎間板が存在する．椎間板は髄核と線維輪で構成される．椎間板の中心には髄核が存在し，膠原線維と線維軟骨から構成される線維輪が髄核を取り巻いている（図 7-12）．胸椎における椎間板の厚さは頭方から尾方にかけて増加し，前方で高く後方で低くなっている．椎間板は衝撃を吸収する作用をもつ．髄核は十分な水分が含まれた状態であれば効率よく衝撃吸収作用が働くが，加齢や過度の消耗によりその水分量が減少していくと，体重支持や衝撃吸収作用が低下する．また，椎間板は伸縮

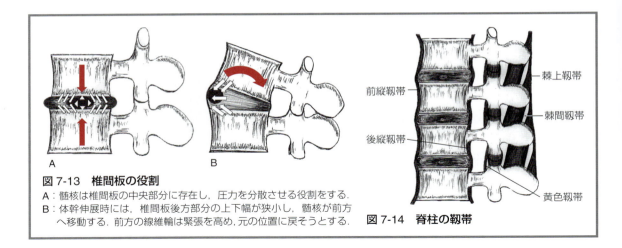

図 7-13 椎間板の役割
A：髄核は椎間板の中央部分に存在し，圧力を分散させる役割をする．
B：体幹伸展時には，椎間板後方部分の上下幅が狭小し，髄核が前方へ移動する．前方の線維輪は緊張を高め，元の位置に戻そうとする．

図 7-14 脊柱の靱帯

性のある組織であり，関節の可動性を制限する作用ももつ．椎体に圧が加わると，髄核に対する相対的な運動により線維輪が伸張され，椎間板に加わる力に対抗しようとする．これは，元に戻ろうとする自己安定化機構である（図 7-13）．

脊柱の靱帯

脊柱の全体的な動きを制御する前縦靱帯，後縦靱帯，棘上靱帯は，脊柱全体に沿うように連続して走行している．前縦靱帯は椎体の前面部に付着し，脊柱の過伸展を制御する．後縦靱帯は椎体後面に，棘上靱帯は棘突起先端部に付着し脊柱の過屈曲を制御する．また，後縦靱帯は椎間板と結合して保護する作用をもつ．

黄色靱帯，棘間靱帯，横突間靱帯は連続しておらず，おのおのの椎骨間を連結している．黄色靱帯は椎弓間に分節状に走行しており，神経組織を保護する[28]．また，静止時には靱帯が緊張し，脊柱の直立に際して協調的に働き[25]，屈曲時にはさらに緊張し，脊柱の動きを制御している．棘間靱帯は上下の棘突起間に付着し，脊柱の屈曲を制御する．横突間靱帯は同側の上下横突起間に付着して側屈を制御する（図 7-14）．

肋椎関節 (costovertebral joint)

肋椎関節は，肋骨頭関節と肋横突関節の両者から構成される（図 7-15）．肋骨頭関節は滑膜関節であり，第 1，11，12 肋骨以外は 2 室性関節となっている．多くの部位でこの関節は，肋骨頭と上下の椎骨で構成される関節窩からなる．椎体間にある椎間板が関節内肋骨頭靱帯を介し肋骨頭と結合している．また，関節包を補強するために放線状肋骨頭靱帯が 3 本存在し，そのうち中間帯は椎間板の線維輪と結合する．

肋横突関節も滑膜関節であり，横突起先端部と肋骨結節で構成される．これは骨間肋横突靱帯，後部肋横突靱帯，上部肋横突靱帯の 3 つの肋横突靱帯で補強される．骨間肋横突靱帯は短く強靱である（図 7-16）．

胸肋関節 (sternocostal joint)

胸肋関節は，上位 7 本の肋軟骨と胸骨で構成される関節である（図 7-17）．胸肋関節は肋骨軟骨結合（肋軟結合）と胸骨肋軟骨結合（胸肋結合）に分けることができる．肋軟結合部は，肋軟骨と肋骨の骨部分の移行部のことを表す．この部には関節包や靱帯による補強はみられず，わずかな運動が可能である．胸肋結合部は，肋軟骨内側端と

3. 胸郭の機能解剖 ── 3）運動学

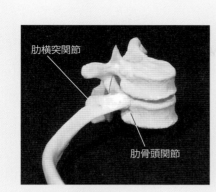

図7-15　肋椎関節

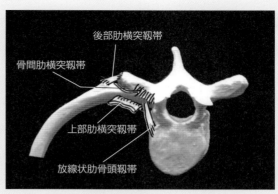

図7-16　肋椎関節に関与する靭帯

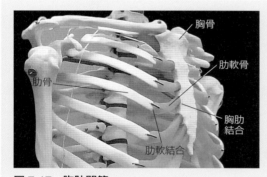

図7-17　胸肋関節

胸骨の肋骨切痕で関節を構成する．第1の胸肋結合は不動結合であり，第2〜7までの結合は滑膜性でわずかにすべり運動がみられる．これらは放線状胸肋靭帯によって補強されている．

3）運動学

脊柱屈曲

屈曲時には，椎体間の前方部分が狭小化し，後方部分が拡大する．このことにより髄核は後方移動する．椎間関節では，下位椎体の上関節突起に対して上位椎体の下関節突起が相対的に前上方にすべり，覆いかぶさるようなかたちをとる（図7-18 A）．また，肋横突関節では肋骨頸が上方へすべり，肋間は前方で狭小化し，後方で拡大する．胸椎の屈曲時には胸郭全体の形状が変化し，胸郭や脊柱間の角度が変化する．屈曲時には肋椎角，上部胸肋角，下部胸肋角，肋軟骨角におけるおのおのの角度が増加する[22]（図7-19）．また，脊柱と肋骨では運動連鎖が生じ，脊柱屈曲時には肋骨の前方回旋を伴う[29]（図7-20 A）．

脊柱伸展

伸展時には，椎体間の前方部分が拡大し，後方部分では狭小化する．このことにより髄核は前方移動する．椎間関節では，下位椎体の上関節突起に対して上位椎体の下関節突起が相対的に後下方にすべり，互いが接触して動きが制限される（図7-18 B）．また，肋横突関節では肋骨頸が下方へすべり，肋間は前方で拡大し後方で狭小化する．

胸椎の伸展時には屈曲と同様，胸郭全体の形状が変化し，胸郭や脊柱間の角度が変化する．伸展時には肋椎角，上部胸肋角，下部胸肋角，肋軟骨角のおのおのの角度が減少する[22]．また，脊柱と肋骨の間で運動連鎖が生じ，脊柱伸展時には肋骨の後方回旋を伴う[29]（図7-20 B）．

脊柱側屈

側屈時には，側屈側の隣接する椎体の上下関節

第7章 胸背部

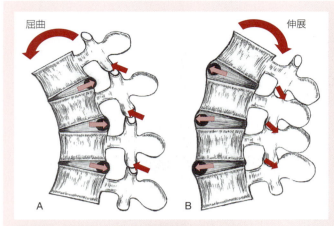

図7-18 屈伸時における椎間関節の動き
A：屈曲時における椎間関節の動き
B：伸展時における椎間関節の動き

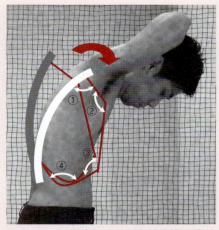

図7-19 屈曲時における胸郭全体の動き
①：肋椎角，②：上部胸肋角，③：下部胸肋角，④：肋軟骨角
体幹屈曲時にはおのおのの角度が増加する．また伸展時には角度が減少する．

突起が互いにすべっていく（図7-21）．上位胸椎の下関節突起は側屈側において下方へ，反対側では上方へすべる．側屈運動は，側屈側の関節突起同士が接触することや，反対側の黄色靱帯，横突起間靱帯が緊張することによって制限される．肋骨頸は，側屈側で上方へ，反対側では下方へすべり，肋間は，側屈側においては狭小化し，反対では拡大する[29]（図7-22）．

胸郭全体の形状変化としては，側屈時に，側屈側の胸郭下制，肋間狭小化，肋軟骨角の減少が生じる．反対側では，胸郭挙上，肋間拡大，肋軟骨角拡大が生じる[22]（図7-23）．

脊柱回旋

胸椎自体の回旋可動性は，椎間関節の構造上，腰椎よりも大きいが，胸椎回旋時には肋軟骨のねじれにより運動制限が生じる．回旋側では，上位胸椎の下関節突起は下方へ，下位胸椎の上関節突起は上方へすべる（図7-24）．肋横突関節においては，回旋側の肋骨頭が下方へ，反対側では上方へすべる．肋骨は回旋側で後方回旋し，反対側で前方回旋が生じる．このとき，上位胸椎は反対側へ偏位する[29]．

4）呼吸時の胸郭運動

胸郭垂直方向への変化

吸気時，横隔膜の収縮により筋のドームが下降し，胸郭の垂直径が増加する．安静呼気時には横隔膜が弛緩し，安静位置である上方へ戻る．

吸気時に胸骨は挙上し，肋骨の外側端，前方端が上方へ移動する．肋軟骨は元の位置よりも水平位をとる．

胸郭前後，横方向への変化

肋骨の運動は，肋横突関節と肋骨頭関節の間を貫く回転軸の方向と肋骨の形状によって決定される[30]．上位6本の肋骨は，回転軸が前額面に対し約25～35°の角度をもち，肋骨の挙上に伴って前方へ移動することで前後径が増加する．また，肋骨の下制に伴い前後径の減少が生じる．下位6本の肋骨では，回転軸が前額面に対し約35～45°の角度

302

3. 胸郭の機能解剖 —— 4）呼吸時の胸郭運動

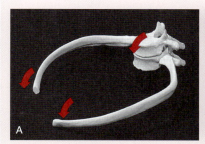
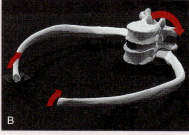

図 7-20　脊柱−肋骨の運動連鎖
A：脊柱屈曲−肋骨前方回旋
B：脊柱伸展−肋骨後方回旋

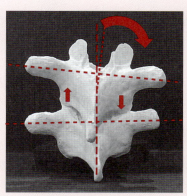

図 7-21　側屈時における椎間関節の動き
側屈側の上位胸椎の下関節突起は下方へ，反対側の下関節突起は上方へすべる．

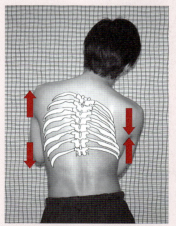

図 7-22　側屈時における肋間の動き
側屈側の肋間は狭小化し，反対側では肋間の拡大がみられる．

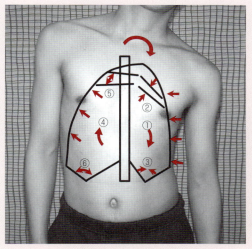

図 7-23　側屈時における胸郭全体の動き
側屈時に側屈側は①胸郭下制，②肋間狭小化，③肋軟骨角の減少が生じる．反対側は④胸郭挙上，⑤肋間拡大，⑥肋軟骨角の拡大が生じる．

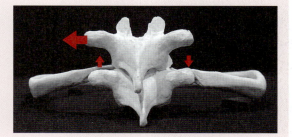

図 7-24　回旋時における椎間関節と肋骨の動き
回旋側の肋骨頸が下方へ，反対側では上方へすべる．肋骨は回旋側で後方回旋し，反対側で前方回旋が生じる．このとき上位胸椎は反対側へ偏位する．

303

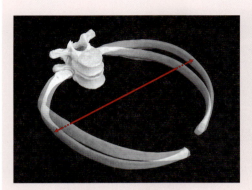

図 7-25　胸郭横方向への変化
吸気時に肋骨が挙上した際，肋骨が外方へ移動することで横径が増加する．

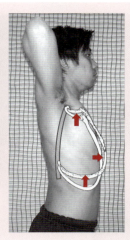

図 7-26　胸郭前後方向への変化
吸気時に胸骨は矢状面において前方に移動することで第1，10肋骨が挙上し，胸郭全体の形状変化が生じる．

をもち，肋骨が挙上した際に外方へ移動することで横径が増加する．また，肋骨の下制に伴い横径の減少が生じる（図7-25）．

吸気時または呼気時に胸骨と肋骨のなす角にそれぞれ変化が生じ，胸郭全体の形状が変化する[22]．吸気時に胸骨は矢状面において前方に移動する．それに伴い第1，10肋骨が挙上する．第1肋骨が挙上することで，第1肋骨と胸骨のなす角である胸肋角が減少し，第10肋骨の挙上により胸骨となす角は増大する（図7-26）．呼気時には，吸気筋の弛緩によって肋骨と胸骨が元の位置に戻ることを可能とする．胸骨の下後方への動きと肋骨の下制により胸郭全体の形状が変化する．

5）呼吸時の筋活動

呼吸運動に関わる筋は，吸気時に肋骨を挙上させる筋，呼気時に肋骨を下制させる筋に分けられる．これらはさらに主動作筋と補助筋に分けられる．

安静時における呼吸運動は，胸郭の拡張と弛緩が無意識下で恒常的に繰り返されている．吸気時には吸気筋により空気を取り込み，胸郭，肺を膨らませる．呼気筋は安静時にはあまり働かず，吸気筋の弛緩によって胸郭，肺がしぼみ，その弾性によって呼気活動が行われる．息を強制的に吐き出すときには補助作用をもつ呼気筋が働く．

安静時吸気筋

安静時における吸気筋は横隔膜，斜角筋，肋間筋があげられる．基本的には横隔膜の収縮により吸気活動が生じる．

横隔膜（diaphragm）（図7-27 A）

横隔膜は，胸郭内部に位置し，胸腔と腹腔を分けている大きなドーム状に広がった筋である．胸骨部，肋骨部，脊椎部に分けることができ，それぞれ起始は異なるものの腱中心に付着する．胸骨部は，剣状突起から腱中心に付着し，肋骨部は，第7〜12肋骨から腹横筋と絡み合いながら腱中心に付着する．脊椎部は，第1〜3腰椎椎体に付着する右脚，第1，2腰椎に付着する左脚に分けることができ，それぞれ腱中心に付着する．横隔神経（C3〜5）により支配されており，脊柱に近い部分には，下大静脈，食道，腹大動脈が通過する3つの開口部がある（図7-27 B）．

横隔膜は，安静時の1回換気量における2/3〜3/4の変化を担い[31]，垂直，内外側，前後の3方向における胸腔内容積の増大に関与する．横隔膜の収縮によりドームは下方へ引かれ，平坦になるこ

3. 胸郭の機能解剖 ―― 5) 呼吸時の筋活動

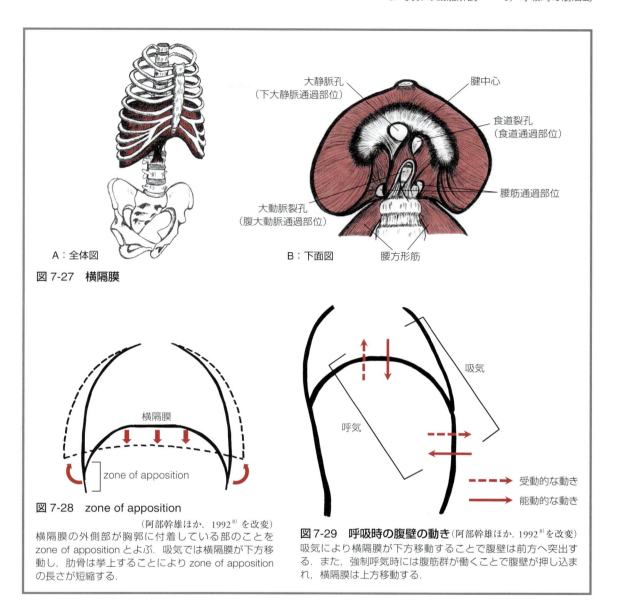

図 7-27　横隔膜

図 7-28　zone of apposition
（阿部幹雄ほか．1992[8]）を改変）
横隔膜の外側部が胸郭に付着している部のことを zone of apposition とよぶ．吸気では横隔膜が下方移動し，肋骨は挙上することにより zone of apposition の長さが短縮する．

図 7-29　呼吸時の腹壁の動き（阿部幹雄ほか．1992[8]）を改変）
吸気により横隔膜が下方移動することで腹壁は前方へ突出する．また，強制呼気時には腹筋群が働くことで腹壁が押し込まれ，横隔膜は上方移動する．

とで胸腔の垂直径が増加する．それに対し，腹腔の垂直径は減少する．安静時，前額面における横隔膜の外側部は 6〜7 cm 胸郭に付着している．この部のことを zone of apposition とよぶ[32]．安静吸気では横隔膜が下方移動し，肋骨が挙上することにより zone of apposition の長さは短縮する[30]（図 7-28）．横隔膜の収縮はほとんどが zone of apposition における筋線維の収縮によるものであり，最大収縮すると自然長の約 35〜40％ 短くなるという他の骨格筋にはみられない特徴をもっている[30, 33]．矢状面では，吸気により横隔膜が下方移動することで腹壁は前方へ突出する．また，強制呼気時には腹筋群が働くことで腹壁が押し込まれ，横隔膜は上方移動する[34]（図 7-29）．

横隔膜は，肝臓の位置から左側と比較すると右側で高い位置をとっている．安静吸気時には横隔膜のドームが約 1〜2 肋間隙沈下し，約 1.5 cm 下降する．強制吸気時には 6〜10 cm 下降し，右側ドー

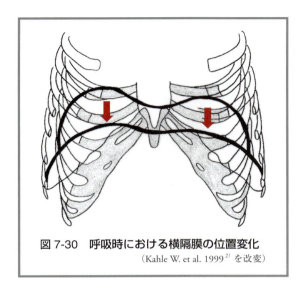

図 7-30　呼吸時における横隔膜の位置変化
（Kahle W. et al. 1999[2]）を改変

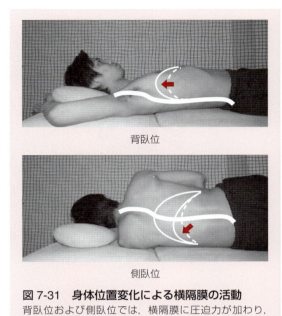

背臥位

側臥位

図 7-31　身体位置変化による横隔膜の活動
背臥位および側臥位では，横隔膜に圧迫力が加わり，活動性が低下する．

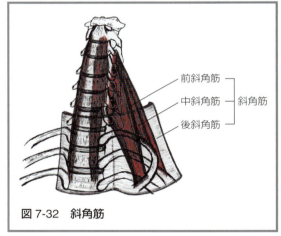

図 7-32　斜角筋

ムの高位部は第4肋間隙に，外側では第11胸椎椎体の高さに位置する．左側ドームの高位部は第5肋間隙に，外側では第12胸椎椎体の高さに位置する[35]（図7-30）．

横隔膜の機能は，肢位による影響を受ける．背臥位では腹部臓器が頭側に移動し，横隔膜を上方へ押し上げることで吸気が困難となる．これは，吸気時において腹部臓器の抵抗が座位より強まり，横隔膜の下方移動を困難にさせるためである．側臥位では，腹部臓器が背臥位よりも頭側に移動し，横隔膜への圧迫力が高まることで吸気はより困難となる[22]（図7-31）．

斜角筋（scalene muscles）（図7-32）

斜角筋は，前斜角筋，中斜角筋，後斜角筋の3つの線維から構成される．支配神経は頸神経前枝である．前斜角筋は第3～6頸椎横突起，中斜角筋は第2～7頸椎横突起からそれぞれ第1肋骨前方部に，隣り合わせになるように走行する．後斜角筋は，第4～6頸椎横突起から第2肋骨外側面に走行する．後斜角筋は垂直に近い走行をするのに対し，前，中斜角筋は斜め前方に走行する．

片側性の後斜角筋の収縮では，頸椎を側屈させ，前，中斜角筋の収縮では，頸椎を反対側へ回旋させる作用をもつ．両側性の前，中斜角筋の収縮では，頸椎の前弯を増強させる作用をもつ．頸椎を固定すると第1，2肋骨が挙上し，吸気の補助をする作用をもち，胸腔内容量を増加させる．

肋間筋群（intercostales muscles）

肋間筋は，外層である外肋間筋，中間層である内肋間筋，内層である最内肋間筋の3層からなり，肋間腔を埋めている．肋間筋は，上下の肋骨間に

3. 胸郭の機能解剖 —— 5）呼吸時の筋活動

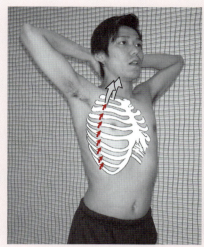

A：各外肋間筋の協働収縮

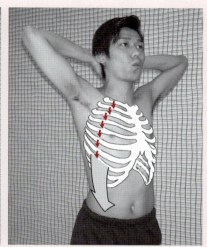

B：各内肋間筋・最内肋間筋の協働収縮

図 7-33　肋間筋による胸郭の動き

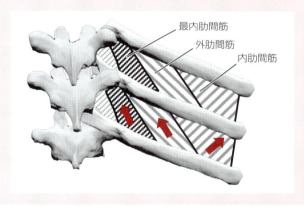

図 7-34　各肋間筋による作用
各肋間筋は肋骨間を覆い肋骨間の安定性に関与している．
各肋間筋の筋走行は異なり，またその作用も異なる．

11対存在し，肋間神経（Th1〜11）に支配されている．内肋間筋は，上位の肋間溝から1つ下位の肋骨上面背側へ付着し，後下方へ走行する．外肋間筋は，下位肋骨上面の腹側へ前下方に走行する．最内肋間筋は，内肋間筋と同じ走行をしており，肋骨角付近の線維は肋骨下筋ともよばれる．肋間筋は，薄い筋線維層を形成し，肋骨同士を連結することで胸郭を1つの連続体にする．そのため，1つの筋に引っ張られるように胸郭全体が動く（**図7-33**）．呼吸筋としての役割とともに，肋骨間を覆うことで安定性に関与している．

外肋間筋は，肋骨を挙上させ吸気筋として働く．内肋間筋，最内肋間筋は，肋骨の下制作用をもち呼気に働く[22]（**図7-34**）．

強制吸気筋

胸鎖乳突筋，僧帽筋，脊柱起立筋，大胸筋，小胸筋，肋骨挙筋，上下後鋸筋などがあげられ，主動作筋の補助として働く．これらの筋は胸腔内容量の増加に直接的または間接的に作用する．

呼気筋

安静呼気は筋の収縮が最小限であり，胸腔および肺の弾性と横隔膜の弛緩による受動的な作用に

307

よって生じる．しかし，強制呼気では筋収縮が必要となる．内肋間筋は走行から肋骨を下制させ，肋間を狭小化させることで胸腔を縮小するために作用する．また，腹筋群は呼気筋群としては重要である．腹筋群は，主に腹直筋，外腹斜筋，内腹斜筋，腹横筋があげられる．腹筋群の収縮により腹腔内圧を上昇させ腹部臓器を圧迫する．このことで横隔膜は挙上し，胸郭側へ押し上げられる．また，肋骨は下制するように働き，呼気運動が生じる（図7-35）．

胸横筋も強制呼気筋として働く．胸郭の内側に位置し，第2～7肋骨と胸骨の内側に付着し，下斜め方向に走行している．肋軟骨を下制させ，呼気に作用する．

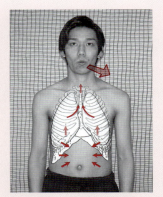

図7-35　呼気活動における腹筋群の働き
呼気時では，腹筋群の収縮により腹腔内圧を上昇させ，腹部臓器を圧迫する．この作用により横隔膜を上昇させ，胸郭側へ押し上げる．

6）呼吸機能

呼吸は恒常的に行われ，生命維持に必要不可欠なものである．吸入した空気が気道や肺を通った後に，再び体外に呼出する機械的過程を呼吸活動といい，安静時では1分間に12～20回持続的に行われる．

健常人の全肺容量は，約5.5ℓとされている．1回換気量は，換気周期において肺に出入りする空気の量のことであり，安静時では0.5ℓとされているが，運動時には肺活量の約60％まで増大する（図7-36）．

呼吸は，自動的または他動的な要素が胸郭内容量を変化させることで生じる胸郭運動によりコントロールされている．吸気の際，胸腔内容量は肋骨と胸骨に付着する筋によって増大する．胸郭が

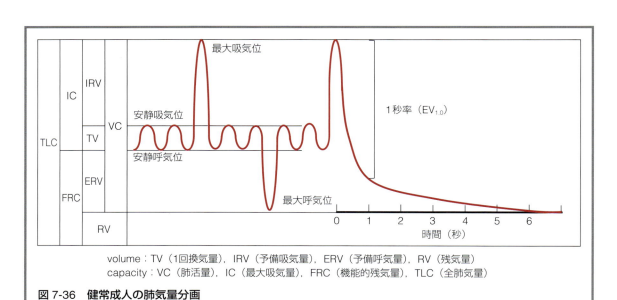

図7-36　健常成人の肺気量分画

3. 胸郭の機能解剖 —— 7）胸郭に作用，付着するその他の筋肉

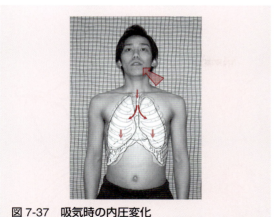

図 7-37　吸気時の内圧変化
吸気時では，吸気群の収縮により胸腔内圧が減少し，肺を膨らますための吸引力をつくり出す．この作用により大気から空気が流入する．

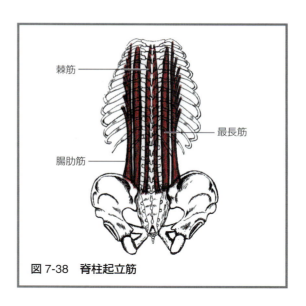

図 7-38　脊柱起立筋

拡大し，胸腔内圧が減少することで肺を膨らます吸引力をつくり出す．肺が膨張した結果，肺胞内圧が大気圧より低くなり，大気から空気が流入する（**図 7-37**）．呼気時には，胸腔内容量の減少が肺胞内圧を上昇させ，それによって肺胞から大気に空気が流出する．これらのように，外部の圧と内部の圧が反比例することをボイルの法則という．

7）胸郭に作用，付着するその他の筋肉

脊椎深筋群

体幹の後部には多数の筋があり，いくつかの層に分かれている．そのなかでも深部に位置する筋は，椎体同士を連結している小さな筋群である．

横突間筋は，横突起から1つ下の椎体横突起を連結する筋群で脊椎の側屈に作用する．棘間筋は，上下の棘突起を連結する筋群で脊椎の伸展に作用する．横突棘筋は回旋筋，多裂筋，半棘筋の3つに分けることができ，3つの筋はすべて横突起から起始する．横突棘筋は，仙骨から軸椎にわたり脊椎の後部を走行しており，脊柱の後弯が突出している第6胸椎周辺の部位に最も作用するが，頸椎と腰椎の前弯増強部位ではあまり作用しない．回旋筋は，上位椎骨の椎弓板に付着する．

また，多裂筋は2～4個上位の椎骨の棘突起に付着する．半棘筋は4～6個上位の椎骨の棘突起に向かい走行し，回旋筋と多裂筋の上部を覆う．作用は，両側の筋群が同時に働くことで脊椎伸展動作の補助をする．片側性に作用すると収縮側とは反対側への回旋動作が生じる．また，屈曲および伸展運動における正中化作用や腰椎前弯を増強させる作用をもつ．

脊椎の深部筋群は，椎体間を連結し作用することで椎骨と椎間板の配列を調和させたり，椎間関節の適合性に作用して脊椎間の安定性に関与する．

脊椎中間筋群

脊椎中間筋群は，深部筋群の上部を覆っており，総称して脊柱起立筋群とよばれている．脊椎中間筋群は大きく3つの筋に分けることができ，外側から内側に向かい腸肋筋，最長筋，棘筋と並んでいる（**図 7-38**）．

腸肋筋は頸腸肋筋，胸腸肋筋，腰腸肋筋の3つの筋が存在する．頸腸肋筋は，第1～6肋骨から下位頸椎横突起に走行する．胸腸肋筋は，第7～12肋骨から第1～6肋骨に走行する．腰腸肋筋は，腸

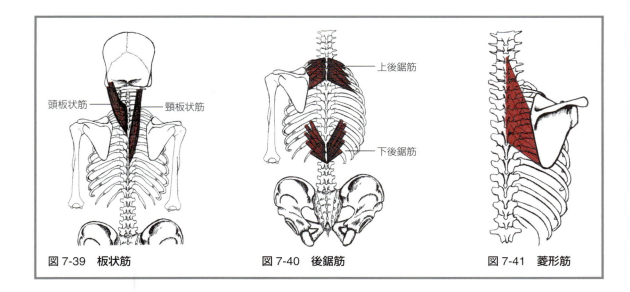

図 7-39　板状筋　　　図 7-40　後鋸筋　　　図 7-41　菱形筋

骨稜や腰筋膜から下部肋骨に走行する．片側での腸肋筋の収縮は脊柱側屈や回旋を促す．

最長筋には，頭最長筋，頸最長筋，胸最長筋の3つの筋が存在する．最長筋は，脊柱起立筋群のなかで最も発達している．頭最長筋は，第4頸椎～第3胸椎横突起から側頭骨の乳様突起に走行する．頸最長筋は，上位胸椎横突起から下位頸椎に走行する．胸最長筋は，腰椎横突起から胸椎横突起と第9，10肋骨後面に走行する．頭最長筋における両側性の収縮は頭部の伸展を生じさせ，片側性では頭部の側屈を生じさせる．また，頸最長筋，胸最長筋においても同様な作用を有する．頸最長筋においては頸椎部に作用し，胸最長筋においては胸椎部に作用する．

棘筋には，頭棘筋，頸棘筋，胸棘筋の3つの筋が存在する．頭棘筋は，第7頸椎～第1胸椎棘突起から後頭骨に付着する．作用としては，頸椎を固定した状態で筋が作用すると頭部が伸展する．脊柱を固定した状態での片側性収縮は，頭部の回旋や側屈の動きを補助する．頭部を固定した状態では，両側性に働くと頸椎の伸展が生じる．胸棘筋は，第1～10胸椎棘突起から第11胸椎～第2腰椎棘突起に付着する．作用は胸椎伸展である．

おのおのの筋は脊柱の伸展作用をもち，深部筋で生じた作用を完結させる．脊椎中間筋と深層筋は，単独で特定の運動を遂行することは困難であるが，それぞれ協調し脊柱の起立に作用する[36]．

板状筋（splenius）（図 7-39）

頭板状筋は，項靱帯と第7頸椎～第4胸椎棘突起から乳様突起と後頭骨に走行する．頸板状筋は，第5～7胸椎棘突起から第1～3頸椎横突起に走行する．支配神経は頸神経（C1～8）である．作用としては，両側性収縮で上位頭頸部の伸展が生じ，片側性で側屈または同側の回旋が生じる．

後鋸筋（図 7-40）

上後鋸筋（serratus posterior superior muscle）は菱形筋の深部に位置する筋であり，第7頸椎～第3胸椎棘突起から第1～5肋骨に付着し，肋間神経に支配される．作用は，上位肋骨を挙上し吸気を補助する．肋骨を椎骨に連結させる筋であり，収縮により胸郭内容量を増加させ胸郭後面上部の安定性に関与する[37]．下後鋸筋（serratus posterior inferior muscle）は広背筋の深部に位置する筋であり，第12胸椎～第2腰椎棘突起から第9～12肋骨

3. 胸郭の機能解剖 —— 7）胸郭に作用，付着するその他の筋肉

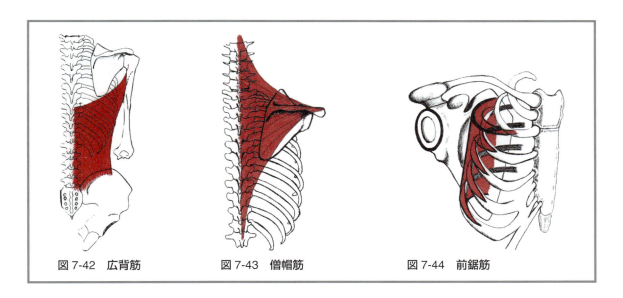

図 7-42　広背筋　　　　図 7-43　僧帽筋　　　　図 7-44　前鋸筋

に付着し，胸神経前枝に支配される．下位肋骨を下制させる作用をもち，呼気では，横隔膜の収縮に対して下位肋骨を安定させる．肋骨を椎骨に連結させる筋であり，収縮により胸郭内容量を増加させ胸郭後面下部の安定性に関与する[37]．

菱形筋（rhomboideus）（図 7-41）

菱形筋は僧帽筋深部に位置し，第 7 頸椎と第 1～4 胸椎棘突起から肩甲骨内側縁に走行する．支配神経は肩甲背神経（C4～5）である．作用は肩甲骨の内転，下方回旋である．肩甲骨を固定すると脊椎を外方に寄せる役割をもつ．

広背筋（latissimus dorsi）（図 7-42）

広背筋は，仙骨，腸骨稜，胸腰筋膜，第 7～12 胸椎棘突起，第 9～12 肋骨後面から上腕骨小結節稜に走行する．支配神経は胸背神経（C6～8）である．上腕の伸展，内転，内旋に作用する．上腕骨を固定した状態での両側性収縮では，胸腰椎を伸展する作用をもつ．

僧帽筋（trapezius）（図 7-43）

僧帽筋は，後頭骨，項靱帯，頸椎と胸椎すべての棘突起から上部線維では鎖骨外方 1/3，中部線維は，肩甲棘，下部線維は肩甲棘内端に走行する．支配神経は，副神経，頸神経叢筋枝（C2～4）である．作用としては，すべての線維が同時に収縮することで肩甲骨は内転する．肩関節を固定した状態であれば頸部の伸展が生じる．上部線維の収縮では，肩甲挙筋とともに肩甲骨の挙上，前鋸筋とともに上方回旋が生じ，頸部では，同側への側屈，反対側への回旋が生じる．中部線維では菱形筋とともに肩甲骨の内転が生じ，下部線維では肩甲骨は下制，下方回旋する作用をもつ．僧帽筋中部線維と前鋸筋の同時収縮は，肩甲骨を固定する作用をもつ．

前鋸筋（serratus anterior）（図 7-44）

前鋸筋は，第 1～10 肋骨から肩甲骨内側縁前面に走行し，腋窩の内壁を構成する．作用としては肩甲骨の上方回旋があげられる．支配神経は長胸神経（C5～8）である．肋骨を固定すると肩甲骨を胸郭に引き寄せる作用をもつ．腕立て伏せのときには，前鋸筋が肩甲骨を胸郭へ引き寄せる作用をもつため，正しい位置関係をとることができる．また，外腹斜筋と筋連結して腹部にも作用する[38]．

第7章 胸背部

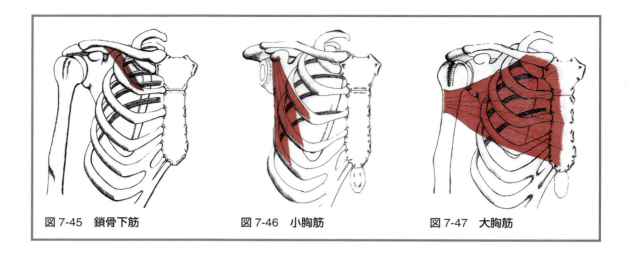

図7-45 鎖骨下筋　　図7-46 小胸筋　　図7-47 大胸筋

鎖骨下筋（subclavius）（図7-45）

鎖骨下筋は，第1肋骨とその肋軟骨から鎖骨下部に走行する．支配神経は鎖骨下筋神経（C5〜6）である．作用は鎖骨の下制である．また，肩関節運動中に鎖骨を固定する．

小胸筋（pectoralis minor）（図7-46）

小胸筋は，第3〜5肋骨から烏口突起に走行する．支配神経は胸筋神経（C6〜Th1）である．作用としては肋骨を固定すると，胸郭上での肩甲骨前傾作用をもつ．また，肩甲骨を固定すると肋骨を挙上させ吸気を補助する．

大胸筋（pectoralis major）（図7-47）

大胸筋は，鎖骨内前方に起始する鎖骨部と胸骨，第1〜5肋軟骨，第7肋骨から起始する胸骨部に分けられる．筋は，ねじれながら大結節稜に停止する．支配神経は胸筋神経（C5〜Th1）である．鎖骨部と胸骨部の両側性の収縮は，上腕の内転と内旋や60°までの上腕屈曲作用をもつ．肩が固定されると鎖骨部が鎖骨を下制させ，胸骨部が吸気を補助する．

胸鎖乳突筋（sternocleidomastoid）（図7-48）

胸鎖乳突筋は，胸骨柄上部と鎖骨近位部から乳様突起，上部後頭線に走行する．支配神経は副神経，頸神経（C1〜3）である．作用としては，片側性収縮で同側の側屈と反対側への回旋が伸展とともに生じる．両側性の収縮では頭部を伸展する作用があり，頸椎の前弯が増加する．頭蓋骨を固定すると胸骨と鎖骨が挙上し，吸気を補助する．

肋骨挙筋（levatores costarum）

肋骨挙筋は，胸椎横突起から1つまたは2つ下の肋骨結節に付着する．一側につき12個あり両側で24個存在する．支配神経は脊髄神経後枝である．肋骨の挙上により吸気を補助し，胸腔内容量を増加させる作用をもつ．後鋸筋と同様に肋骨を椎骨に連結させ，胸郭後面の安定性に関与する[38]．また，胸椎，肋骨が固定されている状態では脊柱の回旋を補助する．

胸横筋（transversus thoracis）

胸横筋は，下部胸骨後面と剣状突起から第2〜6肋軟骨上側方に走行する．支配神経は肋間神経（Th2〜6）である．胸横筋が収縮すると第2〜6肋軟骨を下制させ，呼気を補助する作用をもつ．

大腰筋（psoas major）（図7-49）

大腰筋は，第12胸椎〜第5腰椎椎体から骨盤の

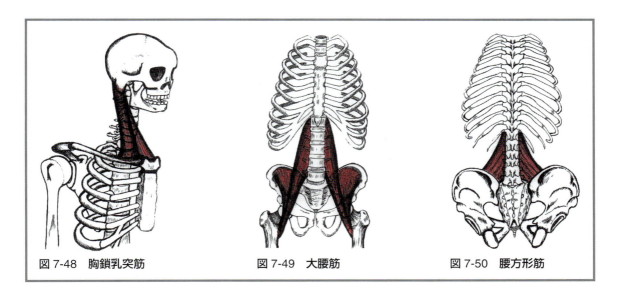

図7-48　胸鎖乳突筋　　　　図7-49　大腰筋　　　　図7-50　腰方形筋

前方および鼠径靱帯の後方を通過し，小転子に停止する．大腰筋は立位での身体重心高位を上下にまたぎ，身体重心のコントロールに関与している[39]．支配神経は腰神経叢，大腿神経（L1〜4）である．大腰筋は股関節を屈曲し，内転と外旋を補助する．大腰筋の単独の収縮は，座位における後方への傾斜や前額面上での反対側への側屈負荷に対する脊柱安定化作用として働く[39]．両側性の収縮では，脊椎前弯を増加させる役割をもつ．大腰筋は横突棘筋とともに脊椎の伸展に関与する．

腰方形筋（quadratus lumborum）（図7-50）

腰方形筋は，腸骨稜後方から第12肋骨と第1〜5腰椎の横突起に付着する．支配神経は腰神経叢の枝（Th12〜L3）である．筋線維は，垂直に走行するものと斜めに走行するものがある．腰方形筋の片側性収縮により同側の骨盤挙上が生じる．また，骨盤を固定したときには，第12肋骨とともに他の肋骨が引き寄せられるため，同側の胸郭と腰椎が側屈する．両側性収縮では，腰椎の伸展や安定化に寄与する．また，腰方形筋は呼気筋であり肋骨を下制させる作用をもち，横隔膜や腹横筋による腹腔内圧の調整を助けることで体幹安定化に関与する[39]．

腹横筋（transversus abdominis）

腹横筋は，腹筋群の中で最深部に位置する．腹横筋の線維は水平に走行し，前方で腱膜に付着する．下方部は鼠径靱帯と腸骨稜，後方は腰椎，上方は下位7つの肋骨下面，前面は白線に付着する．支配神経は，肋間神経，腸骨下腹神経，腸骨鼠径神経である．内・外腹斜筋と腹横筋は協働して作用し，腹腔内臓器を圧迫する．この作用により，呼気と排尿，排便，出産，嘔吐を補助する．腹横筋の収縮により下位肋骨を下制させることで腹斜筋とともに腹圧を高め，腹腔および骨盤内臓を圧迫し，コルセットのような役割をする．脊椎が固定されていると腹部を引き込む作用をもち，腹腔の横径および縦径は減少する[36]（図7-51）また，強制呼気時に前面の腱膜が固定されていると腰椎の前弯が増加する．腹横筋は，腹圧上昇によって腰椎への負担を減ずるだけではなく，内腹斜筋とともに胸腰筋膜に間接的に付着することで，脊柱垂直方向への張力が生じ，腰椎部を支持するように働くため，体幹安定化作用に関与する[39]．

第7章　胸背部

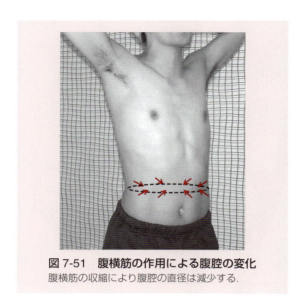

図 7-51　腹横筋の作用による腹腔の変化
腹横筋の収縮により腹腔の直径は減少する．

である．片側性の収縮では，体幹側屈，同側への脊柱および胸郭の回旋が生じる．両側性の収縮では，体幹の屈曲に作用する．脊柱や骨盤が固定されていると肋骨が下制し，呼気に関与する．骨盤が固定されていると体幹の屈曲動作を補助する．左右の内腹斜筋と外腹斜筋が同時に収縮すると脊柱は屈曲し，胸郭下制に作用し，体幹の屈曲に作用する（図 7-53）．体幹屈曲の主動作筋は腹直筋であるため，内外腹斜筋は補助的に働く．内腹斜筋は，深部に位置することから体幹安定化に重要な筋とされている．内腹斜筋は，胸腰筋膜と連結し腰椎部に間接的に付着するため，胸腰筋膜の緊張は腰部を安定させる．また，背部から腹側へ走行するため，他の腹壁筋群と協調して腹腔内圧を高め，体幹安定化に関与している[39]．

内腹斜筋（internal abdominal oblique）（図 7-52）

内腹斜筋の下方は鼠径靭帯と腸骨稜，後方は胸腰筋膜，上方は下位 4 つの肋骨，前方は腱膜に付着し，筋線維は前上方に走行している．支配神経は，肋間神経，腰神経，腸骨下腹神経，腸骨鼠径神経

外腹斜筋（external abdominal oblique）（図 7-54）

外腹斜筋の上方の線維は，第 5～12 肋骨外縁から鼠径靭帯に走行する．下方と前方の線維は，腱縁から白線と鼠径靭帯に付着する．筋線維は，前

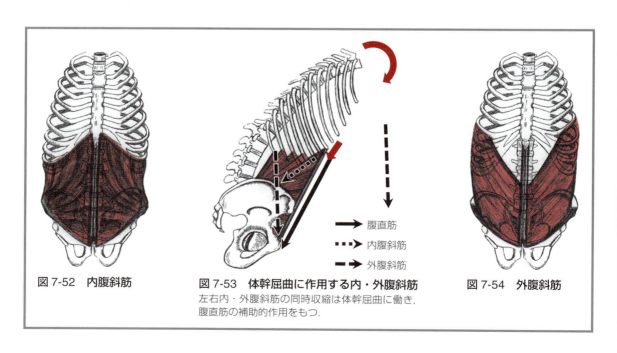

図 7-52　内腹斜筋

図 7-53　体幹屈曲に作用する内・外腹斜筋
左右内・外腹斜筋の同時収縮は体幹屈曲に働き，腹直筋の補助的作用をもつ．

→ 腹直筋
┈▶ 内腹斜筋
╌▶ 外腹斜筋

図 7-54　外腹斜筋

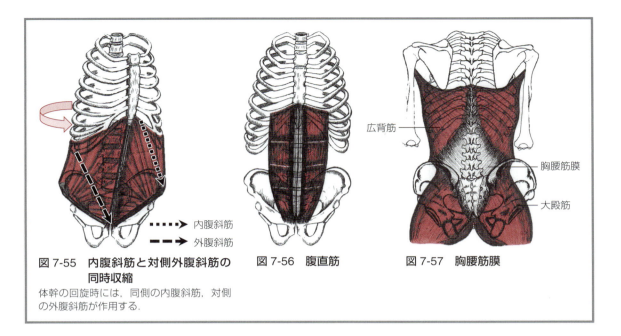

図 7-55 内腹斜筋と対側外腹斜筋の同時収縮
体幹の回旋時には，同側の内腹斜筋，対側の外腹斜筋が作用する．

図 7-56 腹直筋

図 7-57 胸腰筋膜

下方に走行し，内腹斜筋の線維に対して垂直に走行する．片側性の収縮では体幹の側屈と反対側への回旋が生じ，両側性の収縮では体幹の屈曲を補助する．内腹斜筋と外腹斜筋は協働して作用し，体幹の回旋に作用する[22]（図 7-55）．体幹の回旋では，同側の内腹斜筋，反対側の外腹斜筋が作用する．骨盤が固定されていると肋骨が下制し呼気に関与する．

腹直筋 (rectus abdominis)（図 7-56）

腹直筋は，恥骨稜と恥骨結合から剣状突起と第5〜7肋軟骨に走行する．肋間神経によって支配される．腹直筋は，前面で腹直筋鞘と3つの腱区画が融合して溝ができ，多腹筋として腹壁前面を走行する．体幹の屈筋として強力に働き，肋骨や胸骨を下制させる作用をもつ．強制呼気時には胸横筋や腹部筋群と連動して作用し，胸腔内圧や腹腔内圧を上昇させる作用をもつ．

胸腰筋膜 (thoracolumbar fascia)（図 7-57）

胸腰筋膜は，前層，中層，後層と3層に分かれており，体幹後部の大きな割合を占める．骨盤帯を安定させるのに重要な筋がこの胸腰筋膜に付着しており，腹横筋，内腹斜筋，大殿筋，広背筋，脊柱起立筋，多裂筋，大腿二頭筋の緊張により張力が高まることで，骨盤帯や腰部の安定化を図っている．胸腰筋膜は，上部で広背筋と下部で大殿筋と連結しており，各筋の緊張により胸腰筋膜の緊張が高まり，骨盤と上下肢をつなぐ伝達メカニズムの役割を担う．腹横筋や内腹斜筋の緊張により，後縦靱帯が緊張して棘突起間を近づかせ，腰椎の伸展方向へのモーメントを生み出す．また，胸腰筋膜の後層部と接している脊柱起立筋の緊張は，腹横筋よりも胸背筋膜に与える影響は大きく，このことを水圧ポンプ作用という[39]．

4. 整形外科領域における胸郭の理学療法評価

1) 問 診

問診により患者の訴えを明確にすることは重要である．整形外科疾患の主訴には疼痛に関するも

第7章　胸背部

のが多く，理学療法士にとって疼痛の評価は，疼痛自体を問題としてとらえるばかりでなく，それによって阻害されている運動や動作を抽出することにある．

　疼痛の発現部位や誘発動作，発生頻度，発症からの期間などを注意深く問診する．疼痛の訴えは，急性痛，心因痛，慢性痛，鈍い痛み，鋭い痛み，放散痛などその程度や種類はさまざまであり，疼痛を正確に評価することは困難であるが，できるだけ客観的にとらえることが重要である．現病歴，さらには既往歴に至るまで聴取し，疼痛を引き起こしている原因についても推測することが求められる．

　また，問診は，疼痛を発現させている筋や結合組織などの軟部組織を想定するためにも重要である．患者が疼痛部位を指先で示すときは，疼痛が限局していることを表している．このような場合，発症からの期間が短期間であることが予測され，示した部位の筋，靱帯，腱などがあてはまることが多い．また，疼痛部位を手のひら全体で示すときは，発症からの期間が長期的で慢性化していることが予測され，示した部位の筋群，結合組織が対象となることが多い．

2）画像所見

　脊椎単純X線撮影は，骨・関節疾患の画像診断のなかで最も基本的な診断法である．臨床の現場では，画像から得られる情報もたくさんあり，これを元に患者像を予測し，評価していく．ここでは，胸椎部①前後方向，②側方向の2方向について説明していく．

前後方向撮影

　前後像では，椎体の配列状態，椎体の形，骨陰影，椎弓根，椎間腔，横隔膜および肺野下縁の位置，肋軟骨の状態などを観察する．椎体の回旋を観察する場合には，鎖骨，脊椎が指標となる．左右鎖

骨内側端とその間にある胸椎棘突起の位置によって評価する[40]（図7-58）．横隔膜の状態を観察する場合には，左右肺野下縁の位置が指標となる．横隔膜は，右側が左側と比較して基本的に上位に位置している．これは，右側横隔膜下に肝臓があるからである．もし，左側横隔膜下が上位にあるときは，横隔膜腹部の病変および左肺野内の病変を疑う必要がある（図7-59）．肺気腫など肺の過膨張を呈しているケースでは，横隔膜が下方に押され，扁平化を呈する．肋軟骨の状態を観察する場合は，胸骨直横を指標にする．肋軟骨の石灰化は，基本的に加齢性変化としてとらえられるが，若年者でもしばしばみられる（図7-60）．

　側弯の有無についても観察が必要である．側弯が疑われる場合には，全脊椎像からCobb法による計測を行う（図7-61）．

側方向撮影

　側面像では，後弯の状態，椎体の形，肋骨の状態，骨陰影，椎間腔，脊柱管などを観察する．後弯異常の有無について観察し，急激な角度変化が生じているケースでは，胸椎圧迫骨折を疑う．胸郭のゆがみが生じているケースでは，側面からの観察が重要である．背面の左右肋骨の重なり具合や，胸椎の重なりで見分ける．ゆがみが強いケースでは左右肋骨の重なりが大きく，椎間孔が十分に確認できない（図7-62）．これらは，前面の胸骨などでは見分けることが困難である．

　椎体の後方骨棘形成や後縦靱帯骨化，黄色靱帯骨化などは，脊髄圧迫症状を疑う．一般的には，後縦靱帯骨化は上位および中位胸椎に，黄色靱帯骨化は下位胸椎に観察されることが多い．

3）疼痛評価

　疼痛の評価には，①疼痛自体の程度や質を判断するものと，②疼痛部位の触診，③基本動作におけるメカニカルストレスの確認をするものがある．

316

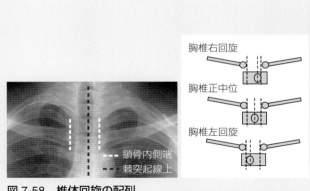

図 7-58 椎体回旋の配列
胸部正面像では，左右鎖骨内側端と胸椎棘突起の位置によって回旋位を評価する．

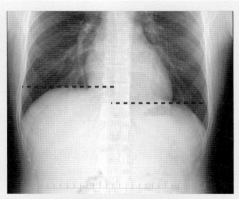

図 7-59 横隔膜の位置
右側に肝臓が存在するため，横隔膜は基本的に右側が上位に位置する．左側横隔膜下が右側と比較し上位に位置しているケースでは腹部病変，左肺野内の病変を疑う．

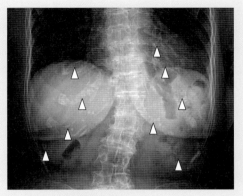

図 7-60 肋軟骨の石灰化
△：肋軟骨石灰化像．胸骨直横部分に存在する肋軟骨は，加齢性変化によって石灰化像として表出される．若年者でもみられるケースがあるため注意深く観察していく．

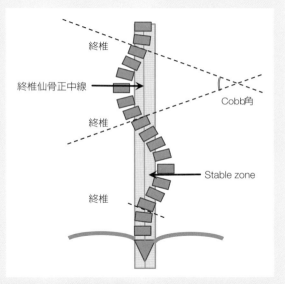

図 7-61 Cobb 法による計測

疼痛自体の程度や質

疼痛自体の程度や質を検査するものには，視覚的アナログスケール（VAS：visual analogue scale）や数値評価スケール（NRS：numerical rating scale），face pain rating scale（**図 7-63**）などがあげられる．VAS は急性期の評価方法として信頼性が高いが，慢性痛に対する評価方法としては信頼性が低いといわれている．また，face pain rating scale は，VAS による疼痛の評価と比較し，子どもに質問するときに便利であり，短時間で評価できる利点がある[41]．

疼痛部位の触診

疼痛部位の触診は，原因として考えられる筋や結合組織に対して行う．筋や結合組織の緊張程度

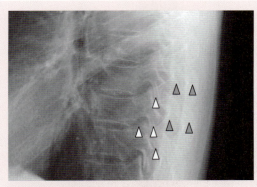

図 7-62　胸郭側面からの観察
△：胸椎の二重輪郭.
▲：肋骨の二重輪郭.
肋骨および胸椎の輪郭の重なりの程度を観察する．
肋骨は背側で，胸椎は椎間孔で，その間隔を注意深く観察する．

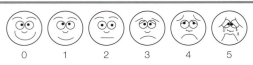

0：痛みがまったくなく，とても幸せである
1：わずかに痛みがある
2：もう少し痛い
3：もっと痛い
4：とても痛い
5：これ以上考えられないほど痛い痛み

図 7-63　face pain rating scale

や疼痛を発現している硬結部位の大きさ，性状，痛覚閾値の程度などの確認を目的とする．疼痛部位と硬結部位は一致することが多く，限局していることが多い．

基本動作におけるメカニカルストレス

疼痛の増強因子，軽減因子を理解することは，メカニカルストレスを把握するうえで非常に重要である．そのため，基本動作においてどのような運動方向で疼痛が出現するかを確認する必要がある．

体幹運動時には，腰椎に連動し，胸椎にも運動が生じる．胸椎は肋骨によって可動性が制限されているため，腰椎と比較し，可動性が小さい．主に，腰椎での可動性が大きくなるため，胸椎に疼痛が出現することはまれである．胸椎の過度な運動制限は，腰椎の運動量を増大させ，運動を遂行するにあたり過剰なストレスを生じやすい．そのため，腰椎および胸椎の運動関係を考慮する必要がある．以下に，基本動作におけるメカニカルストレスについて述べていく．

体幹伸展ストレス

体幹伸展時には，前縦靱帯をはじめとする前方組織に伸張ストレスが加わる．後方組織である椎間関節や棘突起間部には，圧縮ストレスが生じる．臨床上，股関節や胸椎の可動性低下により腰椎部が過剰に動くことで，疼痛が生じることを多く経験する．股関節や胸郭の可動性低下，腹横筋や多裂筋などの脊椎固定作用を有する筋群の機能低下により腰椎に過剰な前弯が生じ，後方組織に疼痛を引き起こすことが多い．

体幹屈曲ストレス

体幹屈曲時には，前方部で椎体と椎間板にかかる圧縮ストレスが増加し，後方では棘上靱帯や棘間靱帯，背部の筋群に伸張ストレスが発生する．体幹屈曲運動を行う際，胸郭，股関節や骨盤帯の可動性低下を，頸椎部または腰椎部の過剰動作で代償していることを臨床上多く経験する．このような体幹屈曲運動を行っているケースでは，過剰に椎体後方部が拡大するため，腰部にかかる負担が大きく，腰椎椎間板ヘルニアをはじめとする疼痛を引き起こすことが多い．

体幹側屈ストレス

体幹側屈運動は，主に椎体間関節と椎間関節の運動により構成され，側屈側とは反対の横突間靱帯などの軟部組織により制限される．過剰な運動が生じた場合には，この部に伸張ストレスが生じる．肋間は，側屈側の肋間狭小がみられ，反対側

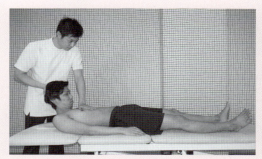

図 7-64 ソート・ホールテスト

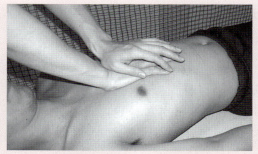

図 7-65 胸骨圧迫テスト

では肋間拡大がみられる[36]．臨床上，胸郭の可動性が低下しているケースでは，過剰に腰部にかかる負担が大きくなり，疼痛を引き起こすことが多い．

体幹回旋ストレス

体幹回旋時に，股関節，胸郭での回旋制限をきたすと，腰椎部の過剰な回旋運動が生じる．腰椎部の椎間関節は，水平面に対して関節面が90°であるため，回旋がわずかしか起こらない[25]．そのため，可動性の少ない関節が過剰に動くことで回旋側と反対側の椎間関節には圧縮ストレスが生じ，関節包などが挟まれることが多い．もう一方では，伸張ストレスが生じ，疼痛の原因となりうる．

4) 整形外科テスト

ソート・ホールテスト（Soto-Hail test）（図 7-64）

検者は，一方の手で患者の胸骨部に圧迫を加える．他方の手で患者の頸部を最大前屈しながら胸椎まで前屈させる．胸椎部の局所痛があれば，靱帯，椎間板，骨などの損傷を表す．患者の膝が立てば，髄膜刺激症状が疑われる．

胸骨圧迫テスト（sternal compression test）（図 7-65）

患者の胸骨上部に両手を載せ，下方へ圧迫を加える．局所痛もしくは肋骨側面の痛みがみられれば，肋骨骨折を疑う．

ビーバー徴候（Beevor's sign）（図 7-66）

頭の後ろで両手を組んでもらい，腹筋運動をするように上体を前屈させる．臍部が上方に動くことでTh10〜12の神経根症状が疑われる．また，臍部が下方に動くことでTh7〜10の神経根症状が疑われる．

シュペルマン徴候（Schepelman's sign）（図 7-67）

上体を左右へ側屈するよう指示する．側屈側に痛みがあれば，肋間神経痛が疑われる．また，伸張側に痛みがあれば，胸膜，筋性の線維性炎症が疑われる．

胸郭拡張テスト（chest expansion test）（図 7-68）

乳頭の高さにおいて，最大呼気時から最大吸気時の拡張差をメジャーで測定する．成人男性の正常拡張差は5cm以上，成人女性の正常拡張差は3.5cm以上である．これ以下の場合は，肋椎関節の異常や呼吸器の異常など胸郭拡張異常を表す．

5) 姿勢 alignment 評価

姿勢の非対称性は，必ずしも身体機能の異常を

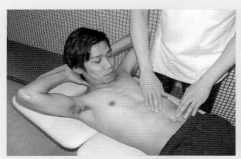
図7-66 ビーバー徴候
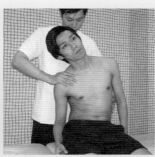
図7-67 シュペルマン徴候
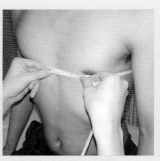
図7-68 胸郭拡張テスト

引き起こすわけではないが，力学的にどのようなストレスが各部位にかかるのかを理解するには重要である．そのため，①矢状面，②前額面，③水平面と，三次元で姿勢alignmentを観察していく必要がある（図7-69）．

矢状面の観察

矢状面上では，耳垂，大転子，外果前縁を観察する（図7-69 A）．耳垂と外果前縁を結んだ線に対して，大転子が前後どちらに偏位しているかを確認する．前方にあれば骨盤は前方移動して股関節伸展位となる．また，後方にあれば骨盤は後方移動し，股関節屈曲位となる．頭部の位置，胸椎後弯や腰椎前弯の程度，骨盤前後傾を観察し，脊柱alignmentを評価していく．正常な脊柱alignmentでは，第3腰椎が腰椎弯曲の頂点と一致し，第12胸椎は腰椎弯曲と胸椎弯曲の中間点をなす．これを指標に，脊柱alignmentを分節的に評価していく[22]．

前額面の観察

前額面上では，鼻，骨盤中央，足部中央の位置を観察する（図7-69 B）．鼻と足部中央を結んだ線で骨盤中央が左右どちらに偏位しているかを確認する．骨盤中央が左側へ偏位していれば骨盤左偏位とし，右側へ偏位していれば骨盤右偏位とする．体幹を前額面上で4分割した際に，どの部分が伸張または短縮しているかを観察し，大きく台形型と平行四辺形型に分け体幹の形状を確認する[42]（図7-70）．この体幹の形状によりアプローチの方法が異なるため，注意深い観察が必要である．

水平面の観察

水平面上では，左右肩峰を結んだ線と左右上後腸骨棘を結んだ線で相対的に体幹がどちらに回旋偏位しているかを確認する（図7-69 C）．骨盤に対して左右肩峰を結んだ線が左回旋していれば，上半身の左回旋位となる．しかし，肩甲骨は体幹の運動方向と関係なく単独で偏位がみられる場合も多いため，肩甲骨位置を注意深く観察する必要がある．

6）脊椎 alignment 評価

胸椎棘突起の alignment 評価

棘突起の回旋偏位は，棘突起を左右から横断するように触診し，指にかかる圧が左右どちらで強いかを確認する（図7-71）．左側が強ければ椎体の右回旋が生じていることを表している．

観察するポイントは，胸椎の形状を考えることである．胸椎の棘突起は頸椎と比較すると長細い．また，棘突起の方向は上位と下位で異なることが多く，全体的に同じではない．第1～3胸椎の棘突起は，頸椎と同様に後方へ伸びているため，横突

4. 整形外科領域における胸郭の理学療法評価 —— 6) 脊椎 alignment 評価

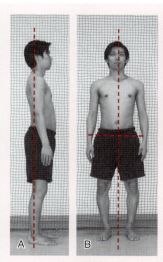
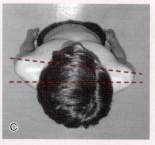
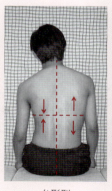
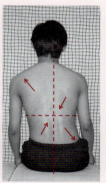

図 7-70　前額面上の体幹偏位

図 7-69　姿勢観察のポイント
A：矢状面では耳垂，大転子，外果前縁を観察する．
B：前額面では鼻，骨盤中央，足部中央の位置を観察する．
C：水平面上では左右肩峰を結んだ線，左右上後腸骨棘（PSIS）を結んだ線を観察する．

起と棘突起は同じ高さに位置する．第4～6胸椎の棘突起はやや下を向いているため，同じレベルの椎体とその1つ下にある椎体の横突起間に位置する．第7～9胸椎の棘突起は，かなり下を向いているため，1つ下にある椎体の横突起と同じ高さに位置する．第10～12胸椎の棘突起は，横突起と同じ高さに位置する．これは，椎体の形状が腰椎に似てくるためである[43]．

胸椎横突起の alignment 評価

胸椎横突起には，多くの筋が付着しているため[44]，片側の筋緊張が高い場合には椎体偏位を生じやすい．そのため，触診の際には圧痛を伴うことがあるので，注意深く評価する必要がある（図7-72）．

左右横突起を母指にて触診し，母指にかかる圧の差で椎体の回旋偏位を確認する（図7-73）．たとえば，右横突起の圧が強ければ椎体は右回旋していることが示唆される．また，横突起は肋骨と肋横突関節を構成しているため，肋横突関節の可

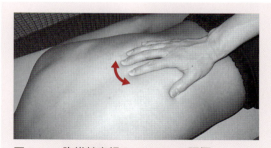

図 7-71　胸椎棘突起の alignment 評価
棘突起を左右から横断するように触診し，指にかかる圧が左右どちらで強いかで，棘突起の回旋偏位を観察する．

動性を確認するのにも有効である．

観察するポイントは，胸椎や肋骨の形状を考えることである．第1～3，11，12胸椎の横突起は棘突起と同じ高さに位置する．第4～6胸椎の横突起は，同じレベルの棘突起とその1つ上の棘突起間に位置する．第7～10胸椎の横突起は，上位椎体の棘突起と同じ高さに位置する[43]．肋骨形状の特徴として，背側から腹側にかかる圧に対しては，第2肋骨で最も可動性が乏しく，頭尾方向からの

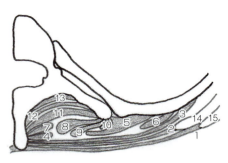
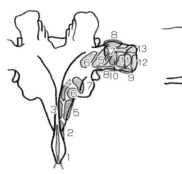
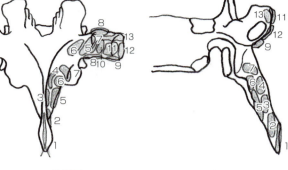

水平面
1. 僧帽筋, 2. 大・小菱形筋, 3. 上後鋸筋,
4. 頸板状筋, 5. 胸最長筋, 6. 胸腸肋筋, 7. 棘筋,
8. 頭半棘筋, 9. 頭最長筋, 10. 頸最長筋,
11. 胸半棘筋, 12. 多裂筋, 13. 回旋筋,
14. 肩甲骨体, 15. 肩甲棘

前額面
1. 僧帽筋, 2. 大菱形筋, 3. 頸板状筋, 4. 棘筋,
5. 多裂筋, 6. 回旋筋, 7. 胸半棘筋, 8. 胸横突間筋,
9. 肋骨挙筋, 10. 頭半棘筋, 11. 胸最長筋,
12. 胸腸肋筋, 13. 頭・頸最長筋

矢状面

図 7-72 胸椎横突起に付着する筋　　　　　　　　　　　　　　　　　　　　（J. & V. ドヴォルザーク, 1988[32]）を改変）

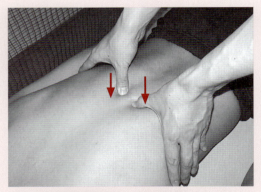

図 7-73 胸椎横突起の alignment 評価
左右横突起を母指にて触診し，左右にかかる圧の差で
椎体の回旋偏位を確認する．

圧に対しては，第 10 肋骨が最も可動性があるとされているため，確認の指標となる．

脊柱伸展の可動性評価

患者を腹臥位から両肘立て位および両手立て位にし，脊柱全体の伸展可動性を観察する．このとき，上肢の過剰運動を防ぐため，肩関節の直下に手や肘が位置するようにする．基本的には，両肘立て位であれば胸部の伸展可動性を，両手立て位であれば腰部の伸展可動性をみるテストとなる．さらに，頸部伸展運動に伴う胸椎伸展可動性をみる場合は，両肘立て位にて頸部を伸展させる．この際，胸椎伸展可動性の程度とともに，最長筋や腸肋筋などの脊柱起立筋群の収縮の左右差を確認する（図 7-74）．

7）胸郭の評価

胸郭表面の観察

胸郭の形と大きさには個人差があり，水平面上に胸郭表面のゆがみとして表出される[45]．この胸郭表面にみられるゆがみは，呼吸機能[46]や胸郭可動性[47]およびその他の基本動作[48〜50]に影響を及ぼす．そのため，このゆがみを左右で確認し，肋骨の alignment を推測していく．胸郭は，上下左右で一定にゆがみが生じているわけではないため，おのおののレベルで左右のゆがみをそれぞれ確認する．機能的な胸郭では，これらのゆがみに上位および下位で左右差のない状態が理想である．

4. 整形外科領域における胸郭の理学療法評価 ── 7) 胸郭の評価

平ラインのゆがみを観察する[45]（図7-76）．

肋骨リングの評価

　同じレベルにある左右肋骨は，胸骨と関節を構成する胸肋関節や脊椎にある肋椎関節を介して1つのリングとして考えられる[51]．これらの肋骨リングは胸郭に12個存在し，機能的に安定した胸郭では，それぞれが規則的に配列することが理想である．身体に加わる外乱や四肢の動きに付随して肋骨リングが回転し，胸郭全体の形状が変化していく．

　臨床上，腹側や背側から観察すると不規則にリングが並んでいることが多く，このような状態では，四肢動作に伴う胸郭運動に左右差が生じる場合がある．筋の過緊張による肋骨への牽引力が，リングの配列に不正を及ぼし，胸郭可動性や体幹機能に左右差を生じさせる．

　各レベルの肋骨リングに対する腹側からの観察では，左右肋骨外側部に背側と外側方向に他動的に圧迫を加え，リングに回転力を加えたときの可動性の左右差を確認する．また，背側からも同様に肋骨角外側を圧迫し，回転させることで可動性を観察する（図7-77）．他動的に肋骨リングの可動性を確認するだけでなく，四肢動作に付随して生じる肋骨リングの動きも確認する必要がある．腹臥位にて肩関節外転90°くらいで内外旋可動域を確認する．内旋運動に伴い，同側の上位肋骨が前方回旋し，外旋運動に伴い，反対側の下位肋骨の

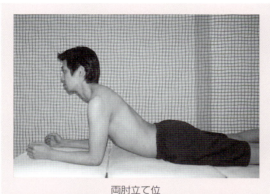

両肘立て位

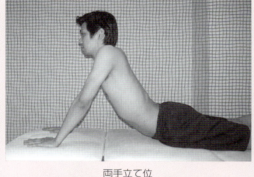

両手立て位

図7-74　脊柱伸展の可動性評価
脊柱全体の伸展可動性をみるために，患者を腹臥位から両肘立て位か両手立て位にし，その可動性を観察する．

　腹側部のゆがみは背臥位で，背側部のゆがみは腹臥位で観察する．腹側部では，第2，3胸肋関節中央部分の水平ラインおよび剣状突起レベルの水平ラインのゆがみを観察する（図7-75）．また，背側部は肩甲骨内側部および剣状突起レベルの水

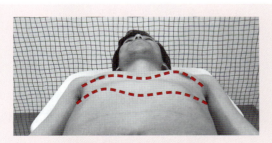

図7-75　胸郭腹側部（前面部）の観察

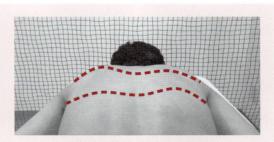

図7-76　胸郭背側部（後面部）の観察

323

第7章 胸背部

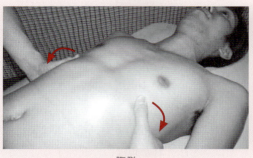
腹側

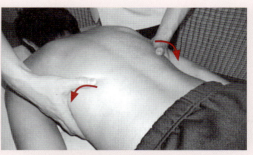
背側

図7-77 他動的な肋骨運動の評価
左右同レベルの肋骨に回転力を加えたときの可動性や左右差を確認する.

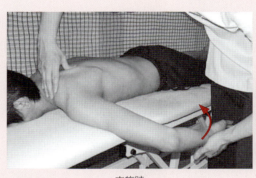
内旋時

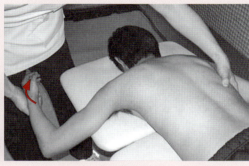
外旋時

図7-78 肩関節内旋・外旋の動きに付随して生じる肋骨運動の評価
四肢運動時に付随して生じる肋骨の動きを観察する.

前方回旋が生じる. そのため, 動きに合わせた肋骨の前方回旋が生じなければ内外旋運動が困難となる（図7-78）. また, 腹臥位にて両肩関節90°外転位で肩甲骨を水平内転させる. このとき, 肩甲骨の水平内転運動に対して上位肋骨には前方への回転力が必要となる. 上位肋骨が後方回旋位を呈している場合, 大小菱形筋や僧帽筋中部線維に過活動が生じるため水平内転運動が困難となり, 結果として可動性に左右差が生じる[51]（図7-79）.

呼吸機能評価

本来であれば, マグネットメーターやレスピトレースなどの機器を使用することが望ましいが, 臨床では, メジャーを用いて, 胸郭全体が換気運

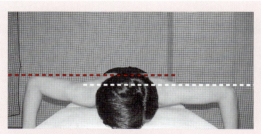

図7-79 肩甲骨水平内転テスト
両肩関節90°外転位から肩甲骨を水平内転させる. 左右の肘の高さに差が生じる.

動でどの程度動いているかを計測することが多い. 測定は, 腋窩線上, 剣状突起下端部, 第10肋骨下端部の3部位で行う. 各部位において, 最大吸気時と最大呼気時の周径の差を拡張差として計測す

4. 整形外科領域における胸郭の理学療法評価 —— 7）胸郭の評価

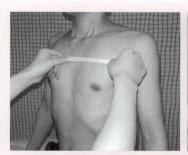
腋窩線上

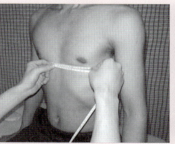
剣状突起下端線上

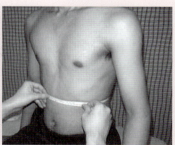
第10肋骨下端部線上

図 7-80　テープメジャーによる胸郭の計測方法

る（図 7-80）．

胸郭の可動性評価

　左右非対称な胸郭では可動性低下や筋機能低下が生じるため，効率のよい呼吸運動を行うことができない[52]．呼吸運動の際には，十分な可動性を有さなければならない．

　上位胸郭の可動性を観察する際には，上位胸郭に対して下方へ圧迫を加えることで弾性をみる．このときに胸郭の柔軟性が減少していれば，周囲筋群の緊張が片側的に高く呼気時に胸郭の下制運動が困難となる．また，片側的に上方から対側の下位胸郭に向けて圧迫を加え，上位胸郭の柔軟性を観察する．左右で柔軟性が異なるケースでは，非対称な胸郭であることが示唆される[51]（図 7-81）．

　下位胸郭前面の可動性を観察する際には，胸骨下角を評価することも重要な指標となる．左右どちらかの胸骨下角が減少していれば，減少側の外腹斜筋の緊張が高いことが示唆される[51]（図 7-82）．また，呼気時に下位胸郭前面の左右肋骨が十分に下制するかを観察する．この部の観察は，zone of apposition の機能をみるもので，左右差を確認することは重要となる．また，下位胸郭背側の可動性を観察することも重要である．下位肋骨後方回旋位の定着は，呼気時における下位肋骨の下制運

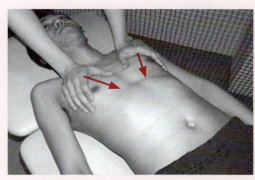
両側性

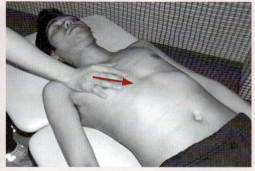
片側性

図 7-81　上位胸郭の可動性
上位胸郭全体的な可動性を確認する場合，左右同時に下方へ圧迫を加える．また，上方から対側の下位胸郭に向けて圧迫を加え，胸郭可動性の左右差を観察する．

325

第7章　胸背部

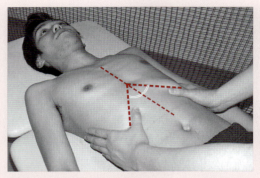

図 7-82　胸骨下角の計測
胸骨と肋骨弓のなす角度を左右それぞれ測定し，左右の形態差を確認する．

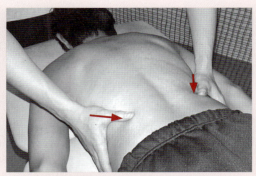

図 7-83　下位胸郭背側（後面）の運動性評価
呼気時における下位胸郭背側の可動性を触診する．また，左右における下制の程度の差も確認する．

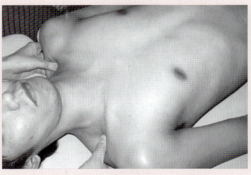

第1肋骨

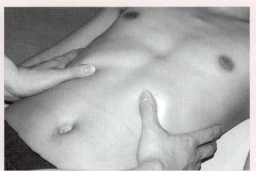

第10肋骨

図 7-84　呼吸時における第1，10肋骨の運動性評価
呼吸時における第1，10肋骨の可動性を触診する．

動を制限し，下後鋸筋の機能低下を招く[51]（図7-83）．

　呼吸における第1，10肋骨，胸骨の動きも観察する必要がある．矢状面において，吸気時に胸骨は前上方へ，第1，10肋骨は挙上し，呼気時にはもとに戻る．呼吸に合わせて第1，10肋骨を触診し，呼吸における肋骨の動きを観察する（図7-84）．胸骨も同様に，呼吸に合わせて評価する（図7-85）．

胸郭運動の評価

　体幹運動の際に肋骨が連動しているかを確認するため，座位にて肋骨部を把持して動作時におけ

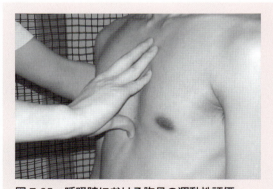

図 7-85　呼吸時における胸骨の運動性評価
呼吸時における胸骨の可動性を触診する．

4. 整形外科領域における胸郭の理学療法評価 ── 8) 体幹前面の機能評価

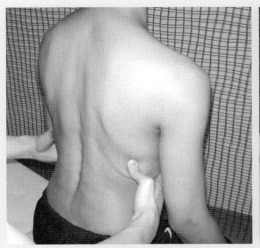
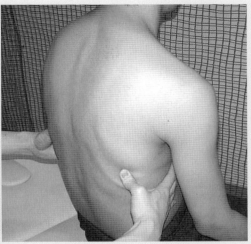

体幹伸展　　　　　　　　　　　　　　　　　　　体幹屈曲

図 7-86　体幹屈曲における肋骨運動の評価
体幹屈曲時，肋骨の前方回旋運動が連動して生じる．肋骨が動いた際の圧変化や回旋量を確認する．

る肋骨の運動量を観察する．胸郭全体の動きをみるのであれば，中位肋骨で確認することが望ましく，左右の肋間に手を入れるイメージで，触知しながら肋骨運動時の圧変化の左右差を確認する．主に，基本動作である屈曲，伸展，回旋，側屈動作で評価していく．屈曲時には，肋骨の前方回旋運動が生じるため，背側から肋骨が動いた際の圧変化や回旋量を確認する（図 7-86）．肋骨の回旋偏位を起こしている場合には，後方回旋側の肋骨運動は早期に生じ，肋骨上縁に圧増加がみられる．

8) 体幹前面の機能評価

頸部回旋テスト

上位胸郭のゆがみのパターン化は，頸部回旋の左右差を引き起こす．ゆがみの左右差が増強しているケースでは，分離した頸部回旋運動が困難となる．ゆがみの左右差が少ないケースでは，回旋側の上位胸郭や肩甲帯に前方回旋が生じてくるか，その位置を保持することができる．そのため，頸部回旋時に各分節が分離した運動が生じているかを確認する．

不安定板の上に頭部を載せ，頸部回旋運動の左右差を観察する．このとき，頭部のみでの運動指示を与える．それにもかかわらず頸部の屈伸や回旋を利用して運動を行っている場合，頭部と頸部の分離した運動が行えていないことが考えられる（図 7-87）．

頸部を右回旋した場合であれば，反対側である肩甲帯の動きにも注目する．頸部の回旋に対し，反対側の肩甲帯が前方移動してくるのであれば，頸部を過剰に動かしているか，肩甲帯，胸郭の可動性が低下していることが考えられる．また，上位肋骨の位置関係や頸部回旋に伴う動きにも注目する必要がある．頸部の回旋運動においては，同側上位肋骨の下方移動と反対側の上方移動が生じているかを確認する[53]．

第7章 胸背部

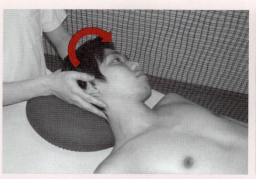
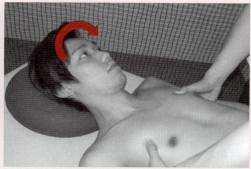

頸部回旋運動分離テスト

図 7-87　頸部回旋テスト
不安定板を頭部に置き，頸部回旋運動時に頭部と頸部の分離した運動がみられるか観察をする．また，頸部回旋に伴う上位肋骨の位置関係や動きにも注目する．

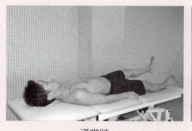
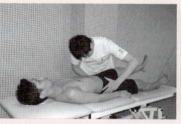
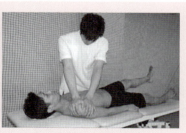

通常時　　　　　　骨盤圧迫時　　　　　前筋腱斜系帯促通時

図 7-88　自動下肢伸展挙上テスト
背臥位にて体幹と下肢の連結性をみるものである．通常時，閉鎖位での下肢挙上を行い骨盤後方回旋の程度や能力差を確認する．

自動下肢伸展挙上（active straight leg raising：ASLR）テスト

　体幹前面部と下肢の連結性をみるため，下肢伸展挙上テストを行う．膝関節伸展位で股関節の屈曲外転運動をさせることで，下肢を床面から離し，その場で保持させる．連結性が低下している側では，骨盤の後方回旋が伴う．体幹と下肢の連結性が良好であれば，骨盤の後方回旋は，わずかに起こるか起こらない．

　また，徒手的に両側から骨盤に圧迫を加えることで閉鎖力を増加させる．前筋腱斜系帯の影響をみるためには，体幹の屈曲，下肢挙上側への回旋に対して抵抗を加え，下肢を挙上させる．これらの操作を加えた際の能力差を観察する（図 7-88）．

外腹斜筋の機能評価

　肋骨下方部から指を挿入し，外腹斜筋の緊張程度を確認する[51]（図 7-89）．外腹斜筋の左右差は，胸郭の形状変化を引き起こし，体幹の安定性を低下させるため，この部の観察は必要である．緊張の左右差が認められる場合，外腹斜筋の優劣が体幹の回旋偏位を生じさせる．そのため，股関節屈曲，膝関節屈曲位にて左右の膝を合わせた状態を維持したままでの下肢挙上時には，外腹斜筋優位側方向へ下肢が挙上し，下腿の傾斜が確認できる[51]（図

328

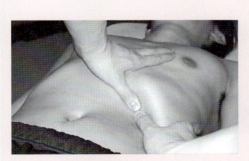

図7-89 肋骨弓の触診
肋骨部下方部から指を挿入し，外腹斜筋の緊張程度を確認する．緊張が高ければ，指が入らないか痛みを伴う場合がある．

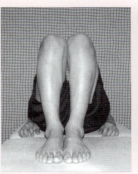 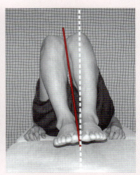

測定開始時　　　足底離床時

図7-90 足底離床テスト
両膝を合わせた状態を維持し，両側の足底をわずかに床から持ち上げる．このときの下腿の傾きを観察する．この図の場合，下腿が右側に傾くことから右外腹斜筋が優位であることが考えられる．

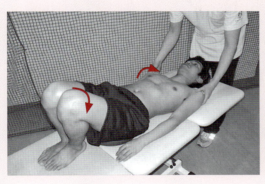

図7-91 骨盤帯回旋テスト
不安定板を殿部に置き，両膝を合わせた状態を維時しながら骨盤帯を含む下肢を左右へ回旋させる．この動作における体幹の固定性を観察する．この図の場合，左側への傾きに対し，体幹を正中に保持することが困難であるため左外腹斜筋の機能低下が示唆される．

7-90)．また，背臥位で股関節屈曲，膝関節屈曲位にて殿部に不安定板を挿入し，骨盤帯を含む下肢を左右へ回旋させた際の運動のしやすさや四肢のコントロールの程度を確認する[51]（図7-91）．また，徒手筋力テストによる外腹斜筋筋力の左右差を確認するのもよい．

外腹斜筋は前鋸筋と筋連結しており[38]，体幹の機能的ユニットを構成している．そのため，外腹斜筋が収縮することにより前鋸筋の筋長も変化する．筋が効率よく収縮力を発揮できるのは，長さ張力曲線で表されているようにアクチンとミオシンが最も重なり合う中間の長さであり，連結橋の数も増加するとされている[54]．しかし，より大きな力を発揮するためには，筋の弾力性という能動的に元に戻る性質を利用することが有効であるため，少し引き伸ばされた位置が最も大きな力を発揮できる．

外腹斜筋と前鋸筋機能的ユニットの評価としては，背臥位にて左右肩関節外転90°，肘関節屈曲，指伸展位をスタートポジションとし，両上肢を天井に向かって伸ばすことで，肩甲骨の外転運動をさせ，前鋸筋機能の左右差を確認する．もし右側が高位にある場合，右前鋸筋の活動が優位であることが示唆される．この場合，右外腹斜筋の優位性が生じているケースが多く，胸郭偏位が前鋸筋機能に影響を及ぼしていることが推測される[51]（図7-92）．

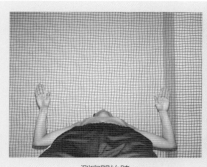
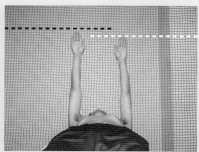

測定開始時　　　　　　　　　両上肢挙上位

図7-92　両上肢挙上テスト
背臥位にて左右肩関節外転90°，肘関節屈曲，指伸展位をスタートポジションとし，両上肢を天井に向かって伸ばすことで，前鋸筋機能の左右差を確認する．この図の場合，右側が高位にあるため，右前鋸筋の活動が優位であることが示唆される．

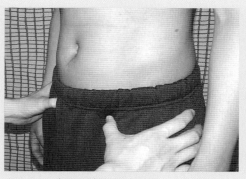

図7-93　腹圧の確認
下腹部を触診し，力を入れた際の盛り上がりの程度や左右差を確認する．

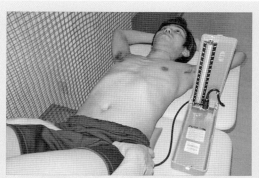

図7-94　マンシェットを用いた腹横筋機能検査

腹横筋の機能評価

　腹横筋は，下位肋骨を下制させ腹斜筋とともに腹圧を高め，腹腔および骨盤や内臓を圧迫することで体幹を安定させるコルセットのような役割をもつ．腹横筋の機能を評価するには，腹圧上昇の程度を観察する必要がある．下腹部を触診し，力を入れた際に盛り上がりの程度や左右差を確認する（図7-93）．腹横筋の収縮が正しく行われている状態では，下腹部における腹壁深部の緊張がゆっくり高まるのに対し，不適切な状態では，腹壁の緊張が急激に高まり上腹部における表在筋の筋収縮が感じられ，腹壁全体が拡張して触診している手指が腹壁から押し出される[55]．

　また，マンシェットを用いて検査をすることで，腹横筋が他の腹筋群から分離して収縮を行えるかどうかを他覚的に評価することもできる．背臥位にて，股関節屈曲，膝関節屈曲位とし，マンシェットを腰部の下に置く（図7-94）．はじめにマンシェットの圧を40 mmHgに設定し，この状態から腰椎の動きを伴わないようにマンシェットを圧迫して，腹圧を上昇させるよう指示する．適切に分離した収縮が行われていれば10～15 mmHgの圧増加が示される．適切でなければ圧が変化しないか，過剰増加が観察される[56]．

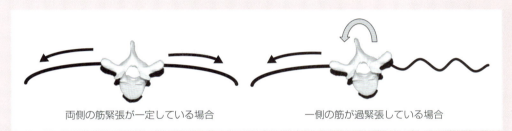

図 7-95 筋張力による椎体の回旋
一側の緊張が増加することで椎体には回旋や並進などの偏位が生じる.

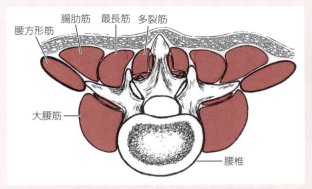

図 7-96 腰部多裂筋の解剖（水平面図）
腰部多裂筋は腰椎筋群のなかでも最も内側に位置している. それぞれ腰椎の棘突起および椎弓から起こり, 関節の安定に関与している.

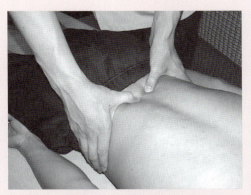

図 7-97 腰部多裂筋の触診
各腰椎レベルにおける腰部多裂筋の収縮の左右差を観察する.

9）体幹後面の機能評価

腰背部筋群の評価

　腰椎を支持する筋の左右差は, 体幹の不安定性を助長するだけでなく, 構造的破綻を生じさせる. 脊椎に付着する筋群は, 筋の張力により脊椎を左右から支持しているため, どちらかの筋群の緊張が高まることで脊椎の側屈または回旋などのストレスが生じ, 脊椎の構造的破綻をきたすことになる（図7-95）. 臨床上, 腰痛や背部痛を呈するケースでは, 脊柱に付着する筋群の左右非対称性が生じていることを多く経験する. とくに, 腰部多裂筋は腰椎安定化に重要な役割を果たすため, 注意深い観察が必要である（図7-96）. 腰部多裂筋は一般的に, 第4腰椎付近で最も膨隆が大きく, こ

の部での触診が妥当である. 観察のポイントは, ジャコビー線より上の棘突起を第4腰椎, 下を第5腰椎棘突起の目安として触診することである. この部の棘突起からすぐ外側で多裂筋の左右差や萎縮の程度を観察する[55]（図7-97）. また, 頸部の伸展や下肢の伸展動作に伴う多裂筋の収縮の左右差をみることも必要である.

　腰方形筋は, 大腰筋とともに腰椎長軸方向に作用し, 筋性安定化をもたらす. また, 脊椎から最も外側に位置するため, 脊椎からのモーメント長が長く, 骨盤を挙上するにあたって最も効率のよい筋である. その反面, 一側の過収縮が生じることで付着する骨盤, 腰椎, 肋骨の位置関係に左右差を生じやすくなり, 腰椎部の筋性安定化に破綻が生じる. そのため, この部の機能的な左右差を確認する必要がある（図7-98）. 立位では, 足部

第7章 胸背部

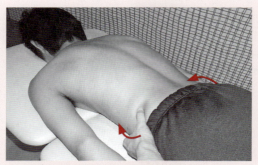

図7-98　腰方形筋の機能検査
腹臥位で左右骨盤の挙上を交互に行い，腰方形筋の収縮の左右差を観察する．

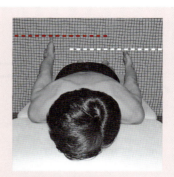

図7-99　広背筋の機能評価
腹臥位で左右肩関節を伸展させ，広背筋の収縮の左右差や角度の違いを観察する．この場合，左肩関節伸展角度が右側と比較して小さいため，左側広背筋の機能が低下していることが示唆される．

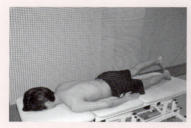
通常時

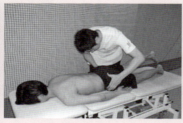
骨盤圧迫時

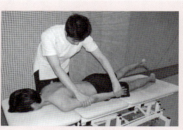
後筋腱斜系促通時

図7-100　股関節伸展テスト
腹臥位にて体幹と下肢の連結性をみるものである．通常時，閉鎖位を増加させた場合における下肢挙上側の動作遂行の程度や能力差を観察する．

の底屈にて代償することがあるので，腹臥位で行うのが妥当である．腹臥位にて左右骨盤の挙上を交互に行い，動作遂行の優位性を観察する．このとき，骨盤の回旋による代償動作を行うことがあるので，注意して観察する必要がある．

広背筋の機能評価

　広背筋の左右差は，胸郭の形状変化を引き起こし，体幹の安定性を低下させるため，この部の観察は重要である．広背筋の機能的左右差が認められる場合，外腹斜筋と同様に，この部の優劣が体幹の回旋偏位を生じさせる．また，下位胸郭を身体中心方向へ近づける作用をもつ広背筋は，胸郭全体の形状変化に関与し，この部の左右差により容易に体幹の左右偏位を引き起こす．

　腹臥位にて左右同時に肩関節を伸展させ，その程度を比較する（図7-99）．上肢運動時には，体幹固定性と同様に胸郭可動性も重要であるため，下位肋骨の腹側への運動量も確認する[51]．

股関節伸展テスト

　下肢運動時には，体幹固定性と同様に胸郭可動性も重要である．腹臥位にて膝関節伸展位で股関節伸展運動を行う（図7-100）．このとき，初動時の動作遂行のしやすさや股関節伸展に伴う骨盤前傾運動の左右差などを確認する．下肢挙上時には，

骨盤が後方回旋し，胸郭は骨盤に対して正中を保つため骨盤とは逆回旋する．この際，下肢挙上側の下位肋骨が前方偏位することで運動が遂行される．そのため，下位胸郭の可動性が必要となる．また，膝伸展位で挙上することで下肢のモーメント長が増加し，体幹の固定性はより必要となる．そのため，下肢と体幹後面の連結性を観察する評価にもなる[51]．

この動作の代償として，肩甲帯の運動がみられる場合がある．たとえば，右下肢伸展時には右肩甲帯の前方回旋と左肩甲帯の後方回旋によって代償することがあるので，注意が必要である．

また，骨盤に対し徒手的に両側から圧迫を加えることで閉鎖力を増加させる．後筋腱斜系帯の影響をみるには，下肢挙上側とは反対側の上肢の内旋，伸展運動に対し抵抗を加え，下肢を挙上させる．これらの操作を加えた際の能力差を観察する．

座圧中心評価

上半身重心位置は，座圧中心に投影されるため，姿勢と合わせて考える必要がある．左右の座圧を確認するため，座位にて殿部の下に手を置き，坐骨結節の位置や圧を確認する（**図 7-101**）．たとえば，手に受ける圧が左側で強ければ体幹の左偏位

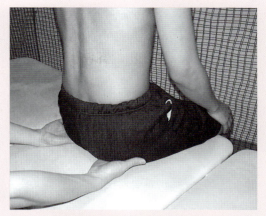

図 7-101 座圧中心の見方
座位にて殿部の下に手を入れ，坐骨結節の位置や圧を確認する．

が生じていることが多く，また，前方にあれば体幹の前方偏位が，後方に位置すれば体幹の後方偏位が生じている．

座圧中心の移動を評価するには，座面を左右，前後に4分割して座圧中心を移動させることで，腰椎または中位肋骨の運動連鎖が良好に行えているかを評価する[42]（**図 7-102**）．左後方-右前方と右後方-左前方と斜めに座圧中心を移動した際，動きの優劣があるかを確認する．これは，安静時における胸腰椎や肋骨部のmalalignmentが腰椎，胸

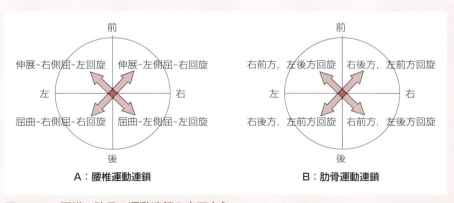

図 7-102 腰椎，肋骨の運動連鎖と座圧中心
上半身重心位置とそれに伴いやすい腰椎と肋骨の運動連鎖　　　　（柿崎藤泰．2008[29]を改変）

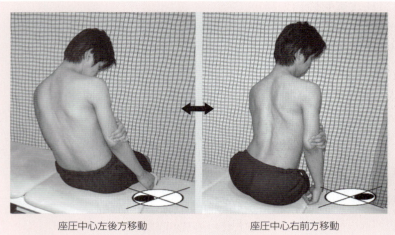

図 7-103 座圧中心移動の評価
座面を上方からみて 4 分割し，座圧中心を移動することで，腰椎または中位肋骨の運動連鎖が良好に行えているかを観察する．

郭回旋の有利性を生じさせるために動きの優劣が生じる[52]（図 7-103）．

5. 胸郭の理学療法アプローチ

効率的な動作の遂行やバランスのとれた姿勢保持のためには，末梢運動に先行して生じる体幹の固定作用や体幹内での姿勢制御が重要である．そのためには，胸郭を含めた体幹機能の再構築が必要となる．体幹ローカルシステムの作用や胸郭に関与する肩関節，骨盤，股関節などの大きな筋群の作用による胸郭の安定化が必要となる．しかし，筋群の左右差は，胸郭 alignment を不規則に変化させる．そのため，胸郭周囲筋群をはじめ四肢を含めた筋の再教育が必要となる．胸郭 alignment は，限りなく左右対称な（脊柱の偏位を伴わない）ものが理想とされており，正中化された胸郭 alignment では，インナーユニットの活動性は高まるとされている[52]．

不良姿勢に伴う malalignment では，体幹筋群の緊張や筋長の変化によってお互いの相互関係が崩れ，インナーユニットの機能低下が簡単に生じる．つまり，左右非対称な姿勢では体幹機能が低下する場合が多い．

1）胸椎後弯に対するアプローチ

理想的な姿勢では，荷重時の重力線が弯曲頂点に対して頸椎ではわずかに後方，胸椎ではわずかに前方を通過し，頸胸部の正常な弯曲位を維持している．つまり，重力には，正常な弯曲を維持するための外的モーメントをつくり出す作用がある．

体幹機能の低下による体幹屈曲姿勢が顕著になると，荷重時における重力線が理想的な姿勢よりも胸椎では弯曲頂点のさらに前方に偏位し，外的モーメントアーム長が長くなることで，後弯による屈曲姿勢の程度もいっそう著しくなる．胸椎の生理的弯曲は椎体間関節前方部の圧迫力によって制限されるため，屈曲姿勢では椎体前方部への持続的な圧縮ストレスが生じる可能性がある．また，体幹屈曲姿勢では，体幹の長軸方向への配列が崩れインナーユニットの活動性が低下するため，体幹機能が低下することが予想される．そのため，胸椎部における屈曲姿勢の改善が必要となる．

ハーフポールによる胸椎伸展（図 7-104）

患者を背臥位にし，腋窩部背面にハーフポールを脊柱と垂直になるよう配置する．このとき，頭部が過剰な伸展を起こさないように，脊柱の形状

5. 胸郭の理学療法アプローチ —— 1）胸椎後弯に対するアプローチ

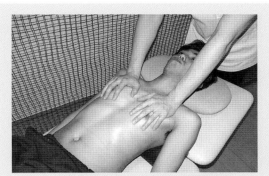

図 7-104　ハーフポールによる胸椎伸展
上半身重心位置である第 7 胸椎付近にハーフポールを脊柱と垂直になるように横に置き，深呼吸をさせる．

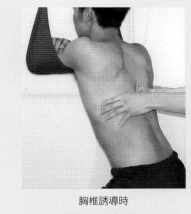

胸椎誘導時

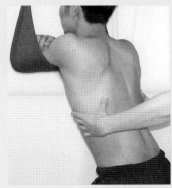

肋骨誘導時

図 7-105　スリングを使用した胸椎伸展
脊柱全体での伸展動作を行うことで過剰に伸展動作を行っている部分の抑制や，減少している部分の改善を促す．

に合わせて枕を高くする．患者に深呼吸をするよう指示し，呼気に合わせて上位胸郭を圧迫する[52]．呼気に合わせて呼吸を促すことで，吸気時に胸郭の復元力を利用することができ，吸気活動に伴う胸椎伸展運動が向上する．

スリングを使用した胸椎伸展（図 7-105）

　患者を座位にて肩関節と水平の高さに前腕を合わせ，体幹を前傾させながら前方に移動させる．この運動により脊柱全体での伸展動作を促通し，過剰に伸展動作を行っている部分の抑制や，減少している部分の改善を促す．また，体幹を前方移動した際には，座圧中心が前方に移動する．座圧中心の前方移動に伴い，胸椎には伸展，肋骨には後方回旋が連動するため，これらの動きを誘導していくのも有効である．体幹前傾位での移動を促すことで，多裂筋の促通や腹腔内圧の改善にもなる．また，前方移動した際には股関節屈曲も連動して生じるため，股関節機能改善にも有効である．

頸部伸展運動に伴う胸椎伸展運動（図 7-106）

　上位胸椎の伸展運動は，基本的に頸部伸展運動の延長として生じるため，頸部伸展運動の最終域まで動かすことで促通していく．患者を腹臥位からの両肘立ち位にした状態で，頸部の伸展運動を

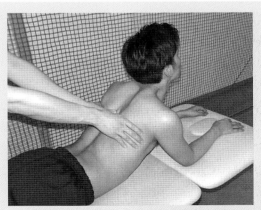

図 7-106　頸部伸展運動に伴う胸椎伸展運動
頸部伸展運動の際，上位胸椎に支点をつくり，上位胸椎の伸展を促していく．

335

第7章　胸背部

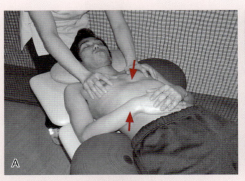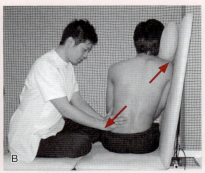

図 7-107　体幹平行四辺形型に対する治療
A：上部体幹偏位側と下部体幹偏位側に不安定板を入れ，延長側の短縮を図る方法．
B：上部体幹偏位を反対側へ誘導し，短縮した部位の延長を図る方法．

最終域まで行う．頸部伸展運動の際，上位胸椎に支点をつくることで上位胸椎の伸展を促していく．腸肋筋や最長筋などの脊柱起立筋群が左右差なく運動に対して収縮できているかを観察する．もし，左右差がある場合は，脊柱 alignment を徒手的に修正，頸部の側屈や回旋動作を行い，片側の収縮を促通していく．

2）前額面上での体幹偏位に対するアプローチ

前額面上での体幹偏位は，体幹の形状を変化させ，呼吸活動や動作を行ううえで非効率となるため，この部の改善は必要となる．体幹の形状によって短縮部位と伸長部位が異なるため，アプローチの方法を変える必要がある[42]．

平行四辺形型の体幹に対しては，背臥位にて上部体幹偏位側の肩甲骨外側部と下部体幹偏位側の骨盤外側部に不安定板を入れて，対角線上に延長した部分を矯正し，このポジションでの呼吸運動を行う．このときに，呼吸を介助することも有効である．また，座位にて偏位側とは逆方向に傾きをつくり，体幹偏位を改善し，短縮側の改善を図る．このとき，偏位させた側の肩甲骨が下制しないように保持しておくことや，偏位させた側と逆側の腰部を固定し，骨盤が挙上しないように保持しておくことがポイントとなる[42]（図 7-107）．

台形型の体幹に対しては，伸展側の側腹部を短縮方向に誘導する必要がある．伸長側を上にした側臥位をとり，呼吸介助により下位胸郭を下制させ短縮方向に誘導する．また，短縮側を上にした側臥位で，伸長側にバスタオルを丸めたものや枕などを入れることにより伸長を促す[52]．側腹部の筋である腰方形筋の短縮は，下位胸郭の運動を阻害するため，改善が必要となる（図 7-108）．

3）体幹偏位と座圧中心偏位に対するアプローチ

座位にて不安定板を殿部の下に置き，座圧中心を移動させる（図 7-109）．座圧中心を4分割して姿勢や不得意な動作を評価し，その改善を行う[52]．このときの動作はわずかな範囲で行い，可能な限り脊柱の動きで行うのが目的である．上肢や頸部で代償が生じる場合があるので，注意が必要となる．

たとえば，腰部の前弯を減弱させたい場合には，座圧中心を後方に移動させる．このときに，腰椎部の屈曲が生じているかを確認する．また，腰椎の前弯を増強させたい場合には，座圧中心を前方に移動させる．このときに，胸郭が前方に位置するかを確認する．また，上半身重心位置が左右ど

5. 胸郭の理学療法アプローチ —— 4）肋骨に対するアプローチ

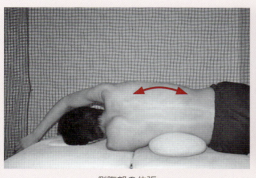
側腹部の伸張

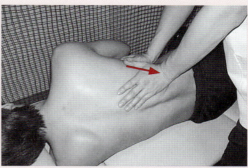
側腹部の短縮

図7-108　体幹台形型に対する治療
側臥位にて短縮している胸部および腹部の側方部を伸張または短縮させ体幹の偏位を是正する．

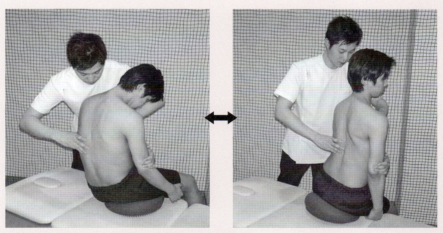

図7-109　体幹偏位と座圧中心偏位に対する治療
不安定板を殿部の下に置き，座圧中心を移動させる．

ちらかに偏位している場合は，逆方向へ誘導を行う．また，回旋動作にて制限が生じている場合には，回旋位での脊柱屈伸動作を行う．

これらの座圧中心の移動では，胸郭における運動連鎖も生じるため，胸郭へのアプローチにもなるので有効である．

4）肋骨に対するアプローチ

肋骨の下制運動が困難な場合に対するアプローチ

肋骨を十分に下制させることが困難な場合，吸気における胸郭の復元力が得られず呼吸活動に支障をきたす．また，吸気時に横隔膜の活動準備が不十分となり，インナーユニットとしての機能低下を助長する可能性があるため，改善が必要となる（**図7-110**）．

呼気時には，腹横筋などの腹部深層筋が働き，腹部の周径が減少することで肋骨の下制運動が生じる．しかし，肋骨の十分な下制が生じない場合には，腹横筋の機能低下を引き起こし，呼気活動を阻害する一因となる．そのため，呼気終末に表層の筋群が過剰に働き，腹壁を引き込むことができない．

337

第7章　胸背部

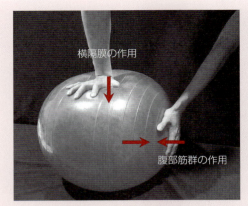

図7-110　横隔膜の作用による腹腔内圧上昇のイメージ
横隔膜は収縮することで下方移動する．このときに前方へ押し出す力を腹壁の筋群が抑制することで腹腔内圧が上昇する．

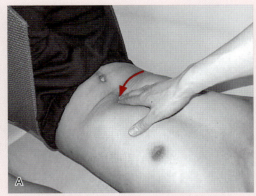

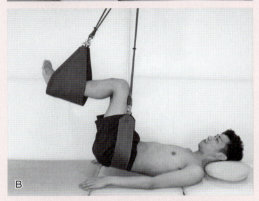

図7-111　肋骨の下制運動が困難な場合に対するアプローチ
A：呼気に合わせて胸骨下方部に圧迫を加える．
B：骨盤を後傾すると腹部臓器が頭側に移動し，横隔膜へ適度な圧迫を与える．

背臥位で，呼気に合わせて操作を加えていく．腹部表層筋が過剰な活動を生じないように行うのが望ましく，胸骨下方部に圧迫を加えて行うと効果的である．呼気終末時に上腹部は弛緩し，下腹部に収縮が入ることを確認し，円滑な呼吸活動を誘導していく[9]（図7-111）．

不規則な肋骨リングの配列に対するアプローチ

不規則な肋骨リングの配列を徒手的に修正するのであれば，リングの回転が生じにくい側に対して行う．腹臥位では，肋骨角外側部を外腹側方向に圧迫し，背側の肋骨リングが規則正しく配列して，同等の回転が得られるように修正をしていく．また，腹側も同様に，肋骨リングの配列を修正していく．肋軟骨の弾性が低下により胸郭のたわみが生じにくい状態では，疼痛を訴える場合もあるので注意しなければならない（図7-112）．

肩甲骨水平内転テストにて左右差が生じ，可動性が低下している場合や，肩関節90°外転位での内旋運動の可動性が低下している場合では，上位肋骨リングに定型的な後方回旋の定着が生じている

ことが考えられる．上位肋骨の前方回旋量が不十分な状態では，肩甲骨の肋骨面に対する滑走が不十分となり，肩甲骨内転運動が困難となる．また，肩関節90°外転位での内旋運動では，付随して生じる上位肋骨の前方回旋量が不十分なため制限が生じる．上位肋骨の前方回旋が不十分な側に対してアプローチを行っていく．

5）体幹不安定性に対するアプローチ

骨盤前傾運動の低下に対するアプローチ

骨盤前傾運動が低下している状態では，連動して生じる脊柱の伸展も低下しやすい．結果として

5．胸郭の理学療法アプローチ ── 5）体幹不安定性に対するアプローチ

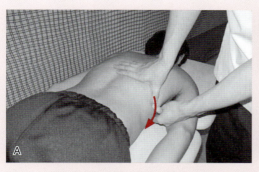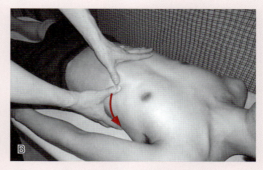

図 7-112　不規則な肋骨の配列を徒手的に修正する方法
A：肋骨角外側部を外腹側方向に圧迫し，背側の肋骨リングが規則正しく配列して，同等の回転が得られるように修正をしていく．
B：腹側も背側と同様に修正していく．

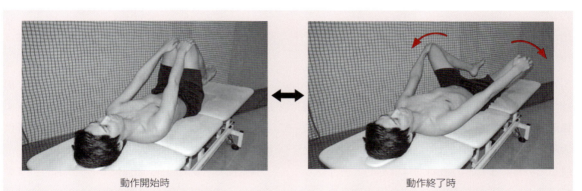

動作開始時　　　　　　　　　　　　　　　　　動作終了時

図 7-113　骨盤前傾運動の低下に対するアプローチ
背臥位にて股関節 90°屈曲位から股関節外転，外旋運動を行い，この運動に伴う骨盤前傾を促していく．

インナーユニットが働きにくくなり，脊柱が頭尾方向に伸びることが困難となるため，体幹の不安定性を生じやすい．

背臥位にて，股関節 90°屈曲位から股関節外転，外旋運動を行う．股関節外旋運動に伴って骨盤前傾が生じ，脊柱の伸展を高めることができる．両膝を把持しながら行うことで骨盤の過度な前方移動を防ぐ[42]（**図 7-113**）．また，スリングを使用して股関節外転，外旋運動を行うことで，骨盤の前傾運動を促すのも効果的である．

一側の腰方形筋の機能低下に対するアプローチ

一側の腰方形筋の機能低下は，腰部の筋に左右差を生じさせ，脊柱を垂直位に保つことが困難となる．腰椎部の筋性安定化に破綻が生じ，体幹が機能しにくくなるため，動作が非効率となる．

骨盤の挙上動作が非効率な側に対して治療を行う．腹臥位にて骨盤挙上を行わせ，代償動作が生じない程度の幅で，その左右差が減少するまで行う（**図 7-114**）．また，スリングを使用して骨盤の挙上動作を促すのも効果的である．

339

第7章　胸背部

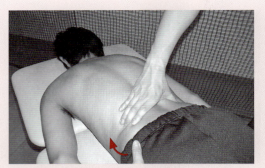

図7-114　一側の腰方形筋の機能低下に対するアプローチ
腹臥位にて代償動作が生じない程度の幅で骨盤挙上を行わせる.

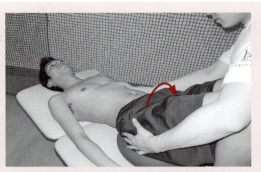

図7-115　一側の外腹斜筋の機能低下に対するアプローチ
背臥位にて股関節屈曲，膝関節屈曲位とし，殿部に不安定板を挿入して，機能低下している側の外腹斜筋を促通する.

一側の外腹斜筋の機能低下に対するアプローチ

　外腹斜筋の機能低下は，胸郭回旋偏位を生じさせてしまうため改善が必要となる．基本的に，胸郭形状の正中化を考えていく必要がある．一側の活動を抑制するためには，反対側の外腹斜筋を促通していく．また，外腹斜筋は前鋸筋と筋連結しているため，前鋸筋の固有収縮を促通することで外腹斜筋の活動性を向上させる．外腹斜筋の過緊張は，付着部である第5肋骨の前方偏位を助長するため，肋骨前方偏位の左右差が生じる．この部での変化量を治療後の効果判定とするとよい．背臥位にて股関節屈曲，膝関節屈曲位とし，殿部に不安定板を挿入する（図7-115）．優位側と反対側の外腹斜筋に対してアプローチを行う．骨盤帯を含む下肢の回旋に対して，体幹は正中を維持するため，骨盤帯および下肢回旋方向とは逆回旋が生じ，外腹斜筋の活動が生じる．このときのポイントは，動作の初動に対してアプローチを行うことである．動作が大きいと，回旋側とは反対側肩甲帯の前方回旋が生じ，外腹斜筋のアプローチとしては不適切となるために，注意が必要である[51].

一側の大殿筋と広背筋ラインの機能低下に対するアプローチ（図7-116）

　大殿筋と胸腰筋膜を介した反対側の広背筋で構成される後筋腱斜系帯は，体幹の安定化に関与するが，一側のラインが過収縮を起こすと，体幹は機能しにくくなり動作に非効率が生じる．
　腹臥位で，膝関節90°屈曲位での股関節伸展運動を行い，大殿筋の固有収縮を促す．このとき，反対側の背部の収縮を確認する．反対側の広背筋を収縮させるには，肩関節内旋，伸展運動を行い，広背筋の固有収縮を促す．このとき，大きな運動により代償動作を行わないようにすることがポイントとなる．また，胸椎が屈曲位にある場合にはアウターユニットが機能しにくくなるため，広背筋や大殿筋の収縮を促すには胸椎伸展位が望ましい．その方法としては，反対側上肢を挙上位にすることで，胸椎の伸展モーメントが高まり胸椎伸展位での運動が可能となる．
　大殿筋と広背筋の収縮を数回ずつ交互に入れ，胸腰筋膜や下後鋸筋を介して大殿筋と反対側の広背筋を連動させる．このことにより，前額面上での下半身と上半身の位置をコントロールすることができ，体幹が正中位をとることで体幹の安定化

5. 胸郭の理学療法アプローチ ── 5) 体幹不安定性に対するアプローチ

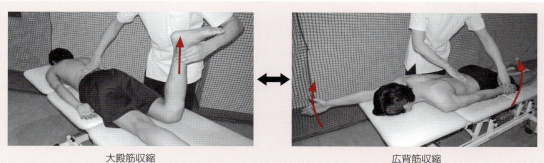

大殿筋収縮　　　　　　　　　　　　　　　広背筋収縮

図 7-116　一側の大殿筋と広背筋ラインの機能低下に対するアプローチ
腹臥位で大殿筋と反対側広背筋の固有筋収縮を交互に促通し，後筋腱斜系帯を強化していく．

や動作効率も向上させることができる[51]．

参考文献

1) American college of emergency physicians : Clinical policy for the initial approach to adults presenting with a chief complaint of chest pain, with no history of trauma. Ann Emerg Med 25 : 274-299, 1995.
2) Deyo RA, Diehi AK : Cancer as a cause of back pain : frequency, clinical presentation, and diagnostic strategies. J Gen Intern Med 3 : 230-238, 1988.
3) 日本循環器学会：肺血栓塞栓症および深部静脈血栓症の診断・治療・予防に関するガイドライン．CircJ 68(Suppl Ⅳ)：1079-1134，2004.
4) 日本循環器学会：急性冠症候群の診療に関するガイドライン．CireJ 66(Suppl Ⅳ)：1123-1163，2002.
5) Chou R, Qaseem A, Snow V, et al : Clinical Efficacy Assessment Subcommittee of the American College of Phycicians ; American College of Physicians ; American Pain Society Low Back Guidelines Panel. Diagnosis and treatment of low back pain: a joint dinical practice guideline from the American College of Physicians and the American Pain Society. Ann Intern Med 147 : 478-491, 2007.
6) Jarvilk JG, Deyo RA : Diagnostic evaluation of low back pain with emphasis on imaging. Ann Intern Med 137 : 586-597, 2002.
7) Wheeler SG, Wipf JE, Staiger TO, et al : Approach to the diagnosis and evaluation of low back pain in adults. Waltham, Massachusetts : Up To Date, 2011.
8) Chou R, Fu R, Carrino JA, et al : Imaging strategies for low back pain: systematic review and meta-analysis. Lancet 373 : 463-72, 2009.
9) Jensen MC, Brant-Zawadzki MN, Obuchowski N, et al : Ross JS Magletic resonance imaging of the lumbar spine in people without back pain. N Engl J Med 33 : 69-73, l994.
10) Engstrom JW : Back and neck pain. Harrison's principles of internal medicine. McGraw-Hill, 2005, pp94-104.
11) 林浩一郎：胸郭の外傷．新図説臨床整形外科講座　第3巻　頸椎・胸椎・胸郭．メジカルビュー，1990，pp275-285.
12) 藤巻悦夫：胸・腹部．図説整形外科診断治療講座　第17巻　スポーツ外傷・障害．メジカルビュー，1990，pp76-101.
13) Gary A shankman 著，鈴木　勝監訳：腰椎，胸椎，頸椎のマネジメント．整形外科的理学療法　基礎と実践．医歯薬出版，2008，pp412-413.
14) 寺山和雄，辻　陽雄：胸椎，腰椎．標準整形外科学．医学書院，2000，pp458-459.
15) 柳澤　健：筋損傷・筋筋膜炎．理学療法学ゴールドマスターテキスト 4 整形外科系理学療法学．メジカルビュー，2009，pp140-141.
16) 山下敏彦：椎間関節性腰痛の基礎．日本腰痛会誌 13(1)：24-30，2007.
17) Frank H Netter 著，相磯貞和訳：胸郭．ネッター解剖学アトラス．南江堂，2006，pp174-238.

18) 柿崎藤泰：胸郭の病態運動学と理学療法．理学療法 26(3)：431-440, 2009.

19) Panjabi MM, Takata K, Goel V, et al : Thoracic human vertebrae. Quantitative three-dimensional anatomy. Spine 16 : 888-901, 1991.

20) Sinaki M, Itoi E, Rogers JW, et al : Correlation of back extensor strength with thoracic kyphosis and lumbar lordosis in estrogen-deficient women. Am J Phys Med Rehabil 75 : 370-374, 1996.

21) Edmondston SJ, Singer KP, Price RI, et al : The relationship between bone mineral density, vertebral body shape and spinal curvature in the elderly thoracolumbar spine: an in vitro study. Br J Radiol 67(802) : 969-975, 1994.

22) Kapandji IA 著，塩田悦仁訳：腰椎・胸椎．カパンディ関節の生理学Ⅲ 脊椎・体幹・頭部．医歯薬出版, 2005, pp66-161.

23) Yamashita T, Cavanaugh JM, El-Bohy AA, et al : Mechanosensitive afferent units in the lumbar facet joint. J Bone Joint Surg 72A : 865-870, 1990.

24) Yamashita T, Minaki Y, Ishii S, et al : Somatosensory innervation of the lumbar spine and adjacent tissues. A review of the electrophysiological studies. Trends Comprat Biochem Physiol 1 : 219-227, 1993.

25) Kahle W, Leonhardt H, Platzer W 著，越智淳三訳：運動器の系統解剖学，分冊 解剖アトラスⅠ．文光堂, 1999, pp58-59.

26) Masharawi Y, Rothschild B, Dar G, et al : Facet orientation in the thoracolumbar spine : three-dimensional anatomic and biomechanical analysis. Spine 29 : 1755-1763, 2004.

27) Taylor JR, Twomey LT : Age changes in lumbar zygapophyseal joints. Observations on structure and function. Spine 11 : 739-745, 1986.

28) 織田 格，白土 修：腰椎症に関与する脊柱の解剖学-正常編および異常編-．日本腰痛会誌 7(1)：19-25, 2001.

29) Lee D : The thorax. An integrated approach. Orthopedic Physical Therapy, Virginia, 2003, pp41-57.

30) De Troyer A : Actions of the respiratory muscles. In, Hamid Q, Shnnon J, Martin J, eds. Physiological Basis of Respiratory Disease. BC Decker, Hamilton, 2005, pp263-275.

31) Mead J, Smith JC, Loring SH : Volume displacements of the chest wall and their mechanical significance. In, Roussos C, eds. The thorax. Marcel Dekker. New York, 1995, pp565-586.

32) Mead J : Functional significance of the area apposition of diaphragm to rib cage. Am Rev Respir Dis 119 : 31-32, 1979.

33) Gauthier AP, Verbanck S, Estenne M, et al : Three-dimentional reconstruction of the in vivo human diaphragm shape at different lung volume. J Appl Physisol 76 : 495-506, 1994.

34) 阿部幹雄，堀江孝至：呼吸筋（三学会合同呼吸治療士委員会：呼吸療法テキスト）．克誠堂, 1992, pp29-33.

35) Williams PL, Bannister LH, Berry M, et al : Gray's Anatomy, 38th ed. Churchill Livingstone, New York, 1995.

36) Blandine CG 著，仲井光仁訳：体幹・肩関節．動きの解剖学Ⅰ．科学新聞社, 1995, pp25-135.

37) 渡辺正仁：筋系．理学療法士・作業療法士・言語聴覚士のための解剖学．廣川書店, 2001, pp163-252.

38) 河上敬介，磯貝 香：頚部と体幹の前面の筋（河上敬介，小林邦彦編：骨格筋の形と触察法）．大峰閣, 1999, pp113-148.

39) 鈴木貞興：脊柱（山嵜 勉編：整形外科理学療法の理論と技術）．メジカルビュー, 2006, pp144-171.

40) 安藤英次，柴田善行：胸部撮影法（吉川公彦，高倉義典監修：図解 胸部撮影法）．オーム社, 2010, pp46-117.

41) Wong DL, Baker CM : Pain in children : Comparison of assessment scale. Pediatric Nursing 14 : 9-17, 1988.

42) 柿崎藤泰：多関節運動連鎖からみた高齢者の胸椎・胸郭の保存的治療戦略（井原秀俊，加藤 浩，木藤伸宏編：多関節運動連鎖からみた変形性関節症の保存療法）．全日本病院出版会, 2008, pp168-179.

43) Gross J, Fetto J, Rosen E 著，石川 斉，嶋田智明訳：頚椎と胸椎．筋骨格系検査法．医歯薬出版, 2005, pp38-80.

44) J&V ドヴォルザーク著，山浦伊裟吉，佐藤達夫訳：脊柱の生体力学と機能的検査・刺激過敏部．徒手医学 痛みの診察法．中央洋書出版部, 1988, pp14, 54, 55.

45) 柿崎藤泰，石塚達也：3次元画像計測を用いた呼吸運動の計測．バイオメカニズム学会誌 36(3)：138-141, 2012.

46）Hirayama T, Ishizuka T, Koseki T, et al : Analysis of thoracic shape during forced breathing -Relationship of the thoracic shape and respiratory function -. AARC Congress 2014 : OF67, 2014.

47）Hirayama T, Ishizuka T, Koseki T, et al : Restriction of thoracic motility induced by lateral deviation of upper and lower thorax. ISPRM Congress 2015 : 382, 2015.

48）Koseki T, Hirayama T, Ishizuka T, Nishida N, et al : Segmental movements between cervical rotation and lateral thoracic shape change : The manner of increased or decreased deviation in thoracic shape upon cervical rotation. ISPRM Congress 2015 : 385, 2015.

49）Kawasaki T, Hirayama T, Tame K, et al : Characteristic lateral changes in upper thoracic shape and sitting ground reaction pressure associated with lateral neck bending. ISPRM Congress 2015 : 382, 2015.

50）稲垣郁哉，小関泰一，平山哲郎ほか：肩関節内外旋運動が胸郭形状に及ぼす影響—左右特性に着目—．第 12 回 肩の運動機能研究会 2015，P2-B-0592.

51）柿崎藤泰：変形性脊椎症（小関博久編：外来整形外科のための退行変性疾患の理学療法）．医歯薬出版，pp105-124．2010.

52）柿崎藤泰：呼吸運動療法（本間生夫編：呼吸運動療法の理論と技術）．メジカルビュー，2003，pp114-139.

53）平山哲郎：頸部運動を指標に上位胸郭のゆがみを改善させる（福井　勉編：ブラッシュアップ理学療法—88 の知が生み出す臨床技術—）．三輪書店，2012，pp21-24.

54）真島英信：骨格筋の収縮．生理学．文光堂，2004，pp49-75.

55）Carolyn Richardson 著，斎藤昭彦訳：科学的基礎．脊椎の分節的安定性のための運動療法．エンタプライズ，2002，pp9-66.

56）荒木秀明：腰痛症の理学療法（奈良　勲監修，吉尾雅春編：標準理学療法学専門分野運動療法学各論）．医学書院，2005，pp256.

第8章
腰椎・骨盤帯

1. 腰　痛

　腰痛は，椎間板を含む腰椎および筋や靱帯など周囲組織の異常によっても起こるが，仙腸関節や殿部の痛みを腰痛と自覚することも多い．股関節外転筋の緊張亢進が腰仙部痛を引き起こすことは，臨床上多くみられる．

　足部・膝・股関節など下肢に疼痛をきたす要因がある場合に，荷重不均衡による骨盤の側方傾斜が起こり，これに伴って股関節外転筋の緊張や代償性腰椎側弯を呈する．

　また，腰椎および周囲組織からなる腰部運動器の異常は運動時の腰痛を呈するが，安静時には痛みを自覚しないことが多い．

　安静時の腰痛を呈するものは，運動器以外の組織の異常による放散痛や関連痛である場合が多い．

　腹部大動脈は腰椎の前面に付着するため，拍動する安静時腰痛は腹部大動脈瘤が呈する腰痛であることが多く，血圧上昇を招くような理学療法は，大動脈の破裂や解離など危険な状況を招くリスクがある．

　また，女性の月経時に増強する安静時腰痛は，子宮筋腫や卵巣腫瘍といった子宮や卵巣などの異常にみられる．

　上腹部痛に伴う安静時腰痛は膵炎に，腰背部深部の安静時疼痛は腎結石などの尿路結石にみられる特徴である．

　安静時腰痛は，内臓や血管など運動器以外の組織の異常であり，当然のことながら理学療法の対象とはならない．安静時には痛みがなく，体幹・四肢の運動時のみに腰痛を呈するものが理学療法の適応となる．

　運動時の腰痛を呈する主な運動器疾患を以下に述べる．

1）腰椎椎間板ヘルニア
（lumbar disc herniation）

　腰椎椎間板の内圧上昇が体幹や下肢の運動時腰痛をきたす．多くは中腰姿勢，つまり腰椎前傾姿勢が椎間板の内圧を上昇させる．椅子からの立ち上がりや座る際に強い腰痛を自覚するため，腹部・腰部などの体幹筋群を収縮させて動作を行う．体幹運動時腰痛により体幹前傾が制限されるため指床間距離（FFD）が増大する．急性発症で腰痛が激しい場合は，臥位以外の体位はとれなくなる．立位がとれる場合でも，腰椎の前弯は消失して直線状となり，脊柱運動が制限される．

　椎間板の髄核が逸脱して神経根を刺激すると，下肢に疼痛・知覚障害・筋力低下・深部反射低下などの神経根刺激症状を呈する．

　咳やくしゃみなど腹圧上昇の際に腰部や下肢に放散痛が起こり，下肢の痛みは増悪する．これをDejerine徴候という．

　上位腰椎椎間板髄核がL2～L4神経根のいずれかを刺激すると大腿神経刺激症状がみられ，下位腰椎椎間板髄核がL4～S3神経根のいずれかを刺激すると坐骨神経刺激症状がみられる．

　大腿神経刺激症状ではFNSTに陽性がみられる．

345

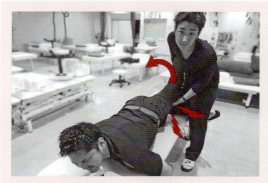

図 8-1　FNST
大腿神経の走行に沿って疼痛がみられる．

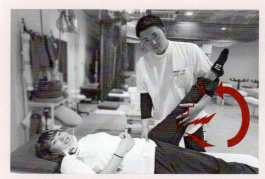

図 8-2　Lasègue 徴候
SLR テストの際に坐骨神経に沿って放散痛がみられる．

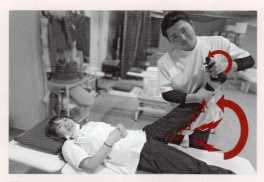

図 8-3　Bragard テスト
SLR に足関節背屈を加えると坐骨神経に沿って放散痛がみられる．

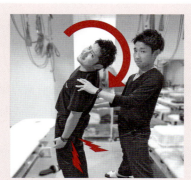

図 8-4　Kemp 徴候
体幹後側屈で患肢に疼痛が放散する．

これは，腹臥位膝屈曲位で股関節に伸展を加えて大腿神経を伸張させると，大腿神経の走行に沿って大腿の疼痛が増強することでわかる（図 8-1）．

坐骨神経刺激症状では，SLR テストにおいて，Lasègue 徴候に陽性所見がみられる（図 8-2）．これは，背臥位膝伸展位で股関節に屈曲を加えて坐骨神経を伸張させると，坐骨神経に沿った下肢の疼痛が増強することでわかる．

SLR テストに足関節背屈を加えると，坐骨神経の走行に沿って下肢痛が増強する Bragard 徴候もみられる（図 8-3）．

腰椎椎間孔を狭小化させる脊柱後側屈位をとると，下肢に放散痛がみられる．これを Kemp 徴候という（図 8-4）．

また，坐骨神経の走行に沿って圧痛がみられ，これを Valleix 徴候という（図 8-5）．床上安静加療および各種神経ブロック注射で神経根刺激による炎症を沈静化させるが，改善しない場合は髄核摘出手術が行われる．

2）変形性腰椎症 (lumbar spondylosis)

退行変性期では，腰椎の椎間板・黄色靱帯・椎間関節などが変性する．椎間板は弾性が失われ，荷重負荷によって前方・側方・後方へ膨隆する．これを覆うように椎体辺縁の骨増殖性変化が起こり，骨棘が形成される．骨棘が前後長軸方向に増

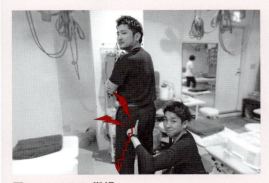

図 8-5 Valleix 徴候
坐骨神経の走行に沿って圧痛がみられる.

殖し癒合したものを架橋形成という.

進行していくと，腰椎は側弯変形や回旋変形をきたし，正常な alignment が失われ腰椎の運動時疼痛を呈する.

分娩出産後の女性に好発する仙腸関節の変形では，運動時の腰仙部痛をきたす.

3）腰椎分離症（spondylolisis）

腰椎の上下関節突起間の骨性連結が断たれたもので，原因としては疲労骨折によるものが多い．第 5 腰椎に好発する.

左右の上下関節突起間の骨性連結が分離すると椎間板に対する剪断応力負荷が加わるため，運動時の腰痛をきたす.

4）腰椎すべり症（spondylolisthesis）

両側分離すべり症

左右の上下関節突起間の骨性連結が分離すると椎間板に対する剪断応力負荷が加わるため，椎間板の変性が起こる.

骨盤の前傾や腰椎の前弯が増大すると，椎体が前方にすべって偏位する．腰椎の運動時に椎体の前後方向への動揺が起こると，運動時の腰痛に加え，腰椎不安定性を自覚する．第 5 腰椎に好発し，

階段状変形を触知する.

変性すべり症

退行変性期では，椎間関節や椎間板の変性による支持性脆弱化により椎体のすべりが生じる．第 4 腰椎に好発する.

先天性すべり症

仙骨の先天性形成不全により第 5 腰椎椎体の前方すべりを呈する．腰椎の著しい前弯増大をきたす.

5）腰部脊柱管狭窄症
（lumbar spinal canal stenosis）

退行変性期では，腰椎の椎間板・黄色靱帯・椎間関節などが変性して脊柱管が狭窄する．脊柱管内の馬尾神経が絞扼されると下肢に神経症状がみられ，間歇性跛行を呈する．腰部の脊柱管や椎間孔は腰椎の前弯で狭小化するため，腰椎の運動時に腰痛をきたすだけでなく，姿勢変化による下肢症状変化を呈する.

下肢の疼痛から逃避する代償姿勢として骨盤後傾位をとっていることが多い.

6）腰椎圧迫骨折
（vertebra compression fracture）

骨粗鬆症や悪性腫瘍の骨転位による腰椎椎体の骨脆弱化が荷重への支持性低下をもたらし，魚椎変形や楔状変形が発症して進行する.

尻もち転倒により外傷性に急性発症したものとは異なり，緩徐に発症して進行する．上位腰椎位や下位胸椎に好発し，運動時の腰痛をきたす.

2．腰仙部の機能解剖

1）腰仙部の形状

仙骨の上に 5 つの腰部椎骨が縦に連なって腰椎が形成される．仙骨は左右の腸骨に挟まれて仙腸

第8章 腰椎・骨盤帯

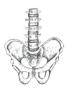
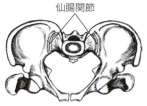
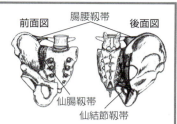

A：腰仙部
左右の骨盤が仙骨を挟んで仙腸関節を形成し，骨盤帯として5つの腰部椎骨を支えている．

B：骨盤水平面図
仙腸関節は可動関節だが，その動きはきわめて小さい．

C：仙腸関節の靱帯

図 8-6　腰仙部の形状

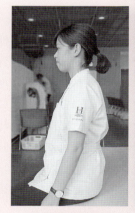
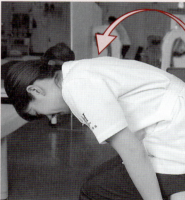
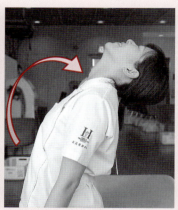

A：腰椎側面中間位　　　　　B：腰椎屈曲　　　　　C：腰椎伸展

図 8-7　腰椎の屈曲・伸展

関節を形成し，骨盤輪または骨盤帯として腰椎を支えている．腰椎前方部分は介在する椎間板を挟んで各椎体が上下に連結し，腰椎後方部分は上関節突起と下関節突起が椎間関節を形成して連結している（図 8-6 A）．

仙腸関節は関節包を有する滑膜性関節であり可動性はあるが，その動きはきわめて小さい（図 8-6 B）．仙腸靱帯・仙結節靱帯・腸腰靱帯などの靱帯に強固に制御されている（図 8-6 C）．

2）腰椎の運動

腰椎の屈曲（flexion）・伸展（extension）（図 8-7），体幹の右側屈（bend to right）・左側屈（bend to left）（図 8-8），体幹の右回旋（rotation to right）・左回旋（rotation to left）（図 8-9）．

3）腰椎の構成

前柱（腰椎前方部分）

前縦靱帯（anterior longitudinal ligament）（図 8-10A）

椎体前面を縦に連なる靱帯で，脊柱の過伸展を制御する（図 8-10 C）．

2．腰仙部の機能解剖 ── 3）腰椎の構成

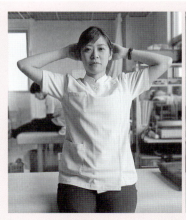
A：体幹前面中間位

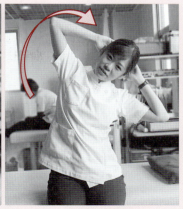
B：体幹右側屈　　　　　　　　　　C：体幹左側屈

図 8-8　**腰椎の側屈**

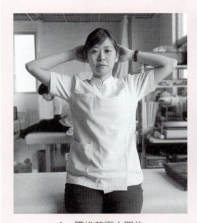
A：腰椎前面中間位

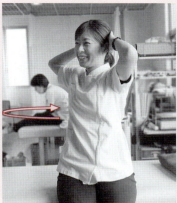
B：体幹右回旋

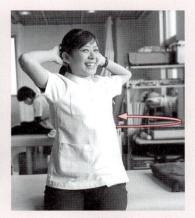
C：体幹左回旋

図 8-9　**腰椎の回旋**

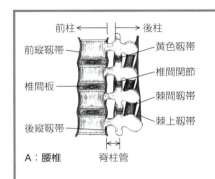
A：腰椎　　脊柱管

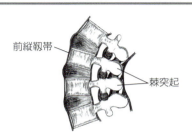
B：腰椎過伸展の制限

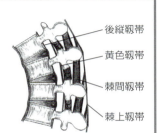
C：腰椎過屈曲の制限

図 8-10　**腰椎の構成**

349

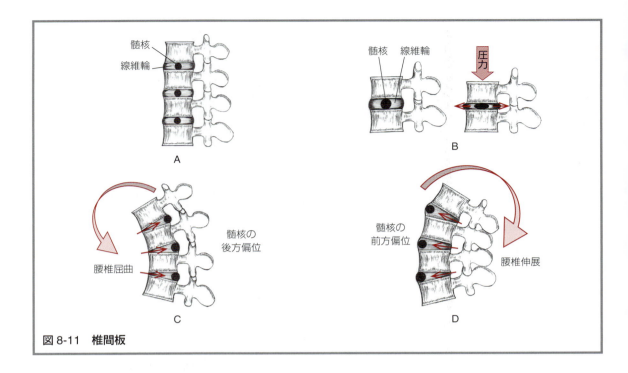

図 8-11　椎間板

椎間板（髄核と線維輪）(vertebral disc)（図 8-11A）

椎体間に介在する線維軟骨で，中心の髄核を線維輪が取り巻いている．髄核は水分を多く含有し，弾力性による衝撃緩和を有する．無数の線維からなる線維輪は椎体間の運動を制御する．腰椎の運動に伴って椎体間に狭小化する部位が生じ，その部位の椎間板内圧が上昇すると，髄核は内圧の低い椎体間の広い部位に偏位する（図 8-11）．

後縦靱帯 (posterior longitudinal ligament)（図 8-10A）

椎体後面で縦に連なって脊柱管前壁を形成する靱帯で，脊柱の過屈曲を制御する（図 8-10 C）．

後柱（腰椎後方部分）

黄色靱帯 (flavum ligament)（図 8-10A）

上下の椎弓間を結ぶ靱帯で，脊柱の過屈曲を制御する（図 8-10 C）．
脊柱管後壁を形成する．

椎間関節 (fascet joint)（図 8-10A）

上関節突起と下関節突起により形成され，上下の椎骨を連結している．関節包と滑膜に覆われている平面関節で，腰椎運動の際に関節面の滑動が起こる．関節面の傾きは水平面に対し約 90°，前額面に対し約 45° をなす（図 8-12）．

棘間靱帯 (interspinous ligament)（図 8-10A）

棘突起間を結ぶ靱帯で，脊柱の過屈曲を制御する（図 8-10 C）．

棘上靱帯 (supraspinous ligament)（図 8-10A）

棘突起間を結ぶ靱帯で，脊柱の過屈曲を制御する（図 8-10 C）．

棘突起 (spinous process)（図 8-10B）

椎弓から後方へ連なる骨性の突起で，脊柱の過伸展を制御する．

脊柱管 (spinal canal)

腰椎の椎体後壁と椎弓からなる椎孔が縦に連なって形成される管腔で，腰椎の前柱と後柱の間に介在する．前壁は後縦靱帯，後壁は黄色靱帯に

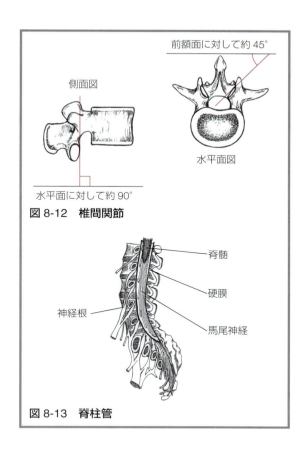

図 8-12 椎間関節

図 8-13 脊柱管

覆われ，その内腔を脊髄が通過する（図 8-10 A）．脊髄表面はくも膜に覆われ，硬膜がこれを包み込んでいる．脊髄は第 2 腰椎上縁の高さで終わり，第 2 腰椎以下の脊柱管内腔を馬尾神経が通過する（図 8-13）．

4）腰椎の動力筋

腰椎の屈筋

腹直筋（rectus abdominis）
胸腰椎の屈曲作用と骨盤の挙上・後傾作用がある（図 8-14）．

内腹斜筋（obliquus internus）
胸腰椎の屈曲以外にも体幹の側屈・同側への回旋作用がある（図 8-15）．

外腹斜筋（obliquus externus）
胸腰椎の屈曲以外にも体幹の側屈・対側への回旋作用がある（図 8-16）．

腸腰筋（iliopsoas）
股関節の屈筋である腸腰筋は腰椎屈曲作用も有する．

腰椎の伸筋

脊柱起立筋群（棘筋，最長筋，腸肋筋）（図 8-17），横突棘筋（回旋筋，多裂筋，半棘筋），棘間筋，横突間筋（図 8-18）は腰椎伸展作用を有する．

腰方形筋は両側同時収縮では腰椎伸展に作用し，片側収縮では同側の体幹側屈に作用する（図 8-19）．

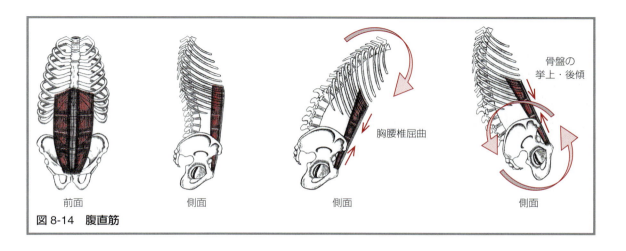

図 8-14 腹直筋

第 8 章 腰椎・骨盤帯

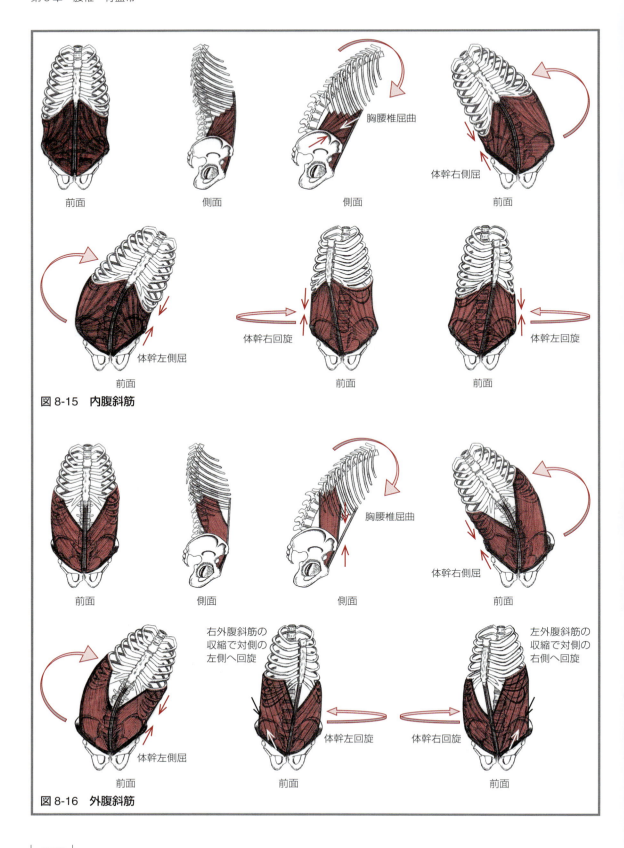

図 8-15 内腹斜筋

図 8-16 外腹斜筋

2. 腰仙部の機能解剖 ── 5）腰仙部・骨盤帯の安定筋

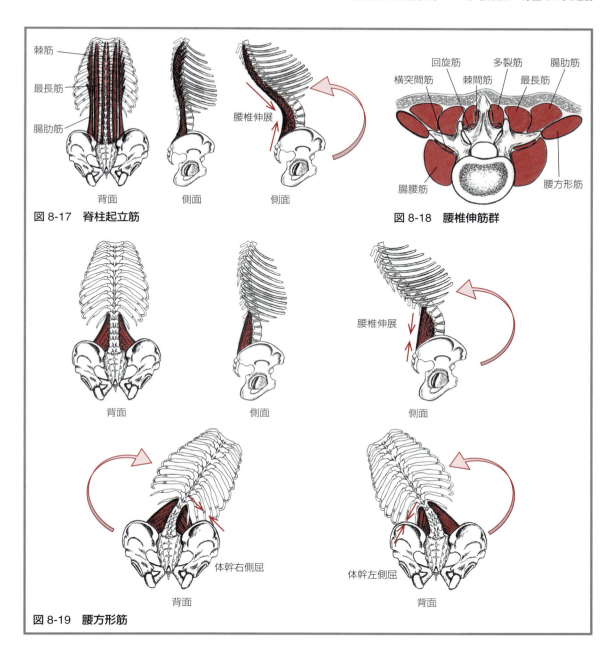

図 8-17 脊柱起立筋
図 8-18 腰椎伸筋群
図 8-19 腰方形筋

5）腰仙部・骨盤帯の安定筋

体幹インナーユニット（inner muscles unit of trunk）

体幹深部の筋である横隔膜，腹横筋，骨盤底筋群は連なって巨大な囊状，あるいは袋状の筋のユニットを形成し，stabilizer として腰仙部の安定化に寄与している．この筋ユニットの後方には脊椎を介して多裂筋などの傍脊柱筋や腰方形筋・腸腰筋が連結し，骨盤内では梨状筋が骨盤底筋群に連結して，脊柱・体幹・下肢の alignment に影響を与えている（図 8-20 A，B）．この筋ユニットの適切な緊張状態は体幹全体の安定に作用する（図

353

第8章 腰椎・骨盤帯

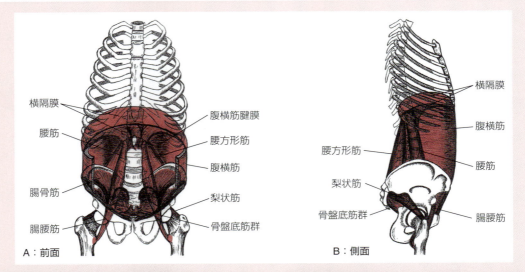

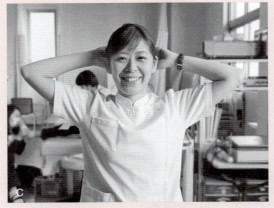
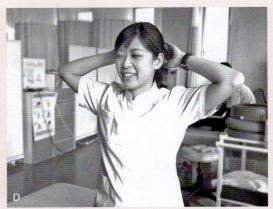

図8-20 体幹インナーユニット（A，B）とその作用（C，D）
C：体幹インナーユニットは腰仙部のstabilizerとして体幹を安定させる作用を有する．
D：体幹インナーユニットの作用は体幹を安定させ，下肢だけでなく胸椎・胸郭・頸椎のalignmentにも影響を与える．

8-20 C)．また，下肢・胸椎・胸郭・頸椎のalignment変化や運動にも関与し（図8-20 D），さらに胸椎や胸郭から肩甲骨を介して肩関節や上肢のalignmentにも影響を及ぼす．

6）仙腸関節の運動

仙腸関節の動きはきわめて小さいが，関節面のごくわずかなalignment変化が腰仙部の安定性や運動に影響を与える．骨盤の腸骨の関節面に対し仙骨が前傾した状態のalignmentを前傾（neutation）といい，その逆に仙骨が後傾した状態のalignmentを後傾（counter neutation）という．

3. 腰部・骨盤帯疼痛と理学療法

腰痛の生涯発生率は50～80％であるといわれている．また，2013年の厚生労働省国民生活基礎調査[1]によると，腰痛は有訴者の症状において男性で第1位，女性で第2位であると報告されている．また，通院者率では，男性で第4位，女性で第2位であった．わが国の1カ月の腰痛有病率は，20歳代の男性は29％，女性で22％，30～60歳代は性別にかかわらず約30％，70歳代の男性は28％，女

性は47％との報告がある[2].

このように，高齢化とともに腰痛症者の増加がみられ，高齢社会において重大な社会問題としてとらえられている.

腰痛を発症する要因として，日常生活やスポーツによる特定な一方向の運動が繰り返されることなどがあげられ，多くの動作で出現しやすい.

腰痛は，特異的腰痛と非特異的腰痛に分類され，整形外科テストなどの理学所見やX線写真，MRIなどの画像所見で厳密な病態を特定できるものは特異的腰痛とされている. また，これらの診断において，損傷部位を厳密に特定できないものは非特異的腰痛と分類されている.

特異的腰痛は，腰痛疾患の約15％とされており，下肢にしびれが生じる腰椎椎間板ヘルニアや腰部脊柱管狭窄症，骨粗鬆症や外傷による圧迫骨折，細菌による感染性脊椎炎や癌の脊椎転移・大動脈瘤や尿路結石などの内臓疾患など，原因が明らかにされている.

非特異的腰痛は，腰痛疾患の約85％とされており，椎間関節や仙腸関節の malalignment，筋，筋膜性の疲労による症状などがあげられる. また，画像所見では異常がみられない場合でも疼痛が生じることや，異常がみられる場合でもさらに別の部位に疼痛が出現するなど，原因は明確化されていない[3,4].

特異的腰痛と非特異的腰痛のどちらにおいても，腰痛という症状がある以上，何らかの原因が存在するため，局所ならびに身体全体の機能評価を行い，原因を追究しアプローチすることが重要である.

そこで本項では，腰痛に対する鑑別および原因の特定，理学療法の展開について記載する.

1）腰部・骨盤帯疼痛の概要

腰部は，多くの動作において上半身と下半身をつなぐ身体構造上の要である. そのため，「圧迫」，「ねじれ」，「剪断」など大きな負荷が加わりやすく，退行変性が生じやすい部位でもある. 腰椎構成体に器質的変化が生じると腰痛は慢性化し，他部位にも影響を及ぼす. そのため，腰痛の原因は腰部のみではなく，多くの要因（体幹や下肢の不安定性）が重なり合って発症していると考えることが重要である.

腰痛は，主に疼痛部位，発症からの有症期間，原因などにより定義される. 有症期間別では，急性期腰痛（発症から4週間未満），亜急性期腰痛（4週間以上から3カ月未満），慢性期腰痛（3カ月以上）とされている[5]. さらに，安静時痛・動作時痛の有無，脊椎由来，神経由来，内臓由来，血管由来，筋群由来，心因性に大別される.

安静時痛・動作時痛の分類

腰痛には，さまざまな要因がかかわっている. 内臓疾患による放散痛から腰部に疼痛が出現することや，動作時に疼痛が強くなることなども想定したうえで，腰痛の評価を行う必要がある. まずは，安静時痛と動作時痛の有無を聴取し，判断の一助とする[6].

安静時痛

安静時痛または夜間時痛が生じる場合，腫瘍，炎症，感染などの内科疾患との関連を考え，転倒などの外傷歴がある場合は脊椎の骨折などを考えなくてはならない. 発熱を伴っている場合は，化膿性脊椎炎を考慮する. また，飲食後に疼痛の増減があれば消化器疾患を，発作性あるいは持続性で体位による変化がなければ尿路結石や腎梗塞など泌尿器科疾患を，月経時に増悪するようなら子宮内膜症を疑う.

安静時痛：転移性脊椎腫瘍，多発性骨髄腫，化膿性脊椎炎，脊髄腫瘍（馬尾腫瘍），内臓疾患（胃・十二指腸潰瘍，膵癌，膵臓炎，大動脈解離，尿路結石）[7].

第8章　腰椎・骨盤帯

動作時痛

　臥位から起き上がるときや，座位から立位への移行など，体位変換に伴って腰痛が増悪する場合は，一度動き始めると時間の経過とともに疼痛の寛解がみられることが多い．また，立位や歩行によって腰痛や下肢痛が誘発される（間歇性跛行）場合は，腰部脊柱管狭窄症や閉塞性動脈硬化症が疑われる．

　退行変性疾患である椎間板ヘルニアや腰部脊椎症では，一般に安静時で症状が軽減し，運動負荷により疼痛が増悪する．咳やくしゃみで疼痛が誘発される場合（Dejerine 徴候）は，腰椎椎間板ヘルニアだけでなく脊髄，馬尾神経の腫瘍も考えられる[7]．

神経性症状，筋・筋膜性症状

神経性症状

　腰痛の神経症状においては，皮膚の表面近くが，"チクチク"，"ピリピリ"，"ジンジン"と表現される痛み方をする．痛み方には個人差があり，衣服のスレによる違和感や，アリが走るような感覚，針を刺すような鋭い痛み，脚に冷たい水が流れている感じ，かなりの激痛などさまざまある．

　腰痛以外に，強い片側の下肢痛，足部や足趾の放散痛および同部位のしびれや感覚麻痺などがある場合には，神経症状に随伴する腰痛であることが示唆される．疼痛，しびれの詳細な部位や疼痛が誘発される肢位を確認する．また，間歇性跛行，姿勢要素の有無，下肢筋力低下および膀胱直腸機能障害の有無を確認する．

　訴えの部位から考えられる神経支配領域を把握し，末梢神経由来の症状か脊椎神経由来の症状かを把握する．

痛みの程度と性状

　鈍痛（重苦しい感じ，だるい感じ，ジワーとする痛み）なのか，激痛（ズキズキする痛み，刺すような痛み）なのかを確認する．

表 8-1　腰痛原因の分類

椎間板由来	腰椎椎間板症，腰椎不安定症
椎体由来	転移性脊椎腫瘍，骨粗鬆性椎体圧迫骨折，化膿性脊椎炎
椎間関節由来	椎間関節症候群，椎間関節嚢腫
神経性由来	腰椎椎間板ヘルニア，腰部脊柱管狭窄症，腰椎分離症
筋群由来	筋筋膜性腰痛，腰椎背筋群のコンパートメント症候群
仙腸関節由来	仙腸関節痛（仙腸関節部以外にも症状が生じる）

鈍痛：変形性腰椎症，筋性腰痛症，結核性脊椎炎骨粗鬆症性椎体骨折（陳旧性），慢性膵炎．

激痛：骨粗鬆症性椎体骨折（急性期），急性腰痛，化膿性脊椎炎，転移性脊椎腫瘍，腹部大動脈瘤（破裂），大動脈解離，尿路結石，十二指腸潰瘍穿孔．

筋・筋膜性症状

　筋・筋膜性腰痛は，筋や筋膜自体の損傷によって一次的に生じる場合と，他の部位により二次的に生じる場合とがある．慢性化すると，損傷組織が治癒したにもかかわらず筋スパズムが残存し，痛みの悪循環を生じさせることがある．

腰痛の原因部位（表8-1）

　腰部を構成する主な要素は，腰椎，椎間板，椎間関節，脊柱靱帯組織，仙腸関節，筋群である．また，脊柱管および脊柱周囲には馬尾神経，神経根，後根神経節，交感神経が存在し，疼痛の発生伝達に大きな役割を果たしている．これらの組織が障害されると腰痛や下肢痛が発生する．しかし，疼痛の発生は一元的ではなく，椎骨，椎間板，椎間関節，神経根，筋群が複合的に関連して起こってくることが多い（図8-21，22）[8]．

椎間板

　椎間板は，中心部にあるゲル状の髄核とこれを取り巻く線維輪，および椎体に接する部分を覆う軟骨終盤からなる．椎間板は椎体を連結し，衝撃を吸収することで脊柱のしなやかさと支持性を

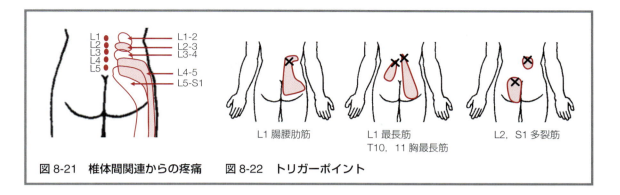

図8-21　椎体間関連からの疼痛　　図8-22　トリガーポイント

保っている．椎間板の髄核は，加齢に伴い含水性が低下し，衝撃吸収力の低下など機能が衰えるほか，前屈位で大きな荷重がかかることが知られている．また，解剖学的に血流も乏しいため，変性・変形を起こしやすい．

椎間板由来の症状には，腰椎椎間板ヘルニアに代表されるように椎間板の変形膨隆に伴う周囲組織の圧迫刺激による痛み（椎間板性変性腰痛）がある．椎間板性腰痛の患者で特徴的な理学所見は，下肢痛を伴わずに座位・体幹前屈位で増強する腰殿部痛であり，時に鼠径部へ放散痛を伴う．

椎間関節

椎間関節は，隣り合う関節突起が互いにかみ込むように組み合わさることで構成され，椎間板とともに脊柱への荷重を受け止めている（椎間板75％程度，椎間関節25％程度）．椎間関節は関節包に包まれ安定しているが，加齢とともに関節面や周囲組織が変性すると不安定となり，骨棘を形成し，椎間関節由来の疼痛をきたす．椎間関節由来の痛みは一般的に腰殿部痛が主であり，大腿後面に疼痛が及ぶこともある．後屈で疼痛が増強し，疼痛部位の椎体に圧を加えて疼痛が出現すると陽性である．

神経，馬尾神経

馬尾神経は，椎間孔を通って脊髄神経として脊柱管外に分布し，感覚や運動機能を司るが，腰部脊柱管狭窄症に代表される脊柱変性疾患における狭窄，圧迫などによって下肢，殿部，会陰部の異常感覚をきたす．脊柱管内における硬膜管の狭窄が強い場合は間欠性跛行を生じることもあり，しびれの他に会陰部灼熱感を呈することもあり，重篤な神経症状の一環として尿失禁や頻尿などの膀胱直腸障害をきたす．一般的には，純粋な馬尾症状のみでは疼痛を生じることがなく，MRI上の馬尾神経の圧迫があれば診断に至るが，肥厚した黄色靱帯や変性椎間板による圧迫なども加わり疼痛も伴うことが多い．

椎体

椎体骨髄内には知覚神経線維が分布し，疼痛をはじめとする知覚を伝達する．骨折などの外傷がない場合でも，骨粗鬆性に伴う破骨細胞活性化が椎体内での局所炎症と酸性環境を促進するため，疼痛感受性を増強させ，骨粗鬆症患者における慢性痛をもたらす可能性が示されている．骨粗鬆症に伴う骨脆弱性により，椎体内の感覚神経が障害されることで疼痛の原因となる．

仙腸関節

仙腸関節には，関節包や靱帯周囲に自由神経終末および侵害受容器のレセプターが多数存在している．仙腸関節由来の腰痛では，仙腸関節裂隙の外側部に疼痛を多く認めるが，大腿から足趾にまで生じることもある．

その他の要素

加齢に伴う脊柱変性がもたらすalignment変化や，

筋の緊張と血液の変化も腰背部痛の原因となる．また，腰椎後弯・側弯症などalignment異常は腰背筋の異常な筋緊張と局所的な阻血をきたすことがあり，慢性的な腰背部痛が生じる．

2）腰部・骨盤帯疼痛の病態把握

問診

腰痛は，整形外科疾患のみならず内科的疾患も含まれるため，問診により疼痛の発生原因を明らかにする（**フローチャート**）．

主訴，現病歴（発症の時期，疼痛の経過），疼痛部位（性質，姿勢や動作との関係），生活環境（仕事内容），既往歴，スポーツ歴などを把握する．

また，腰痛においては内科的疾患の有無を確認する必要があり，red flags signs（警戒徴候）所見に注意しなければならない．

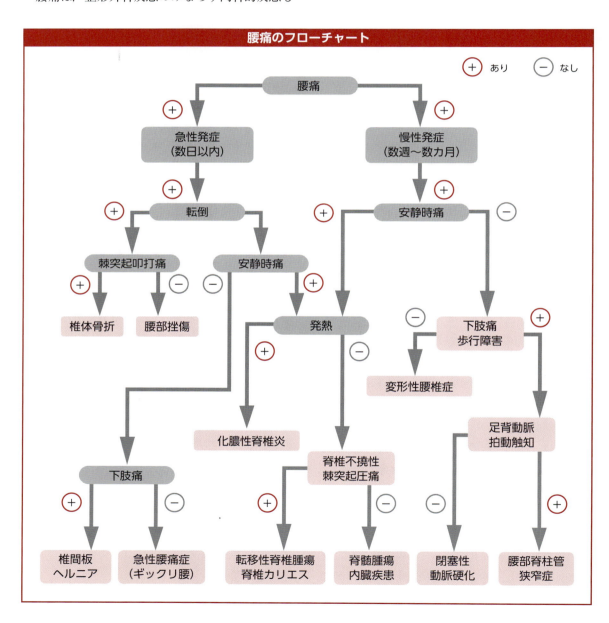

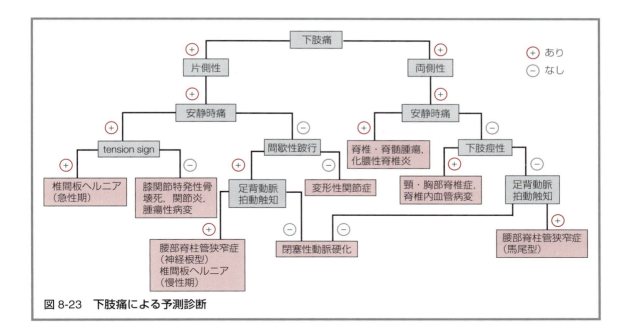

図 8-23 下肢痛による予測診断

red flags signs[9]

1カ月以上続く腰痛，夜間の安静時痛，50歳以上（癌），70歳以上（圧迫骨折），癌の既往，体重減少，脊椎の叩打痛，発熱，外傷の既往，馬尾神経圧迫症状（膀胱直腸障害），免疫不全，広範囲な神経痛，脊柱の変形，これらに該当する場合は，感染，癌，リウマチを疑う．red flags signs に関わりがない場合，筋骨格系疾患を疑い，腰痛の原因を追求していく．

病歴の聴取をし，発症様式を確認する．重度の外傷では脊椎骨折が疑われるが，高齢者，とくに女性では軽微な外傷や重量物の挙上でも脊椎椎体骨折が発生するので注意をする．

誘因なく強い腰痛が出現した場合には，転移性脊椎腫瘍，腹部大動脈解離および尿路結石など他科疾患も疑う．

また，既往歴を聴取し，癌の既往を有する症例では，転移性脊柱腫瘍の可能性がある．

予期せぬ体重減少もリスクとなるので確認する．尿路感染症やう歯などの細菌感染症，免疫抑制剤やステロイドの長期使用は，化膿性脊椎炎の危険

因子である．

職業，スポーツ歴も重要である．女性の場合は年齢に応じて妊娠・出産の有無，閉経の有無をチェックする．これまでに椎体骨折の既往がある場合には，他部位に新たな椎体骨折を生じるリスクは4倍とされている．

疼痛部位の触知

腰痛を自覚する部位を指で指してもらう．下肢痛は，両側性なのか片側性なのか下肢全体に疼痛があるのか，足部，下腿部，大腿部，関節周囲などに限局しているか聴取する．

背部の疼痛：骨粗鬆症性椎体骨折，転移性脊椎腫瘍，多発性骨髄腫，化膿性脊椎炎，結核性脊椎炎，狭心症，心筋梗塞，胆石．

腰部～仙骨部の疼痛：変形性腰椎症，筋性腰椎症，椎間板ヘルニア，転移性脊椎腫瘍，多発性骨髄腫，化膿性脊椎炎，結核性脊椎炎．

下肢痛（図 8-23）

・両側性の疼痛：腰部脊柱管狭窄症，頸部・胸部脊髄症．

・片側性の疼痛：腰部神経根症（脊柱管狭窄症，

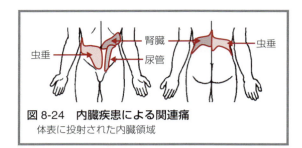
図 8-24　内臓疾患による関連痛
体表に投射された内臓領域

椎間板ヘルニア），閉塞性動脈硬化．
関節周囲に限局した疼痛：変形性関節症．
部位が点々と変わる疼痛：心因性疼痛．

疼痛の受傷機転，誘因・前駆症状

　疼痛が急激に出現したのか，徐々に増悪したのか，疼痛の原因となる出来事（転倒など）や誘因（仕事の姿勢など）がないか，また，疼痛が生じる前に何らかの症状がなかったかを聴取する．

急激に出現

・転倒時：骨粗鬆症性椎体骨折．
・重量物挙上時：急性腰痛，筋性腰痛，椎間板ヘルニア．
・とくに誘因なく出現：転移性脊椎腫瘍，多発性骨髄腫，内臓性疾患（腹部大動脈瘤破裂，大動脈解離，尿路結石）（図 8-24）[10]

徐々に増悪

・発熱に続発して疼痛が増悪：化膿性脊椎炎．
・とくに誘因なく増悪：変形性腰椎症，腰部脊柱管狭窄症，骨粗鬆症性椎体骨折（脆弱性骨折），結核性脊椎炎．

症状の進行性

　症状が徐々に増悪しているのか，軽快傾向にあるのか，あるいは寛解と増悪を繰り返しているのかを聴取する．

・症状が進行性：化膿性脊椎炎，転移性脊椎腫瘍，結核性脊椎炎．
・症状が寛解傾向：急性腰痛，筋性腰痛症．
・寛解と増悪を繰り返す：変形性腰椎症．

運動や姿勢による疼痛

　どのような動作をしたときに痛むか，また日中のどの時間帯に疼痛が強くなるか，どのような姿勢で疼痛が出現するかを聴取する．

・朝起床後に腰痛が強く，日中は軽減し，夕方にまた疼痛が出現：変形性腰椎症．
・動作時に疼痛が増強：腰椎すべり症，変形性腰椎症．
・起き上がるときに腰痛が増強し，立位では軽減：骨粗鬆症性椎体骨折．
・中腰で腰痛が増強：筋性腰痛，椎間板ヘルニア，変形性腰椎症．
・後屈時に腰痛が増強：変形性腰椎症，腰部脊柱管狭窄症．

歩行障害の有無とその内容

　歩行時に障害をきたしているか，歩行困難になるまでの距離（時間）はどのくらいか，休息により歩行可能となるかを聴取する．

・歩行により下肢痛が増強し，前屈位での休息で回復：腰部脊柱管狭窄症．
・歩行により下肢痛が増強し，姿勢に関係なく休息で回復：閉塞性動脈硬化症．
・歩行開始直後に（下肢への荷重で）痛みが出現：変形性関節症，大腿骨頭壊死．

随伴症状

　腰痛，下肢痛以外の症状がないか，排尿障害など膀胱直腸障害の有無，内科疾患などの既往や現在通院中か，薬を服用しているかなどを聴取する．

・排尿障害：腰部脊柱管狭窄症，脊髄（馬尾）腫瘍，転移性脊椎腫瘍．
・体重減少：転移性脊椎腫瘍，うつ病．
・発熱：化膿性脊椎炎．
・ステロイド服用歴：骨粗鬆症性椎体骨折．
・肺結核の既往：結核性脊椎炎．
・糖尿病の既往：化膿性脊椎炎．

視　診

　患者の立位姿勢を背面からみて，姿勢異常の有無を確認する．疼痛のため直立位がとれず前屈位となっていたり，坐骨神経痛や大腿神経痛のために膝関節を屈曲位にしていることがある．

　側弯は構築性側弯と機能性側弯に大別される．疼痛のために生じた側弯は機能性側弯であり，座位あるいは臥位で疼痛が軽減し，側弯も消失する．

　殿筋や下肢筋の萎縮の有無も確認する．皮膚をみて皮疹の有無を確認する．神経支配領域に沿った小水疱，紅色丘疹，小紅斑などの特徴的な所見がみられれば帯状疱疹と診断できる．初発症状は痛みのみで皮疹が認められないこともあるので注意する．

触　診

　疼痛の局在を確認する．圧痛部位の検索は，腹臥位で筋緊張を除去してから行う．棘突起の配列をチェックする．これにより側弯や階段状変形の有無が確認できる．L4/5 棘突起間で階段状変形が認められるのは，L5 分離すべり症または L4 変性すべり症の場合である．棘突起叩打痛があれば，骨折や感染などの炎症の可能性に留意する．肋骨脊柱角に叩打痛があり，発熱が認められる場合は，腎盂腎炎を疑う．

　また，筋緊張の確認も行う．動作筋の過緊張では相反抑制によって拮抗筋の活動を抑制させてしまう．そのため，筋を触診することで疼痛原因を絞ることができる．

脊柱所見

　前後屈の可動性と症状再現の有無によって評価する．前屈を評価する場合，股関節の屈曲での代償を少なくし，脊柱自体の動きを確認し，棘突起間隙の広がりをみる．著名な不撓性（脊柱起立筋群の反射性収縮で脊柱が板状に動く）は急性腰痛

表 8-2　神経支配と反射

神経根	椎間板	主な筋	反射
L2	L1/L2	大腰筋	挙睾筋反射
L3	L2/L3	大腿四頭筋	内転筋反射
L4	L3/L4	大腿四頭筋 大内転筋	膝蓋腱反射
L5	L4/L5	前脛骨筋 長母趾伸筋 長趾伸筋	後脛骨筋反射
S1	L5/S1	長，短腓骨筋 長母趾屈筋 長趾屈筋	ハムストリングス腱反射 アキレス腱反射

や結核性脊椎炎でよく認められる．

　前屈制限は，下位腰椎での椎間板ヘルニアが疑われる．前屈制限は指床間距離（FFD）で確認しておくと，時間的推移による変化を定量的に評価できる．後屈制限とそれに伴う症状出現は，脊柱管狭窄症による症状を疑う．Kemp 徴候が陽性の場合には，脊柱管の外側陥凹狭窄による神経根の圧迫が強く疑われる．

神経学的所見

　神経症状を伴う腰痛が疑われる場合には，疼痛範囲に基づいて表在知覚検査，下肢筋力テスト，下肢の深部腱反射，神経伸張テストなどにより，障害されている椎間板高位と神経根を確認する．ヘルニアの状態によって，他の神経根を圧迫することがあるので他の所見と含めて神経根を特定する必要がある（**表 8-2**，**図 8-25**）．

評　価

　整形外科テストにおいて，特異的腰痛と非特異的腰痛に大別する．筋骨格系疾患の場合，機能異常の原因組織を把握するため，関節，筋・筋膜，神経などの評価を行っていく．

整形外科的評価

Thomas テスト（**図 8-26**）

　背臥位で股関節屈曲とともに対側股関節屈曲がみられた場合は，腸腰筋の筋短縮を疑う．

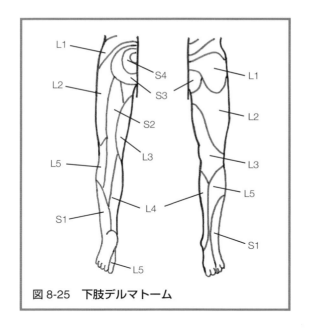

図 8-25　下肢デルマトーム

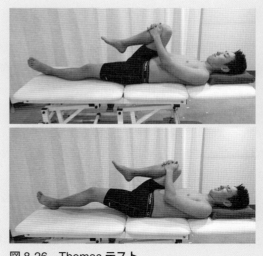

図 8-26　Thomas テスト
陽性：反対側の股関節が屈曲し，膝が持ち上がる（反対側の股関節屈曲拘縮）．腸腰筋の短縮を疑う．

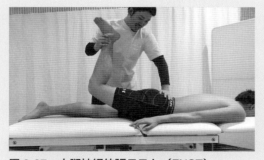

図 8-27　大腿神経伸張テスト（FNST）
　大腿神経に沿って疼痛が出現すれば陽性．関連疾患として腰椎椎間板ヘルニアがあげられる．
　腸腰筋や大腿直筋の短縮もあり得るため，他の神経学的所見や脊柱所見を合わせて解釈する．

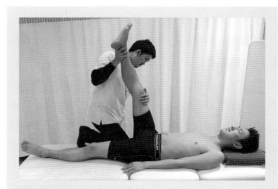

図 8-28　SLR テスト
　膝伸展位で股関節屈曲を行い，殿部から大腿後面にかけて坐骨神経に沿った疼痛が誘発される場合は腰椎椎間板ヘルニアが疑われる．
　FFD と SLR テストから股関節伸展筋群の筋短縮と脊柱の可動性低下を把握することが可能である．

大腿神経伸張テスト（femoral nerve stretching test：FNST：図 8-27）

　股関節伸展とともに疼痛の増強がみられ，大腿神経に沿って疼痛が出現すれば陽性とする．

SLR テスト（straight lag raising test：図 8-28）

　背臥位において膝伸展位で股関節屈曲を行い，殿部から大腿後面にかけて坐骨神経に沿った疼痛が誘発される場合は腰椎椎間板ヘルニアが疑われる．しかし，ヘルニア以外でも陽性となることがあるため，他の補助的検査と合わせて判断する．

指床間距離（finger floor distance：FFD）**テスト**（図 8-29）

　股関節の伸展筋群の筋短縮と脊柱可動性低下を把握する．立位体前屈を行い，疼痛が出現した時点で中指と床との距離を測定する．

3. 腰部・骨盤帯疼痛と理学療法 ── 2) 腰部・骨盤帯疼痛の病態把握

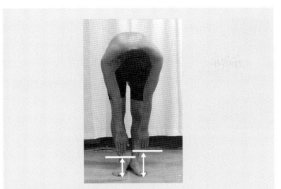

図8-29 指床間距離（FFD）テスト
立位体前屈を行い，疼痛が出現した時点で中指と床との距離を測定する．

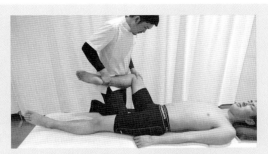

図8-30 Patrickテスト（FABER test）
背臥位でテスト側の股関節90°屈曲し，外方に開く．テスト側の膝を軽度伸展し，股関節周囲に痛みが生じる場合は，股関節や周辺筋腱組織の疾患や炎症が疑われる．

Patrickテスト（FABER test：図8-30）
　背臥位でテスト側の股関節を90°屈曲し，外方に開く．テスト側の膝を軽度伸展し，股関節周囲に痛みが生じる場合は，股関節や周辺筋腱組織の疾患や炎症が疑われる．

Fadirfテスト（図8-31）
　股関節の屈曲，内転，内旋を強制し，そこから他動的に股関節を伸展方向に動かす．疼痛が出現した場合は仙腸関節障害が疑われる．

Newtonテスト（図8-32）
　腸骨，仙骨に圧を加え，仙腸関節を含む骨盤輪障害を確認する．出産後の腰痛症では必須である．①背臥位で両側の腸骨を把持し，後外側に圧迫する．仙腸関節部へ圧縮力を加える（図8-32 A）．②背臥位で両側の腸骨を把持し，内側方向へ圧迫する．仙腸関節部を離開させる（図8-32 B）．③腹臥位で仙骨後面を腹側に向かって圧迫する（図8-32 C）．

FAIRテスト（flexion adduction internal rotation test：図8-33）
　梨状筋症候群が疑われる場合の疼痛誘発テストである．疼痛側を上にした側臥位で上位の下肢を屈曲-内転-内旋を行い，坐骨神経と梨状筋の交差する場所に疼痛が誘発されたら陽性である．

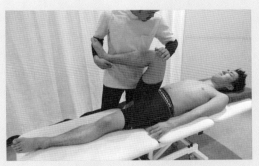

A：股関節の屈曲，内転，内旋

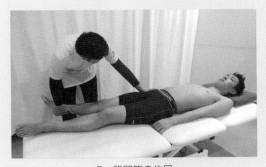

B：股関節の伸展

図8-31 Fadirfテスト
A，Bの順に動かし，疼痛が出た場合は仙腸関節障害が疑われる．

Freiberg'sテスト
　梨状筋由来の坐骨神経痛を確認する．背臥位で股関節を他動的に屈曲-内転-内旋させ，坐骨神経痛が誘発されたら陽性である．

第8章　腰椎・骨盤帯

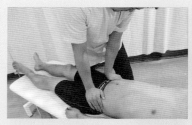
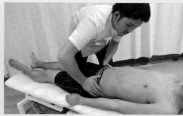
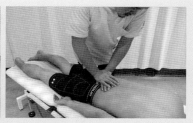

A：両側腸骨翼を開く：手根骨を上前腸骨棘に引っ掛け外側に開く．
B：両側腸骨を圧迫：両側の腸骨を内方に圧迫する．
C：仙骨後面圧迫：腹臥位で仙骨後面を腹側に向かって圧迫する．

図8-32　Newton テスト
仙腸関節テスト．仙腸関節部に疼痛が誘発されれば陽性である．

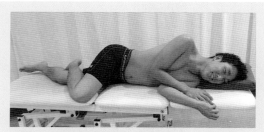

図8-33　FAIR テスト
梨状筋症候が疑われる場合の疼痛誘発テストである．疼痛側を上にした側臥位にて，股関節を屈曲，内転，内旋させることで痛みが誘発されたら陽性である．

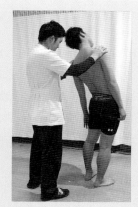

図8-34　Kemp テスト
立位時に腰椎伸展，回旋において患側下肢の殿部，大腿，下腿外側面に疼痛，しびれが生じたら椎間板の損傷を疑う．腰部脊柱管狭窄症では，症状が顕著にみられる．

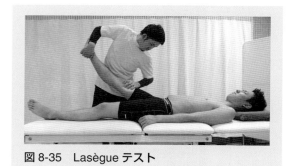

図8-35　Lasègue テスト

Kemp テスト（図8-34）
　座位，立位において腰椎を斜め後方に倒す．また後方位の状態から回旋を行う．腰椎の局所痛では椎間板の損傷を疑う．放散痛を伴う場合は椎間板ヘルニアを疑う．側屈側の痛みでは椎間板外側部の損傷，伸張側では椎間板内側部の痛みを疑う．

Lasègue テスト（図8-35）
　背臥位で股関節90°屈曲位から膝関節を伸展していくと，坐骨神経に沿って放散痛が誘発される．

支持前屈テスト（supported forward bending test：図8-36）
　立位から前屈を指示し，次に立位に戻り，後方から患者の坐骨を腰で固定し，両手で腸骨を支えながら再度前屈を指示する（骨盤固定ベルトを用いてもよい）．腰椎の障害はどちらでも痛みが出るが，骨盤を固定した場合，腰椎のみの痛みとなる（骨盤を固定した場合，仙腸関節の痛みが起こらない）．

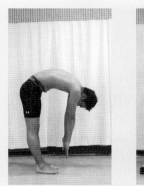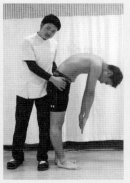

図 8-36　支持前屈テスト
　立位から前屈を指示し，次に立位に戻り，後方から患者の坐骨を腰で固定し，両手で腸骨を支えながら再度前屈を指示する．腰椎の障害はどちらでも痛みが出るが，骨盤を固定した場合，腰椎のみの痛みとなる．

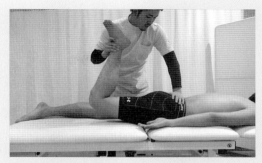

図 8-38　Yeoman's テスト
　腹臥位で膝を 90°程度曲げたまま，大腿を持ち上げる．
　深部の仙腸関節痛は，前仙腸靱帯の捻挫・障害を表す．Nachlas テストを強く行う方法である．

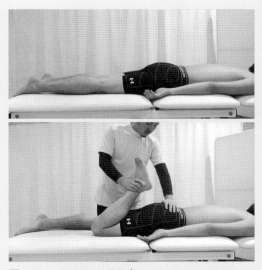

図 8-37　Nachlas テスト
　腹臥位で患者の下腿を持ち，膝を曲げ，踵を殿部に近づける．
　殿部の痛みは仙腸関節の障害，腰部の痛みは椎間板の障害を意味する（大腿部や膝の痛みは大腿四頭筋が張っているために起こる）．

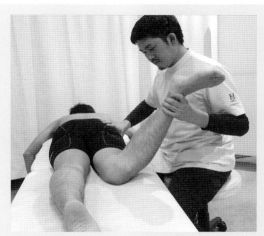

図 8-39　Hibb's テスト
　腹臥位で膝を 90°程度曲げたまま，外側に回旋する．股関節を内旋することで，局所の痛みは異常を意味する．股関節の痛みはその部分の異常を意味する．

Nachlas テスト（図 8-37）
　腹臥位で患者の下腿を持ち，膝を曲げ，踵を殿部に近づける．殿部の痛みは仙腸関節の障害，腰部の疼痛は椎間板の障害を意味する（大腿部や膝の痛みは大腿四頭筋が張っているために起こる）．

Yeoman's テスト（図 8-38）
　腹臥位で膝を 90°程度曲げたまま，大腿を持ち上げる．深部の仙腸関節痛は，前仙腸靱帯の捻挫・障害を表す．

Hibb's テスト（図 8-39）
　腹臥位で膝を 90°程度曲げたまま，外側に回旋する．股関節を内旋することで，局所の疼痛は異常を意味する．股関節の痛みはその部分の異常を意味する．

第8章 腰椎・骨盤帯

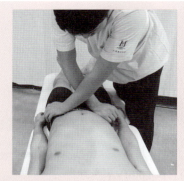

図8-40 仙腸関節ストレッチテスト
背臥位にて両側腸骨を下外方へ圧迫する．深い部分の疼痛は前仙腸靱帯の捻挫・障害を表す．

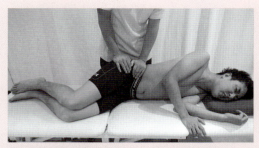

図8-41 骨盤不安定テスト
側臥位で上位の腸骨を下方に強く押し，仙腸関節を圧迫する．両側に実施する．痛みが出れば異常を意味する．

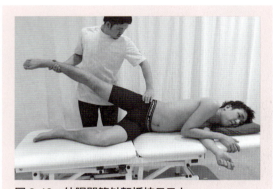

図8-42 仙腸関節外転抵抗テスト
側臥位で下側の膝を曲げ．上側の膝は伸ばしたまま，上方に持ち上げを指示する．痛みが出た場合，上側の仙腸関節捻挫・障害を表す．

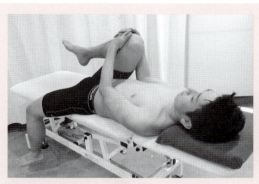

図8-43 Gaenslen's テスト
診察台の端で仰臥位となり，健側の膝を抱え胸に近づけるよう指示する．患側の下肢を診察台の外に出し，大腿部を伸展させる．局所に疼痛が出れば異常を意味する．

仙腸関節ストレッチテスト（sacroiliac stretch test：図8-40）

背臥位にて両側腸骨を下外方へ圧迫する．深い部分の疼痛は前仙腸靱帯の捻挫・障害を表す．

骨盤不安定テスト（pelvic rock test：図8-41）

側臥位で上位の腸骨を下方に強く押し，仙腸関節を圧迫する．両側に実施する．痛みが出れば異常を意味する．

仙腸関節外転抵抗テスト（sacroiliac resisted abduction test：図8-42）

側臥位で下側の膝を曲げ．上側の膝は伸ばしたまま，上方に持ち上げを指示する．痛みが出た場合，上側の仙腸関節捻挫・障害を表す．

Gaenslen's テスト（図8-43）

診察台の端で仰臥位となり，健側の膝を抱え胸に近づけるよう指示する．患側の下肢を診察台の外に出し，大腿部を伸展させる．局所に疼痛が出れば異常を意味する．

機能異常として診られるもの

①関節の過可動性（hypermobility）や低可動性（hypomobilitiy）．
②筋・筋膜の短縮や低可動性．
③筋力や筋持久力の不均衡．
④短縮した筋・筋膜その他の軟部組織による神

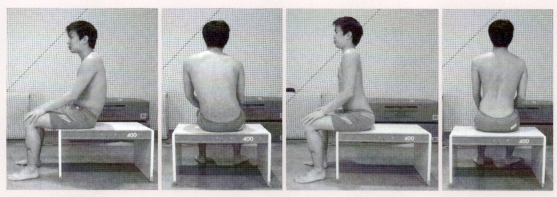

図 8-44　座位姿勢
座位姿勢を確認し，腰椎の過前弯または後弯位などの alignment，前額面上，骨盤に対する脊柱の弯曲を確認し，座圧の左右偏位も合わせて評価する．

経組織の絞扼や可動性低下と血管の絞扼．

⑤これらの機能異常に直接的・間接的に関連してくる姿勢異常や alignment 異常．

姿勢評価

脊柱の前弯と後弯

　脊柱の矢状面の弯曲異常は骨盤傾斜角度と密接な関係がある．骨盤傾斜角度は，正常では約 30°であり，20°以下では平背（flat back）や円背（kyphosis），40°以上では凹背（lordosis）や円凹背（sway back）となる傾向がある．

　①骨盤傾斜角度減少と可動性の良い脊柱：平背．
　②骨盤傾斜角度減少と胸腰椎移行部後弯：円背．
　③骨盤傾斜角度増大と可動性の良い脊柱：腰椎前弯増強．
　④骨盤傾斜角度増大と胸腰椎移行部後弯：凹背．

　これらのような不良姿勢では，腰椎へのストレスが増強する．とくに骨盤傾斜角度が増大する姿勢では，腰椎の前弯が増強し疼痛の原因となる．

脊柱の側弯

　側弯症の臨床診断では，両肩甲骨の非対称性，肋骨と骨盤間の左右差，前屈位をとったときの片側性の肋骨突起（rib hump）あるいは腰部隆起（lumbar hump）の存在を確認する．一次弯曲で生じた脊柱の不均衡は二次弯曲によって代償的に強制され，バランスが保持される．バランスの状態を簡便にみるためには，立位の前額面において第 7 胸椎棘突起から垂線を下ろし，左右偏位の有無を確かめる．また，立位矢状面では頭部の位置，頸椎，胸椎，腰椎の弯曲や骨盤傾斜の程度，骨盤の前方移動や後方移動を確認する．重心位置（上半身重心，下半身重心，身体重心）をとらえ，支持基底面内のどこに位置しているかを確認する．

　疼痛性側弯では，疼痛から逃避するために体幹を左右どちらかに側屈し，姿勢を維持している．とくに腰椎椎間板ヘルニアでは，ヘルニアの位置と圧迫される神経根の関係から側屈が生じており，神経根より外側にヘルニアが突出していれば体幹は対側に側屈し，神経根と硬膜との間に突出すれば体幹はヘルニア側に側屈する．

座位姿勢（図 8-44）

　日常生活（デスクワークなど）の座位姿勢を確認し，腰椎の過前弯または後弯位などの alignment を確認する．また，前額面上，骨盤に対する脊柱の弯曲を確認し，座圧の左右偏位も合わせて評価し，腰部へのメカニカルストレスを確認する．

第8章　腰椎・骨盤帯

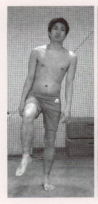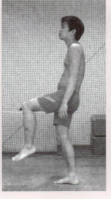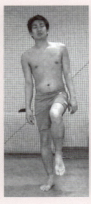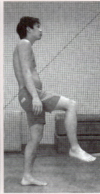

図8-45　片脚立位
挙上側の動きと立脚側の支持性，体幹の動きに着目する．まず，股関節の屈曲と膝関節の屈曲のどちらが優位に生じるかをみて，立脚側の足部の機能として，重心が前方・後方・左側・右側に移動していないか確認する．体幹は，前後屈や側屈，回旋が生じていないか確認する．

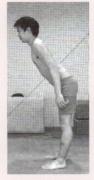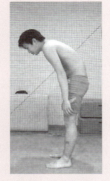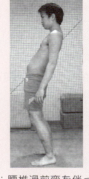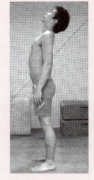

A：腰椎の前弯を伴った屈曲動作で痛みが生じた場合，椎間関節性の症状を疑う．

B：腰椎の後弯を伴った屈曲動作で痛みが生じた場合，椎間板性の症状を疑う．

図8-46　体幹屈曲動作

A：腰椎過前弯を伴った伸展動作で痛みが生じた場合，椎間関節性の症状を疑う．

B：腰椎前弯の減少または変化がみられずに伸展動作で痛みが生じた場合，椎間板性の症状を疑う．

図8-47　体幹伸展動作

片脚立位（図8-45）
　挙上側の動きと立脚側の支持性，体幹の動きに着目する．まず，股関節の屈曲と膝関節の屈曲のどちらが優位に生じるかをみて，立脚側の足部の機能として，重心が前方・後方・左側・右側に移動していないか確認する．体幹は，前後屈や側屈，回旋が生じていないか確認する．
　体幹部の固定力がある場合は，挙上側の股関節屈曲ができ，立脚側の支持性は高く，体幹の動揺も伴わない．

腰椎機能評価
体幹動作（屈曲，伸展）

・屈曲動作：
　①腰椎の前弯を伴った屈曲動作で痛みが生じた場合，椎間関節性の症状を疑う（図8-46 A）．
　②腰椎の後弯を伴った屈曲動作で痛みが生じた場合，椎間板性の症状を疑う（図8-46 B）．
・伸展動作：
　①腰椎過前弯を伴った伸展動作で痛みが生じた場合，椎間関節性の症状を疑う（図8-47 A）．
　②腰椎前弯の減少または変化がみられずに伸展動作で痛みが生じた場合，椎間板性の症状を疑う（図8-47 B）．

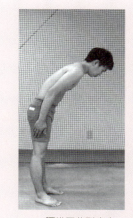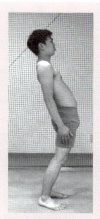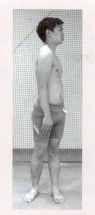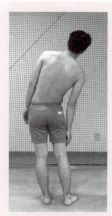

A：腰椎屈曲型疼痛　　B：腰椎伸展型疼痛　　C：腰椎回旋型疼痛　　D：腰椎側屈型疼痛

図 8-48　腰椎の過可動性による疼痛の分類

腰椎屈曲型疼痛（図 8-48A）

腰椎屈曲型疼痛では，前方要素である椎間板内圧が高まり，腰椎後方靱帯（後縦靱帯，黄色靱帯，棘間靱帯，棘上靱帯）や椎間関節包，脊柱起立筋に伸張ストレスが加わる．これらの継続的な負荷により，腰椎椎間板障害や腰椎椎間板ヘルニア，筋筋膜性腰痛や棘間靱帯炎などの発生要因となる．また，腰椎屈曲には骨盤の後傾が伴うため，骨盤後傾させる筋として大殿筋やハムストリングス短縮が生じている．

腰椎伸展型疼痛（図 8-48B）

腰椎伸展型疼痛では，椎弓や椎間関節への圧縮力が増加するため，椎間関節障害や腰椎分離症，すべり症の発生要因となる．また，体幹伸展動作において，股関節の伸展，胸椎の伸展が伴わず腰椎のみで行ってしまう．

腰椎回旋型疼痛（図 8-48C）

腰椎回旋型疼痛では，回旋方向の反対側の腰椎椎間関節に剪断力が加わるため，一方向の回旋動作の繰り返しは片側の腰椎分離症や椎間関節障害の発生要因となりやすい．

腰椎側屈型疼痛（図 8-48D）

側屈方向の圧縮ストレスと反対方向の伸張ストレスが加わるため，椎間板などの前方要素に対しては側屈側が屈曲型ストレスとなり，椎間関節などの後方要素に対しては側屈側が屈曲型ストレス，反対側が伸展型ストレスとなる．

立位体幹前屈動作（脊柱起立筋群の関与）

安静立位時で両側の上後腸骨棘を触知し，ゆっくりと前屈動作を行う．前屈時に脊柱，股関節，どの部位の可動性が高いか確認する．また，体幹の回旋・骨盤の回旋，側屈動作の有無を確認する．可動性が高いために疼痛が生じているのか，逃避動作として行われているのか判断する．とくに筋・筋膜性腰痛の場合，前屈動作による脊柱起立筋の関与が強くなり，疼痛が高まることがある．

体幹前屈時には通常，脊柱起立筋の屈曲弛緩現象（flexion relaxation phenomenon）が生じる．しかし，腰痛患者は屈曲弛緩現象が生じず，常に脊柱起立筋の活動がみられる．そのため，前屈時の動きと脊柱起立筋の活動を把握する必要がある．

深層筋群評価

ASLR（active straight leg raising：能動的下肢伸展挙上）テスト（図 8-49）

腰部・骨盤帯機能障害の有無を確認する．背臥位において下肢伸展位で股関節の屈曲を行い，骨

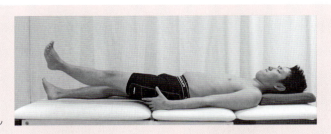
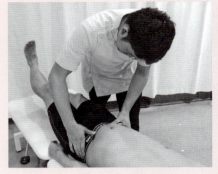
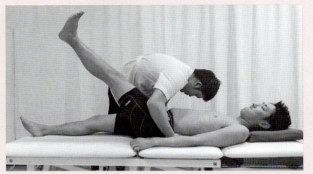

図 8-49　ASLR テスト
下肢から体幹への荷重伝達機能の評価をする．下肢挙上を行い，B，C の誘導によって円滑に遂行できるか比較する．

盤の回旋や体幹の動きを確認する．腰部・骨盤帯の機能が高い状態では，体幹部の代償動作は生じない．

腰部・骨盤帯の機能不全が疑われる場合，腹横筋と多裂筋の機能評価を行う．他動的に腹横筋を圧迫した状態で股関節の屈曲動作を行う．次に，多裂筋を圧迫した状態で股関節の屈曲動作を行う．体幹部の代償が軽減する筋を陽性とする．

仙腸関節痛評価
骨盤位置テスト（図 8-50）
両側の上前腸骨棘（ASIS）と上後腸骨棘（PSIS）の高さを比較する．PSIS より ASIS が高位にあると後方回旋位が考えられ，仙結節靱帯や大腿直筋など骨盤を前傾させる筋群に緊張と圧痛が確認される．逆に，ASIS より PSIS が高位にあると前方回旋位が考えられ，腸腰靱帯と坐骨付着筋に緊張と圧痛が確認される．

仙骨位置テスト（図 8-51）
仙骨下外側角と PSIS との凹凸を確認する．右骨盤後方回旋位では右側仙骨溝が深い状態となり，右仙骨下外側角は腹側に位置している．この状態では左側梨状筋の緊張が高くなっている．

立位前屈テスト（図 8-52）
前屈動作の際に両側の PSIS を触診し，左右の動きを確認する．PSIS の動きに左右差が生じた場合，骨盤周囲の機能障害が考えられる．左側の PSIS が早期に移動した場合，左側仙腸関節障害，左側体幹筋群の防御性収縮，右側坐骨付着筋の短縮が考えられる．

揺すり・持ち上げテスト（図 8-53）
腹臥位で一側の腸骨を把持し，軽く揺すり仙骨溝のエンドフィールを感じる．また，腸骨を持ち上げ，仙腸関節の動きを確認する．左右差が生じていると仙腸関節障害が疑われる．

3. 腰部・骨盤帯疼痛と理学療法 —— 2) 腰部・骨盤帯疼痛の病態把握

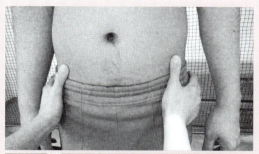

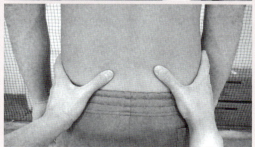

図 8-50　骨盤位置テスト
　両側の上前腸骨棘（ASIS）と上後腸骨棘（PSIS）の高さを比較する．PSIS より ASIS が高位にあると後方回旋位が考えられ，仙結節靱帯や大腿直筋など骨盤を前傾させる筋群に緊張と圧痛が確認される．逆に，ASIS より PSIS が高位にあると前方回旋位が考えられ，腸腰靱帯と坐骨付着筋に緊張と圧痛が確認される．

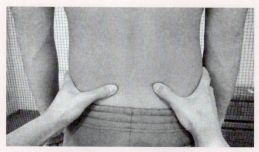

図 8-51　仙骨位置テスト
　仙骨下外側角と PSIS との凹凸を確認する．右骨盤後方回旋位では右側仙骨溝が深い状態となり，右仙骨下外側角は腹側に位置している．この状態では左側梨状筋の緊張が高くなっている．

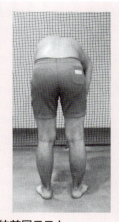

図 8-52　立位前屈テスト
　前屈動作の際に両側の PSIS を触診し，左右の動きを確認する．PSIS の動きに左右差が生じた場合，骨盤周囲の機能障害が考えられる．左側の PSIS が早期に移動した場合，左側仙腸関節障害，左側体幹筋群の防御性収縮，右側坐骨付着筋の短縮が考えられる．

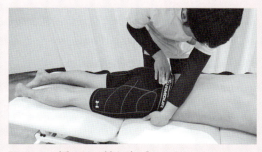

図 8-53　揺すり・持ち上げテスト
　腹臥位で一側の腸骨を把持し，軽く揺すり仙骨溝のエンドフィールを感じる．また，腸骨を持ち上げ，仙腸関節の動きを確認する．左右差が生じていると仙腸関節障害が疑われる．

仙腸関節機能障害分類

不安定性障害
　骨盤位置に左右差があり，他動運動テストで過剰運動性を有する．神経筋系の制御障害が示唆される．

ブロッキング障害
　骨盤位置に左右差があり，他動運動テストで過少運動性の問題が示唆される．

仙腸関節後方開大テスト（図 8-54）
　側臥位で上位の仙骨溝を触診する．肘で腸骨を下方に下げ，仙骨溝の開大を左右で確認する．

371

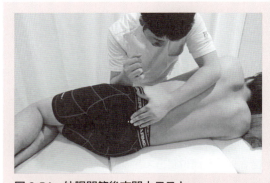

図 8-54 仙腸関節後方開大テスト
側臥位で上位の仙骨溝を触診する．肘で腸骨を下方に下げ，仙骨溝の開大を左右で確認する．

ねじれ障害

骨盤位置に左右差があるが，他動運動テストでは正常である．仙腸関節由来の問題ではなく，足alignment障害や胸腰椎移行部の障害が示唆される．

メカニカルストレス

腰部は体幹の中心であり，動作時には荷重による機械的負荷，すなわちメカニカルストレスが常にかかる部位である．腰痛の発生機序を考えると，このメカニカルストレスが腰椎やその支持組織に直接的に病変をもたらす．疼痛が惹起されると腰椎やその支持組織に炎症や腫瘍などの病変が発生し，その病変部に動作時のメカニカルストレスが加わって疼痛が発生する場合がある．いずれにしても腰痛の発生にはメカニカルストレスが深く関与している[11]．

腰痛の発症において考慮する点が2つある．1つ目は「重力」である．われわれ人間は，地球上で重力のある環境下に生きており，逃れることはできない．生活していること自体で腰部に対する機械的負荷，いわゆるメカニカルストレスがかかり，腰部にはいつでも傷害が発生しうる状況にある．

2つ目は「加齢」である．加齢は着実に進行し，成人後の組織は日々変性過程をたどっている．

脊椎には，荷重と可動を担う椎間板が存在する．

椎間板は特殊な組織で血管を有していない．そのため，栄養は周囲からの拡散で補われる．椎間板は年齢が進むにつれて水分を失う．出生時の髄核と線維輪にはそれぞれ90％と80％の水分が含まれているが，20歳までにそれぞれ75％と70％にまで減少する．これが椎間板の変性の始まりである．椎間板の変性が進むと椎間板内圧は低下する．腰椎にはすべての動作でメカニカルストレスがかかるが，とくに立位や座位では椎間板に過剰な負荷がかかる．前屈動作などで持続的に荷重がかかると椎間板の栄養が妨げられる．それが蓄積されると椎間板の変性が進行する．

椎間板の変性に伴い，椎間板内圧が低下することは椎間板の強度が低下し，椎間が不安定となることを意味する．椎間板の強度が低下するとメカニカルストレスにより脊柱の構成要素である椎間関節，靱帯および脊柱を支持する脊柱起立筋群に非生理的負荷が及び，それぞれで組織障害による疼痛が発生するようになる．

病態

腰椎椎間板ヘルニア[12]

tension signとして，ラセーグ徴候は陽性となる．圧痛点は，第3腰椎横突起，上殿神経，坐骨神経に沿うValleixの圧痛点を証明できるが，必ずしも診断的意義を有するものではない．知覚異常・障害は分節性知覚障害を示すのが特徴で，第5腰椎神経の場合は母趾内側，足背内側，下腿外側知覚障害を疑う．

第1仙骨神経の場合は足背外側，踵部知覚障害を訴える．腱反射は必ずしも一定しないが，第1仙骨神経の場合では一般的にアキレス腱反射の減弱がみられる．

立位で腰椎前弯消失し，坐骨神経痛性側弯症を示し，患側と反対側に体幹を傾けることが多いが，同側性のこともある．脊柱運動性は前屈が主として制限され，傍脊柱起立筋，体幹伸展筋は，片側

性に痙直を起こしている．一側下肢の疼痛知覚障害をきたし，踵立ちが困難な場合や長母趾伸筋の筋力低下をきたした場合は，第5腰椎神経根の圧迫を疑う．

つま先立ちが困難な場合や腓腹筋，殿筋の萎縮，筋力低下をきたした場合は，第1仙骨神経の圧迫を疑う．

変形性脊椎症[12]

初老，中老期にみられる腰痛で，慢性進行性の発症である．時に急性腰痛のような急性発症をみることもある．特徴的な所見としては動作開始時の痛みで，起床時，洗面時，座位からの立ち上がり，体勢を変えたときに疼痛が生じる．なお，易疲労性や同じ姿勢が辛いということもある．いったん，動いてしまえば軽快に動けるようになり，疲労の蓄積とともに増悪する．

他覚所見では，円背，凹背などの不良姿勢をとっており，体幹伸展筋，ハムストリングス，大腿直筋，腓腹筋などの短縮をきたす．脊柱運動性はあらゆる方向に制限され，第3腰椎横突起，上殿神経部，腰仙部，腸腰靱帯部，腸骨後下棘部に圧痛を認める．

X線上では椎体辺縁，棘突起などに骨棘形成，前縦靱帯，後縦靱帯，棘間靱帯，棘上靱帯の石灰化骨化がみられる．

脊椎分離症，すべり症[12]

比較的若年者のスポーツ選手や重労働者に多く，素因があるうえに過度の機能的負担が加わり（過度の前屈動作による上下関節突起部に疲労骨折を起こして）分離症が発生する．腰椎前弯は増強し，後方伸展が制限され，体幹伸展筋が緊張し，すべり症がある場合は，棘突起が階段状に深く陥凹している．患者は，長時間の座位により腰背部に圧迫感鈍痛を訴える．急性期には咳やくしゃみでも疼痛が出現し，体幹捻転後方伸展で症状は増悪する．

仙腸関節性腰痛[12]

仙腸関節性腰痛は，仙腸関節の機能異常による痛みが多数を占める．

仙腸関節は，後方を強靱な骨間仙腸靱帯および後仙腸靱帯で結合されており，可動域は小さいが，明らかに可動する関節である．中腰作業や日常生活での不用意な動作で，関節に微小なズレが生じると，周囲の靱帯組織に過緊張が生じ，神経終末が刺激されることで腰殿部痛および下肢痛が発生するものと考えられる．

3）腰部・骨盤帯疼痛に対する理学療法の概念

非特異的腰痛は腹筋，背筋など脊柱を支える体幹筋の筋力および持久力の低下により生じると考えられる．また，体幹筋は体幹運動を司る表層筋と脊柱を安定させる深層筋に分けられるが，それら両者の協調運動異常も要因の一つとしてあげられる[13]．

腰部安定化の概念

腰痛に対する腰部安定化は，神経系，骨格系，筋系の3要素が相互に協調して機能している状態を取り戻すのが目的である．腰部安定化機構は，椎体，椎間板，椎間関節，靱帯などを中心とした受動的腰部安定化機構（passive stabilizer）と，筋を中心とした能動的腰部安定化機構（active stabilizer）の2つに分けられる．なかでもactive stabilizerは，腹直筋や脊柱起立筋などの表層筋（global muscle）と腹横筋や多裂筋などの深層筋（local muscle）として区別される．表層筋は深層筋のように大きな力は発揮できないが，多くの筋紡錘を有し，個々の椎間制御を行い，関節の位置・運動情報を中枢に送る役割を担っている．Panjabiらも，腰仙部の安定には脊柱深層筋の協調的収縮がきわめて重要な役割を果たすとしている[14]．腹横筋は，腹筋群でありながら胸背筋膜を介して後方で腰椎に付着する．

Hodgesらが，上下肢の運動に先行して腹横筋お

よび多裂筋が体幹安定のために収縮することを報告[15,16]してから，脊柱安定には不可欠な筋とされている．

一般的に，深層筋に分類される内腹斜筋も鼠径靱帯，腸骨稜，胸腰筋膜の外縫線，L3棘突起から起こり，腰背筋膜の深層から最下位肋骨，腹直筋鞘の外縁で二層性腱膜までとされ，機能は胸腰筋膜緊張による腹部内臓の支持と腹腔内圧の増加とされている．Bergmarkは，胸腰筋膜外縫線内に停止するこの筋の後方線維が深層の支持システムを与えるとし[17]，内腹斜筋の下方線維は腹横筋とともに仙腸関節の支持性に寄与し，脊柱安定化には欠かせない構成体の1つとしている．

多裂筋は単背筋群で最内側に位置し，横突起や椎弓から起こり，上位の棘突起や乳様突起，さらには下位の上後腸骨棘や仙骨の外側上縁に停止し，腰椎屈伸運動の成分調整に働く．その組成は，単背筋群の中では他の筋に比べてtypeⅠ線維の構成比が高く，強力な筋収縮による瞬発性よりも持久性が重要な機能となる．

Hides[18]や伊藤ら[19]は，多裂筋の機能の重要性を報告しており，多裂筋の収縮において運動負荷量が低いため，疼痛の強い時期でも介入が可能と述べている．

4）腰部・骨盤帯疼痛に対する理学療法

骨盤前傾運動（図8-55）

骨盤前傾運動は腰椎-骨盤運動の調整を行い，腰椎前弯，骨盤前傾の矯正や椎体間可動性の確保を目的としている．背臥位にて股関節，膝関節を屈曲位にした肢位（crook lying）で，手背を腰部の下に入れ，押さえつける．

腰椎安定性改善

腰椎の安定性に関与している筋群は，体幹深層筋群や腰方形筋，腸腰肋筋など腰椎に付着する筋

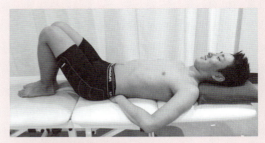

図8-55 骨盤前傾運動
過度の腰椎前弯，骨盤前傾の矯正，腰椎伸展筋群拘縮の改善，椎間関節の可動性の確保を目的に行われる．枕を使用し，頸椎の伸展が起こらないように注意する．

である．

腹横筋の選択的収縮（図8-56）

腹横筋は，腹腔内圧の調整，腰背腱膜の緊張，仙腸関節の圧迫などを介して脊柱の安定性に関与する．座位で臍を引き込む運動を用いて下腹部を凹ませるように行う．

骨盤底筋群の促通（図8-57）

骨盤底筋群は，頭部から体幹までの重みを支え，保護している．また，骨盤底筋群は横隔膜の機能とも関連しており，吸気時に仙骨の起き上がり運動，呼気時に仙骨のうなずき運動が確認できる．そのため，体幹部の安定性には骨盤底筋群の機能が必要である．

スリングにより股関節，膝関節90°屈曲位とし坐骨から頭側へ圧迫を加え，呼気時に両坐骨を締めるように促す．

多裂筋の促通（図8-58）

多裂筋群は腰背部筋群の中で最も内側に位置し，腰椎背筋群の中で最も大きい．脊柱伸展，回旋，側屈に影響するのに加え，胸腰筋膜を介して腹横筋とも機能的連結があり，脊柱を安定させている．

背臥位で股関節，膝関節屈曲位にし，股関節の外転運動を行う．股関節外転に伴い，骨盤の前傾，腰椎の前弯が促され，多裂筋が促通される．

3．腰部・骨盤帯疼痛と理学療法 ── 4）腰部・骨盤帯疼痛に対する理学療法

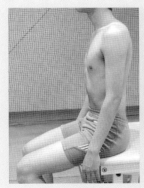
A：収縮開始前

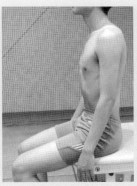
B：正常な収縮．下腹部の引き込みが確認される．

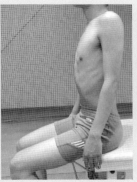
C：誤った収縮．胸郭の挙上，腹斜筋の収縮を認める．

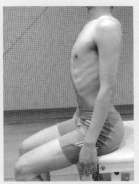
D：過剰な収縮．胸椎部の脊柱起立筋の同時収縮を認める．

図 8-56　腹横筋の収縮

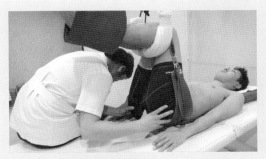
図 8-57　骨盤底筋群の促通

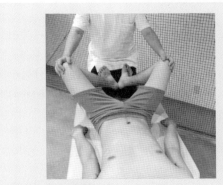
図 8-58　多裂筋の促通

後斜走系の促通（図 8-59）

　一側の大殿筋と対側の広背筋は，胸背筋膜を介して機能的連結があり，体幹部の安定性に寄与している．
　背臥位で一側の股関節の伸展と対側の上肢の伸展を行い，後斜走系の機能を促通する．

外腹斜筋の促通（図 8-60）

　背臥位で股関節，膝関節屈曲位とし，殿部直下に不安定板を設置する．胸椎から上位は固定し，腰椎-骨盤による回旋運動を行う．股関節の動きを止めた状態で腰椎の回旋運動を行う．両下肢を正

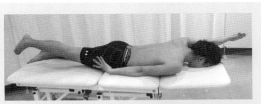
図 8-59　後斜走系の促通（左広背筋と右殿筋の活動）
　左上肢と右下肢を挙上．広背筋と大殿筋の後斜走システムを確認する．システムの破綻では，体幹にねじれが生じる．また脊柱起立筋群の関与が強まる．

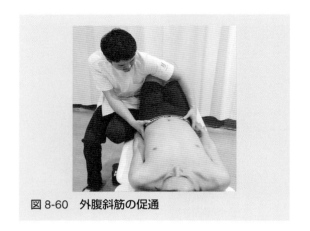

図 8-60　外腹斜筋の促通

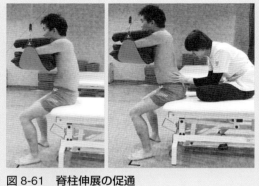

図 8-61　脊柱伸展の促通

面に位置した状態から腰椎-骨盤を左側または右側に動かし，外腹斜筋の活動を高める．

脊柱伸展の促通（図 8-61）

座位で，スリングに上肢・頭部を預け，牽引することで脊柱起立筋群の緊張が緩和される．この状態から重心の前方移動を行い，腰椎の伸展を促すことで腰椎の固定作用が高まり，脊柱配列の均衡化を図ることができる．

腸腰筋の促通（図 8-62）

背臥位で股関節，膝関節 90°屈曲位にてスリングで牽引する．下肢の力を抜いた状態で股関節の屈

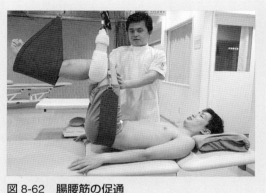

図 8-62　腸腰筋の促通

曲運動を行う．大腿直筋や背部筋の活動が生じていないことを確認しながら行う．

参考文献

1) 厚生労働省：平成 25 年国民生活基礎調査，2013．
2) 福原俊一：日本人の腰痛有病割合と腰痛有訴者の RDQ 基準値（福原俊一編：Roland-Morris Disability Questionnaire），医療文化社，2004，pp28-31．
3) 福原俊一ほか：日本人を対象とした腰痛アウトカム研究．日整会誌 77：S517，2003．
4) 菊池臣一：名医に学ぶ腰痛診療のコツ．永井書店，2006，pp1-37．
5) Deyo RA, Weinstein JN : Low back pain. N Engl J Med, 344 : 363-370, 2001.
6) 小林　洋ほか：腰痛の診断．Monthly Book Medical Rehabilitation 198：7-13，2016．
7) 山下敏彦：腰・下肢痛からどのような疾患を考えるか（中村耕三編：腰痛プラクティス），中山書店，2010，pp2-11．
8) 折田純久ほか：腰痛の基礎．Monthly Book Medical Rehabilitation 198：1-6，2016．
9) 世界の腰痛ガイドライン．http://www.tvk.ne.jp/〜junkamo/new_page_602.htm（参照 2009 年 8 月 6 日）
10) House, E.L and Pansky, B 著，川北，山上訳：機能的神経解剖学．医歯薬出版，1975，pp178．
11) 佐藤勝彦：腰痛予防―私の工夫「腰痛教室」―．Monthly Book Medical Rehabilitation 198：15-20，2016．
12) 山下敏彦：主な疾患の診療の進め方（中村耕三編：腰痛プラクティス），中山書店，2010．

13) 岩渕真澄ほか：腰痛予防の運動療法―私の方法「腰みがき」―. Monthly Book Medical Rehabilitation 198：29-35，2016.

14) Panjabi MM : The stabilizing system of the spine. Part 1. Function, dysfunction. Adaptation, and enhancement. J Spinal Disord 5 : 383-389, 1992.

15) Hodges PW, et al : Contraction of the abdominal muscle associate with movement of the low back pain. Phys Ther 77 : 132-143, 1997.

16) Hodges PW, et al : Altered trunk muscle recruitment in people with low back pain with upper limb movement at different speeds. Arch Phys Med Rehabil, 80 : 1005-1012, 1999.

17) Bergmark A: Stability of the lumbar spine. A study in mechanical engineering. Acta Orthop Scand, 230 : 1-54, 1989.

18) Hides JA : Multifidus muscle recovery is not automatic after resolution of acute, first-episode low back pain. Spine 21 : 2763-2769, 1996.

19) 伊藤俊一ほか：腰椎症の病期別理学療法ガイドライン：腰痛症に対する理学療法の科学的検証と腰部安定化 exercise. 理学療法 19：153-158，2002.

索　引

和文

あ

アーチの低下による疼痛	97
アキレス腱炎	126
アキレス腱滑液包の圧痛	102
アキレス腱周囲炎	97, 126
足のアーチ	112
足の痛み	95
足の外側縦アーチ	113
足の回内・回外	116
足の内在筋	122
足の内側縦アーチ	113
足の内転・外転	116
足の骨構成	112, 113
足の横アーチ	113
趾屈曲機能の低下	100
趾グリップ歩行	107
アドソンテスト	245
アプレー圧迫テスト	73
アプレー牽引テスト	73
アレンテスト	246
安静時吸気筋	304

い

インピンジメント症候群	154
インピンジメントテスト	155

う

烏口肩峰靱帯	145
烏口鎖骨靱帯	145
烏口上腕靱帯	145
烏口突起炎	140
烏口腕筋	147
運搬角	179

え

エデンテスト	246
エヌテスト	71
エリーテスト	68, 69
遠位橈尺関節不安定	237
円回内筋	181, 182
円回内筋症候群	209
円回内筋抵抗テスト	209, 210

お

横隔膜	304, 305
——の位置	317
——の位置変化	306
——の活動	306
黄色靱帯	350
横足根関節可動域	134
オスグッド - シュラッター病	38, 68
オバーテスト	68, 69

か

外果	112
回外筋	181, 182
回外筋症候群	175
回外抵抗テスト	213, 214
下位胸郭背側の運動性評価	326
回旋筋	146
回旋筋腱板	146
外側腋窩隙	150, 151
外側広筋	47
——の促通	89
外側側副靱帯	46, 47, 114, 177, 178
外側側副靱帯損傷	40
外側ハムストリングスの促通	89
回転寛骨臼骨切り術	2
外反ストレステスト	72
外反母趾	129
外腹斜筋	314, 351, 352
——の機能低下に対するアプローチ	340
——の機能的評価	328
——の促通	376
外来筋	187
過外転症候群	247
下顎位の評価	262
下顎挙上による舌骨上筋群のストレッチ	284
下顎後方位における咬合学習	285
下顎後方位の促通	285
下顎前方位における咬合学習	284
嗅ぎタバコ窩	189
顎関節へのアプローチ	282
顎二腹筋後腹の触診	264
顎二腹筋前腹の触診	264
各肋間筋による作用	307

下肢

下肢機能軸の再構築	87
下肢筋の支配髄節	75
下肢伸展挙上テスト	28
下肢痛による予測診断	359
下肢デルマトーム	362
下前腸骨棘付着部腱炎	1
鵞足炎	38
下腿 alignment 評価	131
下腿外旋位前方引き出しテスト	40
下腿三頭筋	118, 119
下腿内旋位前方引き出しテスト	40
肩こり	139, 243
——に対する理学療法展開	268
——の好発部位	270
肩の痛み	139
滑膜ひだ障害の誘発テスト	70
壁押しテスト	167
寛骨臼	6
寛骨臼形成手術	2
寛骨臼前捻角	20
環軸関節	249
——の alignment 評価	276
——へのアプローチ	279
関節唇	6, 7, 145
関節制動	30
関節柱の触診	261
関節包	6, 7, 45, 46, 114, 145, 178
関節リウマチ	124
環椎後頭関節	249, 280
環椎の偏位是正アプローチ	281

き

キーンベック病	223
臼蓋	143, 145
臼蓋形成不全	1, 2
臼蓋上腕靱帯	145
吸気時の内圧変化	309
胸横筋	312
胸郭拡張テスト	319, 320
胸郭前後方向への変化	304
胸郭全体の動き	302, 303
胸郭出口症候群	209, 245, 277
胸郭出口症候群テスト	211
胸郭の動き	307
胸郭の解剖図	297
胸郭の可動性評価	325

378

索引

胸郭の機能解剖	297
胸郭の評価	322
胸郭の理学療法アプローチ	334
胸郭背側部の観察	323
胸郭腹側部の観察	323
胸郭横方向への変化	304
強剛母趾	129
胸骨	298
——の運動性評価	326
——の解剖図	298
胸骨圧迫テスト	319
胸骨下角の計測	326
胸鎖関節	143, 148
狭窄性屈筋腱腱鞘炎	228
胸鎖乳突筋	272, 312, 313
——のストレッチ	287
胸神経の絞扼	296
胸神経の神経分布	296
強制吸気筋	307
胸椎	297
胸椎圧迫骨折	294
胸椎横突起に付着する筋	322
胸椎横突起の alignment 評価	322
胸椎棘突起の alignment 評価	320, 321
胸椎骨の解剖図	298
胸椎椎間板ヘルニア	294
胸背部痛	289
胸腰筋膜	315
胸肋関節	300, 301
棘間靱帯	350
棘上筋	146
棘上靱帯	350
棘上靱帯炎	294
棘突起	350
虚血性疾患	124
距骨	113
距骨下関節	114, 115
距骨化関節回内外可動域	134
距舟関節	114
距踵関節	114, 115
棘下筋	146
ギヨン管症候群	176, 215
近位橈尺関節	176, 178
筋緊張評価	133
筋伸張反射	107
筋性の制動	124
筋張力による椎体の回旋	331
筋膜誘導	170

く

クォータースクワット	135
クォータースクワット評価	136
屈筋支帯	122
グラスピングテスト	68, 69

け

頸筋膜	251
脛骨内弯と内外果高低差	132

脛骨外捻	132
脛骨顆部	41, 43
脛骨後方落ち込み徴候	71
脛骨後方可動性	77
脛骨骨膜炎	105
脛骨前方可動性	77
傾斜角	179
頸体角	15, 20
頸椎 alignment	265, 266
頸椎 alignment 評価	271
頸椎 ROM 評価	268
頸椎機能テスト	260
頸椎棘突起の触診	261
頸椎屈曲・回旋評価	261
頸椎後縦靱帯骨化症	245
頸椎後弯 alignment	253
頸椎伸展・側屈評価	261
頸椎前弯 alignment	252
頸椎単純 X 線写真	257
頸椎椎間板ヘルニア	243
頸椎の形状	248
頸椎の靱帯	250
頸椎の側屈運動	250
脛腓靱帯	112
頸部回旋テスト	327, 328
頸部伸展運動に伴う胸椎伸展運動	335
頸部痛	252, 253
——に対する理学療法	279
頸部の痛み	243
頸部の筋群	251
頸肋	247
楔間関節	114
楔舟関節	114
楔立方関節	114
ケルニッヒサイン	256
肩関節圧痛点	154
肩関節下垂位外旋テスト	156
肩関節筋膜誘導評価	162
肩関節伸展運動連鎖の筋膜誘導	170
肩関節伸展・屈曲誘導評価	160
肩関節内外旋の筋膜誘導	171
肩関節内外旋誘導評価	160
肩関節内外転の筋膜誘導	171
肩関節内外転誘導評価	160
肩関節の ROM	143, 144
肩関節の可動域	143
肩関節の機能解剖	143
肩関節の種類	143
肩関節誘導テーピング	163
肩甲下筋	146
肩甲胸郭関節	143, 148
肩甲挙筋	149, 150, 271
肩甲骨 alignment	233
肩甲骨 alignment 評価	271
肩甲骨アプローチ	284
肩甲骨外転誘導評価	161
肩甲骨水平内転テスト	324
肩甲骨内側縁後方誘導	169

肩甲骨内側縁前方誘導	168
肩甲骨内転誘導評価	161
肩甲骨の形態	143
肩甲骨の静的 alignment 評価	166
肩甲骨分離性の評価	273
肩甲骨へのアプローチ	282
肩甲上腕関節	143
——の構成体	145
肩甲上腕リズム	149
肩甲帯の代償	235
肩鎖関節	143, 150
——に対するストレステスト	156
肩手症候群	141
腱鞘	192, 193
腱板に対するストレステスト	156
肩峰下滑液包炎	139
肩峰下滑液包に対するストレステスト	155
肩峰後方誘導	168
肩峰上腕関節	143, 148
肩峰外側前方誘導	169

こ

後外側回旋不安定性	206
後外側不安定テスト	71
後鋸筋	310
後距腓靱帯	114
咬筋筋緊張評価	262
広筋群	47
広筋群・膝窩筋へのアプローチ	88
後脛距靱帯	114
後脛骨筋	119, 120, 121
——の緊張亢進による疼痛	106
——の作用	104
——の促通	89
後脛骨筋腱炎	103, 126
後脛骨筋腱に沿った圧痛	105
咬合評価	261
後斜走系の促通	375
後十字靱帯	45
後十字靱帯損傷	39
後縦靱帯	350
後足部 alignment 評価	132
後柱	350
後頭下筋群	271
——のストレッチ	279, 280
高尿酸血症	124
広背筋	147, 311
——の機能的評価	332
項部硬直	256
後方インピンジメントテスト	156
後方押し出しテスト	71
後方シンスプリント	126
効率的な前方リーチ動作	158
効率的な側方リーチ動作	158
股関節	1, 4
——に対する運動療法	33
——の痛み	1

379

索 引

——の可動域	4, 5
——の機能解剖	3
——の構成体	5
股関節インピンジメントテスト	27
股関節外旋筋群	15, 18
股関節外旋テスト	81
股関節外転筋群	11, 16
股関節屈曲位	42
股関節屈曲テスト	81
股関節伸展位	42
股関節伸展テスト	81, 332
股関節内旋テスト	81
股関節内転筋群	15, 19
呼気筋	307
呼吸機能	308
呼吸機能評価	324
呼吸時の胸郭運動	302
呼吸時の腹壁の動き	305
骨間筋	190, 192
骨性の制動	123
骨盤位置テスト	371
骨盤前傾運動	374
骨盤前傾運動の低下に対するアプローチ	339
骨盤帯回旋テスト	329
骨盤底筋群の促通	374, 375
骨盤不安定テスト	365, 366
固有小指伸筋抵抗テスト	224, 225
固有伸筋	189

さ

座圧中心移動の評価	334
座圧中心の見方	333
座圧中心評価	333
座圧中心偏位に対する治療	337
再現痛テスト	259
座位姿勢	83, 367
鎖骨内側端後方誘導	168
鎖骨内側端前方誘導	169
鎖骨下筋	150, 312
鎖骨外側端後方誘導	169
鎖骨外側端前方誘導	168
坐骨大腿靱帯	6
鎖骨分離性の評価	273
三角筋	146, 147
三角靱帯	114
三角線維軟骨複合体	175
三角線維軟骨複合体損傷	215

し

シーバー病	101, 103
軸椎の偏位に対するアプローチ	281
趾骨間関節	115
示指〜小指の運動	187
支持前屈テスト	365
指床間距離テスト	363
矢状面評価	263
姿勢観察	234

——のポイント	321
指節間関節	115
指節骨	182, 183
支帯	122
膝蓋下脂肪体炎	37
膝蓋腱炎	38, 68
膝蓋骨	41, 44
膝蓋骨障害の誘発テスト	70
膝蓋大腿関節の運動	47, 50
膝窩筋	52, 56
膝関節	4
——の機能解剖	40
——の屈筋	47
——の構成体	41
——の伸筋	47
——の疼痛部位と疾患	64
膝関節 alignment	75
膝関節圧痛部位	61
膝関節運動	77
膝関節運動時痛	64
膝関節回旋テスト	67
膝関節外反テスト	67
膝関節機能評価	75
膝関節屈曲位	43
膝関節屈曲テスト	66, 67
膝関節疾患	57
膝関節周囲の滑液包	66
膝関節伸展位	42
膝関節伸展・屈曲自動運動	65
膝関節伸展・屈曲抵抗運動	65
膝関節伸展テスト	66, 67
膝関節内反・外反テスト	66
膝関節内反テスト	67
自動下肢伸展挙上テスト	328
しびれに対する理学療法展開	275
四辺形間隙	150, 151
斜角筋	272, 306
——のストレッチ	287
——の破格	247
斜角筋症候群	247, 277
しゃがみ込み	63, 85
しゃがみ込み動作分析例	85
尺側手根屈筋	185
尺側手根伸筋	185
尺骨神経管症候群	215
尺骨神経伸張テスト	204
十字靱帯	45
舟状骨骨折	219
手関節回内筋	186
手関節筋膜誘導評価	162
手関節尺側部障害の圧痛点	216
手関節障害	198
手関節掌屈筋	185
手関節掌側の感覚支配	201
手関節背側部障害の圧痛点	224
手関節掌側部障害の圧痛点	221
手関節橈側部障害の圧痛点	219
手関節の運動	184

手関節の機能	194
手関節背屈筋	186
手関節背側の感覚支配	201
手関節誘導テーピング	165
踵骨骨棘	108, 127
手根管	192, 193
手根管症候群	175, 221
手根骨	182, 183
手根骨アーチ	236
手根骨アーチ挙上	237
手根骨不安定症	223
種子骨障害	128
手指障害	198
——の圧痛点	229
手指筋腱膜誘導評価	163
手指対立機能障害	238
手指の機能	194
手指の腱鞘炎	176
手指誘導テーピング	165
主咀嚼側の評価	262
手部 alignment	234
シュペルマン徴候	319, 320
上位胸郭の可動性	325
上位頚椎へのアプローチ	279
小円筋	146
上・下双子筋	15
小胸筋	150, 312
踵骨後部滑液包炎	126
踵骨後方の圧痛	102
小指球筋	192
小指離れ徴候	278
掌側骨間筋	190
小殿筋	13
踵腓靱帯	114
小腰筋	10
踵立方関節	114
上腕筋	179, 181
上腕骨外側上顆炎	174, 206
上腕骨頭	143
上腕骨頭後方変位	159
上腕骨頭前方変位	159
上腕骨内側上顆炎	173, 202
上腕三頭筋	180, 181
上腕二頭筋	145, 146, 179, 180
上腕二頭筋長頭腱炎	139
上腕二頭筋長頭腱に対するストレステスト	154
上腕二頭筋抵抗テスト	210
初期外転テスト	156
ショパール関節	114
ジョルトサイン	257
伸筋支帯	122, 122
神経支配領域	74
深指屈筋	187, 188
シンスプリント	105
深層筋群評価	369
靱帯	6, 8, 9, 145
——の制動	123

380

索引

靱帯損傷　39
シンディング - ラーセン - ヨハンソン病　38

す

スカルパ三角　15, 19
スクリューホームムーブメント　46, 49
スタインドラー効果　235
頭痛に対する理学療法展開　274
ストレートネック　257
スピードテスト　155
すべり症　373
スリングを使用した胸椎伸展　335

せ

整形外科テスト　26
正中神経伸張テスト　211
脊髄症　277
脊柱－肋骨の運動連鎖　303
脊柱回旋　302
脊柱管　350, 351
脊柱起立筋　309, 353
脊柱屈曲　301
脊柱伸展　301
　──の可動性評価　322, 323
　──の促通　376
脊柱側屈　301
脊柱の靱帯　300
脊椎中間筋群　309
脊椎深筋群　309
脊椎分離症　373
石灰沈着性腱板炎　141
舌骨機能評価　263
舌骨位の評価　264
舌骨上筋ダイレクトストレッチ　284
舌骨へのアプローチ　285
ゼロポジション　147, 148
前額面評価　263
前鋸筋　149, 311
前距腓靱帯　114
前脛距靱帯　114
前脛骨筋　116, 117
仙骨位置テスト　371
浅指屈筋　187, 188
浅指屈筋抵抗テスト　210
前枝と後枝の走行　296
前十字靱帯　45
前十字靱帯損傷　39
前縦靱帯　348
前足部 alignment 評価　133
仙腸関節　357
　──の運動　354
仙腸関節外転抵抗テスト　365, 366
仙腸関節機能障害分類　371
仙腸関節後方開大テスト　372
仙腸関節ストレッチテスト　365, 366
仙腸関節性腰痛　373
仙腸関節痛評価　370

先天性すべり症　347
前方コンパートメント症候群　126
前方引き出しテスト　39
前方リーチ動作　158
前腕 alignment　233
前腕回内外の筋膜誘導　172
前腕回内制限　237
前腕誘導テーピング　164

そ

双子筋の促通　90
総指伸筋　187, 188
総指伸筋抵抗テスト　224, 225
僧帽筋　149, 311
僧帽筋上部　271
ソート・ホールテスト　319
足関節　4
　──の安定性　123
　──の底屈・背屈　115
足関節インピンジメント症候群　128
足関節外反テスト　80
足関節底屈テスト　80
足関節内反テスト　80
足関節背屈テスト　80
足根管　122
足根間関節　114, 115
足根管症候群　105, 112, 129
足根骨 alignment 評価　133
足根洞症候群　96, 128
足趾 alignment 評価　133
足趾グリップ機能評価　134
足趾内外転運動　138
足底筋　119
足底筋膜炎　106, 107, 127
足底板　137
足底離床テスト　329
側頭筋緊張評価　262
側頭筋後方部のダイレクトストレッチ　284
側副靱帯　46
足部外側荷重　103
足部の圧痛点による鑑別診断　131
足部の回内歩行　99
足部の関節　114
側方リーチ動作　159

た

ダーツスローモーション　225
第 1，10 肋骨の運動性評価　326
第 2 Kohler 病　98
大円筋　147
体幹インナーユニット　353, 354
体幹回旋運動　35
体幹回旋テスト　26, 82
体幹屈曲テスト　82
体幹屈曲動作　368
体幹後屈テスト　24
体幹伸展テスト　82

体幹伸展動作　368
体幹前屈テスト　24
体幹側屈テスト　25
体幹台形型に対する治療　337
体幹平行四辺形型に対する治療　336
体幹並進運動　35
体幹偏位に対する治療　337
大胸筋　146, 147, 312
第 3 腓骨筋　116, 118
大腿筋膜張筋　13
大腿骨頸部前捻角　20
大腿骨顆部　41, 43
大腿骨大転子滑液包炎　1, 2
大腿骨頭　5
大腿骨頭壊死　2, 3
大腿骨頭すべり症　3
大腿四頭筋　47
大腿神経伸張テスト　362
大腿直筋　7, 10, 47, 50, 51
大腿二頭筋　7, 52
大腿方形筋　15
大殿筋　15, 17
　──と広背筋ラインの機能低下に対するアプローチ　341
　──の促通　91
大内転筋　15
第二肩関節　148
大腰筋　10, 312, 313
ダウバーン徴候　155
立ち上がり　62, 84
縦アーチ　182
多裂筋の促通　374, 375
単純性股関節炎　2
短橈側手根伸筋　185
短内転筋　15
短腓骨筋　118
短母指伸筋　189

ち

恥骨筋　15
恥骨大腿靱帯　6
中・下位頸椎のアプローチ　283
肘角　179
中間広筋　47
肘関節筋膜誘導評価　162
肘関節後方部障害の圧痛点　213
肘関節障害　198
肘関節掌側の感覚支配　201
肘関節伸展制限　173
肘関節伸展テスト　213, 214
肘関節前方部障害の圧痛点　210
肘関節外側部障害の圧痛点　207
肘関節外側部痛の病態　206
肘関節内側部障害の圧痛点　203
肘関節の運動　180
肘関節の可動域　180
肘関節の機能　194
肘関節の機能解剖　176

381

索 引

肘関節背側の感覚支配	201
肘関節誘導テーピング	164
肘筋	181
中手骨	182, 183
中足趾節関節	115
中殿筋	13
——の促通	91
肘頭疲労骨折	212
肘部管症候群	174, 202
虫様筋	191, 192
腸脛靱帯	6, 46, 47
腸脛靱帯炎	38
腸骨関節包筋	34
腸骨筋	10
腸骨大腿靱帯	6
長趾屈筋	119, 121
長趾伸筋	116, 117
長掌筋	185
長橈側手根伸筋	185
長内転筋	15
長腓骨筋	116, 118
——の圧痛	98
——の促通	89
長母指外転筋	189
長母指屈筋	187, 188
長母趾屈筋	119, 121
長母指伸筋	189
長母趾伸筋	116, 117
長母指伸筋腱皮下断裂	219
長母指伸筋抵抗テスト	224, 225
腸腰筋	9, 14, 351
——の促通	90, 376

つ

椎間関節	299, 350, 351, 357
——と肋骨の動き	303
——の動き	302, 303
——の関節面	299
——のメカニカルストレス	266
椎間板	350, 356
——の解剖図	299
——の役割	300
椎体	357
椎体回旋の配列	317
椎体間関節	299
痛風	108, 124
つま先立ち評価	135

て

テーピング	91
——による誘導評価	162
テープメジャーによる胸郭の計測方法	325
手と指の関節	183
手と指の機能解剖	182
手の機能的肢位	184
手の巧緻性障害	278
手の縦アーチ	183

手の症候	173
手の横アーチ	184
転がりすべり運動	46, 48
テンションサイン	29

と

ドゥケルバン病	218
橈骨神経管症候群	212
橈骨神経伸張テスト	207, 208, 213
橈骨輪状靱帯	177
豆状骨石灰沈着性腱炎	215
橈側手根屈筋	184
橈側手根伸筋抵抗テスト	224, 225
頭板状筋	271
動脈閉塞性疾患	112
トリガーポイント	357

な

内果	112
内・外閉鎖筋	15
内在筋	122
内臓疾患による関連痛	360
内側広筋	47, 52
——の促通	89
内側側副靱帯	46, 114, 176, 178
内側側副靱帯損傷	40, 201
内側ハムストリングスの促通	89
内反ストレステスト	72
内腹斜筋	314, 351, 352

に

ニアーインピンジメントテスト	155
二分種子骨	107, 108

ね

ねじれ障害	372

の

能動的下肢伸展挙上テスト	369
ノブルコンプレッションテスト	68

は

ハーフポールによる胸椎伸展	334
肺気量分画	308
背側骨間筋	190
薄筋	9, 14, 52, 55
薄筋テスト	69, 70
ハグランド病	126
ばね指	226
馬尾神経	357
ハムストリングス	7, 12, 13, 52, 54, 55
半月板	41, 44
半月板損傷	39
半腱様筋	9, 52
半腱様筋テスト	69, 70
板状筋	310
半膜様筋	9, 52

ひ

ビーバー徴候	319, 320
腓骨筋緊張亢進の持続	95
腓骨筋腱炎	95, 126
膝関節	4
——の機能解剖	40
——の屈筋	47
——の構成体	41
——の伸筋	47
——の疼痛部位と疾患	64
膝関節 alignment	75
膝関節圧痛部位	61
膝関節運動	77
膝関節運動時痛	64
膝関節回旋テスト	67
膝関節外反テスト	67
膝関節機能評価	75
膝関節屈曲位	43
膝関節屈曲テスト	66, 67
膝関節疾患	57
膝関節周囲の滑液包	66
膝関節伸展位	42
膝関節伸展・屈曲自動運動	65
膝関節伸展・屈曲抵抗運動	65
膝関節伸展テスト	66, 67
膝関節内反・外反テスト	66
膝関節内反テスト	67
膝の痛み	37
肘関節筋膜誘導評価	162
肘関節後方部障害の圧痛点	213
肘関節障害	198
肘関節掌側の感覚支配	201
肘関節伸展制限	173
肘関節伸展テスト	213, 214
肘関節前方部障害の圧痛点	210
肘関節外側部障害の圧痛点	207
肘関節外側部痛の病態	206
肘関節内側部障害	203
肘関節内側部障害の圧痛点	203
肘関節の運動	180
肘関節の可動域	180
肘関節の機能	194
肘関節の機能解剖	176
肘関節背側の感覚支配	201
肘関節誘導テーピング	164
肘の症候	173
腓腹筋	52, 56
腓腹筋外側頭の促通	89
腓腹筋内側頭の促通	89
腓腹部の筋緊張亢進と圧痛	102
ピボットシフトテスト	71
ヒューター三角	179
ヒューター線	179

ふ

不安定性障害	371
腹圧の確認	330

382

腹横筋	313	母指伸筋群	187, 189	腰部安定化の概念	373
——の機能的評価	330	母指の運動	186	腰部脊柱管狭窄症	347
——の作用による腹腔の変化	314	母指ボタンホール変形	226	腰部多裂筋の解剖	331
——の収縮	375	ボタンホール変形	228	腰部多裂筋の触診	331
——の選択的収縮	374	ホッファ徴候	69, 70	腰方形筋	313, 353
腹直筋	315, 351	歩容	99	——の機能低下に対するアプロー	
ブシャール結節	228			チ	340
腹筋群の働き	308	**ま**		——の機能的検査	332
フライバーグ病	129	マクマレーテスト	73	横アーチ	184
ブルジンスキーサイン	256	マレットフィンガー	228		
ブロッキング障害	371	マンシェットを用いた腹横筋機能検		**ら**	
分離性の評価	273	査	330	ライトテスト	246
				ラケットの握り	236
へ		**み**		ラックマンテスト	71
閉鎖筋の促通	90	ミクリッツ線	15, 20	ランジ動作	135
閉塞血栓性血管炎	112				
閉塞性動脈硬化症	112	**め**		**り**	
ペインフルアーク徴候	155	メカニカルストレス	31, 66, 372	梨状筋	15
ヘバーデン結節	228	メカニカルストレス改善テスト	67, 68	リスフラン関節	115
ペルテス病	3			離断性骨軟骨炎	206
片脚立位	63, 84, 134, 368	**も**		立位姿勢	83
片脚立位動作分析例	84	モートン病	108, 111, 129	立位前屈テスト	371
片脚立位評価	135	モーレイテスト	246	菱形筋	149, 150, 271, 310, 311
変形性頸椎症	245			両上肢挙上テスト	330
変形性股関節症	1, 2	**や**		両側分離すべり症	347
変形性膝関節症	38	ヤーガソンテスト	140, 155		
変形性手関節症	223	野球肩	141	**る**	
変形性脊椎症	373			ルーステスト	247
変形性足関節症	128	**ゆ**			
変形性肘関節症	202	有鉤骨鉤骨折	215	**ろ**	
変形性膝関節症	38	有痛性外脛骨	104, 106, 128	ローザー - ネラトン線	15, 19
変形性指関節症	176	揺すり・持ち上げテスト	371	肋鎖症候群	247
変形性腰椎症	346	癒着性関節包炎	141	肋椎関節	300, 301
変性腱板炎	140			——に関与する靱帯	301
変性すべり症	347	**よ**		肋軟骨疾患	293
		腰仙部の機能解剖	347	肋軟骨の石灰化	317
ほ		腰仙部の形状	348	肋間筋群	306
方形回内筋	185, 186	腰椎圧迫骨折	347	肋間神経痛	293
縫工筋	7, 11, 52, 53	腰椎安定性改善	374	肋間の動き	303
縫工筋テスト	69, 70	腰椎運動連鎖	333	肋骨	298
ホーキンスインピンジメントテスト	155	腰椎伸筋群	353	——に対するアプローチ	337
歩行	63	腰椎すべり症	347	——の解剖図	298
歩行観察	168	腰椎椎間板ヘルニア	345, 372	——の全体図	298
歩行動作分析例	86	腰椎の回旋	349	肋骨運動の評価	324, 327
歩行左立脚後期	86	腰椎の過可動性による疼痛の分類	369	肋骨運動連鎖	333
歩行左立脚初期	86	腰椎の屈曲・伸展	348	肋骨弓の触診	329
歩行評価	29	腰椎の屈筋	351	肋骨挙筋	312
歩行分析	134	腰椎の構成	349	肋骨骨折	293
母指 CM 関節	182	腰椎の伸筋	351	——の分類	293
母指 CM 関節症	226	腰椎の側屈	349	肋骨リングの評価	323
母指 IP 関節	182	腰椎分離症	347		
母指球筋	191, 192	腰痛	345	**わ**	
母指屈筋腱狭窄性腱鞘炎	226	腰痛原因の分類	356	腕尺関節	176, 177
母趾種子骨の圧痛	110	腰背筋膜炎	295	腕橈関節	176, 177
母指障害の圧痛点	226	腰背部筋群の評価	331	腕橈骨筋	179, 181

索引

欧文

A

abnormal HO → TO phase 歩行	109
acetabula	6
acetabula dysplasia	1
Achilles paratendinitis	97
ACL	45
acromioclavicular joint	143, 150
acromiohumeral joint	143, 148
active straight leg raising	328, 369
adductor brevis	15
adductor longs	15
adductor magnus	15
adhesive capsulitis	141
Adson テスト	
157, 210, 211, 245, 246, 258, 259	
Allen テスト	
157, 210, 211, 246, 258, 259	
Allis テスト	28
anconeus	181
annular ligament of radius	177
anterior cruciate ligament	45
anterior cruciate ligament 損傷	39
anterior longitudinal ligament	348
anterior talo fibular ligament	114
anterior talo tibial ligament	114
Apley compression test	73
Apley distraction test	73
arterio sclerotic obliterans	112
ASLR テスト	328, 370
ASO	112

B

Barr'e-Leiou 徴候	258
baseball shoulder	141
Beevor's sign	319
biceps brachii	145, 179
biceps brachii longhead tendinitis	139
biceps femoris	7, 52
biceps tention テスト	142
Bouchard 結節	228
brachialis	179
brachioradialis	179
Bragard テスト	29, 346
Brudzinski 徴候	256
Brunelli test	220

C

cabital tunnel syndrome	202
calcaneo fibular ligament	114
calcific tendinitis	141
capcele	6, 114, 145
capsule	45
carpal bone	182
carpal metacarpal joint of Ⅱ～Ⅴ finger	182

carpal metacarpal joint of thumb	182
carpal spination test	217
carpal tunnel	192
carpal tunnel syndrome	175, 221
carrying angle	179
cervical disc herniation	243
cervical spondylosis	245
CE 角	15, 20
chair テスト	174
chest expansion test	319
Chopart 関節	114
CKC	6, 47
closed kinetic chain	6, 47
Cobb 法による計測	317
cocoraidaitis	140
collateral ligament	46
compression rotation テスト	142
coracobrachialis	147
costovertebral joint	300
coxitis symplex	2
Cozen's test	207, 208
crank テスト	142
cross finger test	229, 230
cruciate ligament	45
CTS	221
cubital angle	179
cubital tunnel syndrome	174

D

Dawbarn sign	155
de Quervain 病	218
degenerative tendonitis	140
deltoid ligament	114
deltoideus	146
diaphragm	304
DIP 関節	182
distal inter phalangeal joint	182
distraction テスト	258, 259
DiVeta テスト	167
dorsal interosseous	190
drop arm テスト	142
DRUJ ballottement test	216

E

Eden テスト	157, 210, 211, 246
Eichhoff test	219, 220
elbow osteoarthritis	202
Ely test	68, 69
empty can test	156
extensor and flexor pollicis longus test	227
extensor carpal radialis brevis	185
extensor carpal radialis longs	185
extensor carpal ulnaris	185
extensor digitorum communis	187
extensor digitorum communis test	229, 230
extensor digitorum longs	116

extensor digitorum proprius	189
extensor hallus longs	116
external abdominal oblique	314
extrinsic muscles	187
extrinsic tightness test	230

F

FABER テスト	27, 363
face pain rating scale	318
FADIRF テスト	26, 363
FAIR テスト	363, 364
fascet joint	350
femoral nerve stretching test	362
femoral tibia angle	75, 76
femur condyle	41
femur head	5
femur head necrosis	2
femur major trochanter bursaitis	1
femur tibia angle	53
FFD テスト	363
finger extention テスト	174
finger escape sign	278
Finkelstein test	219, 220
flavum ligament	350
flexion adduction internal rotation test	363
flexor carpal ulnaris	185
flexor carpal radialis	184
flexor digitorum longs	119
flexor digitorum profundus	187
flexor digitorum superficialis	187
flexor hallucis longs	119
flexor pollicis longs	187
FNST	346, 362
fovea sign	216
Freiberg's テスト	363
Freiberg 病	98
fringe impingement test	207
froment test	217
froment 徴候	217
FTA	53, 57, 75, 76

G

Gaenslen's テスト	366
gastrocnemius	52
gemellus	15
George's テスト	258
Gerber lift off test	156
glenohumeral joint	143
glenoid	143
gluteus major	15
gluteus medius	13
gluteus minor	13
golfer's elbow test	203, 204
gout	108
gracilis	9, 52
gracilis test	69, 70
grasping test	68, 69

384

索 引

grip and release test 278
Guyon canal syndrome 176

H

hamate hook fracture 215
hamstrings 7, 52
Hawkins impingement test 155
Heberden 結節 228
Hibb's テスト 365, 366
high arc test 156
hip joint abductors 11
hip joint adductors 15
hip joint external rotators 15
HO → TO phase 歩行 110, 111
hoffa sign 69, 70
Hoffmann 徴候 278
horizontal arc test 156
humeral head 143
humeroradial joint 176
humeroulnar joint 176
humerus lateral supracondylitis 174
humerus medial supracondylitis 173
Huter line 179
Huter triangle 179
hypothenar 192

I

IC 34
iliacus 10
ilio tibial tract 6, 46
iliocapsularis muscle 34
iliofemoral ligament 6
iliopsoas 9, 351
impingement sign 140
impingement syndrome 154
impingement test 155
inflammation of ilio tibial tract 38
infra anterior iliac spina tendinitis 1
infraspinatus 146
initial abduction test 156
inner muscles unit of trunk 353
inter phalangeal joint of thumb 182
inter phalangeal 関節 115
interbody joint 299
intercostales muscles 306
internal abdominal oblique 314
interosseous 190
interspinous ligament 350
intrinsic tightness test 229, 230
IP 関節 115
ischiofemoral ligament 6
ITT 6, 46

J

Jackson head compression テスト 244, 258, 259
Jackson shoulder distraction テスト 244, 258, 259

Jolt accentuation of headache 257

K

Kemp 徴候 346
Kemp テスト 28, 364
Kernig 徴候 256
Kibler lateral scapular slide test 167
Kibler 肩甲骨外側スライドテスト 167
K 点の圧痛検査 274

L

labrum 6, 145
Lachman test 71
Lasègue 徴候 346
Lasègue テスト 29, 364
late HO phase 歩行 101
lateral colateral ligament 損傷 40
lateral collateral ligament 46, 114, 177
lateral epicondylitis 206
lateral malleolus 112
latissimus dorsi 147, 311
LCL 177
Legg-Calvé-Perthes disease 3
levator scapulae 149
levatores costarum 312
ligament 6, 145
ligament injury 39
Lisfranc 関節 115
LSST 167
lumbar disc herniation 345
lumbar spinal canal stenosis 347
lumbar spondylosis 346
lumbricalis 191

M

Maigne's テスト 258
MCL 176
MCL 損傷 201
McMurray test 73
medial colateral ligament 損傷 40, 201
medial collateral ligament 46, 114, 176
medial malleolus 112
median epicondylitis 202
meniscus 41
meniscus tear 39
metacarpal bone 182
metacarpal phalangeal joint 182
metatarsal phalangeal 関節 115
middle finger extension test 207, 208
Mikulicz 線 15
milking test 203, 204
Minor サイン 29
Morley テスト 157, 211, 246, 258
Morton disease 108
moving valgus stress test 203, 204
MP 関節 115, 182

N

N test 71
Nachlas テスト 365
neck flexion テスト 256
Neer impingement test 155
Neer のインピンジメント徴候 140
Newton テスト 363, 364
noble compression test 68
normal HO phase 歩行 101
normal HO → TO phase 歩行 109

O

Ober test 68, 69
Ober テスト 27
obliquus externus 351
obliquus internus 351
obturatorius 15
OKC 6, 47
open kinetic chain 6, 47
OPLL 245
Osgood-Schlatter 68
Osgood-Schlatter disease 38
ossification of posterior longitudinal ligament 245
osteo arthrosis of the hip 1
osteo arthrosis of the knee 38
osteoarthrosis of the finger 176
osteochondritis dissecans 206
Overpressure test 157

P

painful arc sign 155
palmaris longs 185
patella 41
patella tendinitis 38
Patrick テスト 363
PCL 45
pectineus 15
pectoralis major 146, 312
pectoralis minor 150, 312
pelvic rock test 365
perfect "O" test 217
peroneus tendinitis 95
peroneus brevis 118
peroneus longs 116
peroneus tertius 116
pes anserinus bursaitis 38
PF 関節の運動 47, 50
phalangeal bone 182
Phalen テスト 175, 222
piano key sign 216
PIP 関節 182
piriformis 15
pivot-shift test 71
plantalis 119
planter fasciitis 106
PLRI 206

385

索引

popliteus	52
posterior cruciate ligament	45
posterior cruciate ligament 損傷	39
posterior drawer test	71
posterior external-rotation test	71
posterior lateral rotation instability	206
posterior longitudinal ligament	350
posterior talo fibular ligament	114
posterior talo tibial ligament	114
profundus test	229, 230
pronator quadratus	185
pronator teres	181
proximal inter phalangeal joint	182
proximal radioulnar joint	176
psoas major	10, 312
psoas minor	10
pubofemoral ligament	6

Q

Q-angle	76
quadratus femoris	15
quadratus lumborum	313
quadri lateral space	150
quadriceps femoris	47
Q角	53, 57, 76

R

RAO	2
rectus abdominis	315, 351
rectus femoris	7, 47
red flags signs	359
rhomboideus	149, 311
ribs	298
rolling and sliding	46
Roos テスト	157, 211, 246
Roser-Nelaton 線	15
rotation gliding	46
rotational acetabula osteotomy	2
rotator cuff	146
rotators	146

S

sacroiliac resisted abduction test	365
sacroiliac stretch test	365
sartorius	7, 52
sartorius test	69, 70
scalene muscles	306
scaphoid fracture	219
scaphoid nouunion advanced collapse wrist	223
scapholunate advanced collapse wrist	223
scapulohumeral rhythm	149
scapulothoracic joint	143, 148
Scarpa 三角	15
Schepelman's sign	319
screw home movement	46
semimenbranosus	9, 52

semitendinosus	9, 52
semitendinous test	69, 70
serratus anterior	149, 311
sesamoid bifida	107
Sever disease	101
shoulder-hand syndrome	141
Sinding-Larsen-Johansson disease	38
SLAC wrist	223
slipped femur head epiphysis	3
SLR テスト	28, 362
SNAC wrist	223
snuff box	189
Soto-Hail test	319
speed test	154
spinal canal	350
spinator	181
spinator syndrome	175
spinous process	350
splenius	310
spondylolisis	347
spondylolisthesis	347
spraspinatus	146
Spurling テスト	157, 244, 258, 259
sternal compression test	319
sternoclavicular joint	143, 148
sternocleidomastoid	312
sternocostal joint	300
sternum	298
straight lag raising test	29, 362
subacromional bursaitis	139
subclavius	150, 312
subliminus test	229, 230
subpatellar fatitis	37
subscapulalis	146
supported forward bending test	364
supraspinous ligament	350
synergy test	216, 217

T

talus	113
TAO	112
tarsal tunnel	122
tarsal tunnel syndrome	112
tendon sheath	192
tendosynovitis of the finger	176
tensor fascia lata	13
teres major	147
teres minor	146
TFCC 症候群	175
TFCC 損傷	215
thenar	191
Thomas テスト	28, 361, 362
Thomsen テスト	174
thoracic outlet syndrome	209, 245
thoracic vertebrae	297
thoracolumbar fascia	315
thrombo angitis obliterans	112
thumb extensors	187

tibia condyle	41
tibial posterior sagging sign	71
tibiale externum	104
tibialis anterior	116
tibialis posterior	119
tibiofibular ligament	112
tilting angle	179
Tinel 様徴候	222
Tinel 徴候	175
tinialis posterior tendinitis	103
toe-in テスト	68
toe-out テスト	68
TOS	209
transversus abdominis	313
transversus thoracis	312
trapezius	149, 311
Trendelenburg 徴候	13, 17
Trendelenburg 跛行	15, 17
triangular fibro cartilage complex syndrome	175
triangular fibrocartilage complex 損傷	215
triceps brachii	180
triceps tertius	118

U

ulnar tunnel syndrome	215

V

valgus stress test	72
Valleix 徴候	347
varus stress test	72
vastus intermedialis	47
vastus lateralis	47
vastus medialis	47
vastus muscles	47
vertebra compression fracture	347
vertebral disc	350
voral interosseous	190

W

windlass mechanism	112, 113
Wright テスト	157, 210, 246, 258, 259

Y

Yeoman's テスト	154, 365
Yoss	278

Z

zero position	147
zone of apposition	305
zygapophysial joint	299

数字

1 列可動域	134
45°挙上位外旋テスト	156
90°背屈テスト	222
Ⅱ〜Ⅴ指のCM関節	182

【編著者略歴】

小　関　博　久
(こ)(せき)(ひろ)(ひさ)

1986年	金沢医科大学卒業
1986年	日本医科大学付属病院救命救急センター研修医
1987年	昭和大学医学部整形外科学教室入局
1992年	学校法人小関学院理事長
1996年	昭和大学医学部整形外科学教室退局
	東都リハビリテーション学院学院長
2005年	広尾整形外科理事長兼務

医学博士
日本整形外科学会認定整形外科専門医

**外来整形外科のための
運動器症候学の理学療法**　　　　ISBN978-4-263-26587-1

2019 年 3 月 10 日　第 1 版第 1 刷発行

編著者　小　関　博　久
発行者　白　石　泰　夫

発行所　**医歯薬出版株式会社**

〒113-8612　東京都文京区本駒込 1-7-10
TEL. (03)5395-7628(編集)・7616(販売)
FAX. (03)5395-7609(編集)・8563(販売)
https://www.ishiyaku.co.jp/
郵便振替番号 00190-5-13816

乱丁，落丁の際はお取り替えいたします　　　　　印刷・あづま堂印刷／製本・皆川製本所

© Ishiyaku Publishers, Inc., 2019. Printed in Japan

本書の複製権・翻訳権・翻案権・上映権・譲渡権・貸与権・公衆送信権（送信可能
化権を含む）・口述権は，医歯薬出版(株)が保有します.
本書を無断で複製する行為（コピー，スキャン，デジタルデータ化など）は，「私
的使用のための複製」などの著作権法上の限られた例外を除き禁じられています.
また私的使用に該当する場合であっても，請負業者等の第三者に依頼し上記の行為
を行うことは違法となります.

JCOPY <出版者著作権管理機構　委託出版物>
本書をコピーやスキャン等により複製される場合は，そのつど事前に出版者著作権
管理機構（電話 03-5244-5088，FAX 03-5244-5089，e-mail : info@jcopy.or.jp）の
許諾を得てください.

好評関連図書のご案内

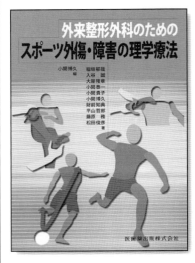

外来整形外科のための
スポーツ外傷・障害の理学療法

◆小関博久　編著
◆B5判　474頁　定価(本体8,500円+税)　ISBN978-4-263-21935-5

▲QRコードを読み取ると
　詳しい情報がご覧いただけます

主な目次		
	第1章	股関節・膝関節のスポーツ障害
	第2章	下腿・足部のスポーツ障害
	第3章	肩関節のスポーツ障害
	第4章	肘関節・前腕のスポーツ障害
	第5章	頸椎のスポーツ障害
	第6章	胸郭のスポーツ障害
	第7章	腰仙部のスポーツ障害
	第8章	野球における投球障害—投球障害肩
	第9章	野球における投球障害—投球障害肘
	第10章	サッカー障害

外来で遭遇するスポーツ外傷・障害のリハビリテーションや治療を解説した実践的な技術書．外来整形外科のみならず，学生や経験の浅い理学療法士でも理解できるようにわかりやすい内容をめざし，部位別に機能解剖を解説したうえで，具体的なリハビリテーションや治療法について説明．

外来整形外科のための
退行変性疾患の理学療法

◆小関博久　編著
◆B5判　224頁　定価(本体5,800円+税)　ISBN978-4-263-21355-1

▲QRコードを読み取ると
　詳しい情報が
　ご覧いただけます

主な目次		
	第1章	変形性関節症
	第2章	変形性脊椎症
	第3章	肩関節周囲炎
	第4章	骨粗鬆症
	第5章	運動器不安定症

外来整形外科疾患の理学療法の運動連鎖に注目しながら，四肢・体幹全体のalignmentを改善する理学療法技術についてわかりやすく解説．変形性関節症・変形性脊椎症・肩関節周囲炎・骨粗鬆症などの退行変性疾患のリハビリテーションや治療について，実践的かつ平易な内容で説明．

医歯薬出版株式会社　〒113-8612 東京都文京区本駒込1-7-10　TEL03-5395-7610　FAX03-5395-7611　https://www.ishiyaku.co.jp/